V. CHALOT

NOUVEAUX ÉLÉMENTS

DE

CHIRURGIE OPÉRATOIRE

avec 498 figures dans le texte

NOUVEAUX ÉLÉMENTS

DE

CHIRURGIE OPÉRATOIRE

BIBLIOTHÈQUE DE L'ÉLÈVE ET DU PRATICIEN

Collection publiée dans le format in-18 jésus. Cartonnage diamant, tranches rouges

---

OUVRAGES PARUS DANS CETTE COLLECTION :

Histoire de la médecine d'Hippocrate à Broussais et ses successeurs, par le Dr J.-M. GUARDIA. 1 vol. de 600 p. 7 fr.

Manuel pratique de médecine mentale, par le Dr E. RÉGIS, ancien chef de clinique de la Faculté de médecine de Paris à Sainte-Anne, précédé d'une préface de M. B. BALL, professeur de clinique des maladies mentales à la Faculté de médecine de Paris. 1 vol. de 600 pages avec pl. 7 fr. 50

Manuel pratique de laryngoscopie et de laryngologie, par le Dr G. POYET, ancien interne des hôpitaux de Paris. 1 vol. de 400 pages avec figures dans le texte et 24 dessins chromolithographiques hors texte. 7 fr. 50

Manuel pratique des maladies de l'oreille, par le Dr P. GUERDER. 1 vol. de 320 pages. 5 fr.

Manuel pratique des Maladies des Fosses nasales, par le Dr MOURE. 1 vol. de 300 pages avec 60 figures et 6 planches hors texte. 5 fr.

Manuel d'ophthalmoscopie, par le Dr A. LANDOLT, directeur du laboratoire d'ophthalmologie à la Sorbonne. 1 vol. avec figures dans le texte. 3 fr. 50.

Hygiène de la vue, par le Dr G. Sous (de Bordeaux). 1 vol. de 350 p. avec 67 fig. 6 fr.

Manuel d'accouchement et de pathologie puerpérale, par A. CONNE, professeur agrégé d'accouchement à l'Ecole de médecine de Brest. 1 volume de 650 pages avec 80 figures et 4 planches chromolithographiques hors texte. 6 fr.

Traité pratique des maladies des organes sexuels, par le Dr LANGLEBERT. 1 vol. de 550 pages avec figures. 7 fr.

Manuel clinique de l'analyse des urines, par P. YVON, pharmacien de 1re classe, ancien interne des hôpitaux de Paris, 2e édition, revue et augmentée. 1 vol. de 320 pages, avec 37 figures dans le texte et 4 planches hors texte. 6 fr.

Manuel pratique des maladies de la peau, par le Dr F. BERLIOZ, professeur à l'Ecole de médecine de Grenoble. 1 vol. de 500 pages. 6 fr.

Traité pratique de massage et de gymnastique médicale, par le Dr SCHREIBER, ancien professeur libre à l'Université de Vienne, membre des Sociétés d'hygiène et d'hydrologie de Paris. 1 vol. de 350 pages avec 117 figures. 7 fr.

Manuel d'hydrothérapie, par le Dr Paul DELMAS, inspecteur du service hydrothérapique de l'hôpital Saint-Anne de Bordeaux. 1 vol. de 600 pages avec 39 figures, 9 tableaux graphiques et 60 tracés. 6 fr.

Manuel pratique de médecine thermale, par le Dr H. CANDELLÉ, ancien interne des hôpitaux de Paris, membre de la Société d'hydrologie médicale. 1 vol. de 450 pages. 6 fr.

Guide thérapeutique aux eaux minérales et aux bains de mer, par le Dr CAMPARDON avec une préface de M. Dujardin-Beaumetz. 1 vol. de 300 pages. 5 fr.

Manuel d'hygiène et d'éducation de la première enfance, par le Dr BOURGEOIS, médecin-major de la garde républicaine. 1 vol. de 170 pages. 3 fr.

Des vers chez les enfants et des maladies vermineuses, par le Dr Elie GOUBERT, ouvrage couronné (médaille d'or) par la Société protectrice de l'Enfance. 1 vol. de 180 pages, avec 60 figures dans le texte. 4 fr.

Manuel de dissection des régions et des nerfs, par le Dr Charles AUFFRET, professeur d'anatomie et de physiologie à l'Ecole de médecine navale de Brest. 1 vol. de 471 pages, avec 60 figures originales dans le texte, exécutées pour la plupart d'après les préparations de l'auteur. 7 fr.

Nouveaux éléments d'histologie, par le Dr R. KLEIN, professeur adjoint d'anatomie et de physiologie à l'Ecole médicale de Saint-Bartholomew's hospital de Londres, traduit de l'anglais et augmenté de nombreuses notes, par le Dr G. VARIOT, chef de clinique des Enfants assistés et préparateur des travaux d'histologie de la Faculté de médecine de Paris, et précédé d'une préface du professeur Ch. ROBIN. 1 vol. de 540 pages avec 183 figures, 8 fr.

Nouveaux éléments de chirurgie opératoire, par le Dr CHALOT, professeur agrégé à la Faculté de médecine de Montpellier. 1 vol. de 750 pages avec 498 figures. Prix. 8 fr.

Manuel d'Embryologie humaine et comparée, par le Dr Ch. DEBIERRE, professeur agrégé à la Faculté de médecine de Lyon, chef des travaux anatomiques. 1 vol. de 794 pages avec 321 figures dans le texte et 8 planches en couleur hors texte. 8 fr.

Manuel pratique de médecine militaire, par le Dr AUDET, médecin-major à l'Ecole spéciale militaire de St-Cyr. 1 vol. de 300 planches avec planches hors texte. 5 fr.

Guide du médecin et du pharmacien de réserve de l'armée territoriale et du médecin auxiliaire, par A. PETIT, médecin aide-major de 1re classe attaché à la direction du service de santé du 16e corps d'armée. 1 vol. de 259 pages, avec figures et planches en couleur. 5 fr.

NOUVEAUX ÉLÉMENTS

DE

CHIRURGIE

OPÉRATOIRE

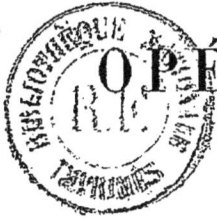

PAR

LE Dr CHALOT

Professeur agrégé à la Faculté de médecine de Montpellier,
Chef des Travaux anatomiques,
Ancien chef de Clinique chirurgicale, etc.

Avec 498 figures intercalées dans le texte.

PARIS

OCTAVE DOIN, ÉDITEUR

8, PLACE DE L'ODÉON, 8

1886

—

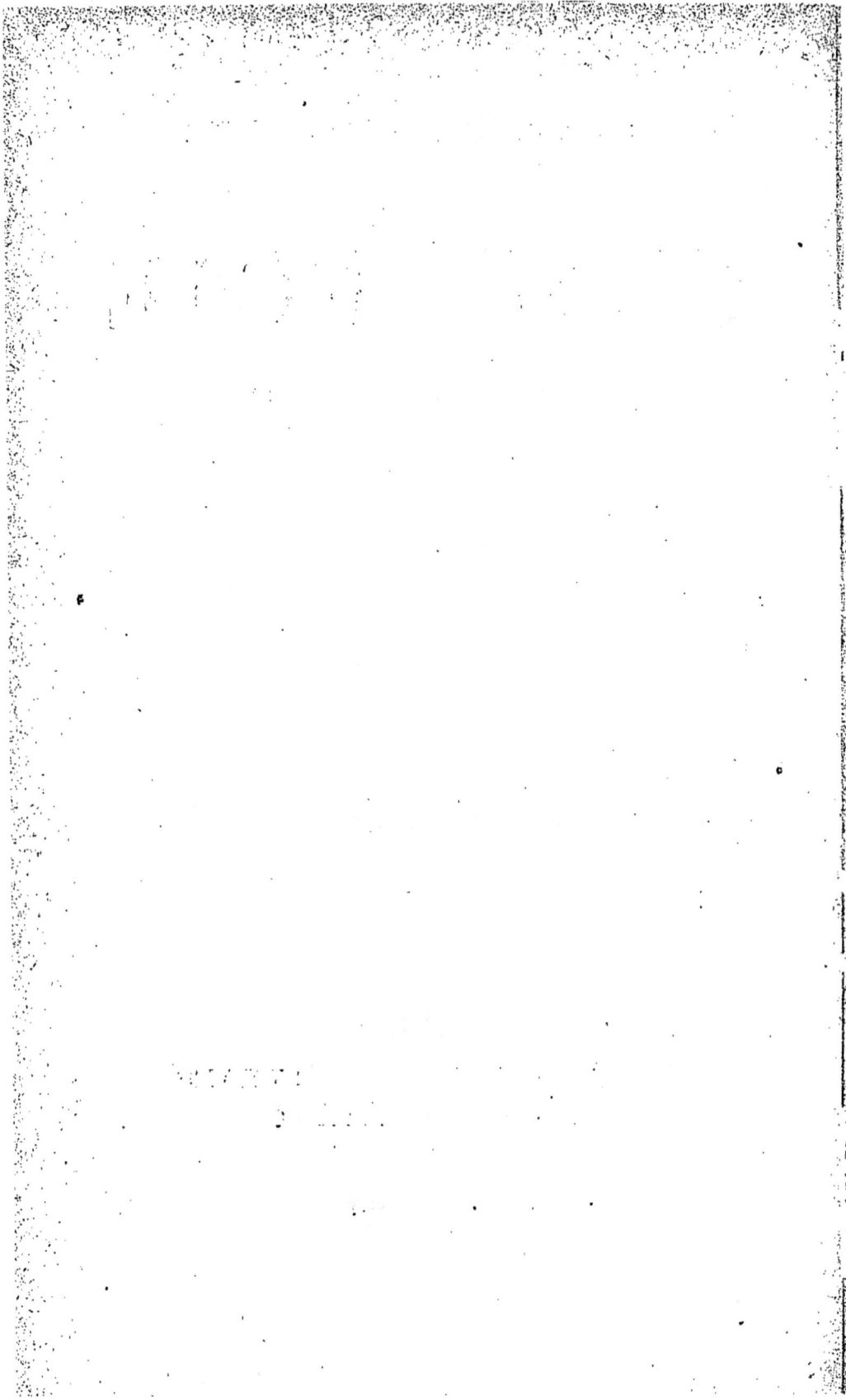

A MON MAITRE

Monsieur Alphonse DUBRUEIL,

Professeur de Clinique chirurgicale à la Faculté de médecine
de Montpellier.

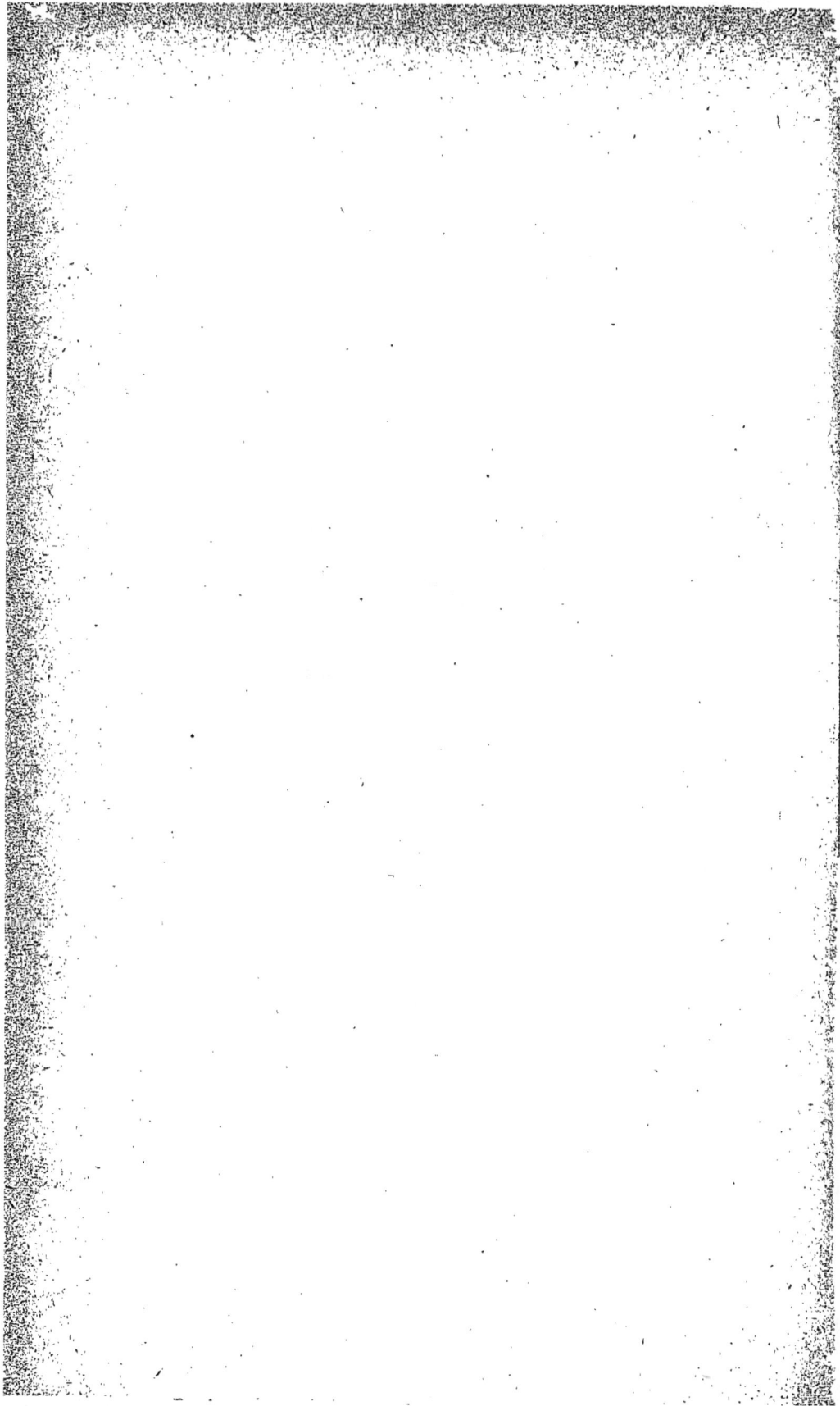

PRÉFACE

Ce livre, reproduction de mon enseignement, est avant tout un livre d'amphithéâtre, un traité d'opérations essentiellement technique, fait pour l'élève qui s'exerce aux travaux pratiques de médecine opératoire, aussi bien que pour celui qui cultive spécialement l'art chirurgical. Je me suis pourtant efforcé, en même temps, de lui donner dans toute son étendue une portée clinique immédiate : je n'ai décrit que les opérations appliquées ou applicables au vivant, d'après l'état et les données de la Chirurgie clinique actuelle, si libre et si brillante dans ses allures depuis l'avènement de la méthode antiseptique.

Un ouvrage de ce genre ne peut tenir complètement lieu et place d'un traité de *médecine opératoire proprement dite*, puisque son fonds ordinaire est l'homme anatomiquement sain. Il a simplement pour rôle et pour but, en exposant les opérations dites typiques, démontrables sur le cadavre humain et sur les animaux vivants, de développer le côté

artistique, l'habileté et la sûreté manuelles, le coup
d'œil et le toucher anatomiques, tandis que c'est le
propre de la pratique à l'hôpital, dans les ambulances,
dans la clientèle, de former et d'aiguiser les autres
qualités essentielles de l'opérateur complet : je
veux dire la sagacité et la justesse de jugement
nécessaires pour peser les indications et les contre-
indications opératoires, pour approprier le manuel
opératoire à chaque cas particulier, aux infinies
variétés de l'observation clinique. Tout ce qu'on
peut faire ici dans le sens de l'application au vivant,
du moins à mon avis, c'est d'énoncer à propos de
chaque opération ou de chaque groupe d'opérations
les états pathologiques qui s'y rapportent, ce simple
énoncé n'eût-il que l'avantage d'éveiller l'attention
de l'élève, futur praticien, et de lui faire saisir toute
l'importance des exercices auxquels il se livre ; c'est
aussi d'ajouter, mais avec discrétion, les remarques
cliniques les plus utiles qui se rattachent à la description de la technique opératoire.

On ne doit pas s'attendre à trouver ici une com-
pilation de tous les procédés qui figurent dans les
nombreux ouvrages de médecine opératoire parus
récemment soit en France, soit à l'étranger. En
m'inspirant sans cesse de la recherche du progrès,
j'ai soumis ces procédés à un examen attentif, et
n'en ai conservé que le plus petit nombre possible,
avec ou sans modification, et seulement ceux qui
m'ont paru le plus simples, le mieux combinés, le

plus susceptibles d'une application générale. Je
me suis permis d'y ajouter une série de procédés
nouveaux, quelques opérations nouvelles, non
avec la vaine prétention de faire autrement que
mes prédécesseurs, mais avec le désir sincère de
faire mieux, du moins à mon point de vue.

On me reprochera peut-être d'avoir donné une
trop grande extension à un livre d'amphithéâtre ; on
me reprochera peut-être aussi d'avoir décrit un certain nombre d'opérations qu'il n'est pas nécessaire
de répéter sur le cadavre pour les bien faire sur le
vivant. Mais, d'abord, je suis d'avis qu'il faut en
finir avec la routine qui veut qu'on borne les exercices et les épreuves opératoires aux ligatures d'artères, aux amputations et aux résections de membres : une telle restriction ne répond pas aux besoins
de la pratique ; elle ne concorde plus avec les progrès, la spécialisation et la vulgarisation de la Chirurgie opératoire. D'autre part, c'est pour conserver
l'unité de plan, nécessaire à toute œuvre didactique,
que j'ai fondu une série de petites opérations au
milieu de celles qui ont un manuel plus ou moins
compliqué.

Le livre est divisé en trois parties : 1° les *Préliminaires*, où j'indique sommairement l'appropria-
tion du cadavre, l'utilisation des animaux vivants,
etc. ; 2° la *Chirurgie générale*, relative aux opérations qui se pratiquent sur les tissus et systèmes de
tissus ; 3° la *Chirurgie spéciale*, réservée aux opé-

rations qui concernent les divers appareils (visuel, auditif, respiratoire, etc.).

Dans les descriptions, j'ai cherché à être clair, concis et en même temps substantiel. Si la clarté est indispensable pour un ouvrage technique, la concision ne l'est pas moins ; mais il ne faut pas pousser cette dernière jusqu'à une brièveté telle que les descriptions soient difficiles à comprendre et que l'esprit du lecteur soit obligé de faire des efforts pour en combler la filiation. Quant aux figures, — sans chercher à atteindre l'idéal qui consisterait à représenter chaque temps de chaque opération, et à enseigner ainsi par les yeux autant que par la parole écrite, — je les ai multipliées le plus possible, sous toutes les formes, visant surtout à être démonstratif et vite compris.

Puissè-je avoir réussi dans dans mon but, qui est celui de rendre quelque service, en apportant ce modeste tribut à la Chirurgie française !

V. CHALOT.

Montpellier, le 12 novembre 1885.

Mes remerciements, avec toute ma reconnaissance, à nos élèves distingués MM. Bourguet, Albert Coste, Diqmar et Gairaud, pour le concours qu'ils m'ont prêté avec tant de zèle dans l'exécution des figures.

PRÉLIMINAIRES

CADAVRES. — *Leur préparation* : 1° *Injection conservatrice.*
Le premier soin de celui qui veut s'exercer aux opérations chirurgicales, comme de celui qui veut disséquer, doit être de
pousser une injection conservatrice dans les vaisseaux du
cadavre. Cette injection a l'avantage, quand elle est bonne
et bien faite, de prévenir la décomposition putride ; elle
permet ainsi l'économie, la durée, l'utilisation méthodique
et complète de la matière anatomique. En outre elle atténue ou même réduit à néant les effets du virus cadavérique
(microbes septiques et ptomaïnes), de telle sorte que la piqûre
anatomique et les autres accidents d'amphithéâtre ne sont
plus guère à redouter. Pour mon compte du moins, j'ai vu
maintes fois des élèves se blesser pendant les travaux pratiques de médecine opératoire et guérir sans la moindre
particularité fâcheuse.

Il y a cependant une restriction importante à faire sur
l'efficacité de l'injection conservatrice. Quand le cadavre
présente une teinte verte prononcée de la paroi abdominale, l'injection ne fait le plus souvent que ralentir le processus de décomposition, et il peut y avoir du danger à se
blesser avec les instruments qui ont touché ce cadavre. Quand
le tissu sous-cutané crépite et résonne sous les doigts, distendu qu'il est par l'emphysème putride, quand on voit des
lignes ou marbrures bleuâtres, noires, en divers points du
corps, l'injection est tout à fait inefficace, même avec les

plus fortes doses de substances antizymotiques (100 gr. de
sublimé par exemple), et alors aussi le danger est considérable. Il en résulte qu'on doit opérer avec une prudence
constante sur les cadavres de la première catégorie, et qu'il
faut refuser absolument les cadavres de la seconde. Il faut
refuser enfin, si l'on a des renseignements ou des preuves,
malgré la bonne apparence possible, les sujets qui ont suc-
combé à des septicémies chirurgicales et à la septicémie
puerpérale.

On a publié un grand nombre de formules d'injections
conservatrices. Voici celle que j'emploie, depuis plusieurs
années, à l'amphithéâtre de Montpellier :

Acide phénique cristallisé blanc. .	500 gr.
Acide arsénieux du commerce. . . .	25 à 40 gr., suivant la tem-
	pérature de la saison.
Glycérine ordinaire	2 litres
Eau commune	3 litres (pour un cadavre).

Elle est préparée de la façon suivante : réduire l'acide
arsénieux en poudre dans un mortier, le verser dans une
petite marmite qui contient les trois litres d'eau, et laisser
l'eau bouillir, *sans agiter*, jusqu'à ce que la poudre soit entièrement dissoute, ce qui a lieu au bout de 20 à 35 minutes.
D'autre part, faire fondre l'acide phénique dans sa bou-
teille au bain-marie, puis le mélanger à la glycérine en agi-
tant avec un bâton pendant le temps nécessaire à la perfec-
tion du mélange. L'eau arsenicale étant refroidie, y ajouter
peu à peu la glycérine phéniquée et agiter de nouveau jusqu'à ce que le mélange soit bien homogène.

Cette injection permet de conserver indéfiniment les
sujets au milieu des plus fortes chaleurs, et je n'ai observé
encore des phénomènes d'intoxication phéniquée ou arséni-
cale ni sur moi ni sur les élèves qui ont suivi les travaux
pratiques de médecine opératoire. Pendant l'hiver on peut
supprimer l'acide arsénieux.

Pour pousser l'injection soit à froid, soit à chaleur douce,
je me suis servi quelque temps de l'appareil de mon savant
collègue parisien, M. Farabeuf. Mais je n'ai pas tardé à

l'abandonner, même après avoir rendu possible l'injection carotidienne par une canule nouvelle, bien qu'il soit excellent comme principe et comme force d'impulsion. Cet appareil est trop encombrant et trop difficile à installer partout. Je l'ai remplacé par un autre (FIG. 1), fabriqué sur mes indications, et qui me paraît aussi simple que commode. Il contient trois litres de liquide.

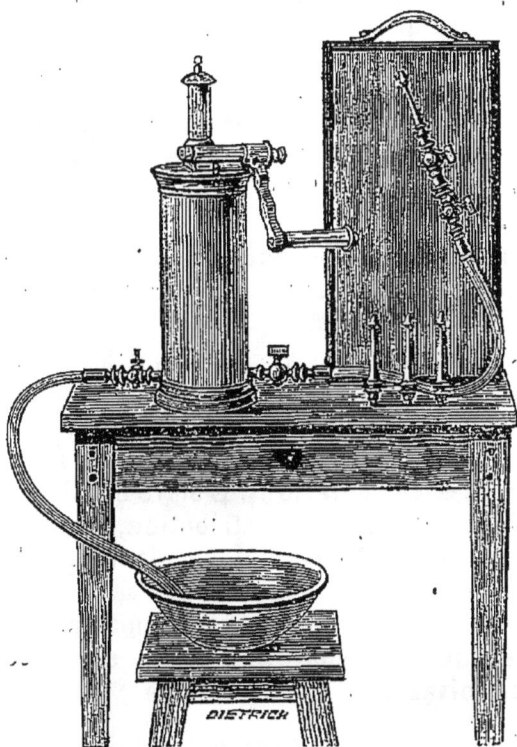

FIG. 1. — Nouvel appareil à injection cadavérique.

Modus utendi. La canule étant placée dans une carotide primitive, dresser l'injecteur près du cadavre sur son plateau inférieur, ajuster le tube efférent à la canule au moyen de la virole, et fermer le robinet qui est entre lui et le corps de pompe. Remplir un vase de l'injection conservatrice, plonger dans ce vase la cloche du tube afférent, ouvrir son robinet, faire glisser en dehors le petit châssis qui fixe la crémaillère au niveau du plateau supérieur et qui permet d'arrêter le piston à volonté, saisir la poignée dans la paume de la main gauche, et tourner la manivelle avec la main droite, de bas en haut, pour faire monter le piston à crémaillère et charger ainsi l'injecteur.

Dès que le piston est arrivé à la fin de sa course, fermer le robinet du tube afférent, ouvrir les robinets du tube efférent, ainsi que celui de la canule, tourner la manivelle en sens inverse, d'une manière lente et continue, pour envoyer le liquide dans la carotide.

L'injecteur étant vidé, fermer le robinet qui est entre le tube efférent et le corps de pompe, charger ce dernier avec le reste du liquide et le décharger encore comme on vient de le faire.

L'opération terminée, fermer le robinet de la canule, dérouler la virole et laver l'injecteur par un courant d'eau.

2° *Injection solidifiable.* Après l'injection conservatrice, il est souvent utile de pousser à chaud une injection colorée qui prenne la consistance dure dans les vaisseaux et qui les mette en évidence soit sous la peau soit sur les coupes des tissus dans toutes les opérations. L'élève qui débute se familiarise ainsi très vite avec la distribution, la position exacte et les rapports des artères et veines de tout calibre. C'est une sorte de lecture géographique qui se grave facilement dans la mémoire et qui donne une grande sûreté pratique.

Je me sers pour la préparation de l'injection solidifiable, des matières suivantes :

Suif. . . . . . . 1,600 gr.
Blanc de baleine. . 200 gr.
Rouge de Prusse . q. s. (pour un cadavre).

3° *Circulation artificielle.* — Afin de se rapprocher autant que possible des conditions où l'on opère sur le vivant, au lieu de laisser les vaisseaux vides ou de les remplir d'une masse consistante, il y a d'autres fois un grand avantage à imiter la *circulation sanguine* en faisant passer par une carotide primitive un courant d'eau colorée avec de la fuchsine ou toute autre substance analogue. Avec la circulation artificielle, les élèves s'initient, dans une certaine mesure, à la vue de l'écoulement du sang qui se fait en jets ou en nappe au fond ou à la surface des plaies, et ils peuvent acquérir de la dextérité, de la présence d'esprit, sinon du sang-froid. Ils apprennent à faire la compression digitale ou instrumentale des troncs artériels dans les points d'élection, à reconnaître les coupes des vaisseaux au milieu des tissus rougis, à chercher les artères, à les saisir avec le ténaculum, à les isoler, à les serrer avec des pinces hémostatiques, à les lier ou à les tordre avec la pince de Tillaux ou d'autres pinces analogues, à les *moucher* avec le thermocautère, etc. En un mot, ils apprennent à mettre en œuvre tous les moyens actuels de l'hémostase, comme s'ils opéraient sur le vivant.

L'expression d'un membre avec la bande d'Esmarck, l'ischémie avec le tube élastique et après l'élévation du membre leur montrent également comment il est possible d'amputer à sec ou à peu près, de pratiquer une ligature à loisir, sans être arrêté ni gêné par l'écoulement du sang.

Rien n'est plus facile que d'improviser un appareil à circulation artificielle. Une poulie par exemple (fig. 2), étant fixée à une barre ou à une poutre qui traverse la partie élevée de la salle d'opération,

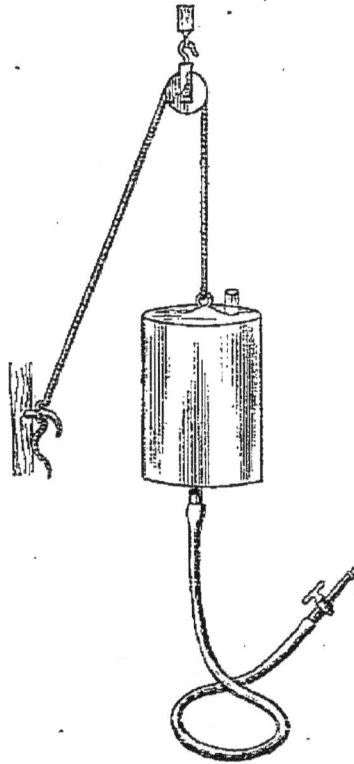

FIG. 2. — Appareil pour la circulation artificielle.

on passe dans la gorge de la poulie une corde solide et suffisamment longue, dont une extrémité peut être arrêtée et rac-

courcie à volonté sur un crochet scellé au mur, et dont l'autre
extrémité porte un cylindre ou une sorte d'entonnoir en fer
blanc. Le cylindre, de la contenance de 10 à 12 litres,
communique enbas avec un long tube de caoutchouc.

Modus utendi. Pour établir la circulation artificielle :
placer la canule dans une carotide primitive, visser sur la
canule un ajutage à robinet fermé, adapter le tube de
caoutchouc de l'appareil à l'extrémité libre de l'ajutage,
remplir le cylindre d'eau colorée ; l'élever, au moyen de la
corde, à une hauteur plus ou moins considérable, puis ouvrir le robinet de l'ajutage.

4° *Désinfiltration*. Lorsqu'on opère sur des membres in-
filtrés, surtout lorsqu'on pratique une amputation ou une
désarticulation à la main ou au pied, on a plus ou moins
de peine à retrouver les points de repère, on est incom-
modé par l'écoulement de la sérosité, et, par suite, on
risque de manquer de précision dans l'exécution du manuel

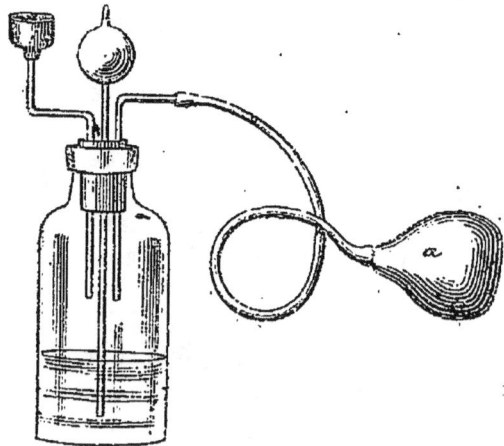

FIG. 3. — Appareil pour l'anesthésie chloroformique des animaux.
a, masque en caouthouc dans lequel on engage le museau.

opératoire. Aussi, avant de prendre le couteau, fera-t-on
bien de moucheter le tégument par une série de petites
ponctions et d'exprimer ou de refouler la sérosité avec la
bande d'Esmarck.

ANIMAUX VIVANTS. — Les animaux (singe, chien, lapin, etc.) sont indispensables pour les démonstrations de faits acquis et les recherches qui sont du domaine de la chirurgie expérimentale. Ils sont aussi très utiles, dans quelques circonstances, au point de vue purement technique; on peut même élever leur rôle si précieux jusqu'à sauver la vie de l'homme par la transfusion de leur sang. Dans tous les cas, il faut se faire un devoir de leur épargner la douleur par l'anesthésie générale. A ce propos, je signalerai, comme un des plus commodes, l'appareil à anesthésie (FIG. 3) dont mon savant ami, le professeur Lannegrace, se sert dans son laboratoire de physiologie.

AMÉNAGEMENT DE LA SALLE D'OPÉRATIONS. — La salle d'opérations, qui est tantôt une salle spéciale, tantôt l'amphithéâtre d'anatomie lui-même, et que je suppose vaste, bien aérée, bien éclairée, doit être pourvue :

1º D'un certain nombre de tables mobiles, en marbre blanc, ou en bois de chêne goudronné, large de 60 à 65 centimètres, hautes de 95 centimètres à 1 mètre, et qui soient un peu excavées de façon que les liquides qui s'écoulent du cadavre, se dirigent vers un trou central et, de là, dans un tuyau de décharge. A terre, autour de la table, est étalée une couche de sciure de bois;

2º D'une table pour chirurgie animale, analogue a l'une de celles employées dans les laboratoires de physiologie expérimentale;

3º De billots et de coins en bois goudronné;

4º De grandes toiles imperméables (caoutchouc, taffetas gommé, etc.), pour recouvrir les cadavres dans l'intervalle des séances d'opérations;

5º De plusieurs fontaines qui fournissent de l'eau en abondance; avec tuyaux de caoutchouc, qui permettent de laver les cadavres, les tables, les dalles; en outre, des objets de toilette tels que brosses à ongles, savon, serviettes, etc.;

6º D'un grand nombre d'éponges de toutes dimensions, toujours bien tenues et désinfectées après usage dans de l'eau de Javelle, par exemple;

7º De vases en grès, de cuvettes et de seaux en zinc, pour

recevoir soit de l'eau ordinaire, soit de l'eau additionnée de substances antiseptiques (permanganate de potasse, 1/1000; acide phénique, 3 p. 100; acide borique, 5 p. 100) et destiné au lavage des mains, afin que l'opérateur et les aides ne s'infectent pas eux-mêmes, en cas de blessure ou d'excoriation, ou qu'ils n'infectent pas les malades auxquels ils donnent des soins au sortir de l'amphithéâtre (blessés, opérés, femmes en couches); on se sert d'une solution saturée d'acide oxalique pour blanchir la peau brunie par le permanganate de potasse;

8° D'un flacon de collodion élastique, avec un pinceau, pour recouvrir les blessures d'une couche protectrice et occlusive, après en avoir fait la succion, l'expression et le lavage antiseptique. La cautérisation au nitrate d'argent est un moyen tout à fait infidèle.

9° De tabliers blancs en toile pour le ou les opérateurs et les aides;

10° D'un grand baquet en bois goudronné, pour recevoir les déchets des opérations;

11° Pour les démonstrations, la révision ou le contrôle :

a. De tableaux noirs, mobiles sur roulettes;

b. De craie blanche et douce, et de pastels ou tonneaux durs de toutes couleurs;

c. D'un ruban métrique, d'un décimètre et d'un compas d'épaisseur;

d. D'encre noire et de teinture d'iode, avec pinceaux fins; de crayons de fuchsine, avec petits godets remplis d'eau dans lesquels on trempe la pointe de ces crayons si commodes;

e. De dessins, planches, toiles d'anatomie descriptive, d'anatomie topographique, de médecine opératoire, afin que les élèves voient d'un coup d'œil où ils vont et ce qu'ils ont à faire;

f. D'un squelette naturel et d'un squelette artificiel, l'un et l'autre transportables à volonté.

Tels sont, en somme, les objets les plus indispensables ou les plus utiles que doit présenter une salle publique d'opérations. Mais il est clair qu'on peut en augmenter le nombre jusqu'au luxe, suivant les ressources dont on dispose.

Quant au laboratoire particulier de médecine opératoire, son aménagement n'a pas à m'occuper ici; il varie, du reste, dans des proportions très considérables, selon l'extension, la direction et la multiplicité des recherches personnelles.

SERVICE ET CONSERVATION DES INSTRUMENTS DE CHIRURGIE. — Avant chaque opération, les instruments nécessaires sont rangés en bon ordre, sur une table, les uns à la suite des autres; un aide, non un garçon d'amphithéâtre, est chargé de les faire passer à l'opérateur. Pendant l'opération, ce même aide nettoie au fur et à mesure avec un linge ceux qui ont déjà servi, les frotte bien, et les remet en place. Après l'opération, l'opérateur lui-même fait la révision de l'appareil instrumental et s'assure qu'il n'y manque rien. Si quelque instrument est faussé ou ébréché, il le met de côté pour la réparation.

Les instruments doivent être conservés en lieu sec dans une grande armoire vitrée, suspendus isolément à des pitons ou simplement couchés sur les étagères. Dans l'armoire, pour assécher l'air intérieur et empêcher la rouille, on installe une série de bocaux dans lesquels plongent des entonnoirs en verre remplis de chlorure de calcium spongieux. Par surcroît de précaution, on frotte tous les instruments avec ou sur une peau de chamois; puis, avant de les enfermer, on les enduit d'une légère couche de vaseline phéniquée. Dans le courant de l'année, de temps à autre, les instruments sont passés en revue. S'il y en a quelqu'un de rouillé, on frotte la ou les taches de rouille avec du tripoli humecté d'alcool ou avec la stilbéine, quelquefois avec le papier d'émeri, puis on les couvre de vaseline.

1.

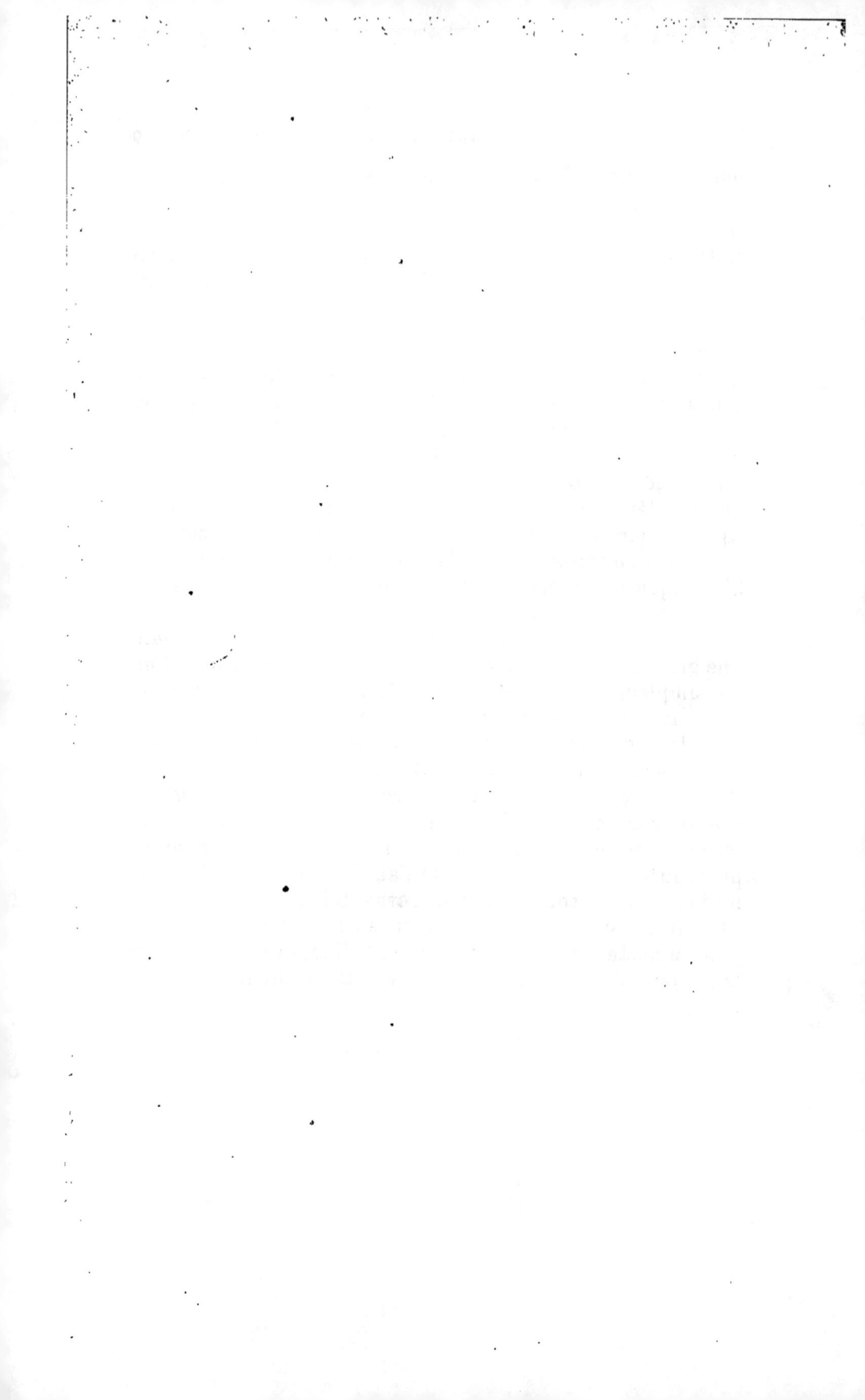

I

CHIRURGIE GÉNÉRALE

DES ÉLÉMENTS OPÉRATOIRES

La chirurgie opératoire est basée sur quatre actes élémentaires : 1° la *diérèse* (division et distension des tissus); 2° l'*exérèse* (retranchement, enlèvement de tissus, d'organes, de corps étrangers); 3° la *synthèse* (réunion des tissus, condensation des éléments anatomiques, rétablissement des rapports naturels); 4° la *prothèse* (remplacement de tissus, d'organes, de parties d'organes), subdivisée en prothèse *mécanique* et en prothèse *vivante ou anaplastie*, suivant la nature des substances employées au remplacement.

Analogues aux corps simples de la chimie, aux éléments anatomiques de la matière organisée, ces actes constituent toutes les opérations de la chirurgie, les plus compliquées comme les plus simples. Ce ne sont pas des méthodes, comme on l'a écrit dans beaucoup d'ouvrages, comme on l'a dit trop souvent; ce ne sont pas davantage des classes d'opérations ayant chacune des limites et des caractères particuliers. Ce sont, au contraire, de purs éléments opératoires qui, isolés ou combinés entre eux, suivant un ordre de succession et d'interversion fort varié, représentent le substratum commun de l'intervention chirurgicale sous toutes ses formes.

CHAPITRE PREMIER
OPÉRATIONS SUR LA PEAU

ARTICLE Iᵉʳ. INCISIONS

L'*incision* est un des nombreux modes de la diérèse chirurgicale. Elle consiste, d'une manière générale, à diviser les parties molles, dans un sens linéaire quelconque, soit mécaniquement par un instrument tranchant (*bistouri, scalpel, ciseaux*), soit physiquement par certains instruments spéciaux (*couteau du thermo-cautère Paquelin*).

L'ancienne distinction des *incisions sanglantes* et des *incisions sèches ou non sanglantes* est exacte lorsqu'on met en parallèle les instruments tranchants et les instruments de diérèse thermique employés au rouge sombre; elle ne l'est pas toujours lorsque ces derniers sont chauffés et maintenus à blanc, car la plaie peut saigner comme avec le bistouri.

A. — INCISIONS PAR LE SCALPEL OU LE BISTOURI

L'appareil instrumental comprend :

Un scalpel (fig. 4) ou bistouri droit, à tranchant légèrement convexe ;

Une pince à dissection ;
Une sonde cannelée (fig. 5) ;
Et deux crochets mousses (fig. 6).

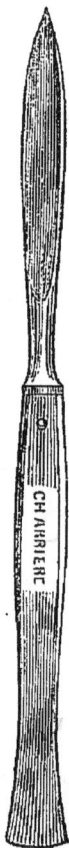

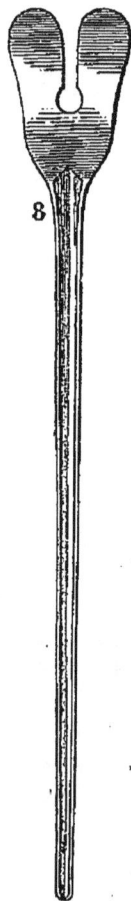

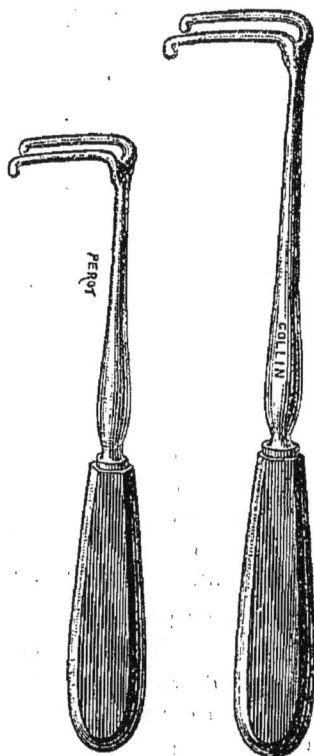

FIG. 4.   FIG. 5.   FIG. 6.

Le scalpel est tenu de trois manières : 1° *comme une plume à écrire* (FIG. 7) ; 2° *comme un couteau de table* (FIG. 8); 3° *comme un archet de violon* (FIG. 9) ; et son tranchant peut être tourné dans tous les sens : en haut, en bas, à droite, à gauche, ou dans un sens diagonal quelconque.

INCISION SUR PLACE. — Je désigne ainsi toute incision qu'on pratique sur la peau étalée et laissée en place.

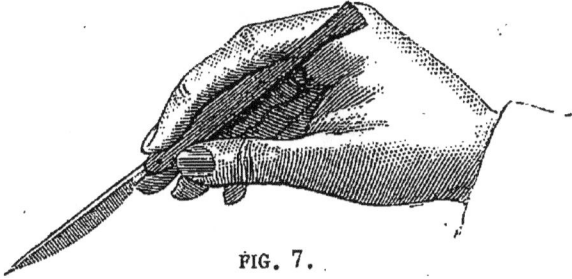

FIG. 7.

L'incision est : 1° *simple, droite* ou *courbe*; 2° *compo-*

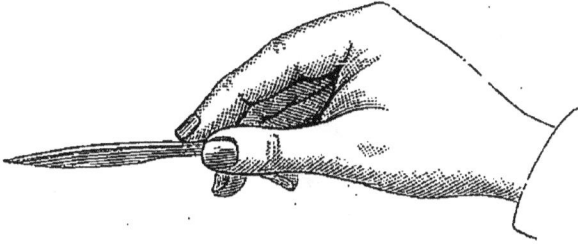

FIG. 8.

sée, c'est-à-dire formée de deux ou plusieurs incisions

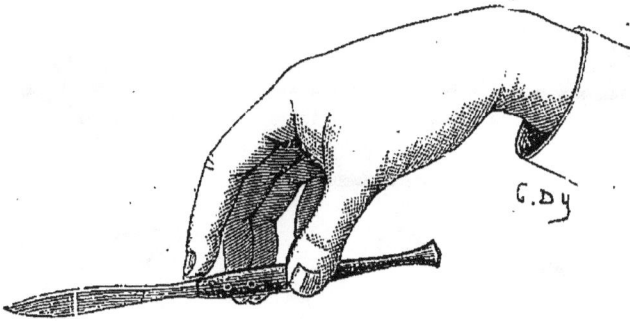

FIG. 9.

droites ou courbes; 3° *mixte*, c'est-à-dire formée de ces deux sortes d'incisions à la fois.

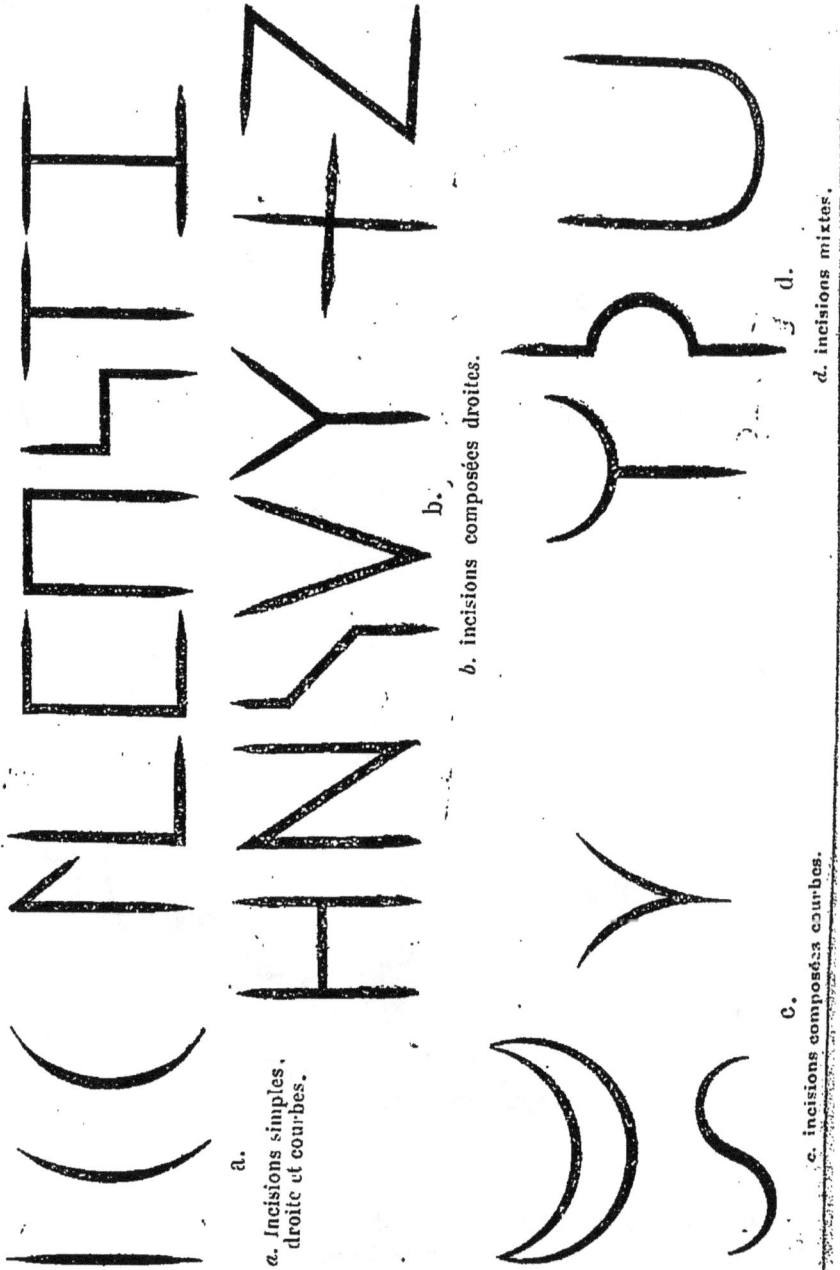

a. Incisions simples.
droite et courbes.

a.

b. incisions composées droites.

b.

c. incisions composées courbes.

c.

d. incisions mixtes.

d.

FIG. 10.

Le tableau ci-joint (FIG. 10) représente les divers types d'incisions. On fera bien de les pratiquer toutes, et avec le plus grand soin, afin d'acquérir ce coup de main élémentaire qui fait distinguer un opérateur à première vue. C'est en quelque sorte l'alphabet du chirurgien.

Soit, par exemple, une incision droite longitudinale de 8 centimètres à exécuter sur la partie antérieure et moyenne de la cuisse droite.

Procédé. 1ᵉʳ temps. — Le membre étant étendu sur le bord de la table, après s'être placé en dehors de lui, marquer par trois points à l'iode ou à la fuchsine, les extrémités, puis le milieu de l'incision projetée.

Entre le point supérieur et le point moyen, tendre les téguments transversalement, en appuyant dessus d'un côté avec le bord radial de l'extrémité du pouce gauche, de l'autre côté avec la pulpe de l'index et du médius gauches.

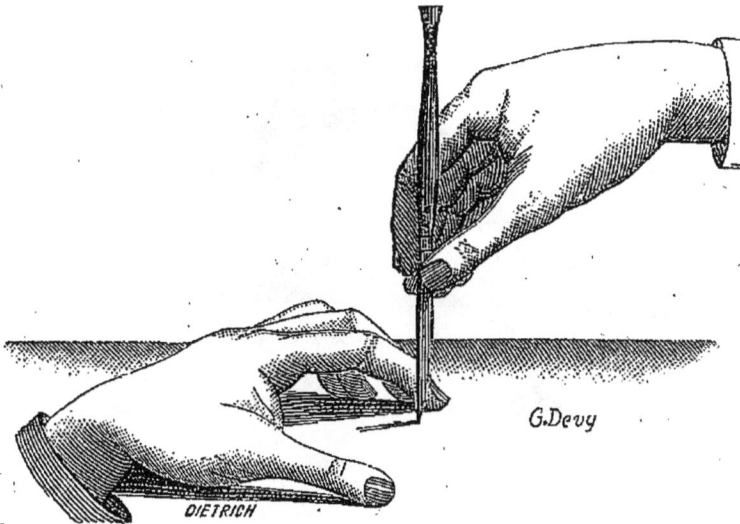

FIG. 11.

Prendre le scalpel comme une plume à écrire (1ʳᵉ tenue), ou comme un archet (3ᵉ tenue); appliquer sa pointe à angle droit sur le point supérieur, le tranchant dirigé

vers le pied (FIG. 11) ; l'enfoncer par pression, tout en restant maître de l'instrument, jusqu'à ce que le derme soit
traversé, c'est-à-dire jusqu'à une profondeur de 3 millimètres environ ; puis incliner le tranchant vers la peau
sous un angle de 40° ; et, avec son extrémité, toujours
par pression, diviser la peau en droite ligne jusqu'au
point moyen.

Faire glisser les doigts de la main gauche, tendre les
téguments transversalement entre le point moyen et le
le point inférieur, continuer à diviser la peau sous le
même angle d'inclinaison ; mais, dès qu'on arrive au
point inférieur, relever le tranchant à angle droit en le
retirant.

2ᵉ temps. — Reprendre l'incision, en divisant le tissu
cellulo-graisseux en un ou deux traits de scalpel, suivant
l'épaisseur de ce tissu.

3ᵉ temps. — Au milieu de la brèche, pendant qu'un
aide écarte les lèvres cutanées avec deux crochets mousses,

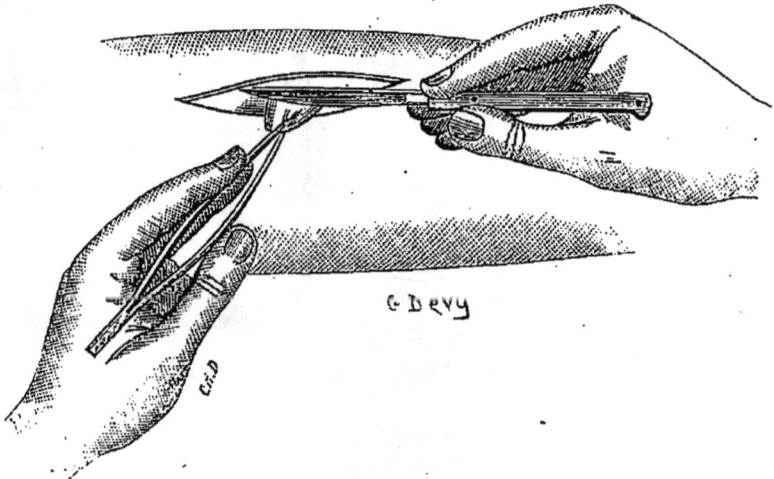

FIG. 12.

soulever avec une pince un petit pli longitudinal du
fascia superficiel ; retrancher ce pli *en dédolant*, c'est-à-
dire en le divisant avec le bistouri tenu à plat (FIG. 12) ;

insinuer la sonde cannelée par l'ouverture créée sous le fascia, jusqu'à l'angle supérieur de l'incision (FIG. 13), puis diviser le fascia sur la sonde en faisant filer la pointe du bistouri dans la cannelure.

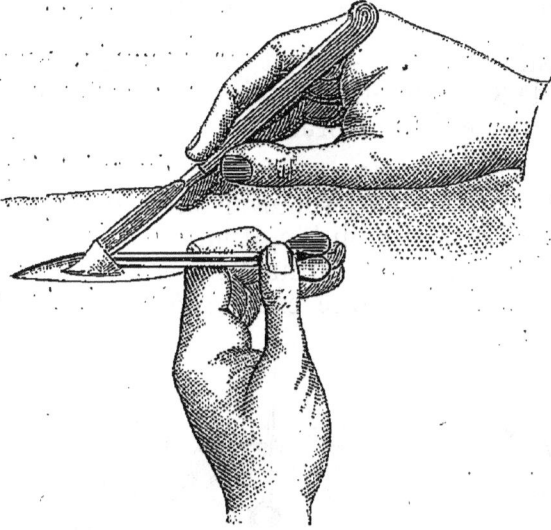

FIG. 13.

Diviser le fascia, de la même manière, dans la moitié inférieure de la brèche. L'aponévrose générale est à nu.

Hémostase : les veines sous-cutanées qu'on rencontre pendant la section des tissus sont réclinées ou divisées entre deux ligatures de catgut ou entre deux pinces à forcipressure.

Je conseille de procéder méthodiquement pour toutes les incisions, de ponctuer le futur trajet du scalpel et de mesurer avec soin la longueur des incisions. Plus tard, après une série d'exercices, on pourra se dispenser de ces règles élémentaires : le simple coup d'œil suffira.

En commençant et terminant l'incision cutanée à angle droit, on évite de faire des *queues*. Assurément, les queues n'ont pas un grand inconvénient sur le vivant; néanmoins, il vaut mieux n'en pas faire, ne serait-ce qu'à titre de satisfaction artistique.

La tenue en couteau de table (2e tenue) ne se prête pas à la même précision et à la même délicatesse que les deux autres tenues; mais, en revanche, elle donne beaucoup plus de force. Elle convient spécialement dans les régions où l'on n'a pas à craindre la lésion d'organes sous-jacents importants, où les téguments sont denses, résistants, pourvus d'un épiderme épais, et aussi dans les incisions dites *à fond*, où l'on divise toutes les parties molles, d'un seul trait, jusqu'à l'os (ostéotomies, résections, etc.).

INCISION SUR PLI. — Soit, par exemple, une incision droite de 3 centimètres, à faire sur la partie antérieure et inférieure de l'avant-bras.

Procédé. 1ᵉʳ temps. — La main du sujet étant demi-fléchie par un aide, soulever entre le pouce et l'index des deux mains un pli longitudinal ou transversal de la peau, pli haut de 15 millimètres environ.

Confier à l'aide une extrémité du pli. Avec la main

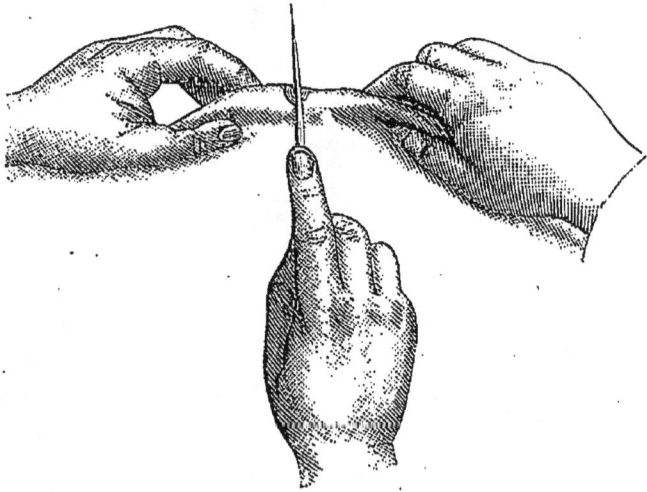

FIG. 14.

droite devenue libre, prendre le scalpel en deuxième ou en troisième tenue ; diviser le pli, au milieu, du sommet à la base, par des mouvements de va et vient et dans un plan horizontal (incision de dehors en dedans (FIG. 14); ou bien le diviser de la base au sommet, après avoir traversé sa base avec le scalpel, tranchant en haut (*incision de dedans en dehors ou par transfixion*) (FIG. 15).

Lâcher le pli. et, s'il y a des queues, les faire disparaître en achevant la section du derme, de dedans en dehors, avec la pointe du scalpel.

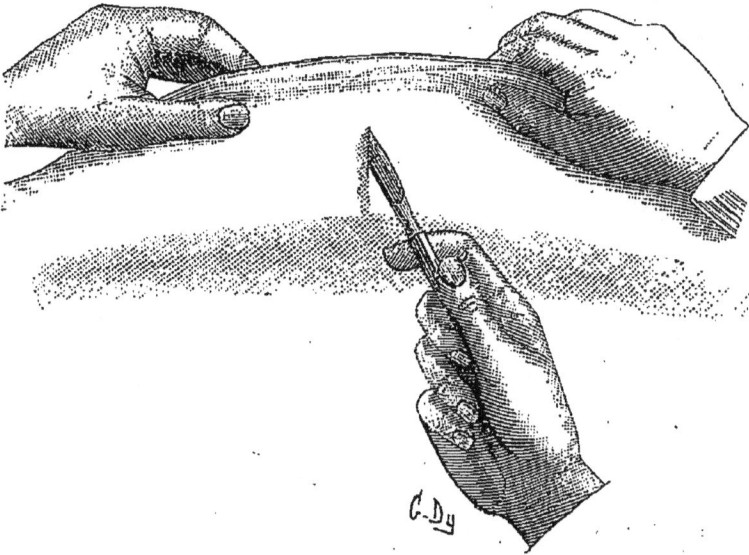

FIG. 15.

2ᵉ et 3ᵉ temps. — Comme dans le procédé précédent.

Au lieu d'une incision droite médiane, on peut faire sur le pli une incision en V ou en U.

L'incision sur pli n'est possible que dans les régions où les téguments sont lâchement unis aux parties sous-jacentes. Elle est spécialement indiquée lorsqu'il faut ménager des organes superficiels dont la lésion serait plus ou moins grave.

B. — INCISIONS PAR LES CISEAUX

On se sert de ciseaux mousses, les uns droits, les autres plus ou moins courbes sur faces et dont les lames tranchantes, bien ajustées, soient plus courtes que les branches. Les incisions sont droites ou courbes, angulaires ou semi-elliptiques, et se font sur pli.

La tenue la plus usitée en chirurgie est celle que représente la figure 16 : le pouce et l'annulaire sont passés dans les anneaux, le médius arrête l'anneau interne, et l'index est étendu sur la branche ou l'entablure postérieure. Cependant, en bien des circonstances, on trouve plus d'avantage à passer le médius, au lieu de l'annulaire, dans l'anneau interne.

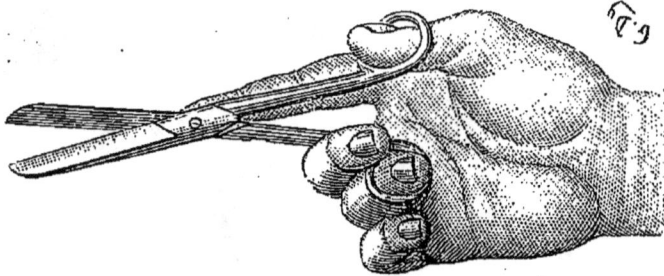

FIG. 16.

Soit une incision droite de 3 centimètres à faire sur la partie moyenne et antérieure de la bourse droite, comme pour commencer la castration.

Procédé. — Après avoir soulevé un pli transversal, haut de 15 millimètres, en confier une extrémité à un aide, prendre de la main droite une paire de ciseaux droits, entr'ouvrir les lames sur une hauteur de 18 millimètres environ, engager le milieu du pli dans leur intervalle, et les rapprocher brusquement et avec force, en empêchant leur glissement en arrière. Si toute la hauteur du pli n'est pas divisée, faire de la même manière une nouvelle application de ciseaux.

Ce moyen de diérèse est rapide et souvent plus commode que le bistouri. Il n'empêche nullement la réunion par première intention.

C. — INCISIONS PAR LE THERMO-CAUTÈRE.

Le thermo-cautère, inventé par le Dr Paquelin (1876), est une des plus heureuses acquisitions de la chirurgie

contemporaine. Il a remplacé tous les cautères, sauf
l'anse galvano-caustique, qui a des avantages particuliers,
notamment celui de pouvoir être placée à froid, au gré
de l'opérateur, au fond de cavités comme à la surface
du corps.

Ce nouveau moyen de diérèse « emprunte sa chaleur
à la combustion sans flamme d'une substance hydrocar-
bonée. Sa construction repose sur la propriété qu'a le
platine une fois porté à un certain degré de chaleur, de
devenir immédiatement incandescent au contact d'un
mélange d'air et de certaines vapeurs hydrocarbonées
(essences minérales) et de maintenir cette incandescence
pendant tout le temps que le mélange arrive à contact ».
(Paquelin).

Description de l'appareil. — Il se compose de trois
parties principales (fig. 17) : 1° d'un foyer de com-

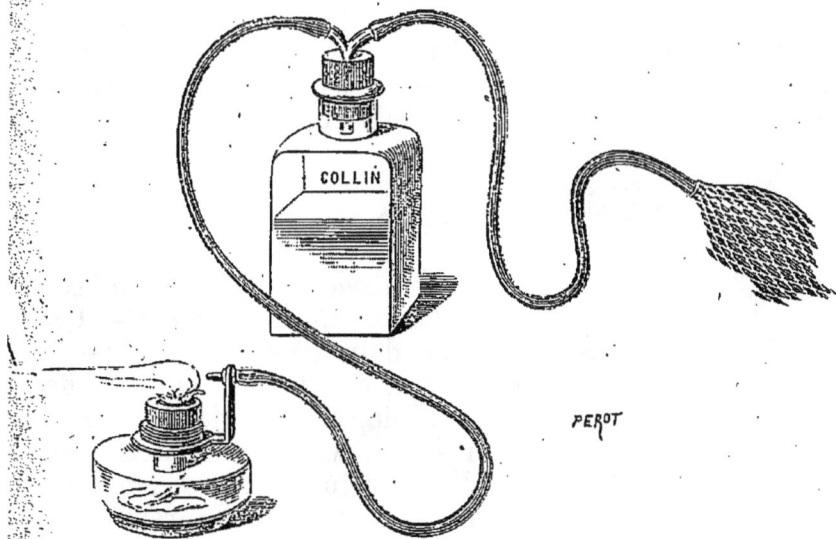

FIG. 17.

bustion ; 2° d'un récipient à hydrocarbure volatil ; 3°
d'une soufflerie. Le foyer de combustion est repré-

senté par un embout creux de platine, lequel cautérise par son extrémité libre et par ses faces, et qui a une forme variable, suivant le genre d'opération en vue :

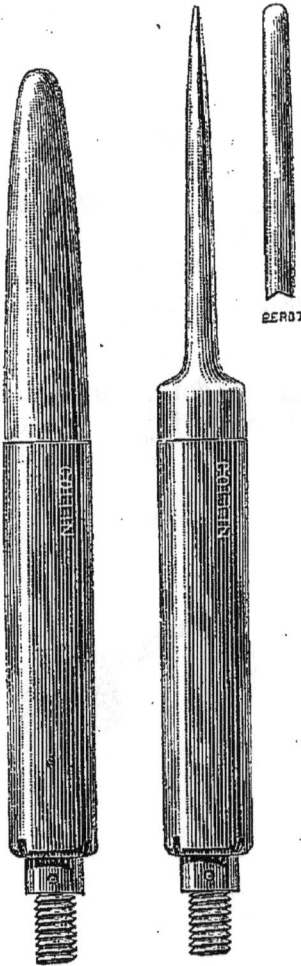

lame mousse et arrondie, droite ou courbe, appelée *couteau* (fig. 18) ; pointe à ignipuncture, etc. L'embout renferme de la mousse de platine. Il est fixé à un cylindre métallique, composé lui-même de deux tubes concentriques, dont l'un, interne, est destiné à l'apport du mélange gazeux ; dont l'autre, externe, sert de voie de dégagement aux produits de la combustion à l'aide d'évents ménagés à son extrémité postérieure. Le cylindre métallique se visse sur un manche. Le reste de l'appareil n'est autre chose qu'une soufflerie ou poire de Richardson, communiquant avec un flacon, lequel flacon communique lui-même avec le manche du thermo-cautère au moyen d'un long tube de caoutchouc.

Maniement général et conservation du thermo-cautère. — On met d'un côté une lampe à alcool, ce dernier, autant que possible, exempt de chlorures. D'un autre côté, à une certaine distance, on pose le flacon de la soufflerie ; on le remplit à moitié ou tout au plus aux deux tiers d'essence minérale, puis on le ferme solidement avec le bouchon de caoutchouc qui porte les deux tubes destinés, l'un à l'apport de l'air, l'autre à la propulsion du mélange d'air et de vapeurs hydrocarbonées. On visse

FIG. 18.

le cylindre du couteau droit, par exemple sur l'extrémité appropriée du manche ; à l'autre extrémité du manche, on engage le tube en caoutchouc qui est encore libre. Le thermo-cautère est ainsi monté.

On confie la poire à un aide avec recommandation expresse de ne commencer à la comprimer que sur le signal de l'opérateur. On allume la lampe, on saisit le manche du thermo-cautère avec la main droite, on met dans la flamme l'extrémité du couteau et on l'y maintient pendant une minute, ou mieux jusqu'à ce qu'on voie brunir la lame de platine. C'est alors seulement, quand la lame est bien chauffée, qu'on dit à l'aide de comprimer la poire, et cela *doucement, avec lenteur*. Dès que la lame rougit, on la retire de la flamme et on éteint la lampe.

L'aide prend le flacon et l'accroche à son tablier ou mieux à une boutonnière assez haute de son habit, au lieu de le tenir dans une main, ce qui échaufferait trop le flacon et entraînerait la formation d'une trop grande quantité de vapeurs. En maintenant le flacon à l'abri des rayons solaires, il continue à comprimer la poire, toutes les trois à quatre secondes, si le cautère doit être chauffé au rouge sombre ; toutes les deux ou trois secondes, s'il faut le rouge-blanc, qu'il se garde bien de porter jamais la lame au blanc lumineux, sous peine de fondre le tube interne et la mousse de platine. En tout cas, il doit suivre constamment du regard les manœuvres de l'opérateur, la marche et la couleur du couteau.

Il arrive assez souvent, quand le couteau agit dans la profondeur des tissus, à chaleur basse, qu'il se recouvre d'une couche plus ou moins épaisse de matières carbonisées, ce qui nuit à sa progression. Dans ce cas, on le retire, pendant que l'aide porte et maintient le couteau au rouge blanc ; ces matières disparaissent bientôt par volatilisation.

L'opération terminée, l'aide porte de nouveau la lame au rouge blanc, afin d'empêcher l'encrassement de la chambre de combustion, et de la mousse de platine. Il cesse aussitôt le jeu de la poire, décroche le flacon, prend le couteau que lui abandonne l'opérateur, sépare le manche du tube de caoutchouc, frotte rapidement la lame sur un morceau de linge, et la laisse refroidir à l'air libre. Enfin il débouche le flacon et le vide, pour le remplir à chaque séance ultérieure avec de la nouvelle essence.

INCISION SUR PLACE. — Procédé au rouge sombre : *eschare épaisse.*

Soit une incision droite longitudinale de 6 centimètres à faire sur le milieu de la face antérieure du bras droit.

1er temps. — Le membre étant étendu hors de la table, après s'être placé en dehors de lui, et après avoir marqué les points extrêmes et moyen de la future incision, tendre les téguments avec la main gauche de la manière déjà indiquée, ce qui n'expose à aucune brûlure, vu le faible pouvoir rayonnant du thermo-cautère.

Prendre le manche du cautère comme une plume à écrire ou comme un archet ; appliquer franchement, à angle droit, sur le point supérieur l'extrémité mousse du couteau, en exerçant une pression assez forte pour l'empêcher de glisser d'un côté ou de l'autre, puis continuer la division de la peau comme si l'on opérait avec le bistouri, en retirant le couteau de temps à autre pour permettre de le maintenir au même degré de chaleur.

2° temps. — Dès que le derme est sectionné, reprendre le trajet et diviser à grands traits, couche par couche, jusqu'à l'aponévrose, le tissu cellulo-graisseux sous-cutané, qui est plus ou moins épais suivant les sujets, pendant qu'un aide éponge au fur et à mesure la graisse fondue.

C'est ainsi qu'on empêche cette dernière, sur le vivant, de produire des brûlures plus ou moins étendues. — La fusion du tissu graisseux s'accompagne d'un bruissement particulier avec ou sans crépitation.

Le procédé au rouge sombre convient toutes les fois que la réunion par première intention n'est ni désirable ni possible.

Procédé au rouge blanc : *eschare mince.*

Soit une incision de même longueur et de même sens à faire sur l'autre bras.

1er temps. — Le trajet de l'incision étant marqué par trois points, et les téguments tendus, tenir et appliquer le couteau comme dans le procédé précédent ; puis, diviser rapidement la peau en droite ligne, en exerçant une pression très modérée.

2e temps. — Le derme une fois fendu dans toute son épaisseur, diviser le tissu cellulo-graisseux sous-jacent jusqu'à l'aponévrose, couche par couche, rapidement, à petits traits, et en éloignant le couteau toutes les secondes.

Ce *modus faciendi*, déjà recommandé par Krishaber et le professeur Lefort, réduit au minimum la fusion de la graisse. L'eschare a tout au plus 1 millimètre d'épaisseur.

Si l'on approfondit l'incision, on obtient une section de l'aponévrose, des muscles, des nerfs et des vaisseaux, aussi nette et aussi franche qu'avec l'instrument tranchant; mais on n'a plus le bénéfice de l'hémostase. Le rouge sombre lui-même ne donne plus une plaie sèche quand les vaisseaux dépassent un certain calibre, 2 millimètres à 2 millim. et demi : fait qu'il importe de retenir au point de vue pratique, et que j'ai déjà consigné dans ma thèse d'agrégation : (*Comparer entre eux les divers moyens de diérèse*, Paris, 1878).

Le procédé au rouge blanc permet de tenter et d'obtenir la réunion par première intention, ainsi que mon brillant collègue et ami, le Dr Reclus, l'a fait remarquer dès 1881, mais à la condition que la plaie soit maintenue parfaitement aseptique.

INCISION SUR PLI. — L'incision sur pli se fait comme avec le bistouri, soit de dehors en dedans, soit de dedans en dehors, par transfixion. Une description spéciale n'est pas nécessaire.

ART. 2. SUTURES

La suture vraie, dite suture *sanglante*, mode de synthèse des plaies le plus commun et le plus convenable, consiste à maintenir au contact les deux surfaces de section d'une plaie, en se servant de fils, d'épingles ou de broches qui traversent l'épaisseur des tissus.

D'une manière générale, elle est indiquée toutes les fois que l'état des surfaces de section permet de compter sur la réunion immédiate, c'est-à-dire dans toutes les plaies par instruments tranchants, dans celles à eschare

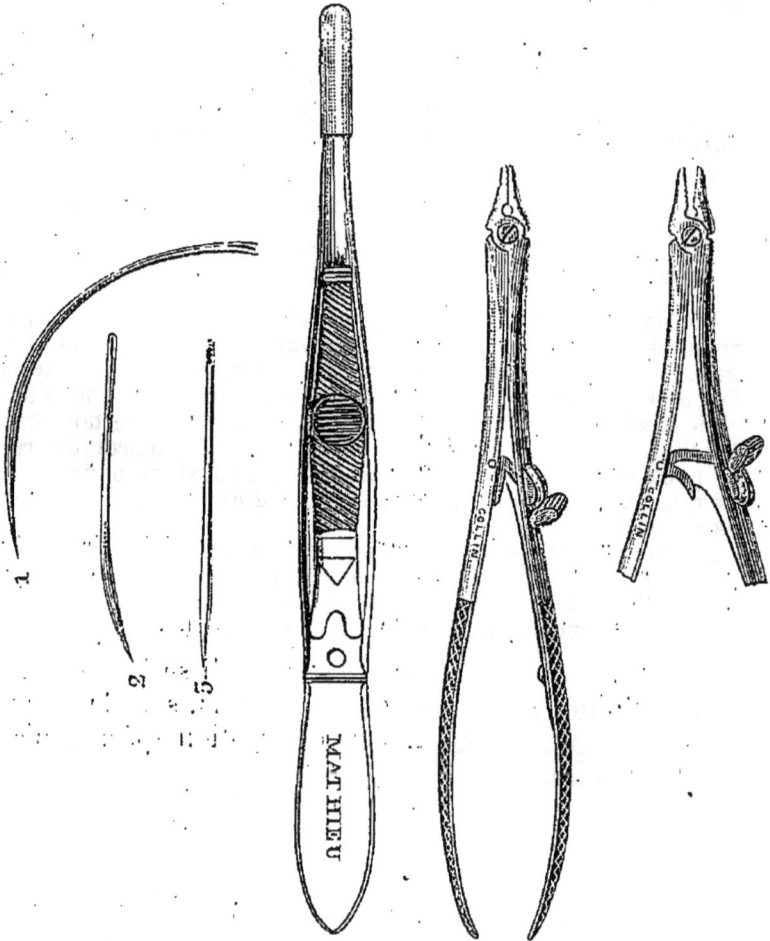

FIG. 19.   FIG. 20.   FIG. 21.

mince par le thermo-cautère, et dans quelques plaies contuses (face, cuir chevelu). On doit toujours lui associer, si c'est possible, la méthode anti-septique (y com-

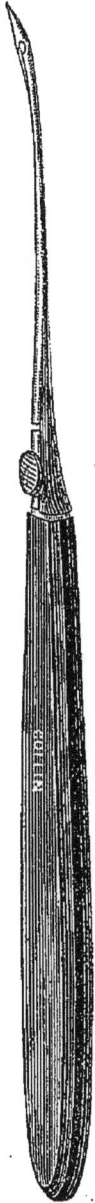

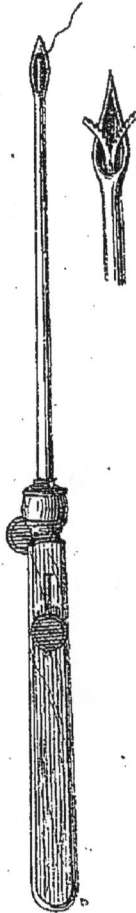

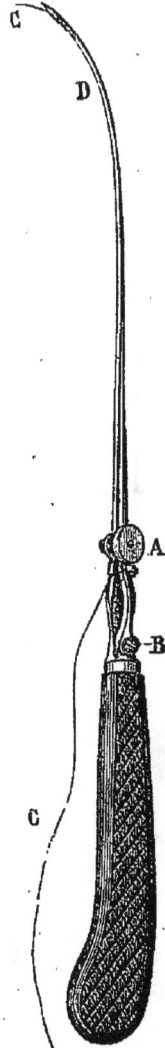

FIG. 22.   FIG. 23.   FIG. 24.

pris le drainage, quand la plaie dépasse la peau et le tissu sous-cutané).

L'appareil instrumental dans son ensemble comprend :

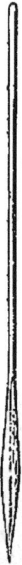
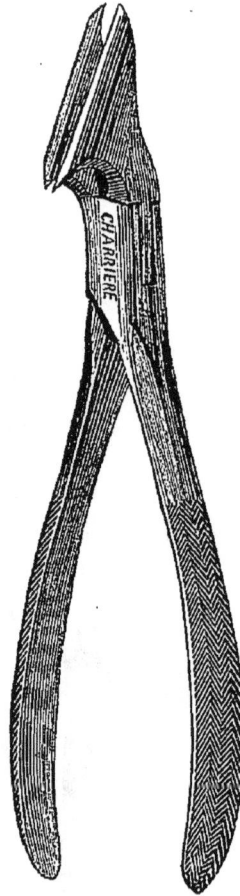
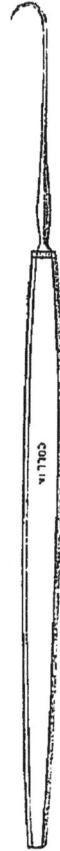

FIG. 25.   FIG. 26.   FIG. 27.

Des fils de soie blanche, n°s 2, 3, 4 ;
Des fils de catgut, n°s 1, 2 ;
Des fils élastiques de 1 à 2 millimètres de diamètre :
Des aiguilles simples, qui sont aplaties d'avant en arrière et bitranchantes près de leur pointe : les unes

droites, d'autres demi-courbes, d'autres courbes, de toutes longueurs et de toutes grosseurs (fig. 19);

Une pince à verrou (fig. 20), et le porte-aiguille de Collin (fig. 21);

Une aiguille montée : celle de Reverdin (fig. 22), celle de v. Bruns (fig. 23, ou celle tubulée de Startin (fig. 24);

Des épingles à insectes, et des broches d'acier lancéolées avec ou sans tête (fig. 25);

Des ciseaux courbes sur faces;

Un coupe-net (fig. 26);

Une érigne simple (fig. 27);

Des tubes de plomb de Galli, des chevilles rondes en bois, de petits rouleaux de gaze, de petites plaques ovalaires à deux trous, etc.

MANUEL OPÉRATOIRE

On a imaginé, jusqu'à ce jour, un très grand nombre de genres de sutures. Je ne décrirai que les trois suivants ; ils suffisent à tous les besoins de la chirurgie. Ce sont : 1° la *suture entrecoupée*, dont l'application est la plus générale : 2. la *suture enchevillée;* 3. la *suture entortillée*. Chacune de ces sutures peut être *simple, double* ou même *triple*, c'est-à-dire formée d'une seule série, de deux ou trois séries de points.

SUTURE ENTRECOUPÉE. — A. *Suture simple* (fig. 28). — Indiquée dans les plaies où les surfaces de section se juxtaposent d'elles-mêmes ou sans tiraillement.

Soit une incision longitudinale de 5 centimètres sur la partie antéro-inférieure de l'avant-bras.

Procédé. Trois temps : 1° *placement des fils.* Après avoir nettoyé avec une éponge la solution de continuité comme on doit faire sur le vivant dès que l'hémostase est obtenue, marquer le milieu de l'incision, puis, à droite et à gauche de ses bords, une distance de 4 millimètres (lieux de piqûres d'entrée et de sortie).

Au niveau du milieu de l'incision, implanter une érigne sur le bord de la lèvre interne par exemple : tendre ainsi la lèvre de la main gauche ; prendre de la main droite, entre le pouce et l'index, une aiguille demi-courbe armée d'un fil de soie n° 2 ; l'enfoncer au lieu de piqûre correspondant, le plus verticalement possible, jusque sur l'aponévrose ; puis, pousser la pointe horizontalement jusqu'à ce qu'on la voie au fond de l'incision.

Mettre l'érigne de côté. Continuer à pousser horizontalement la pointe de l'aiguille sous la lèvre externe jusqu'au dessous du lieu de piqûre de sortie. Là, pendant qu'on presse sur la peau avec une pince dont les mors

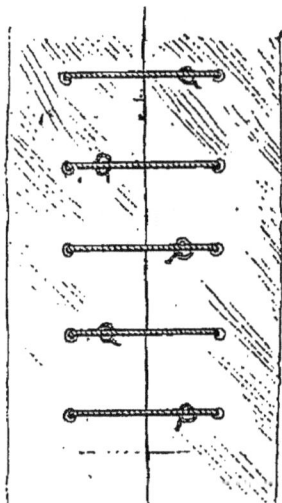

FIG. 28.

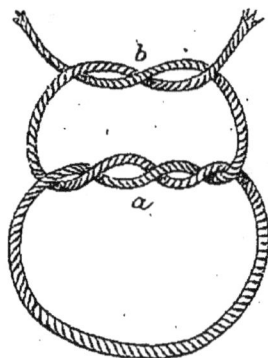

FIG. 29.

entre-bâillés cernent le lieu de piqûre, faire sortir peu à peu, par bascule, la pointe de l'aiguille, puis l'aiguille elle-même et, à sa suite, le fil, au besoin après avoir saisi l'aiguille avec la pince dès que la pointe est dehors. On a ainsi placé le fil du milieu, celui par lequel on doit généralement commencer les sutures afin d'assurer le parallélisme et la parfaite correspondance des lèvres de la plaie.

Placer de même deux autres fils au-dessus, deux autres au-dessous du fil médian, en laissant entre eux un intervalle de 8 millimètres environ.

2. *Striction et arrêt des fils*. Prendre les chefs du fil médian ; faire le nœud du chirurgien (fig. 29 *a*), qu'on place entre la ligne de réunion et la piqûre droite ou gauche, jamais sur la ligne de réunion ou sur la piqûre elle-même (ce qui, sur le vivant, pourrait nuire à l'asepsie); serrer le nœud jusqu'à ce que les deux lèvres soient exactement juxtaposées par leurs sections, puis ajouter un nœud simple (fig. 29 *b*), et couper les chefs au ras du nœud.

Répéter les mêmes manœuvres pour les autres fils en plaçant les nœuds alternativement à droite et à gauche.

3. *Ablation des points de suture* (ce qui a lieu sur le vivant au bout de quatre ou cinq jours). Commencer par le point médian. Passer au-dessous de lui une branche d'une paire de ciseaux mousses, le couper tout près d'une piqûre droite ou gauche, et le retirer après avoir saisi le nœud entre les mors d'une pince, pendant qu'avec le pouce et l'index gauche on maintient en place les lèvres de l'incision comme pour empêcher leur désunion par la traction du fil. Enlever de même les autres points.

Sur le vivant, il ne faut jamais couper au milieu un point de suture ; car en le retirant, on ferait passer dans le trajet une partie de sa portion externe ou extratégumentaire, et l'on risquerait ainsi d'infecter le trajet.

Si l'on a employé du catgut, on n'a plus à s'occuper des points : leur portion intratégumentaire est vite résorbée au milieu des tissus, et leur portion externe tombe d'elle-même.

B. *Suture double* (fig. 30). — Indiquée dans les plaies dont la réunion doit être solide, sûre, ou s'accompagne d'une tension plus ou moins considérable.

Soit une incision de 10 centimètres pratiquée sur la ligne blanche à 3 centimètres au-dessus de la symphyse pubienne.

Procédé. Trois temps : 1. *Placement des fils*. Après avoir fait la toilette de l'incision et marqué son milieu, placer une série de fils de soie n° 2 ou de catgut n° 1, comme dans la suture entrecoupée simple, à 1 centimètre les uns des autres.

Placer dans leurs intervalles et en dehors d'eux, près des angles de l'incision, une autre série de fils de soie n° 3, distants entre eux de 1 centimètre, entrant et sortant à 2 centimètres des bords des deux lèvres. Pour cela, chaque fois, passer sous la peau l'aiguille de Reverdin fermée, en l'introduisant à droite et faisant sortir sa pointe à gauche ; ouvrir son chas *a* en portant en arrière le bouton *b* ; engager dans le chas une extrémité du fil ; dousser le bouton en avant pour refermer le chas, puis ramener l'aiguille de gauche à droite pour entraîner le fil.

2. *Striction et arrêt des fils.* Pendant qu'un aide mobilise et juxtapose les lèvres de l'incision par la pression convergente des mains, serrer les fils de la seconde série

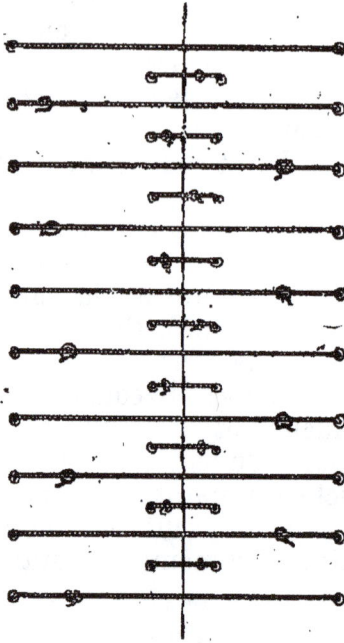

FIG. 30.

en commençant par ceux du milieu, et arrêter leurs chefs soit par des nœuds, comme précédemment, soit par des tubes de Galli dans lesquels on les introduit et qu'on écrase sur eux avec la pince à verrou. Cette série de points, à cause de leur rôle, porte le nom de *suture de détente* ou *suture de soutien*.

Serrer maintenant les fils de la première série en commençant aussi par celui du milieu, et arrêter leurs chefs par des nœuds comme dans la suture entrecoupée simple. On appelle cette série de points *suture de réunion*.

3. *Ablation des points de suture.* Rien de particulier.

Sur le vivant, il est prudent de ne pas enlever tous les points de réunion le même jour, et de n'enlever les points de soutien que quelques jours après l'ablation des points de réunion.

SUTURE ENCHEVILLÉE. — La suture enchevillée simple consiste à placer une tige ou une série de chevilles de chaque côté et assez près des lèvres d'une plaie, pour en obtenir l'exacte coaptation. soit bord à bord, soit surface profonde à surface profonde ; elle sert et à la détente et à la réunion. Dans la suture enchevillée double, tantôt les tiges ou les chevilles sont placées comme précédemment, mais seulement en qualité de suture de réunion, et elles sont renforcées par une série de points entre-

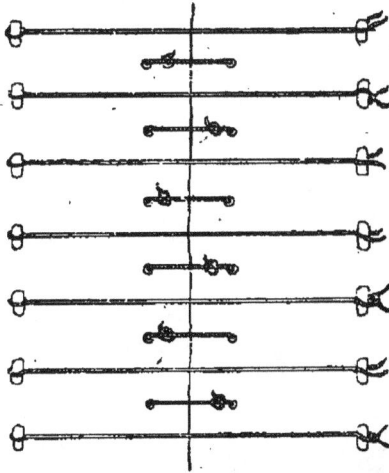

FIG. 31.

coupés ou suture de détente ; tantôt, au contraire, on les met dans une situation excentrique pour la détente ; et dans leurs intervalles, près des bords de la plaie, on passe une série de points entrecoupés pour la réunion. Je ne décrirai, comme type, que cette dernière variété (fig. 31).

La suture enchevillée, en général, se trouve indiquée dans les plaies profondes, dans celles où la coaptation s'accompagne d'une tension très forte, et dans celles où es lèvres représentent deux bourrelets ou peuvent être adossés par leurs faces profondes.

Soit une incision de 8 centimètres faite à trois travers de doigts au-dessus de l'arcade crurale droite et parallèlement à elle.

Procédé. Trois temps : 1. *Placement des fils.* Après avoir nettoyé l'incision et marqué son milieu, placer une série de fils de soie ou de catgut comme dans la suture entrecoupée simple.

Placer dans leurs intervalles et en dehors d'eux, près des angles, une autre série de fils de soie n° 3 ou 4, mais cette fois de fils doubles formant autant d'anses. Pour cela enfiler les deux chefs de chaque anse dans le chas d'une aiguille demi-courbe, assez longue ; introduire l'aiguille à 2 centimètres par exemple du bord d'une lèvre, et la faire sortir à la même distance sur 'autre lèvre, en entraînant l'anse.

Le placement des anses est plus commode avec l'aiguille de Reverdin et surtout avec celle de v. Bruns, qui les fait passer par leurs extrémités, et non repliées sur elles-mêmes.

2. *Striction et arrêt des fils.* Engager dans la concavité de chaque anse un petit rouleau de gaze ou une petite cheville de bois, et tirer sur ces deux chefs à la fois jusqu'à ce que le rouleau ou la cheville touche à la peau tout en étant parallèle à la direction de l'incision.

Pendant qu'un aide favorise avec les mains le rapprochement des lèvres, nouer les chefs de chaque anse sur un rouleau de gaze ou une cheville de bois. On a ainsi deux rangées de rouleaux ou de chevilles qui maintiennent l'une contre l'autre les surfaces de section de la peau.

Serrer et nouer les fils de la première série.

3. *Ablation des points de suture.*

Au lieu de rouleaux de gaze, de cheville, on pourrait employer des boutons ou des plaques de corne, d'ivoire à deux trous, etc.

SUTURE ENTORTILLÉE. — Indiquée dans quelques opérations plastiques, celle du bec de lièvre par exemple, et dans quelques autres circonstances.

A. *Suture simple* (fig. 32). — Soit une incision transversale de 6 centimètres sur la partie antérieure et moyenne de la cuisse droite.

Procédé. Trois temps : 1° *Placement des épingles ou des broches*. Après avoir nettoyé l'incision et marqué son milieu, fixer solidement l'extrémité mousse d'une épingle dans la rainure d'une pince à verrou ou dans le porte-aiguille de Collin ; plonger sa pointe dans de l'huile ou de la vaseline ; puis, pendant qu'on fixe la peau entre le pouce et l'index gauches, introduire l'épingle au niveau du milieu de l'incision, à 1 centimètre par exemple du bord d'une lèvre, la pousser vers le fond de l'incision, et faire ressortir sa pointe à la même distance sur l'autre lèvre.

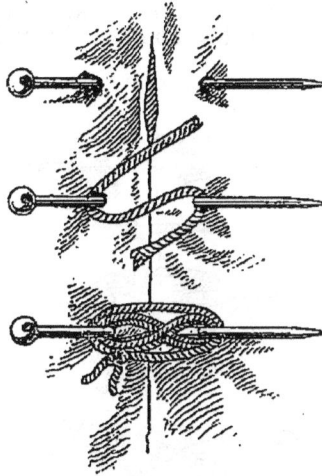

FIG. 32.

Arrêter provisoirement les téguments sur l'épingle, en nouant un fil en forme d'O sous ses extrémités. Couper sa pointe avec le coupe-net.

Répéter les mêmes manœuvres pour les autres épingles, qu'on place à une distance de 1 centimètre entre elles.

2° *Placement et arrêt des fils*. Commencer par l'épingle du milieu. Enlever son fil d'arrêt provisoire, et le remplacer par une anse de fil de soie n° 3 ou n° 4, dont on place le milieu obliquement sur la ligne de réunion et qu'on entortille cinq à six fois, en 8 de chiffre, en embrassant dans les anneaux les extrémités de l'épingle. Arrêter les chefs par un double nœud et les couper au ras du nœud.
— On peut aussi se servir de fils élastiques.

Répéter les mêmes manœuvres pour les autres épingles.

3° *Ablation des épingles*. Saisir la grosse extrémité de chaque épingle entre les mors de la pince à verrou, et dégager l'épingle avec de légers mouvements de rotation, pendant que l'index et le pouce gauches empêchent les téguments de suivre la traction.

Sur le vivant, quand on emploie la suture simple, on laisse rarement les épingles au-delà de quarante-huit heures, sous peine d'avoir une ulcération plus ou moins considérable de la peau au niveau des trajets; mais avant de les retirer, on prend la précaution de badigeonner les fils avec du collodion, afin de maintenir encore ces fils pendant quelques jours.

B. *Suture double*. — La suture double ne diffère de la précédente que par l'adjonction d'une série de points de suture entrecoupée, qu'on place entre les épingles et en dehors d'elles, près des angles (fig. 33).

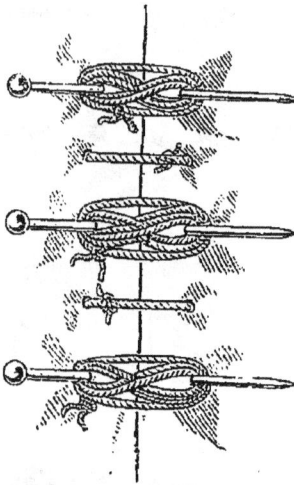

FIG. 33.

Elle est plus favorable à la réunion immédiate, et permet d'enlever les épingles déjà au bout de vingt-quatre heures. La suture entrecoupée remplace avantageusement la *grande anse* avec laquelle quelques chirurgiens relient entre elles toutes les épingles après une série de croisements.

CHAPITRE II

OPÉRATIONS SUR LES VAISSEAUX

ARTICLE 1ᵉʳ. LIGATURE DES ARTÈRES

DANS LA CONTINUITÉ

La ligature immédiate d'une artère, la seule dont il

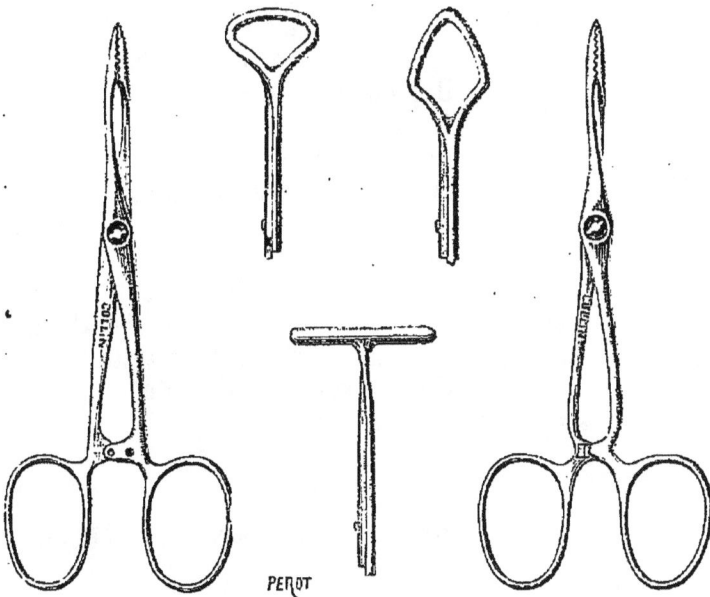

FIG. 34.

sera question, consiste à oblitérer cette artère, d'une

façon complète et définitive, par un lien qu'on serre directement autour de sa circonférence mise à nu.

Elle est indiquée : 1° quand on ne peut se rendre maître autrement d'une hémorrhagie traumatique ou opératoire, primitive ou secondaire ; 2° à titre d'hémostase préventive ; 3° dans le traitement des anévrysmes ; 4° dans celui de l'éléphantiasis des membres, lorsque la compression élastique a échoué.

Les résultats de la ligature dite *atrophiante* pour néoplasmes malins, ne sont pas très encourageants.

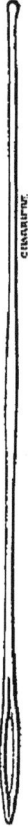

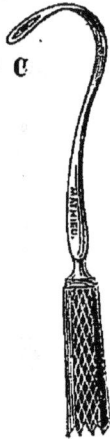

L'appareil instrumental comprend :

Un bistouri ou scalpel droit, à tranchant légèrement convexe ;

Une pince à dissection ;

Une sonde cannelée d'acier ;

Des ciseaux droits ou courbes, à extrémités mousses ;

Deux écarteurs à crochets doubles, ceux d'Ollier par exemple ;

Quelques pinces hémostatiques de Péan (fig 34) ;

Un stylet aiguillé, en argent (fig. 35) ;

Une aiguille passe-fil de Cooper, laquelle est applicable partout (fig. 36) ;

Et une série de fils de catgut et de soie, longs de 20 à 30 centimètres.

FIG. 35.   FIG. 36.

MANUEL OPÉRATOIRE EN GÉNÉRAL

Mesures et conditions préliminaires. — Avant d'opérer, il faut :

1. Mettre en pleine lumière et, au besoin, raser la région où l'on veut lier l'artère ;

2. Placer deux aides à ses côtés, et se placer soi-même de manière à dominer du regard le champ de l'opération ;

3. Reconnaître et marquer le trajet de l'artère. Pour cela, d'abord, on recherche soit des *saillies* formées par les corps charnus, par les tendons de certains muscles, muscles dits *satellites* ou non, qu'on met en état de tension, par les os, par certains cartilages, voire même par des nerfs (nerf médian), soit des *gouttières* ou *dépressions*, soit des *plis articulaires* et des *cicatrices* (cicatrice ombilicale).

Ce sont là des points de repère constants et toujours appréciables. On peut les nommer *points de repère de départ*, parce qu'ils représentent les premiers jalons qui nous guident sur la voie de l'artère.

En second lieu, d'après ces points de repère, avec l'iode ou le crayon de fuchsine, on trace le trajet de l'artère. On a ainsi la *ligne indicatrice*, ligne si importante et qu'on peut assigner à presque toutes les artères ;

4. Déterminer le point d'application du fil à ligature, quand on le peut avant l'incision des parties, et le marquer d'un petit trait, car, en général, le milieu de l'incision doit correspondre au point d'application de la ligature ;

Sur le vivant, la ligature aseptique permet d'éviter le ramollissement et la suppuration des parois artérielles, source autrefois si commune d'hémorrhagie secondaire ; mais, d'autre part, la formation du caillot, sa longueur et son repos, ne sont pas sans influence sur le résultat définitif de l'hémostase. Aussi est-il encore prudent de placer la ligature le plus loin possible de toute collatérale volumineuse.

5. Repasser dans sa mémoire les rapports anatomiques de l'artère, et, au besoin, fixer ou rafraîchir ses souvenirs en jetant un coup d'œil sur une figure qui représente ces rapports.

Procédé. — Trois temps : 1° *Mise à découvert, recherche et distinction de l'artère.*

a. *Mise à découvert.* — *Division de la peau.* Quand l'artère est plus ou moins profonde, c'est-à-dire sous-aponévrotique, sous-musculaire ou sous-tendineuse, diviser la peau par une incision sur place, le plus souvent sur la ligne indicatrice elle-même, quelquefois dans un sens plus ou moins oblique ou même perpendiculaire à cette ligne. L'incision est ordinairement simple, droite ou courbe, quelquefois composée, en L par exemple. Elle doit être d'autant plus longue que le sujet est plus gras et l'artère plus profonde ; sa longueur varie entre 3 et 12, 13 centimètres ; en tout cas, une incision trop longue vaut mieux qu'une incision trop courte. — Quand l'artère est tout à fait superficielle, pour ainsi dire sous-cutanée (artère radiale près du poignet), diviser la peau par une incision sur pli, ce dernier perpendiculaire à la ligne indicatrice,

Division du tissu cellulaire sous-cutané. Pendant qu'un aide maintient les parties en extension, reprendre l'incision dans son milieu et dans toute sa longueur, en divisant le tissu cellulo-graisseux sous-cutané, ainsi que le fascia superficiel, s'il y en a un, jusqu'à ce que l'aponévrose générale d'enveloppe soit parfaitement à nu. Les veines importantes qu'on rencontre sont réclinées ou sectionnées entre deux ligatures de catgut ou simplement entre deux pinces à forcipressure. Quant aux filets nerveux, on les divise sans autre forme.

Division de l'aponévrose, ou de l'aponévrose et des parties sous-jacentes. Au milieu et suivant le grand axe de la plaie, saisir avec la pince un pli de l'aponévrose, et le resciser, soit avec le scalpel en dédolant, soit d'un coup de ciseaux courbes. Par la petite brèche introduire le bec de la sonde ; le faire glisser sous l'aponévrose jusqu'à un angle de la plaie, en le maintenant exactement contre la face profonde de l'aponévrose, et diviser celle-ci avec le scalpel, dont la pointe file dans la cannelure. Diviser de même l'aponévrose vers l'autre angle de la plaie (Voy. *Incisions*).

Si l'artère est sous-musculaire ou sous-tendineuse, si elle siège au milieu ou au fond d'une masse de tissu graisseux, déchirer les interstices et ce tissu soit avec le bec de la sonde ou le manche du scalpel, soit avec l'ex-

trémité d'un index, pendant qu'un aide écarte au fur et
à mesure avec les crochets mousses les deux lèvres de la
plaie. — Parfois, pour arriver à l'artère, on est obligé
d'éventrer les muscles ou de les couper en travers.

b. Recherche. — Points de repère d'arrivée — Les parties étant mises en état de relâchement, chercher à
reconnaître de l'œil et du doigt certains organes (nerfs,
veines, muscles, etc.), certaines saillies ou arêtes osseuses, certaines dispositions qui indiquent sûrement au
fond de la plaie la présence immédiate ou le voisinage
de l'artère. Ces points de repère, qui sont constants et
toujours faciles à retrouver, varient pour chaque artère
en particulier. On peut les nommer *points de repère d'arrivée.*

c. Distinction. — Etablir l'identité de l'artère. Or,
celle-ci se distingue :

1. D'une veine : *par son état exsangue*, tandis que la
   veine est d'ordinaire gorgée de sang noir ou, du
   moins, en offre quelques filets;
   Par sa couleur gris clair, gris rosé, blanchâtre ou
   jaunâtre, tandis que la veine est noire ou d'un
   bleu foncé; toutefois, sur les cadavres anciens ou
   en décomposition, l'artère peut être rougeâtre ;
   Par la consistance de ses parois, tandis que les parois de la veine sont minces et se laissent affaisser
   très facilement. Ce caractère est plus tranché dans
   l'athérome ;
   Par son calibre moindre en général, quand la veine
   satellite est unique ;
   Quelquefois *uniquement par sa position*, relative-
   ment à la veine ou aux veines satellites (a. poplitée,
   a. tibiale postérieure derrière la malléole). Dans ce
   dernier cas, si l'on conserve encore quelque doute,
   je conseille d'exprimer le membre de la périphérie
   vers le cœur : les veines seules bleuissent par l'afflux
   du sang.
2. D'une artère collatérale, par son calibre moyen
   (consulter le tableau ci-joint) (fig. 37).

3. D'un nerf : *par sa couleur,* tandis que le nerf est blanc, sauf chez les cadavres anciens où il peut être rougeâtre comme l'artère ;

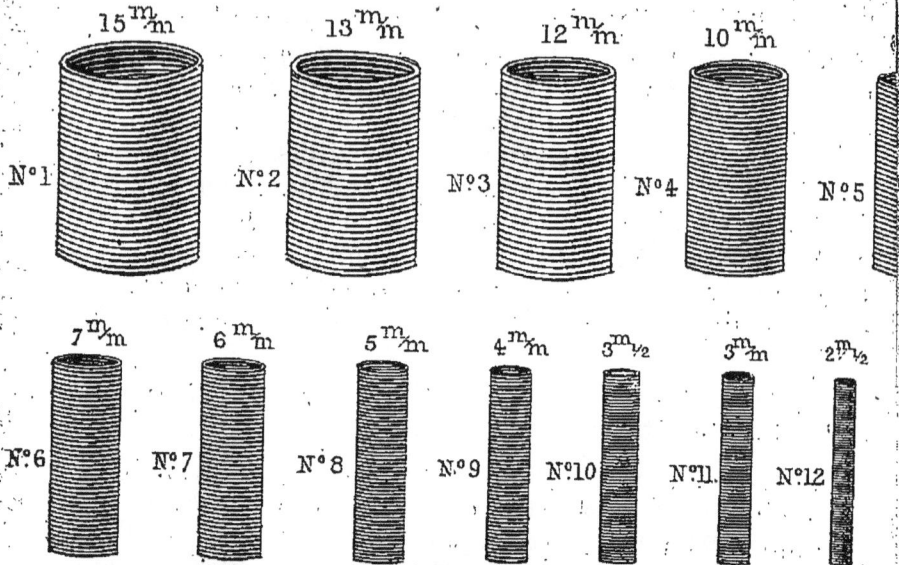

$15^{m}m$ $\qquad$ $13^{m}m$ $\qquad$ $12^{m}m$ $\qquad$ $10^{m}m$

N°1 $\qquad$ N°2 $\qquad$ N°3 $\qquad$ N°4 $\qquad$ N°5

$7^{m}m$ $\quad$ $6^{m}m$ $\quad$ $5^{m}m$ $\quad$ $4^{m}m$ $\quad$ $3^{m}1/2$ $\quad$ $3^{m}m$ $\quad$ $2^{m}1/2$

N°6 $\quad$ N°7 $\quad$ N°8 $\quad$ N°9 $\quad$ N°10 $\quad$ N°11 $\quad$ N°12

FIG. 37.

Par son état rubané, tandis que le nerf est ordinairement arrondi ;

Par son feutrage uniforme, tandis que le nerf est plus ou moins strié dans le sens de la longueur ;

Par la sensation de tube, qu'on a en roulant ses parois entre le pouce et l'index, tandis que le nerf donne la sensation d'un cordon plein ou d'une lanière compacte. Ce caractère est net et constant.

4° D'un tendon : *par sa couleur,* tandis que le tendon est d'un blanc chatoyant ou nacré ;

Par sa sensation de tube ;

Enfin par ce fait, que le tendon mis en extension se montre en continuité directe avec un muscle ou peut être suivi jusqu'à son insertion.

2° *Isolement de l'artère.* — *a. Ouverture de la gaine vasculaire.* L'artère une fois reconnue, si elle est de gros

calibre (5 millimètres et au-dessus), pincer un pli longitudinal de sa gaîne, qui est plus ou moins épaisse et
résistante, au milieu même de la plaie ; resciser le pli en
dédolant (fig. 38), puis agrandir l'ouverture en haut et

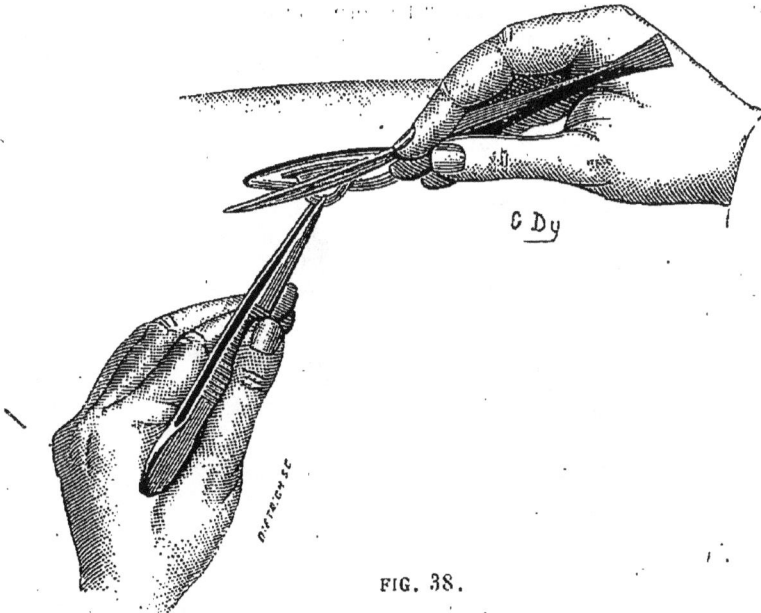

FIG. 38.

en bas sur la sonde, mais seulement dans l'étendue
totale de 8 à 15 millimètres, afin de ne pas détruire un
trop grand nombre de vasa vasorum.

Si l'artère a un calibre inférieur à 5 millimètres, comme
la gaîne n'est plus représentée que par un tissu conjonctif assez lâche, déchirer simplement ce tissu avec le bec
de la sonde, dans la même étendue que précédemment.

b. *Isolement proprement dit*. Pincer successivement
chaque lèvre de l'ouverture, jamais une veine, jamais
l'artère elle-même, et dénuder cette dernière avec le bec
de la sonde (fig. 39), en avant, sur les côtés, en arrière,
toujours en usant de douceur et de patience ; car c'est le
temps le plus délicat, le plus périlleux de l'opération, à
cause des lésions possibles du voisinage. Toutefois, si

3.

l'artère est athéromateuse ou friable, isoler en laissant autour d'elle tout ce qu'on peut de tissu conjonctif, et juste assez pour faire passer l'aiguille à ligature.

Il ne faut jamais, comme on le fait trop souvent, pour terminer l'isolement, chercher à soulever l'artère sur la sonde cannelée, ce qui entraîne une déchirure plus étendue du tissu conjonctif péri-vasculaire et, par suite, une dénudation excessive.

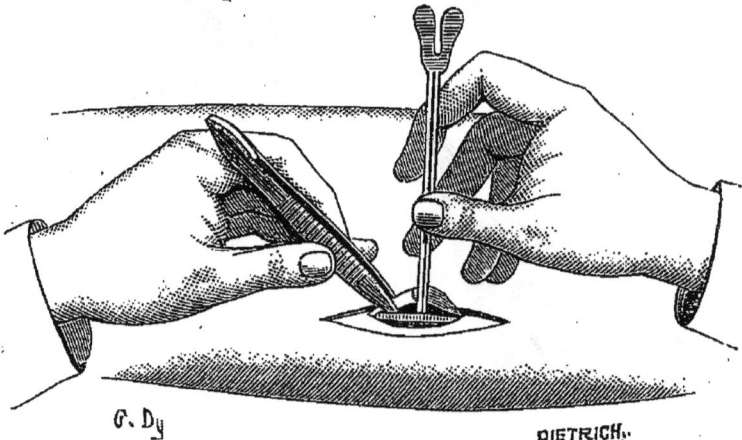

G. Dy

DIETRICH.

FIG. 39.

3° *Oblitération de l'artère par le fil à ligature.* — *a. Choix du fil.* Choisir un fil de soie ou de catgut dont le diamètre soit approprié au calibre de l'artère : n° 2, pour les artères de 3 à 3 millim. et demi; n° 3, pour celles de 4 à 7 millimètres; n° 4, pour celles de 8 millimètres et au-delà. Cependant, la soie est préférable au catgut, du moins pour les artères de la dernière catégorie.

b. Placement du fil. Après avoir mis sa solidité à l'épreuve, introduire une de ses extrémités, mais de 1 à 2 centimètres seulement, dans le chas de l'aiguille de Cooper, qui se trouve ainsi armée.

Charger maintenant l'artère, c'est-à-dire passer l'aiguille derrière elle, en engageant le bec entre l'artère et l'une quelconque des veines satellites, s'il y en a deux; entre l'artère et la veine, si celle-ci est seule, ou si un nerf longe, en outre, l'autre côté de l'artère. Embrasser la demi-circonférence postérieure de l'artère dans la courbure de l'aiguille, et faire sortir son bec de l'autre côté, au besoin, sous la pulpe de l'index, pour qu'il n'y ait pas blessure d'un organe voisin.

Saisir avec une pince, contre le bec de l'aiguille, *le plus long chef du fil;* le retenir, pendant qu'on retire l'aiguille par le chemin déjà parcouru; le tirer doucement, jusqu'à ce que l'artère repose sur le milieu, et le placer bien en travers de l'artère.

c. Striction du fil. Après s'être assuré par la vue et par le toucher que l'artère *seule* est sur le fil, prendre les deux chefs. Faire, d'abord le nœud du chirurgien, et le serrer fortement sur l'artère, en tirant les chefs sur la pulpe des deux pouces ou des deux index (fig. 40), sui-

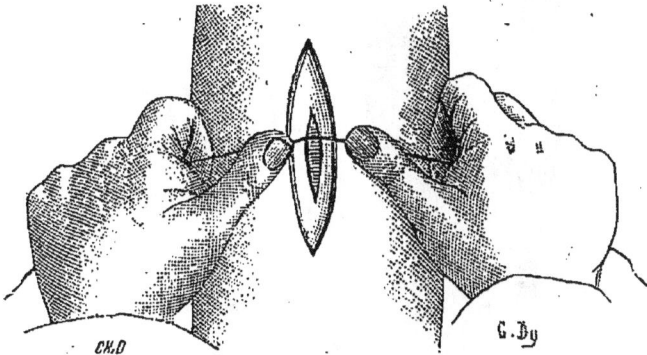

FIG. 40.

vant que l'artère est superficielle ou profonde. Il n'est pas nécessaire de couper les tuniques internes, c'est même une faute pour les artères athéromateuses.

Puis, pour plus de sûreté, ajouter un nœud simple ou *nœud d'arrêt*. Couper les deux chefs au ras du nœud (ligature perdue), et suturer la plaie dans toute l'étendue, avec ou sans drainage.

Quelques chirurgiens, à l'exemple d'Abernethy et de Maunoir, lient l'artère sur deux points voisins, puis la coupent entièrement dans l'intervalle des ligatures, ce qui rendrait plus facile et plus sûre l'oblitération du bout inférieur. Or, avec la ligature aseptique et le pansement aseptique cette précaution est inutile.

LIGATURES EN PARTICULIER

ARCADE PALMAIRE SUPERFICIELLE

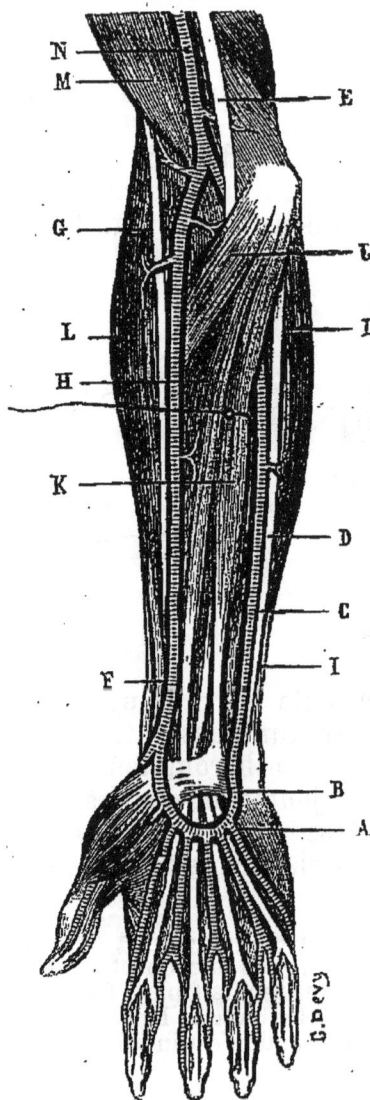

A, arcade palmaire superficielle ;

B, branche cubitale de cette arcade ;

C, artère cubitale

D, nerf cubital ;

E, nerf médian ;

F, artère radiale ;

G, nerf radial ;

H. muscle grand palmaire ;

I, muscle cubital antérieur ;

J, muscle rond pronateur ;

K, muscle petit palmaire ;

L, muscle long supinateur ;

M, muscle biceps ;

N, artère humérale.

FIG. 41. — Pour la révision générale des artères de la main, de l'avant-bras et de la partie inférieure du bras.

1. *Ligature de l'arcade proprement dite* (Cal. nᵒ 12. — Voy. fig. 37).

Ligne indicatrice : une ligne qui, du bord inférieur de la racine du pouce, mis préalablement en abduction forcée, tombe perpendiculairement sur le bord interne de la main, dans un sens parallèle à la partie interne du pli palmaire inférieur (fig. 42).

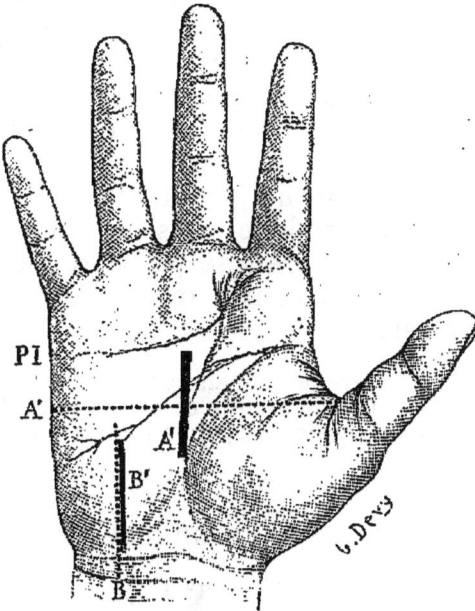

FIG. 42.

A, ligne indicatrice de l'arcade; — *A',* ligne d'incision pour l'arcade; — *B,* ligne indicatrice de la branche cubitale de l'arcade, (trait pointillé); — *B',* ligne d'incision pour cette branche (trait plein); — *Pi,* Pli palmaire inférieur.

Procédé. — Entre les deux éminences thénar et hypo-thénar, dans l'axe du troisième espace interosseux, diviser la peau et le tissu fibro-graisseux sous-cutané sur une longueur de 2 centim. et demi à 3 centimètres, de sorte que le milieu de l'incision rencontre la ligne indicatrice.

Diviser sur la sonde l'aponévrose palmaire moyenne,

L'arcade apparaît avec ses veines, reposant sur les tendons fléchisseurs superficiels et les branches du nerf médian qui la croisent.

Isoler et lier.

2. *Ligature de la branche interne ou cubitale de l'arcade* (Cal. nº 11).

Ligne indicatrice : une ligne verticale, parallèle au quatrième espace métacarpien et commençant immédiatement en dehors du pisiforme.

Procédé. — Diviser la peau et le tissu fibro-graisseux sous-cutané sur le trajet de la ligne indicatrice, dans une étendue de 2 centim. et demi, en commençant à un demi centimètre au-dessus du pisiforme.

Diviser sur la sonde le muscle palmaire cutané. On voit le nerf cubital (branche palmaire) et, en dehors de lui, l'artère avec ses deux veines.

Isoler et lier.

La ligature de l'arcade palmaire profonde doit être rejetée, parce qu'elle nécessite de trop grands délabrements, et que l'ouverture des grandes gaînes synoviales palmaires est inévitable.

ARTÈRE CUBITALE

(Cal. nº 10.)

1. *Ligature au tiers inférieur.*

Ligne indicatrice : une ligne qui, de la partie la plus saillante de l'épitrochlée, aboutit au côté externe du pisiforme (fig. 43, AA).

Procédé. — La main, une fois mise en supination et fortement renversée en arrière, diviser la peau et le tissu sous-cutané, dans l'étendue de 4 centimètres, en suivant le bord externe du muscle cubital antérieur, m. satellite, qui fait saillie (fig. 42, a).

Diviser l'aponévrose générale ; puis, le muscle cubital ayant été relâché par la flexion de la main, soulever et écarter en dedans le tendon de ce muscle. On voit au-dessous le nerf cubital, et, en dehors de lui, l'artère avec deux veines satellites inégalement volumineuses, quelquefois avec une seule.

Isoler et lier.

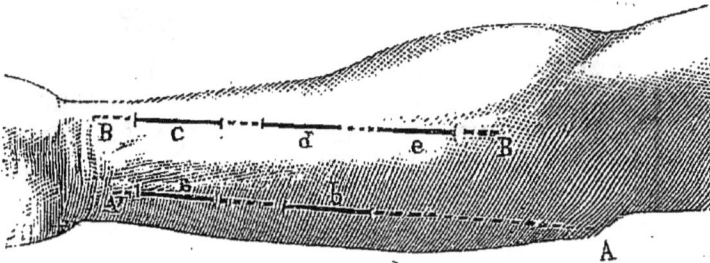

FIG. 43.

A A', ligne indicatrice des deux tiers inférieurs de l'artère cubitale (pointillé).
B B', ligne indicatrice de toute l'artère radiale (pointillé).

2. *Ligature au tiers moyen.*

Ligne indicatrice : la même.

Procédé. — Diviser la peau et le tissu sous-cutané, dans l'étendue de 5 centimètres (fig. 43, b). Diviser l'aponévrose en dehors de l'interstice qui sépare le muscle cubital antérieur du fléchisseur commun superficiel. Cet interstice est la première ligne jaunâtre ou blanchâtre que l'on voit, ou la première dépression linéaire que l'on trouve par le toucher à partir du bord interne du cubitus.

Soulever et écarter en dehors le bord interne du fléchisseur superficiel. On trouve l'artère en dehors du nerf cubital.

Isoler et lier.

La ligature au tiers supérieur exige trop de délabrements, et, par suite, n'a aucune valeur pratique.

ARTÈRE RADIALE

(Cal. n° 11.)

1. *Ligature dans la tabatière anatomique.*

Ligne indicatrice : une ligne qui va obliquement du

sommet de l'apophyse styloïde du radius au côté externe de l'extrémité supérieure du deuxième métacarpien.

Procédé. — La main étant mise en demi-pronation, diviser la peau, rien que la peau, dans l'étendue de 3 centimètres, suivant la bissectrice de l'angle que forment en dehors les tendons du long abducteur et du court extenseur du pouce, en dedans le long extenseur du pouce. Ecarter la veine céphalique, si on la rencontre.

Diviser l'aponévrose sur la sonde, sans toucher aux gaînes des tendons. Déchirer avec le bec de la sonde tout le tissu fibro-graisseux de la tabatière jusqu'à l'os trapèze.

Chercher l'artère contre le dos de cet os, suivant la ligne indicatrice. Diviser sur la sonde la lame fibreuse qui la maintient contre l'os.

Isoler et lier.

2. *Ligature au tiers inférieur.*
Ligne indicatrice : une ligne qui commence à 2 centimètres au-dessous et à 1 centimètre en dehors du milieu du pli du coude, et se termine entre l'apophyse styloïde du radius et le bord externe du tendon du grand palmaire (fig. 43, BB').

Procédé. — Diviser la peau sur pli, l'artère étant très superficielle, de façon que le pli une fois lâché, l'incision ait une étendue de 3 centimètres. On peut aussi inciser sur place, mais en évitant toute échappée vers la profondeur (fig. 43, c).

Sectionner ou déchirer la même lame aponévrotique qui recouvre l'artère. Celle-ci se voit entre ses deux veines satellites.

Isoler et lier.

3. *Ligature au tiers moyen.*
Ligne indicatrice : la même.
Procédé. — Le même. Seulement, l'incision doit être un peu plus longue (4 centimètres). L'artère est en dedans du nerf radial (branche antérieure) (fig. 43, d).

4. *Ligature au tiers supérieur.*
Ligne indicatrice : la même.

Procédé. — Faire une incision de 5 centimètres légèrement courbe en dedans, suivant la ligne indicatrice, et qui n'intéresse que la peau. Ecarter les veines radiales superficielles ou la veine médiane (fig. 43, e).

Rechercher sur l'aponévrose, de bas en haut, l'interstice du muscle long supinateur, m. satellite, et du grand palmaire. Les fibres du premier sont verticales; celles du second, obliques en bas et en dehors.

Diviser l'aponévrose le long du bord interne du long supinateur, qui recouvre ordinairement l'artère, sauf chez les sujets très maigres. L'artère est en dedans du nerf radial.

Ouvrir sa gaîne avec le bec de la sonde.

Isoler et lier.

ARTÈRE HUMÉRALE

(Cal. n° 7.)

1. *Ligature au pli du coude.*
Ligne indicatrice : une ligne qui, commençant à 2 centimètres au-dessous et à 1 centimètre en dehors du

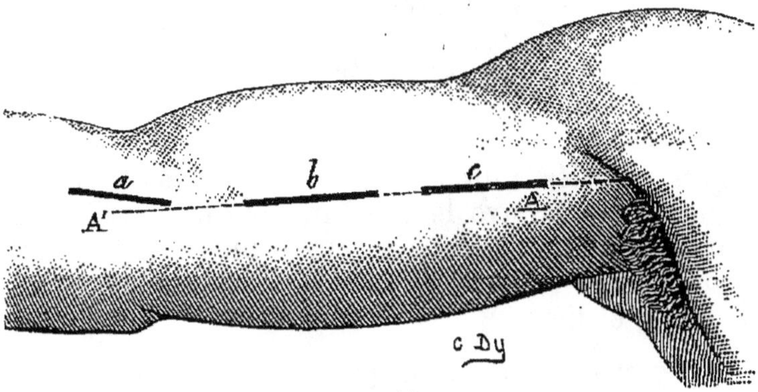

FIG. 44.

A A', ligne indicatrice de l'artère humérale, pour sa ligature au tiers moyen (*b*) et au tiers supérieur (*c*).

pli du coude, monte un peu obliquement contre le bord interne de la partie tout à fait inférieure du biceps qu'on fait saillir par l'extension de l'avant-bras.

Procédé. — Diviser la peau, rien que la peau, suivant la ligne indicatrice dans l'étendue de 4 centimètres (fig. 44, A). Ecarter en dedans la veine médiane basilique, si l'on est tombé sur elle ou la couper entre deux pinces à forcipressure.

Reconnaître et diviser sur la sonde l'expansion aponévrotique du biceps. L'artère est à nu avec ses deux veines satellites sur le brachial antérieur, en dedans du tendon du biceps. Inutile de chercher le nerf médian qui est en dedans de l'artère, à une certaine distance.

Isoler et lier.

2. *Ligature à la partie moyenne du bras.*

Ligne indicatrice : une ligne qui commence à 2 centimètres en arrière du bord inférieur du grand pectoral et va tomber perpendiculairement sur le milieu du pli du coude (fig. 44, AA').

Procédé. — Pendant que le bras est étendu à angle droit ou à peu près, diviser la peau *sur le bord interne même* du biceps, m. satellite, dans l'étendue de 5 centimètres (fig. 44, b). — Ecarter la veine basilique et le brachial cutané interne avec la lèvre interne de l'incision, si on les rencontre.

Diviser l'aponévrose générale.

Relever et écarter légèrement en dehors le bord interne du biceps. Immédiatement en arrière de ce bord sur les sujets musclés, immédiatement en dedans chez les sujets maigres, on trouve le nerf médian et, derrière le nerf, l'artère humérale avec ses deux veines satellites d'inégale grosseur.

Isoler et lier.

Quelquefois le nerf médian passe derrière l'artère.

3. *Ligature à l'origine de l'artère.*

Ligne indicatrice : la même que la précédente.

Procédé. — Diviser la peau suivant cette ligne, dans l'étendue de 5 centimètres, à partir du bord inférieur du tendon du grand pectoral (fig. 44, c). Ecarter la veine basilique et son nerf satellite.

Diviser l'aponévrose générale.

Reconnaître le bord interne du muscle coraco-brachial qui fait saillie. Immédiatement en dedans de lui, on trouve le nerf médian, qui est plus gros que le nerf musculo-cutané, son voisin. L'artère est derrière le nerf médian.

Isoler et lier.

ARTÈRE AXILLAIRE

(Cal. nº 5.)

1. *Ligature dans le creux de l'aisselle.*

Ligne indicatrice : une ligne qui, le bras étant écarté du tronc à angle droit, va du milieu de la clavicule à 2 centimètres environ en arrière du bord inférieur du grand pectoral.

Procédé. — Le bord interne du muscle coraco-brachial étant déterminé, diviser la peau, rien que la peau, sur ce bord, dans une étendue de 5 centimètres à partir de l'extrémité externe du tendon du grand pectoral (fig. 46, AA'). Écarter en bas la veine basilique et le nerf brachial cutané interne, si on les rencontre.

Diviser l'aponévrose axillaire sur le bord interne du muscle coraco-brachial. Immédiatement en arrière et en dedans du muscle, on trouve un nerf, le médian, *le plus gros* de tous ceux qui sont mis à nu. L'artère est en arrière et non en dedans de ce nerf ; la veine, en dedans et en arrière de l'artère. Un peu plus haut, l'artère est entre les deux racines du médian.

Isoler avec précaution et lier.

Quelquefois le creux de l'aisselle est traversé par un faisceau charnu, *muscle axillaire* de Chassaignac, qui va du bord inférieur du grand dorsal au bord inférieur du petit pectoral ou à l'aponévrose brachiale. Le couper en travers.

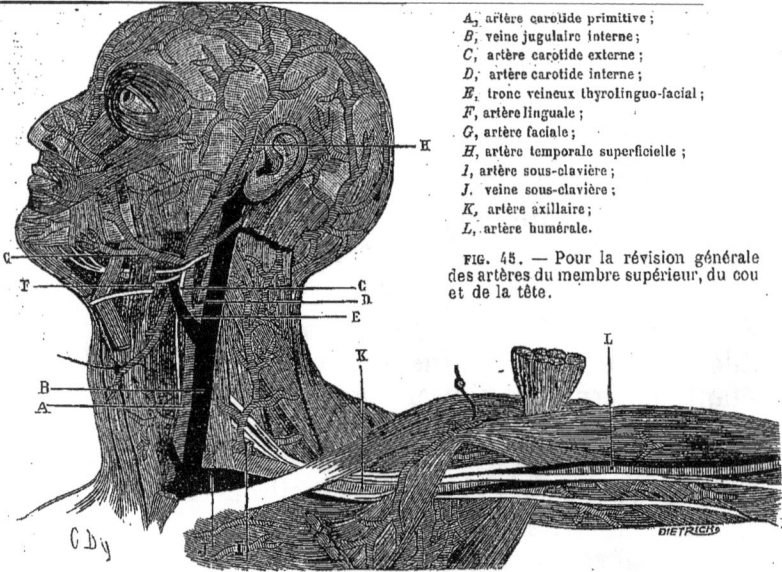

A, artère carotide primitive ;
B, veine jugulaire interne ;
C, artère carotide externe ;
D, artère carotide interne ;
E, tronc veineux thyrolinguo-facial ;
F, artère linguale ;
G, artère faciale ;
H, artère temporale superficielle ;
I, artère sous-clavière ;
J, veine sous-clavière ;
K, artère axillaire ;
L, artère humérale.

FIG. 45. — Pour la révision générale des artères du membre supérieur, du cou et de la tête.

2. *Ligature sous la clavicule.*

Ligne indicatrice : la même.

Procédé. — Après avoir mis un billot en long sous l'épine dorsale ou attiré le cadavre sur un bord de la table de façon à rendre l'épaule aussi tombante que possible, pendant qu'un aide maintient le membre en abduction forcée, diviser la peau à 1 centim. et demi sous la clavicule, suivant une ligne légèrement courbe à concavité supérieure, parallèle à la partie moyenne de la clavicule, et qui s'étende de l'apophyse coracoïde jusqu'à un pouce en dehors de l'extrémité interne de la clavicule (fig. 46, BB'). — Ménager la veine céphalique dans l'angle externe de la plaie.

Diviser, tout contre la clavicule, l'aponévrose du grand pectoral et le muscle lui-même, en passant la sonde de l'angle interne vers l'angle externe de la plaie.

Reconnaître, avec l'index gauche, le bord supérieur du petit pectoral qui s'insère sur l'apophyse coracoïde. Déchirer en travers, sous la clavicule, au moyen de la sonde, l'aponévrose dite *clavi-pectorale* qui va du muscle sous-clavier au petit pectoral. On tombe sur la veine axillaire, parfaitement reconnaissable à sa teinte bleuâtre, à son grand volume, à la minceur et à la flaccidité de ses parois.

Porter alors l'index gauche en arrière et un peu au-dessus de la veine axillaire contre le thorax; on sent l'artère sous la forme d'un cordon aplati, épais et résistant.

Pendant qu'un aide abaisse avec un crochet la veine axillaire et la veine céphalique, isoler l'artère. Enfin, la lier au-dessus de l'artère acromio-thoracique ou bien au-dessous de celle-ci préalablement liée.

Au besoin, on coupe entre deux ligatures la veine céphalique, si elle se prolonge sous la clavicule. On fait de même pour son anastomose avec la veine jugulaire externe si cette anastomose passe en travers sur la clavicule.

ARTÈRE SOUS-CLAVIÈRE

(Cal. n° 4.)

1. *Ligature en dehors des scalènes.*

Procédé. — Un billot étant placé sous la nuque, la face tournée vers le côté opposé à celui de l'opération,

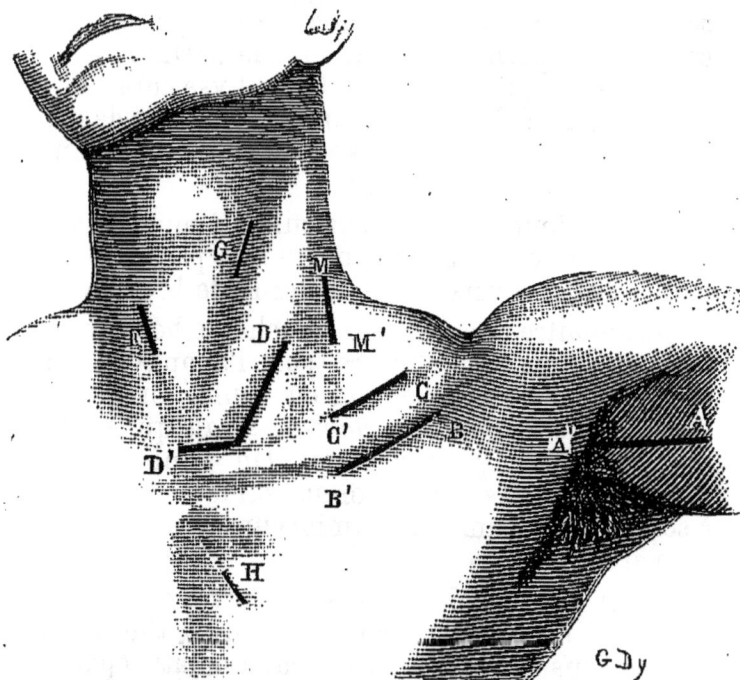

FIG. 46. — Incisions pour la ligature.

A A', de l'artère axillaire dans le creux de l'aisselle ;—B B', de l'artère axillaire sous la clavicule ; — C C', de l'artère sous-clavière en dehors des scalènes ; — DD', de l'artère sous-clavière en dedans des scalènes ; — F, de l'artère carotide primitive au tiers moyen ; — G. de l'artère carotide primitive au tiers supérieur ; — H. de l'artère mammaire interne ; — M M', de l'artère vertébrale en dehors du muscle sterno-mastoïdien.

l'épaule portant à faux et étant fortement abaissée — diviser la peau et le peaucier, en commençant à 2 centimètres en dehors de l'extrémité interne de la clavicule, sur une étendue de 7 à 8 centimètres, parallèlement au bord supérieur de la clavicule et à 1 centimètre de ce bord (fig. 46, cc').

Diviser sur la sonde l'aponévrose cervicale superficielle, le faisceau claviculaire du sterno-cléido-mastoïdien et la partie correspondante du trapèze.

Déchirer soit avec le doigt, soit avec les pinces et la sonde, le tissu cellulo-fibreux qui, entremêlé de ganglions lymphatiques, se trouve dans le champ de la plaie.

Porter l'index immédiatement en arrière et au-dessous de l'extrémité interne de la clavicule jusqu'à la première côte. Suivre la face supérieure de cette côte, de dedans en dehors, jusqu'au point d'insertion du scalène antérieur, point qui est parfois indiqué par une saillie notable, le *tubercule de Lisfranc*, et qui peut être également déterminé en parcourant de haut en bas la face antérieure du muscle. Ce point est à 5 ou 6 centimètres en dehors de l'articulation sterno-claviculaire. Immédiatement derrière lui et sur la première côte on sent l'artère sous forme d'un cordon aplati. Le plexus brachial est au-dessus et en arrière de l'artère ; la veine est en avant.

Isoler et lier.

La première côte porte quelquefois une saillie osseuse au niveau de l'insertion du scalène postérieur : *tubercule scalénien postérieur de Chassaignac*, qu'il ne faut pas confondre avec celui de Lisfranc.

Le même procédé peut servir pour la ligature de l'artère entre les scalènes.

L'artère sous-clavière passe parfois devant le scalène antérieur ou entre les branches du plexus brachial ; d'autres fois, elle est double, et des deux branches, qui ont chacune un calibre bien inférieur à celui de l'artère unique, l'une passe en avant, l'autre en arrière du scalène.

2. *Ligature en dedans des scalènes.*

Procédé.—Faire une incision cutanée en L (fig. 46, DD') : la longue branche, haute de 7 à 8 centimètres, parallèle à l'intervalle des deux faisceaux du sterno-cléido-mastoïdien, et touchant en bas l'extrémité interne de la clavicule ; la petite branche, horizontale, s'étendant jusqu'au faisceau sternal de l'autre sterno-cléido-mastoïdien.

Diviser d'abord le tissu conjonctif sous-cutané et l'aponévrose cervicale superficielle; puis, à petits coups, d'avant en arrière, le faisceau sternal du sterno-cléido-mastoïdien correspòndant.

Diviser l'aponévrose cervicale moyenne, ainsi que les muscles cléido-hyoïdien et sterno-thyroïdien.

Pendant que la plaie est maintenue largement béante, rechercher en dehors avec l'index le point d'insertion du scalène antérieur; dès qu'on l'a trouvé, rechercher en dedans de lui, par la vue et le toucher, l'artère sous-clavière.

Isoler cette artère avec précaution, pour n'ouvrir ni les veines sous-clavière et jugulaire interne ou leur confluent, ni la plèvre qui répond à la face externe de l'artère.

La lier à 2 centimètres (côté droit), à 3 centimètres (côté gauche) en dedans du scalène antérieur, après s'être assuré qu'aucun nerf important (phrénique, vague, récurrent) n'est compris dans l'anse du fil.

TRONC BRACHIO-CÉPHALIQUE
(Cal. n° 1.)

Procédé. — Faire la même incision cutanée, les mêmes sections d'aponévroses et de muscles, que pour la sous-clavière en dedans des scalènes (fig. 46).

Reconnaître la trachée par le toucher à la consistance, à la forme et à l'étagement des cerceaux cartilagineux. Reconnaître, en dehors d'elle, la carotide primitive, et suivre cette dernière de haut en bas jusqu'à la bifurcation du tronc brachio-céphalique, lequel croise la trachée.

Isoler le tronc, en repoussant en bas le tronc veineux brachio-céphalique gauche qui le croise, et en ménageant à sa droite et en avant le tronc veineux brachio-céphalique droit, ainsi que l'origine de la veine cave supérieure.

Lier à 1 centimètre au plus au-dessous de la bifurcation.

ARTÈRES VERTÉBRALE ET THYROÏDIENNE INFÉRIEURE
(Cal. n° 8 et Cal. n° 9.)

Procédé. — Faire la même incision cutanée, les mêmes

sections d'aponévroses et de muscles que pour la ligature de la sous-clavière en dedans des scalènes DD —
Ou bien, faire une incision de 6 à 7 centimètres, en
dehors du sterno-mastoïdien (fig. 46, MM'), et dont le
milieu soit à la hauteur du cartilage cricoïde; puis, diviser les aponévroses cervicale superficielle et moyenne,
tout en ménageant la veine jugulaire externe.

Quelle que soit l'incision choisie, les parties étant convenablement écartées, chercher avec l'index le tubercule
antérieur de l'apophyse transverse de la sixième vertèbre
cervicale, *tubercule carotidien*, lequel, la tête tenue
droite, correspond au bord supérieur du cartilage cricoïde.

Ligature de la thyroïdienne. On reconnaît cette artère
au coude qu'elle décrit à 1 ou 1 centim. et demi au-dessous
du tubercule (Paulet), au-devant du muscle long du cou,
entre lui et le faisceau formé par la carotide primitive, la
veine jugulaire interne et le nerf vague.

Isoler et lier.

Ligature de la vertébrale. A 2 centimètres au-dessous et
à un travers de doigt en dedans du tubercule (Chassaignac),
reconnaître l'interstice qui sépare le scalène antérieur du
long du cou.

Ouvrir de haut en bas, sur la sonde, la lame aponévrotique qui répond à cet interstice. L'artère est aussitôt
à nu.

L'isoler de la veine qui est au-devant d'elle, et la lier.

ARTÈRE CAROTIDE PRIMITIVE

(Cal. n° 5.)

Ligne indicatrice des trois carotides à la fois. Une ligne
qui, la tête étant tenue droite, commence au milieu du
creux parotidien et va tomber sur l'extrémité interne de
la clavicule.

1° *Ligature au tiers inférieur.*

Procédé — Faire la même incision cutanée, les mêmes

sections d'aponévroses et de muscles que pour la ligature de la sous-clavière en dedans des scalènes (fig. 46, DD').

Reconnaître la trachée et immédiatement sur le côté de la trachée, contre les muscles prévertébraux, un cordon aplati, épais et résistant, qui est la carotide primitive.

Ouvrir la gaîne carotidienne, en la déchirant avec les pinces et le bec de la sonde.

Isoler l'artère de la veine jugulaire interne qui est en dehors, et du nerf pneumogastrique qui est en dehors et un peu en arrière, entre l'artère et la veine.

La lier derrière l'articulation sterno-claviculaire.

2° *Ligature au tiers moyen.*

Procédé. — Le cou étant modérément tendu sur un billot et la tête renversée en arrière, diviser la peau et le peaucier sur le bord antérieur du sterno-mastoïdien, m. *satellite*, dans une étendue de 6 centimètres, de façon que le milieu de l'incision soit à la hauteur du cartilage cricoïde (fig. 46, F).

Diviser l'aponévrose cervicale superficielle le long du sterno-mastoïdien, sans ouvrir sa gaîne propre.

Pendant qu'un aide porte ce muscle en dehors, diviser l'interstice celluleux qui le sépare de l'omo-hyoïdien, faire écarter du côté opposé le larynx et le corps thyroïde, enfin reconnaître le tubercule carotidien ou tubercule de Chassaignac. On trouve l'artère en dedans de lui.

Ouvrir la gaîne carotidienne sur la sonde.

Isoler et lier.

3° *Ligature au tiers supérieur.*

Procédé. — Diviser la peau et le peaucier au-devant du sterno-mastoïdien, parallèlement à lui, dans l'étendue de 5 à 5 centim. et demi; de façon que le milieu de l'incision soit 1 à 1 centim. et demi au-dessous du bord supérieur du cartilage thyroïde (fig. 46, G).

Diviser l'aponévrose cervicale superficielle.

Pendant qu'un aide écarte en dehors le sterno-mastoïdien, reconnaître l'omo-hyoïdien, qui se porte obliquement vers le corps de l'os hyoïde, ainsi que l'anse de l'hypoglosse. La carotide primitive est comprise dans cette anse derrière le muscle omo-hyoïdien.

Ouvrir la gaîne sur la sonde, en ménageant la branche descendante de l'hypoglosse qui croise la face externe de la carotide, en ménageant aussi un tronc veineux important qui, pour se jeter dans la veine jugulaire interne, croise la carotide un peu au-dessous de sa bifurcation *(tronc thyro-linguo-facial* de Farabeuf).

Isoler et lier.

Chez la femme et chez l'enfant (A. Dubrueil), la carotide primitive se bifurque, non plus au niveau du bord supérieur du cartilage, mais au-dessous, de sorte que le milieu de l'incision doit être reporté un peu plus bas.

Quelquefois, le nerf pneumogastrique n'est pas en dehors et en arrière, mais au devant de la carotide. J'en ai vu deux cas sur le cadavre, et le professeur A. Dubrueil m'a dit avoir constaté le même fait à l'autopsie d'un individu auquel, malgré son habileté bien connue, il avait lié le nerf en même temps que l'artère.

ARTÈRES CAROTIDES EXTERNE ET INTERNE

(Cal. n° 7 et Cal. n° 6.)

Procédé. — Le cou étant modérément tendu sur un billot, la tête renversée en arrière et la face tournée du côté opposé, diviser la peau et le peaucier sur une longueur de 5 à 6 centimètres, suivant la ligne indicatrice des trois carotides, de façon que le milieu de l'incision corresponde à l'extrémité de la grande corne de l'os hyoïde. Ménager en haut l'origine de la veine jugulaire externe (fig. 47, AA').

Diviser au-devant du sterno-mastoïdien, une série de lames aponévrotiques ; écarter ou enlever les ganglions lymphatiques que l'on rencontre, et couper entre deux ligatures les veines qui traversent le champ opératoire.

Porter l'index au fond de l'incision et reconnaître l'extrémité de la grande corne de l'os hyoïde. Les ca-

rotides externe et interne sont immédïatement en dehors
de cette corne.

Ouvrir la gaîne carotidienne du côté antérieur et interne, à partir de la bifurcation de la carotide primitive,
après avoir ménagé ou coupé entre ligatures le tronc
veineux qui, souvent, croise l'origine des carotides.

Ligature de la carotide externe. Reconnaître cette
artère *à la présence de ses branches collatérales* (thyroï-

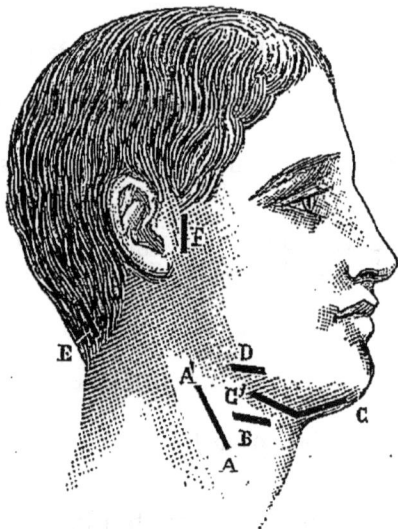

A A', des artères carotides externe
et interne ;

B, de l'artère linguale au-dessus
de la grande corne de l'os hyoïde;

C C', de l'artère linguale au-dessus
du tendon digastrique ;

D, de l'artère faciale ;

E, de l'artère occipitale ;

F, de l'artère temporale superficielle.

FIG. 47. — Incisions pour la ligature.

dienne supérieure et linguale), indice certain et constant;
à sa situation antérieure et interne , par rapport à la carotide interne; et plus haut, au-dessus de l'os hyoïde,
*à son contact immédiat avec la courbe décrite par le nerf
grand hypoglosse*, indice de Guyon.

L'isoler, puis la lier entre la linguale et la thyroïdienne supérieure : la thyroïdienne naît d'ordinaire au
point de bifurcation de la carotide primitive ou un peu
au-dessus, et la linguale à 15 millimètres au-dessus de
la bifurcation.

Sur le vivant, par précaution, on pourrait jeter aussi une ligature sur la thyroïdienne.

Ligature de la carotide interne. La reconnaître à sa situation excentrique, à *l'absence de branches collatérales* et à *l'accolement de la branche descendante du nerf grand hypoglosse,* laquelle longe verticalement sa face antéro-externe.

L'isoler de cette branche nerveuse, de la veine jugulaire interne en dehors, du nerf pneumo-gastrique en arrière, et du nerf laryngé supérieur en dedans ; puis la lier.

ARTÈRE LINGUALE

(Cal. nº 11.)

Ligne indicatrice (de la portion d'artère à lier) : une ligne qui va obliquement de l'extrémité de la grande corne de l'os hyoïde jusqu'à 1 centim. et demi ou 2 centimètres au-dessous de la symphyse mentonnière.

1. *Ligature au-dessus de la grande corne de l'os hyoïde.*

Procédé. — Les parties étant disposées comme pour la ligature des carotides externe et interne, diviser la peau et le peaucier un peu au-dessus de la grande corne parallèlement à elle, dans l'étendue de 5 centimètres : l'incision commence ou finit au bord antérieur du sterno-mastoïdien (fig. 47, в).

Diviser l'aponévrose cervicale superficielle, en ménageant la veine faciale vers l'angle externe de l'incision, et relever avec un écarteur le bord inférieur de la glande sous-maxillaire, si elle descend jusqu'à la grande corne.

Reconnaître avec le doigt l'angle à sinus postérieur et externe formé en haut par le ventre postérieur du digastrique et le stylo-hyoïdien ensemble, en bas par la grande corne de l'os hyoïde.

Disséquer avec la sonde l'aire de ce triangle. On voit à 5 millimètres environ au-dessus de la grande corne le nerf grand hypoglosse qui passe en travers, accompagné d'une petite veine sous-jacente.

Le muscle hyo-glosse, sur lequel repose ce nerf, étant reconnu à ses fibres obliques en haut et en avant, le diviser à petits coups, en le soulevant avec une pince, à égale distance du nerf et de la grande corne, parallèlement à cette dernière. (On peut aussi diviser le muscle sur la sonde préalablement passée sous son bord postérieur, contre le constricteur moyen du pharynx ; mais il faut prendre garde de perforer le pharynx, et l'on risque de couper l'artère.)

Dès que les fibres de l'hyo-glosse se sont rétractées, on a sous les yeux l'artère linguale, souvent sans veine satellite.

Isoler, puis lier près de l'extrémité de la grande corne hyoïdienne, pour que la ligature siège en deçà de l'artère dorsale de la langue.

2. *Ligature au-dessus du tendon digastrique ou du corps de l'os hyoïde.*

Procédé. — Diviser la peau et le peaucier suivant une ligne courbe qui commence à 1 centimètre au-dessous et au-dehors de la symphyse mentonnière, se termine à 1 centimètre au-dessous de l'angle antérieur et inférieur du masséter, et qui encadre le relief de la glande sous-maxillaire, ou bien dont la convexité, à défaut de relief, réponde à la petite corne de l'os hyoïde, toujours facile à déterminer (fig. 47, cc').

Diviser l'aponévrose cervicale, dans le même sens, en ménageant en dehors la veine faciale.

Ouvrir la loge cellulo-fibreuse de la glande sous-maxillaire et relever celle-ci avec une érigne.

Reconnaître en bas le tendon digastrique et, au-dessus du tendon, contre le muscle hyo-glosse, le nerf hypoglosse qui passe en travers. A 2 ou 3 millimètres au-dessous du nerf, et parallèlement à lui, diviser à petits coups le muscle hyo-glosse. L'artère est à nu.

Isoler et lier.

Farabeuf a vu une fois l'artère rester superficielle comme le nerf hypoglosse.

ARTÈRE FACIALE

(Cal. nº 10.)

Ligature au-devant du masséter.

Ligne indicatrice : une ligne qui commence à 3 centimètres en avant de l'angle de la mâchoire et va obliquement vers l'angle interne de l'œil.

Procédé. — La tête étant tournée du côté opposé, diviser la peau et le peaucier, dans une étendue de 3 centimètres, parallèlement au bord inférieur de la mâchoire, et à 1 centimètre au-dessus de lui, de sorte que le milieu de l'incision tombe sur la ligne indicatrice (fig. 47, D).

Reconnaître le bord antérieur plus ou moins saillant du masséter. Immédiatement en avant, on trouve une veine, la veine faciale. L'artère monte contre l'os *en avant et en dedans de la veine*, au milieu d'un tissu cellulo-fibreux dense qu'on déchire avec la sonde.

Isoler et lier.

ARTÈRE OCCIPITALE

(Cal. nº 10.)

Ligature dans sa partie transversale.

Ligne indicatrice : une ligne qui commence à 4 millimètres au-dessus du sommet de l'apophyse mastoïde et va aboutir à la ligne courbe occipitale supérieure, à l'union de son tiers interne avec ses deux tiers externes.

Procédé.—La tête étant tournée du côté opposé, diviser la peau et le tissu sous-cutané, en commençant à 1 centimètre en arrière et au-dessous du sommet de l'apophyse mastoïde, et se portant obliquement en haut et en arrière, dans l'étendue de 4 centimètres, parallèlement au bord postérieur de l'apophyse mastoïde (fig. 47, E).

Diviser dans le même sens le sterno-mastoïdien et son

aponévrose d'insertion, puis le splénius que l'on reconnaît à ses fibres obliques en haut et en dehors.

Ecarter le petit complexus en avant et en dehors. On trouve l'artère immédiatement en dedans de son insertion, contre le plan osseux, entre le petit complexus et l'insertion du petit oblique.

Isoler et lier.

ARTÈRE TEMPORALE SUPERFICIELLE

(Cal. n° 11.)

Ligne indicatrice : une ligne qui monte verticalement à la base du tragus, entre lui et le condyle (fig. 47, F).

Procédé. — La tête étant tournée du côté opposé, diviser la peau, suivant la ligne indicatrice, dans l'étendue de **3** centimètres, le milieu de l'incision correspondant à l'échancrure qui sépare le tragus de l'hélix.

Détruire le tissu sous-cutané, qui est dense, avec le bec de la sonde, en ménageant la veine temporale. L'artère est en *dedans et en avant d'elle*, ayant le nerf auriculo-temporal sur son côté externe.

Isoler et lier.

ARTÈRE MAMMAIRE INTERNE

(Cal., n° 11).

Ligature dans les 2ᵉ, 3ᵉ et 4ᵉ espaces intercostaux.

Ligne indicatrice : une ligne descendante, verticale, qui commence sur le deuxième cartilage costal à un demi centimètre du bord du sternum.

Procédé. — Diviser la peau, le tissu sous-cutané et l'aponévrose superficielle, *obliquement*, de l'articulation sterno-chondrale supérieure à l'articulation chondro-costale inférieure (A. Dubrueil) ou *vice versâ* (Goyrand) (fig. **46**, H),

Diviser sur la sonde le grand pectoral, puis la lame aponévrotique qui rattache le muscle intercostal externe au sternum.

Soulever avec une pince le muscle intercostal interne qu'on reconnaît à ses fibres obliques en bas et en arrière et le sectionner à petits coups jusqu'à ce qu'on arrive à un tissu cellulo-graisseux.

Au milieu de ce tissu, qu'il faut déchirer avec précaution pour ne pas perforer la plèvre, à 6, 7, 8 millimètres du sternum, on aperçoit une ou deux veines encore gorgées de sang et qui croisent verticalement la face postérieure des cartilages costaux. L'artère est *en dehors*, s'il n'y a qu'une veine; elle est entre les deux, s'il y en a deux.

Isoler et lier.

ARTÈRES ILIAQUES : PRIMITIVE, EXTERNE ET INTERNE

(Cal. nᵒˢ 2 et 3.)

Ligne indicatrice, pour les iliaques primitive et externe : une ligne convexe en dehors qui va du milieu de l'arcade crurale à 2 centimètres au-dessous de l'ombilic, et dont la partie moyenne est à 4 centim. et demi environ de la ligne blanche.

L'iliaque interne, longue de 2 centim. et demi seulement, oblique en bas, en devant et en avant, peut être considérée comme un simple *appendice* de la précédente ligne indicatrice. Elle naît à 9 *centimètres au-dessus de l'arcade crurale et à 3 centimètres de la ligne blanche*[1].

Ligne d'incision unique pour les trois artères : une ligne qui commence au niveau et à 5 centimètres en dehors de l'ombilic et qui se termine à 2 centimètres au-dessus du milieu de l'arcade crurale (fig. 49, A).

[1] V. Chalot, *De la ligature des artères iliaques en dehors du péritoine et à travers le péritoine. Simplification nécessaire. (Gaz. hebd. de Montpellier*, nᵒ 2 et 3, 1884.)

Quelle que soit l'artère à lier, qu'on veuille y arriver à travers le péritoine ou par dessous le péritoine, l'incision

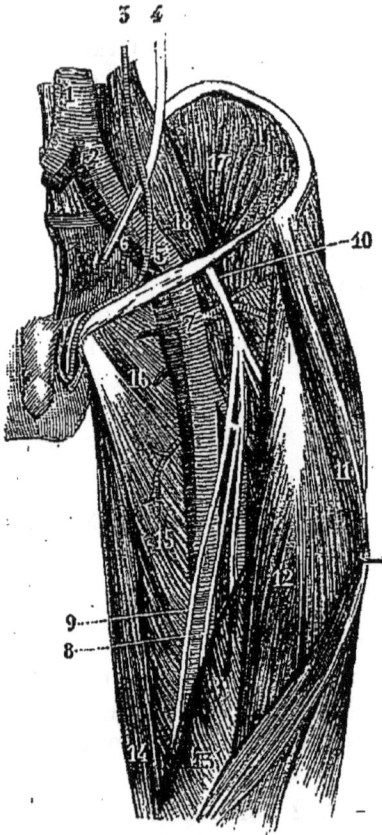

1, aorte ;

2, artère iliaque primitive gauche ;

3, artère spermatique ;

4, uretère ;

5, artère iliaque externe ;

6, artère iliaque interne ;

7, artère fémorale ;

8-9, rameau profond du nerf saphène interne et saphène interne ;

10, nerf crural ;

11, couturier récliné en dehors :

12, droit antérieur ;

13, vaste interne ;

14, droit interne,

15, moyen adducteur ;

16, pectiné.

FIG. 48. — Pour la révision générale des artères iliaques, fémorales et spermatique.

sera longue de 10 centimètres ; elle commencera dès le point supérieur de la ligne d'incision, pour l'iliaque primitive, l'iliaque interne et l'origine de l'iliaque externe, et seulement à 5 centimètres au-dessous de ce point, pour le reste de l'iliaque externe. La même ligne d'incision permet donc de lier l'une quelconque des trois artères.

1. *Ligature à travers le péritoine.*

Procédé *pour l'iliaque primitive, l'iliaque interne et l'origine de l'iliaque externe,*

Après avoir relevé le bassin, diviser la peau et le tissu conjonctif sous-cutané, dans l'étendue de 10 centimètres en commençant au point supérieur de la ligne d'incision (fig. 49, ab).

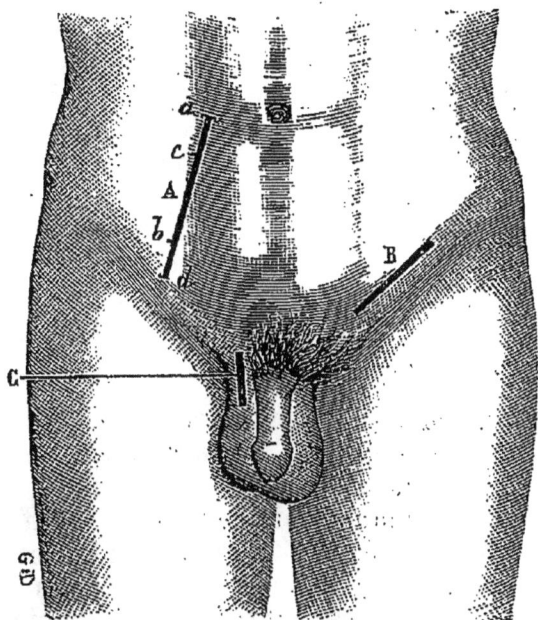

A, des artères iliaques :

ab, (iliaque primitive, iliaque interne et origine de l'iliaque externe) ;

cd, (deux tiers inférieurs de l'iliaque externe) ;

B, de l'artère épigastrique;

C, de l'artère spermatique.

FIG. 49.—Incisions pour la ligature.

Diviser successivement sur la sonde et dans la même étendue, les muscles grand oblique, petit oblique et transverse.

Diviser aussi sur la sonde le péritoine, après l'avoir ouvert en dédolant, en évitant de léser l'intestin soit avec le bistouri soit avec le bec de la sonde.

Pendant qu'on refoule la masse intestinale vers le diaphragme au moyen d'une grosse éponge introduite dans la cavité péritonéale, aller directement avec un index sur le côté correspondant de l'angle sacro-vertébral, et là reconnaître l'iliaque primitive à travers le feuillet séreux qui la recouvre. La veine est en dedans et en arrière, du côté droit; en dedans du côté gauche. Vers la partie inférieure, on voit l'iliaque primitive croisée par l'uretère, cordon blanchâtre et aplati. Les artères iliaques externe et interne naissent immédiatement en dehors de l'uretère, ou à très peu de distance de lui.

Exciser le feuillet péritonéal qui recouvre chaque iliaque. Isoler et lier.

Procédé *pour les deux tiers inférieurs de l'iliaque externe.* — Diviser la paroi abdominale, y compris le péritoine, comme précédemment, mais en commençant à 5 centimètres au-dessous du point supérieur de la ligne d'incision (fig. 49, cd).

La cavité péritonéale une fois ouverte, reconnaître l'iliaque externe contre le bord interne du muscle psoas. La veine est en dedans, le nerf génito-crural en avant.

Exciser un petit pli du feuillet séreux qui le recouvre. Isoler et lier.

2. *Ligature par dessous le péritoine.*

Procédé *pour l'iliaque primitive interne et l'origine de l'iliaque externe.*

Diviser la paroi abdominale, sauf le péritoine, comme dans le prodédé intra-péritonéal correspondant (fig. 49, ab).

Pendant qu'un aide écarte les lèvres de l'incision, introduire les quatre derniers doigts de la main droite, et, avec leurs extrémités, décoller doucement le péritoine dans l'angle inférieur de l'incision, du côté de la fosse iliaque, jusqu'à ce qu'on voie le bord interne du psoas, en même temps qu'on refoule la masse intestinale avec la concavité de la même main.

Continuer le décollement le long du psoas jusque sur le côté de la cinquième vertèbre lombaire. L'iliaque primitive se trouve ainsi découvert dans toute son étendue.

Pour bien voir les autres iliaques, redescendre le long de l'iliaque primitive, sur le bord interne du psoas, et décoller le feuillet séreux, mais rien que lui, sous peine de détacher avec lui tout le paquet vasculaire et de s'égarer. (On pourrait procéder en sens inverse pour la découverte successive des iliaques).

Isoler et lier l'artère qu'on a en vue.

Procédé *pour les deux tiers inférieurs de l'iliaque externe.*

Diviser la paroi abdominale, sauf le péritoine, comme dans le procédé intra-péritonéal correspondant (fig. 49, cd).

Décoller le péritoine de bas en haut dans la fosse iliaque, ce qui, du reste, se fait avec une extrême facilité, vu la laxité du tissu conjonctif sous-séreux à ce niveau.

Le bord interne du psoas une fois reconnu par le toucher et par la vue, décoller le péritoine en dedans de lui, de bas en haut plutôt que dans le sens transversal. On voit immédiatement l'artère, avec le nerf génito-crural en avant, la veine en dedans.

Isoler et lier.

ARTÈRE ÉPIGASTRIQUE

(Cal. nº 11.)

Ligne indicatrice : une ligne qui commence à 2 centimètres en dedans du milieu de l'arcade crurale et qui se dirige vers un point de la ligne blanche situé à **9** centimètres au-dessus de la symphyse pubienne.

Ligature au-dessus du cordon spermatique.

Procédé. — Le membre inférieur correspondant étant mis en extension et légère abduction, diviser la peau et le tissu sous-cutané, parallèlement à l'arcade crurale dans l'étendue de 5 centimètres, de façon que le milieu de l'incision soit à 2 centimètres en dedans du milieu de l'arcade et à 2 centimètres au-dessus d'elle (fig. 49, B). L'artère sous-cutanée abdominale étant ainsi forcément sectionnée, appliquer une pince à forcipressure sur son bout central ou le tordre.

Diviser sur la sonde l'aponévrose du muscle grand oblique. On arrive au fascia tranversalis fibreux sous-péritonéal, et l'on voit dans le sens de la ligne indicatrice, au milieu du tissu cellulaire, les vaisseaux épigastriques. Il y a deux veines satellites, ou une seule et alors celle-ci est en dedans.

Isoler l'artère avec le bec de la sonde immédiatement au-dessus de l'anneau inguinal interne, et la lier.

Le même procédé permet de lier l'artère spermatique à son entrée avec le canal déférent dans le trajet inguinal.

ARTÈRE SPERMATIQUE

(Cal. n° 12.)

Ligature au-dessous de l'anneau inguinal.
Procédé. — A 4 millimètres en dedans de l'épine du pubis, commencer l'incision de la peau et du tissu fibro-

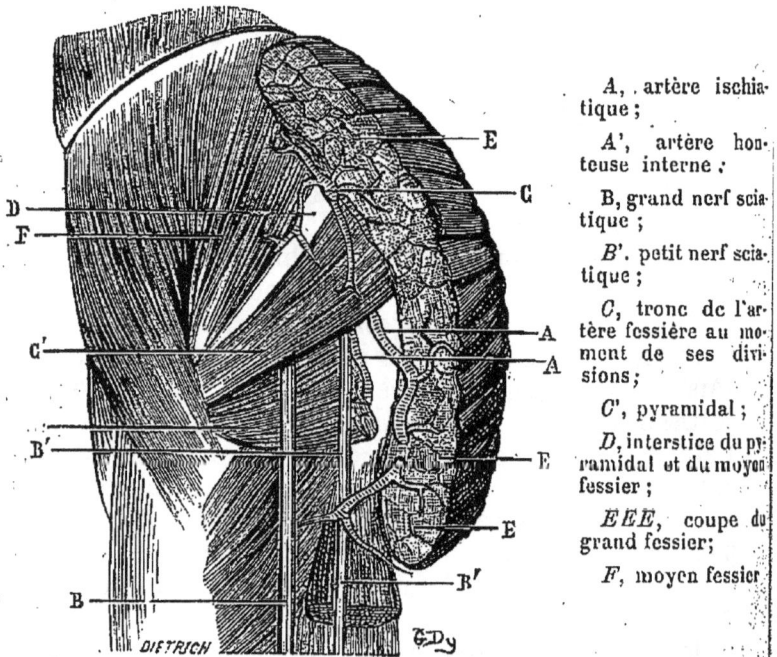

A, artère ischiatique ;

A', artère honteuse interne ;

B, grand nerf sciatique ;

B'. petit nerf sciatique ;

C, tronc de l'artère fessière au moment de ses divisions ;

C', pyramidal ;

D, interstice du pyramidal et du moyen fessier ;

EEE, coupe du grand fessier ;

F, moyen fessier

FIG. 50. — Pour la révision générale des artères ischiatique, honteuse interne et fessière.

élastique sous-cutané, et la continuer, en bas sur le cordon spermatique lui-même dans l'étendue de 4 centimètres (fig. 49, c.).

Diviser le tunique cellulaire avec le bec de la sonde.

A l'angle supérieur de la plaie exciser en dédolant un pli du muscle crémaster qu'on reconnaît à sa striation et à sa couleur rougeâtre ou jaune rougeâtre. Passer la sonde au-dessous de la tunique fibreuse qui fait corps avec la face profonde du crémaster ; là conduire parallèlement au côté externe du canal déférant préalablement déterminé par le toucher ; puis diviser muscle et tunique fibreuse dans toute l'étendue de la plaie.

Reconnaître le canal déférent. L'artère est au-devant de lui, entourée de veines plexiformes. On la distingue à son calibre régulier et à sa direction rectiligne.

Isoler et lier.

ARTÈRE FESSIÈRE

(Cal. n° 8.)

Ligne indicatrice : une ligne verticale dont le milieu est à 8 centimètres de la crête sacrée et à 10 centimètres au-dessous de la partie la plus élevée de la crête iliaque. Ce milieu correspond à l'émergence de l'artère (fig. 51, x).

Procédé. — Le cadavre étant couché sur le ventre et le membre inférieur mis en rotation interne (pointe du pied en dedans), diviser la peau, puis le tissu souscutané, par une incision transversale de 6 à 7 centimètres (Bouisson), ou par une incision verticale de 8 centimètres faite sur la ligne indicatrice même, de façon que le milieu de l'incision rencontre le point d'émergence de l'artère (fig. 51, AA').

Diviser l'aponévrose fessière et le muscle grand fessier sur la sonde, dans le même sens et dans la même étendue que la peau, jusqu'à ce qu'on arrive sur une membrane blanchâtre et résistante, l'aponévrose sous-fessière.

Diviser cette aponévrose sur la sonde.

Reconnaître par la vue et par le toucher l'interstice

qui sépare le moyen fessier du pyramidal. Promener le doigt d'arrière en avant sur le bord de ce dernier muscle, sous le bord supérieur de la grande échancrure sciatique, jusqu'à ce qu'on sente le doigt arrêté à l'angle de l'échancrure. L'artère fessière se réfléchit à 10 ou 15 millimètres en arrière du sommet de cet angle, contre le bord supérieur de l'échancrure.

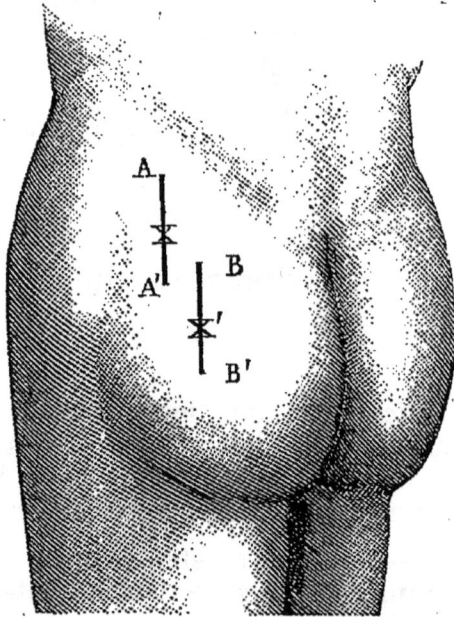

FIG. 51. — Incisions pour la ligature.

A A', de l'artère fessière; — B B' des artères ischiatique et honteuse interne.

L'isoler du nerf fessier ainsi que des deux veines satellites, ou de la veine satellite unique, laquelle est volumineuse et siège en bas et en avant de l'artère.

Enfin la lier *sous le bord de l'échancrure* ou même dans le bassin, afin que la ligature porte sur son tronc; car elle se divise en trois ou quatre branches terminales contre la lèvre externe même du bord supérieur de l'échancrure.

ARTÈRES ISCHIATIQUE ET HONTEUSE INTERNE

(Cal. nᵒ 9 et nᵒ 11.)

Ligne indicatrice : une ligne verticale dont le milieu est à 7 centimètres de la crête sacrée et à 14 centimètres au-dessous de la partie la plus élevée de la crête iliaque. Ce milieu correspond à l'émergence des artères ischiatique et honteuse interne (fig. 51, x').

Procédé. — Diviser la peau et le tissu sous-cutané, puis le muscle grand fessier, sur une hauteur de 7 centimètres, le milieu de l'incision tombant sur le point d'émergence (fig. 51, BB').

Diviser l'aponévrose sous-fessière.

Au fond de l'incision, reconnaître le grand nerf sciatique et remonter, en le suivant, jusqu'au bord inférieur du muscle pyramidal.

Ligature de l'artère ischiatique. Là, tout en dedans du nerf, on trouve avec le doigt l'épine sciatique et le petit ligament sacro-sciatique. Suivre le bord supérieur de ce dernier, vers son insertion sacrée, pendant qu'avec un crochet mousse on relève le bord inférieur du muscle pyramidal.

C'est dans l'angle formé par le pyramidal et l'insertion sacrée du petit ligament, *à 1 ou 2 centimètres de la pointe de l'épine sciatique* [1], que siège le *tronc* de l'artère ischiatique, accompagnée en arrière et en dedans d'une grosse veine, dirigé obliquement en bas et en avant, et *situé sur le même plan* que le grand nerf sciatique (fig. 50). Le petit nerf sciatique est entre le grand nerf sciatique et l'artère ischiatique.

Isoler et lier sous le muscle pyramidal.

[1] V. Chalot, *De la détermination des points d'émergence des artères fessière ischiatique et honteuse interne pour la ligature de ces vaisseaux.* (Gaz. hebd. de Montpellier, nᵒˢ 33 et 36, 1884.)

Plus bas, au-dessous du petit ligament sacro-sciatique, l'artère est placée immédiatement en dedans du grand nerf sciatique; mais ce n'est déjà plus qu'une branche terminale. Il ne faut donc jamais chercher ni lier l'artère au-dessous de l'épine.

Quelquefois, quand l'artère naît d'un trou commun avec la honteuse interne, on trouve son tronc placé également tout contre le grand nerf sciatique, derrière l'épine : disposition que plusieurs auteurs ont, à tort, indiquée comme normale.

Quelquefois encore, l'artère a un calibre aussi considérable que la fémorale, qui est alors rudimentaire, et elle se continue directement avec la poplitée. On connaît, aujourd'hui, une douzaine d'exemples de cette anomalie par inversion de volume.

Ligature de la honteuse interne. — Pour arriver à la honteuse, qui est toujours sur un plan plus profond que l'artère ischiatique et que les nerfs sciatiques, et qui siège contre la face postérieure de l'épine, près de la pointe, — diviser, soit sur la sonde, soit avec le bec de la sonde, une forte lame fibreuse.

L'artère se reconnaît à son calibre, à ses rapports avec le nerf honteux interne placé en dedans d'elle, et à la courbe qu'elle décrit autour de l'épine. Une ou deux veines satellites.

Isoler et lier.

Ainsi, dans le plus grand nombre des cas, la honteuse est *en dehors* de l'ischiatique, entre cette dernière et le grand nerf sciatique.

ARTÈRE FÉMORALE

(Cal. n° 5.)

Ligne indicatrice : une ligne qui, la cuisse ayant été mise dans un léger degré de flexion, d'abduction et de rotation externe, commence un peu en dedans du milieu de l'arcade crurale et va jusque *derrière* le condyle interne du fémur (fig. 52, AA').

1. *Ligature sous l'arcade crurale.*

Procédé. — Après avoir marqué le trajet de l'arcade depuis l'épine iliaque antéro-supérieure jusqu'à l'épine

du pubis (ou jusqu'à 3 centimètres en dehors de la symphyse pubienne), diviser la peau et le tissu sous-cutané,
sur une hauteur de 4 centimètres, suivant la ligne indicatrice en commençant à 1 centimètre au-dessus de l'arcade crurale (fig. 52, a).

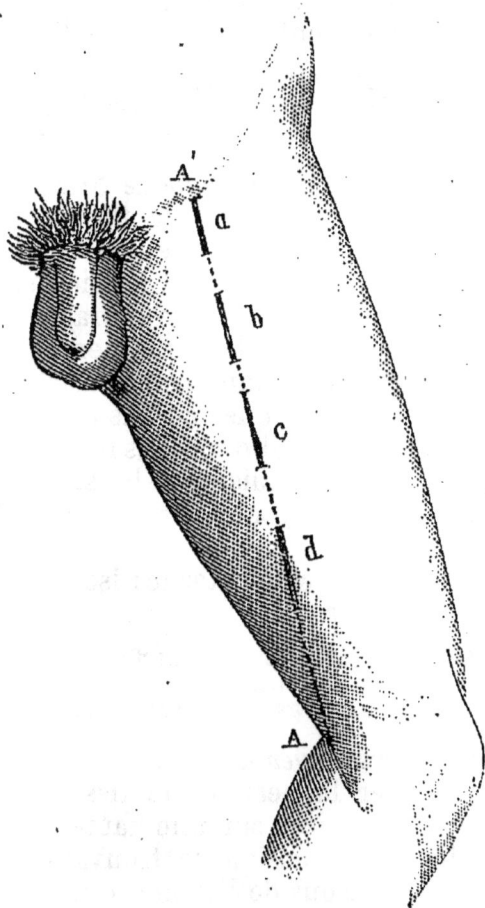

FIG. 52.

A A', ligne indicatrice de l'artère fémorale (pointillé).

Ecarter en dedans les ganglions lymphatiques superficiels, et reconnaître avec le doigt le relief du bord interne
du muscle psoas, qu'on suit jusqu'à l'éminence iliopectinée.

Immédiatement en dedans de ce relief, de bas en haut, diviser le fascia crebriformis ou mieux le déchirer avec la pince de la sonde, jusqu'à ce qu'on mette à nu, sans l'intéresser, le bord inférieur de l'arcade crurale.

Reconnaître avec le doigt l'artère crurale; ouvrir sa gaîne en dehors; l'isoler de la veine qui est en dedans; enfin la lier immédiatement au-dessous de l'arcade.

Assez souvent, les deux artères fémorales (superficielle et profonde) naissent sous l'arcade ou un peu au-dessus. Dans ce cas la superficielle est en dedans, la profonde en dehors.

2. *Ligature au sommet du triangle de Scarpa.*

Procédé. — Diviser la peau et le tissu sous-cutané, suivant la ligne indicatrice, sur une hauteur de 7 centimètres, de façon que le milieu de l'incision se trouve à 8 centimètres au-dessous de l'arcade crurale (fig. 52, b).

Diviser l'aponévrose fémorale; puis chercher en dehors le relief du bord interne du muscle couturier, m. satellite, dont les fibres sont obliques en bas et en dedans, et le suivre jusqu'au point où il croise les fibres du premier adducteur oblique en bas, mais en dehors.

Au-dessus de ce point, reconnaître avec le doigt l'artère fémorale.

Ouvrir sa gaîne sur le côté externe; isoler de la veine qui est en dedans et lier.

Le rameau profond de l'accessoire du nerf saphène interne peut quelquefois confirmer la présence de l'artère: il passe obliquement au-devant d'elle dans la gaîne des vaisseaux fémoraux.

3. *Ligature au tiers moyen de l'artère*

Procédé. — Diviser la peau et le tissu sous-cutané, suivant la ligne indicatrice, sur une hauteur de 8 centimètres, le milieu de l'incision se trouvant à 12 centimètres environ au-dessous de l'arcade crurale. La veine saphène interne est rejetée en dehors ou en dedans (fig. 52, c).

Diviser l'aponévrose fémorale sur le muscle couturier, porter ce dernier en dehors, puis, à travers le feuillet postérieur de sa gaîne, contre le vaste interne, reconnaître avec le doigt l'artère fémorale.

Fendre le feuillet et ouvrir la gaîne des vaisseaux fémoraux. Le nerf saphène interne chemine sur la face antéro-externe de l'artère.

Isoler de la veine qui est en dedans et en arrière, et lier.

4. Ligature dans le canal des adducteurs, ou canal de Hunter.

Procédé. — Diviser la peau et le tissu sous-cutané, suivant la ligne indicatrice, en ménageant la veine saphène interne, sur une hauteur de 9 centimètres. Le milieu de l'incision étant à 12 centimètres ou 6 travers de doigt environ au-dessus du condyle interne du fémur car l'artère traverse le muscle grand adducteur, pour devenir poplitée à 4 travers de doigt au-dessus du condyle) (fig. 52, d).

Diviser l'aponévrose fémorale; rejeter en bas et en arrière le muscle couturier; exagérer l'abduction et la rotation externe de la cuisse, pour tendre les adducteurs; puis reconnaître le vaste interne à ses fibres obliques en bas et en dehors, *reconnaître aussi le tendon du grand adducteur*, fortement tendu en corde.

Si l'on voit le nerf saphène interne au-devant de ce tendon, le suivre de bas en haut comme un guide jusqu'à son émergence, et là, engager la sonde dans le canal des adducteurs, c'est-à-dire sous la lame aponévrotique, haute de 10 centimètres, large de 2 centimètres, qui s'étend du vaste interne aux premier et troisième adducteurs et forme la paroi anérieure du canal de Hunter.

En tout cas, qu'on voie ou non le nerf saphène, fendre ladite lame aponévrotique, *immédiatement en dehors du tendon du grand adducteur*, l'artère se présente la première, la veine est en arrière.

Isoler et lier.

D'ordinaire, sur la face antéro-externe de l'artère, passe un canal veineux collatéral plus ou moins volumineux, mais toujours bien moins volumineux que la veine fémorale, et à parois bien plus minces que celles de l'artère.

5.

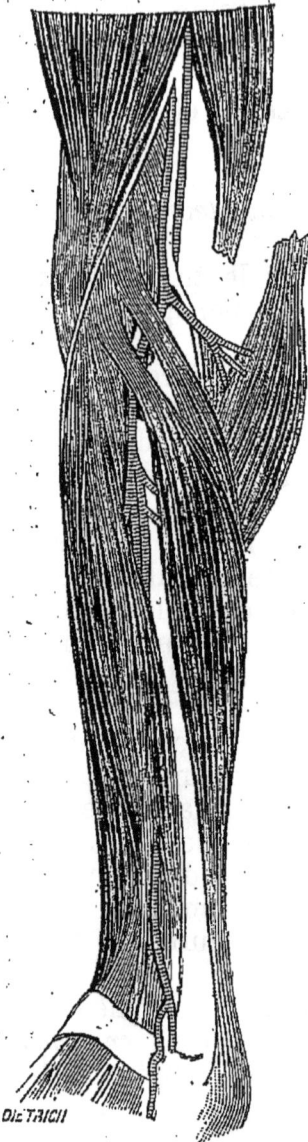

FIG. 53. — Vue générale des
artères poplitée, tronc-tibio
péronier, tibiale postérieure
et péronière (face postéro
externe de la jambe).

ARTÈRE POPLITÉE

(Cal. nº 6.)

Ligne indicatrice : une ligne
qui commence sur le bord interne et postérieur de la cuisse,
à quatre travers de doigt au-
dessus du condyle interne du
fémur, descend obliquement en
dehors jusqu'au milieu de l'espace intercondylien, et là devient verticale.

1. *Ligature dans la moitié supérieure.*

Procédé. — Le sujet étant
couché sur le ventre et le
membre étendu, diviser la peau
et le tissu sous-cutané par une
incision de 8 centimètres qui
commence ou finit derrière le
condyle interne du fémur et est
conduite sur le côté externe du
relief formé par le demi-tendineux et le demi-membraneux,
parallèlement à ce côté (fig.
54, A).

Diviser l'aponévrose poplitée;
puis, pendant que ces deux
muscles sont écartés en dedans,
déchirer à grands traits, de bas
en haut, avec la sonde, le tissu
cellulo-graisseux si abondant
qui remplit le creux poplité.

Rechercher les vaisseaux poplités, suivant la ligne indicatrice, en promenant le doigt, à partir du condyle interne, contre le fémur. La veine, fort épaisse, est en dehors et en arrière de l'artère, à laquelle elle adhère intimement.

Isoler avec précaution, et isoler en haut de l'incision.

2. *Ligature dans la moitié inférieure.*

Procédé. — Diviser la peau et le tissu sous-cutané sur la partie inférieure ou verticale de la ligne indicatrice, dans une étendue de 8 centimètres (fig. 54, B).

Diviser l'aponévrose poplitée, en ménageant la veine saphène externe qui chemine sous l'aponévrose (Chrétien) vers la veine poplitée.

Déchirer avec la sonde le tissu cellulo-graisseux sous-jacent, exactement sur la ligne médiane, dans l'intervalle des deux jumeaux et des deux condyles du fémur, et rechercher le grand nerf sciatique dans la lèvre externe de l'incision.

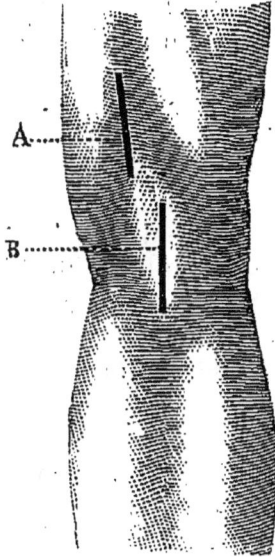

FIG. 54. — Incisions pour la ligature.

A. de l'artère poplitée dans la moitié supérieure ; — B, de l'artère poplitée dans la moitié inférieure.

Au-dessous et en dedans du nerf on trouve les vaisseaux poplités solidement unis entre eux.

Isoler avec précaution l'artère de la veine qui est toujours en arrière, sur un plan plus superficiel, et lier au milieu de l'incision.

ARTÈRE PÉRONIÈRE

(Cal. n° 10.)

Ligne indicatrice : une ligne qui, partie du milieu de l'espace intercondylien, aboutit en arrière et en dedans de la malléol externe.

Ligature au tiers moyen de la jambe.

Procédé. — Le sujet étant couché sur le flanc opposé, reconnaître le bord externe du péroné, et diviser la peau et le tissu sous-cutané, parallèlement à ce bord, à 1 centimètre en arrière de lui, sur une longueur de 8 centimètres.

Diviser l'aponévrose jambière ; détacher le soléaire du péroné et le repousser en dedans.

Détacher du péroné le long fléchisseur propre du gros orteil et sa lame aponévrotique antérieure ou profonde (Malgaigne). Les vaisseaux péroniers se trouvent au devant du long fléchisseur, derrière le péroné, immédiatement en dehors du ligament interosseux ou de l'insertion du jambier postérieur. Deux veines satellites.

Isoler et lier

ARTÈRE TIBIALE ANTÉRIEURE

(Cal. nº 11.)

Ligne indicatrice : une ligne qui, commencée en dehors et en arrière du tubercule d'insertion du jambier antérieur, aboutit à la ligne intermalléolaire antérieure, sur le côté externe du tendon du jambier antérieur, m. satellite, rendu saillant par l'extension du pied (fig. 56).

1. *Ligature au tiers supérieur de la jambe.*

Procédé. — La jambe étant étendue et mise en rotation interne, diviser la peau et le tissu sous-cutané, sur la ligne indicatrice, dans une étendue de 8 centimètres, en commençant ou finissant à deux travers de doigt au-dessous du tubercule précité (fig. 56, a).

Diviser l'aponévrose générale dans le même sens longitudinal ; puis, pour détendre la boutonnière aponévrotique, diviser chaque lèvre en travers, vers le milieu (2 centimètres).

Se rappelant que le jambier antérieur a la forme d'un prisme triangulaire à sommet postérieur et que l'artère

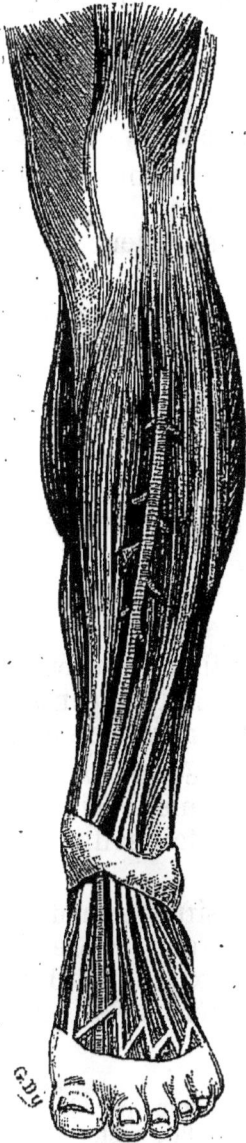

FIG. 55.

Montrant les rapports de l'artère tibiale antérieure.

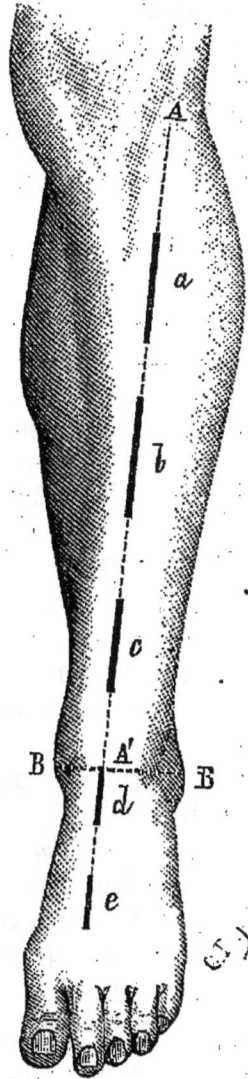

FIG. 56.

AA', ligne indicatrice de l'artère tibiale
antérieure; — BB, ligne intermalléolaire antérieure.

est située immédiatement en dehors de ce sommet, trouer le plan musculaire avec l'index au bas de l'incision, et le déchirer de bas en haut, en se rapprochant du bord externe et postérieur du tibia, jusqu'à ce qu'on se sente arrêté par le ligament interosseux.

Faire écarter largement et profondément les lèvres de l'incision, et chercher l'artère au-devant de ce ligament. Deux veines satellites, nerf tibial antérieur en dehors de l'artère.

Isoler et lier.

2. *Ligature au tiers moyen.*

Procédé. — Le même, avec une incision de 7 centimètres. Seulement ici, l'interstice du muscle jambier antérieur et extenseur commun des orteils est plus facile à reconnaitre, et le nerf tibial peut être au-devant des vaisseaux (fig. 56, b).

3. *Ligature au tiers inférieur.*

Procédé. — Diviser la peau et le tissu sous-cutané sur la ligne indicatrice, dans une étendue de 6 centimètres, en commençant ou finissant à deux travers de doigt au-dessus de la ligne intermalléolaire (fig. 56, c).

Diviser l'aponévrose générale, puis rechercher le tendon du jambier antérieur qu'on fait saillir par l'extension du pied.

Pénétrer dans l'intervalle qui est situé immédiatement en dehors de lui, entre lui et l'extenseur propre du gros orteil. C'est au fond, contre la face externe du tibia ou du jambier antérieur qu'on trouve l'artère. Nerf en avant.

Isoler et lier.

Quelquefois (quand la pédieuse est fournie par la péronière antérieure), la tibiale antérieure est tout à fait grêle au bas de la jambe : 1 millimètre à 1 millim. et demi.

Par une rare exception, elle peut être sous-aponévrotique dans tout son trajet.

ARTÈRE PÉDIEUSE

(Cal. n° 12.)

Ligne indicatrice : une ligne qui, continuant celle de l'artère tibiale antérieure, aboutit à l'extrémité postérieure du premier espace intermétatarsien.

1. *Ligature au-dessous de l'articulation du pied.*
Procédé. — Le pied étant maintenu dans une forte flexion, diviser la peau et le tissu sous-cutané, suivant la ligne indicatrice, dans une étendue de 4 centimètres, en commençant au niveau de l'articulation tibio-astragalienne (fig. 56 d).

Diviser l'aponévrose dorsale du pied, et reconnaître le tendon de l'extenseur propre du gros orteil.

Diviser une lame fibreuse sus-périostique en dehors de ce tendon, toujours suivant la ligne indicatrice. Là, après avoir relâché le pied, en disséquant avec la sonde, on ne tarde pas à trouver le nerf pédieux (ou tibial antérieur). L'artère se voit *ordinairement en dehors*, quelquefois en arrière ou en dedans du nerf. Deux veines satellites.

Isoler et lier.

2. *Ligature près du premier espace intermétatarsien.*
Procédé. — Diviser la peau et le tissu sous-cutané, suivant la ligne indicatrice, dans une étendue de 4 centimètres, de façon que l'incision dépasse en avant, de 1 centimètre, l'extrémité postérieure du premier espace interosseux (fig. 56, e).

Reconnaître avec l'index l'extrémité même de cet espace, et disséquer avec la sonde d'avant en arrière suivant la ligne indicatrice. On voit bientôt l'artère au *sommet de l'angle* formé en dedans par le premier tendon du pédieux, qui va au gros orteil, et en dehors par le deuxième métatarsien. Deux veines satellites, nerf pédieux en dedans.

Isoler et lier.

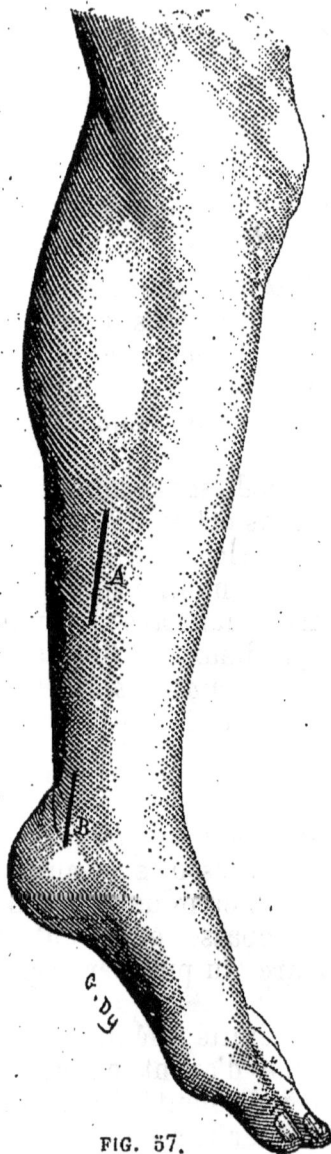

ARTÈRE TIBIALE POSTÉRIEURE

(Cal. n° 9.)

Ligne indicatrice : une ligne qui, partie du milieu de l'espace intercondylien, aboutit au milieu de l'espace intermédiaire au bord postérieur de la malléole interne et au bord interne du tendon d'Achille.

1. *Ligature au tiers moyen de la jambe.*

Procédé. — La jambe étant mise en flexion et reposant sur sa face externe, après avoir reconnu le bord interne et postérieur du tibia, diviser la peau et le tissu sous-cutané sur une hauteur de 8 centimètres, à 1 centimètre, derrière de ce bord, parallèlement à lui (fig. 57, A).

Diviser l'aponévrose jambière, décoller le soléaire et le repousser en dehors,

Reconnaître le long fléchisseur commun des orteils qui recouvre la face postérieure du tibia ; puis, en dehors, sur la face postérieure de ce muscle, *rechercher le gros nerf tibial postérieur.*

Diviser l'aponévrose profonde immédiatement en dedans du nerf. On tombe aussitôt sur

FIG. 57.
Incisions pour la ligature.

A, de l'artère tibiale postérieure au tiers moyen de la jambe ;
B, de l'artère tibiale postérieure derrière la malléole.

l'artère tibiale postérieure. Deux veines satellites, souvent volumineuses et à parois épaisses, l'une en dehors, l'autre en dedans de l'artère.

Isoler et lier.

2. *Ligature derrière la malléole.*

Procédé. — Diviser la peau et le tissu sous-cutané suivant la ligne indicatrice, dans une étendue de 5 centimètres (fig. 57, B).

Diviser avec précaution sur la sonde l'aponévrose jambière et une partie du ligament annulaire interne du tarse, en respectant la gaîne séreuse du muscle jambier postérieur et du long fléchisseur commun des orteils dont on reconnaît les tendons superposés derrière la malléole.

Rechercher encore le gros nerf tibial postérieur, et diviser l'aponévrose profonde sur la sonde, immédiatement en avant de ce nerf. On trouve aussitôt l'artère, placée entre deux veines satellites épaisses; pour éviter toute erreur, disséquer les trois vaisseaux *in situ*, et recourir à l'expression des veines.

Isoler et lier.

Art. 2. TRANSFUSION DU SANG

ET INJECTION INTRA-VEINEUSE DE SÉRUM ARTIFICIEL [1].

La transfusion est une opération qui consiste à faire passer dans le système circulatoire d'un individu une certaine quantité de sang, empruntée, séance tenante, à

---

[1] La transfusion intrapéritonéale de sang défibriné ou non défibriné, proposée par Ponfick, il y a quelque temps, n'a pu entrer dans la pratique. Quant aux injections sous-cutanées de sang défibriné, il semblerait, d'après les résultats obtenus par Ziemssen et autres, qu'elles sont susceptibles de rendre quelque service, spécialement dans les dyscrasies chroniques.

un autre individu ou à un animal, tel que le veau, le mouton, de préférence l'agneau.

Elle est dite *immédiate* quand un vaisseau du donneur de sang est mis en communication directe avec un vaisseau du récepteur; *médiate*, quand le sang du donneur est recueilli à part, et n'est infusé qu'en second lieu dans un vaisseau du récepteur.

La transfusion immédiate est celle qui répond le mieux aux exigences de la physiologie : elle seule permet de conserver au sang d'emprunt toute sa vie et, par suite, toutes ses propriétés normales. Elle doit se faire *d'homme à homme et de veine à veine*, c'est-à-dire *avec du sang entier, vivant et de même espèce*. C'est seulement lorsque la transfusion immédiate de sang humain sera impossible qu'on aura recours à la transfusion immédiate de sang animal ou à la transfusion médiate de sang humain *non défibriné*. L'injection intraveineuse de sérum artificiel (500 à 600 grammes par exemple d'eau distillée avec sel de cuisine 0, 6 0/0), doit être réservée à certaines maladies (choléra, dans la période algide) ou n'être employée au lieu de la transfusion que lorsque celle-ci est impossible.

La transfusion du sang est indiquée nettement dans l'anémie aiguë consécutive à des hémorrhagies graves (blessés, opérés, femmes en couches, etc.). Elle l'est aussi dans l'empoisonnement par l'oxyde de carbone. Les autres indications ne sont pas encore bien arrêtées.

A. — TRANSFUSION IMMÉDIATE

1° DE SANG HUMAIN

(Transfusion veinoso-veineuse)

Appareil de Roussel (de Genève). Les deux dangers de toute transfusion sont la projection d'air et celle des caillots dans le système circulatoire du récepteur.

L'appareil de Roussel permet de les éviter, en même temps qu'il est un des plus simples et des plus portatifs parmi les transfuseurs directs qui ont été inventés jusqu'à ce jour (fig. 58).

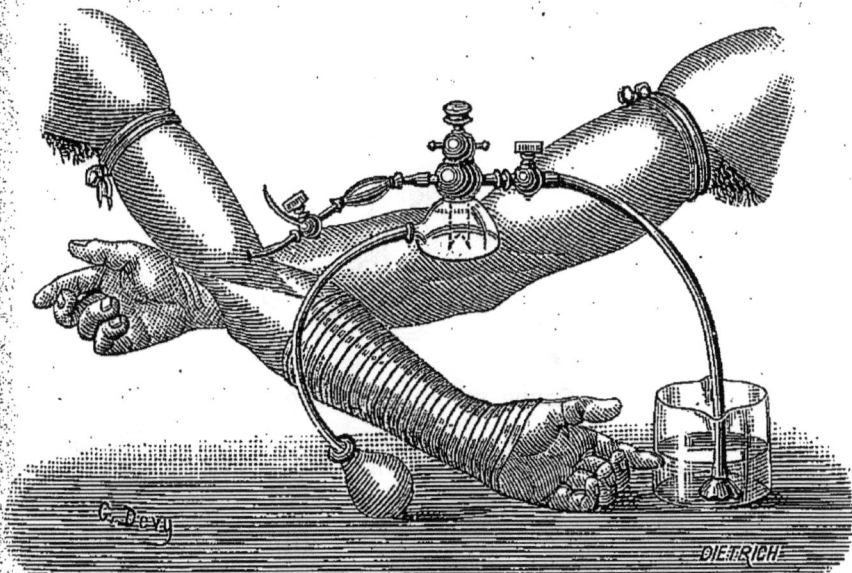

FIG. 58. — Mise en train de la transfusion veinoso-veineuse de bras à bras avec l'appareil de Roussel.

Entièrement construit en caoutchouc pur, simple ou durci, il se compose d'un *corps* ou partie principale qui est appliqué sur le lieu de la saignée (veines médianes du pli du coude, veine saphène interne) et de trois *tubes* qui sont annexés au corps. Celui-ci est représenté essentiellement par un cylindre rigide vertical, dont le bout inférieur doit être posé sur la veine de la saignée, et dont le bout supérieur, laissé provisoirement ouvert, permet de bien contrôler le point d'application. Autour du bout inférieur est une sorte de calotte qui fait office de *ventouse* quand le corps est appliqué sur la peau et qu'on y fait le vide au moyen du ballon rond, *ballon de succion*, relié à la ventouse par un tube, *tube de succion*. Dans le bout supérieur du cylindre, à un moment donné,

on engage un petit appareil appelé *porte-lancette* (fig. 59);
muni : 1° en bas, d'une *lancette bifurquée* et qui se relève
à ressort après la piqûre ; 2° en haut, *d'une tête à vis*
millimétrique ; 3° sur les côtés, de deux *yeux*, ou repères
qui indiquent la direction de la lame de la lancette.

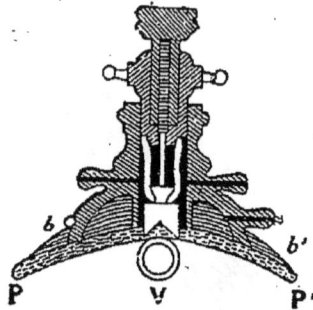

FIG. 59. — Coupe verticale du corps de l'appareil.

V, coupe transversale d'une veine au-dessous de la lancette bifurquée ; —
PP', plan de la peau qui recouvre la veine ; — *bb'*, calotte d'application sur
la peau.

Sur un côté du cylindre, s'ouvre un tube qui représente
un robinet ou un clamp près du cylindre et dont la
cloche terminale plonge dans un vase rempli d'eau légèrement sodique ; c'est le *tube aspirateur d'eau*. De
l'autre côté du cylindre part un autre tube, *tube d'issue*,
pourvu sur son trajet d'un *ballon moteur*, ovale à
clapets, pompe aspirante et foulante, de la contenance
de 10 centimètres cubes. Ce tube, qui laisse passer
d'abord un courant d'eau, puis un courant de sang,
se termine par une *canule* en caoutchouc durci et par un
embranchement dit de *dégagement* : la canule doit être
fixée dans la veine soit par une ligature soit par la *grande*
serre fine ad hoc de Roussel ; l'embranchement de dégagement reste libre. Au point de départ de la canule et
de l'embranchement est un *robinet* ou un *clamp*, qui
permet de fermer l'un ou l'autre à volonté.

MANUEL OPÉRATOIRE. — *Préliminaires*. Deux cadavres
étant couchés l'un près de l'autre, tête en sens inverse, de

façon que les bras droits par exemple puissent être juxta-posés dans l'étendue nécessaire, on considère l'un comme le donneur de sang; on établit sur lui la circulation artificielle, puis on applique le bandage de la saignée, comme on fait sur le vivant pour gonfler les veines du pli du coude sur l'autre qui est censé le récepteur, on applique aussi le bandage de la saignée, et l'on enroule une bande d'Esmarck autour de la main et de l'avant-bras, comme pour gonfler également les veines du pli du coude. Non loin du coude du donneur, on place un vase quelconque rempli d'eau chaude à 40° C. et additionnée de 50 centigrammes de bicarbonate de soude par litre.

Procédé. — Six temps. 1. *Mise à nu e incision de la eine du récepteur.* Au niveau de la veine médiane céphalique ou de la médiane basilique, inciser la peau sur un pli transversal haut de 1 centimètre, et découvrir la paroi antérieure de la veine. La soulever avec une érigne, l'inciser en V, la base du V tournée vers la racine du membre, refermer pour le moment la petite plaie, et enlever le bandage de la saignée, ainsi que la bande à refoulement d'Esmarck.

2. *Préparation de la saignée du donneur.* Déterminer et marquer sur le donneur le point de la saignée, si la veine n'est appréciable ni à la vue, ni au toucher, la mettre à nu par une incision de 1 centimètre. D'après la profondeur de la veine, régler par la vis millimétrique du porte-lancette la longueur de la course de la lancette. Appliquer le bout inférieur du cylindre du corps de l'appareil sur le point de la saignée, et contrôler par l'ouverture du bout supérieur son exacte application. Fixer en place le corps de l'appareil en faisant le vide dans la ventouse au moyen du ballon de succion qu'on comprime et qu'on abandonne ensuite.

Cela fait, fermer le cylindre par l'introduction du porte-lancette, de façon que la lame bifurquée de la lancette soit obliquement à cheval sur la veine qui sera saignée tout à l'heure.

3. *Expulsion de l'air de l'appareil par un courant*

d'eau, et placement de la canule dans la veine du récepteur. Plonger la cloche du tube aspirateur dans le vase à eau alcaline, ouvrir son robinet ou desserrer son clamp, puis comprimer et relâcher alternativement le ballon moteur du tube d'issue. L'eau monte dans le tube aspirateur, remplit le cylindre, le tube d'issue et son ballon, et sort par la canule et l'embranchement de dégagement.

Introduire la canule dans la veine du récepteur, l'y fixer avec la serre-fine de Roussel, puis la fermer au moyen du robinet ou du clamp placé à son point de départ.

4. *Saignée. Expulsion de l'eau par le courant de sang. Etablissement de la circulation anastomotique entre les deux sujets.* Frapper la tête de la lancette d'un coup sec et rapide et fermer le tube aspirateur au moyen de son robinet ou de son clamp. Le sang jaillit aussitôt de la veine ouverte : il repousse devant lui l'eau du cylindre et celle du tube d'issue.

Dès qu'il apparaît pur à l'extrémité libre de l'embranchement, fermer ce dernier en tournant le robinet ou en serrant le clamp sur lui. Le courant de sang est ainsi détourné vers la veine du récepteur.

5. *Transfusion proprement dite.* Comprimer et relâcher alternativement le ballon moteur, en agissant avec lenteur et régularité. On fait cinq ou six compressions par minute. Chaque compression envoie 10 grammes de sang, soit 50 à 60 grammes par minute.

La quantité de sang qu'on transfuse sur le vivant varie beaucoup suivant les cas, de 60 à 300 grammes, et quelquefois davantage. En général, on doit continuer la transfusion tant que l'anxiété respiratoire et l'agitation ne sont pas trop marquées.

6. *Retrait et nettoyage de l'appareil.* Après avoir enlevé le bandage de la saignée du donneur, détacher la ventouse par la compression du ballon de succion, retirer la canule et plonger l'appareil dans une cuvette d'eau alcaline chaude, pour le nettoyer avec un courant d'eau qu'on établit au moyen du ballon moteur.

La transfusion doit se faire d'après les règles de la méthode antiseptique, si l'on veut éviter sûrement les accidents ordinaires des plaies, notamment ceux des plaies veineuses.

2° DU SANG ANIMAL

(Transfusion artério-veineuse.)

Appareil. — Pour transfuser le sang d'un animal, d'un agneau par exemple, à l'homme, on peut construire facilement et improviser partout un appareil des plus simples et qui offre, en même temps, moyennant quelques précautions, toute sécurité désirable. Il consiste en *deux canules*, celles n° 1 (la plus grosse) et n° 2 du trocart multiple de Mathieu et en *un tube de caoutchouc* assez résistant, long de 40 à 45 centimètres, ayant un calibre de 5 millimètres, et qui doit relier les deux canules entre elles (fig. 60). Sur la petite extrémité de chaque canule, on fait à la lime une série de petits sillons qui serviront à fixer les fils à ligature. Ceux-ci seront en soie forte. On se procure une paire de ciseaux droits, une pince à forcipressure et de l'eau chaude à 40°, légèrement additionnée de bicarbonate de soude et de sel de cuisine.

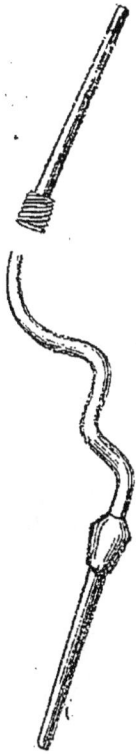

MANUEL OPÉRATOIRE. — *Préliminaires.* Le bras droit par exemple d'un cadavre étant attiré hors de la table, on lui applique le bandage de la saignée et la bande à refoulement d'Esmarck. A proximité, on place l'agneau muselé, entravé, et on l'assujétit de façon qu'il ne puisse plus bouger pendant l'opération de la transfusion. Un aide l'anesthésie ensuite avec le chloroforme, en engageant son museau dans la poche en caoutchouc de l'appareil représenté (fig. 3).

FIG. 60.

Procédé. — Quatre temps : 1. *Placement de la petite canule dans la veine du récepteur.* Mettre la veine à nu comme pour la transfusion immédiate de sang humain, 'isoler de toutes parts, l'inciser en V, introduire la petite extrémité de la canule dans le bout central de la veine et l'y fixer par une ligature de soie. Enlever le bandage de la saignée et la bande d'Esmarck

2. *Placement de la grosse canule dans une carotide primitive.* Après avoir adapté le tube de caoutchouc à la grosse extrémité de la canule, mettre la carotide à nu, l'isoler sur la plus grande longueur possible, la lier à l'extrémité supérieure de la plaie, puis la comprimer en bas avec une pince hémostatique. Cela fait, la diviser transversalement à moitié avec les ciseaux, entre la pince et la ligature; introduire la petite extrémité de la canule dans son bout central et l'y fixer par une ligature de soie.

3. *Expulsion de l'air et établissement de la circulation anastomotique.* Relever la petite canule et la remplir avec l'eau chaude alcalinisée et salée, pour en chasser l'air et pour maintenir la fluidité du sang. Enlever la pince qui comprime le bout central de la carotide; puis, dès que le sang sort par l'extrémité encore libre du caoutchouc, comprimer cette extrémité entre les doigts d'une main et l'ajuster avec la canule en introduisant celle-ci dans le tube. La transfusion se fait d'elle-même sous l'impulsion du cœur de l'animal.

La petite quantité d'air qui a pu rester dans l'appareil est minime; on n'aurait nullement à s'en préoccuper sur le vivant.

4. *Retrait et nettoyage de l'appareil.*

B. — TRANSFUSION MÉDIATE DU SANG HUMAIN

Appareil. — L'appareil le plus simple et qu'on puisse également avoir en tous lieux, consiste en une canule, celle du trocart n° 2 ou n° 3 de Mathieu ou un autre analogue, et une petite seringue de préférence en caoutchouc durci, contenant 200 à 300 grammes et dont le piston, préalablement imprégné d'huile phéniquée, joue à frottement exact (fig. 61).

MANUEL OPÉRATOIRE. — *Préliminaires*. Les mêmes que pour la transfusion médiate du sang humain (voy. ci-dessus), si ce n'est que les cadavres ne sont pas couchés l'un à côté de l'autre sur la même table, mais sur deux tables voisines.

Procédé. — Quatre temps : 1. *Placement de la canule dans la veine du récepteur*.

2. *Saignée du donneur et chargement de la seringue*. Si la veine médiane céphalique ou basilique du donneur est rendue apparente par la circulation artificielle, la saigner avec une lancette à grains d'orge ; sinon la mettre à nu par une incision des téguments et l'ouvrir d'un coup de ciseaux. Dans l'un ou dans l'autre cas, recevoir le liquide coloré, qui coule dans le corps même de la seringue qu'on a préalablement chauffée et dont on a retiré le piston. Si la section de la veine ne donne pas de liquide, faire comme si la saignée avait réussi, et remplir la seringue de liquide coloré.

3. *Ajustement de la seringue à la canule et transfusion proprement dite*. Faire relever et remplir d'eau chaude salée, la canule déjà installée dans la veine du récepteur. Renverser la seringue, canule en haut ; pousser le piston jusqu'à ce que le liquide s'échappe de la canule sans bulle d'air ; l'ajuster rapidement à la canule du récepteur, puis continuer à pousser le piston avec douceur et lenteur pendant qu'on tient la seringue relevée le plus obliquement possible.

FIG. 61.

De cette façon, l'air, s'il en reste, gagne la partie supérieure du liquide contenu dans la seringue. Par excès de prudence, sur le vivant, on cessera la transfusion avant d'avoir complètement vidé la seringue.

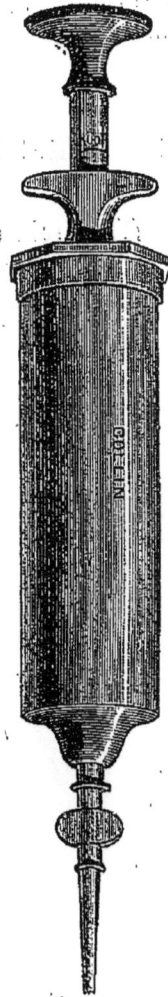

4. *Retrait et nettoyage de la canule du récepteur ; nettoyage de la seringue.*

On procèderait de même pour la transfusion médiate du sang animal.

C. — INJECTION INTRA-VEINEUSE DE SERUM ARTIFICIEL

L'injection de sérum artificiel peut se faire avec le même appareil et d'après le même manuel opératoire que la transfusion immédiate de sang.

CHAPITRE III

OPÉRATIONS SUR LES TENDONS,

LES MUSCLES, LES APONÉVROSES ET LES SYNOVIALES TENDINEUSES

ARTICLE 1er

TÉNOTOMIE, MYOTOMIE ET APONÉVROTOMIE

Ces opérations consistent chacune dans la simple section d'un tendon, d'un muscle, d'une aponévrose : section qui se fait soit à *ciel ouvert* (avec la méthode antiseptique), soit *par un trajet sous-cutané*.

Elles ont toutes, en général, un but orthomorphique, c'est-à-dire permettent de restaurer la forme, la direction et les rapports anatomiques d'un organe, d'un membre ou d'un segment de membre (strabisme, torticolis, mains-botes, pieds-bots, etc.); mais elles n'ont leur plein effet que par le complément du redressement manuel, mécanique ou prothétique et par le maintien assez prolongé de ce redressement.

La section sous-cutanée, dont le principe est bien dû à Delpech, mais que Stromeyer a incontestablement le mérite d'avoir fécondée et su ériger en méthode, a régné seule jusque dans ces dernières années. Aujourd'hui, où l'on connaît mieux les causes de l'infection chirurgicale ou plutôt des infections chirurgicales, en même temps

que les moyens de les éviter, ou du moins d'en restreindre la fréquence dans une très large mesure, on
a moins à craindre de faire une plaie exposée.

La section à ciel ouvert reparaît, grâce à Lister,
avec tous les avantages que lui donnent sa précision et sa sécurité absolues : elle convient
spécialement dans les cas où la section sous-
cutanée expose à l'ouverture d'une séreuse importante, à la blessure d'un nerf, d'une artère ou
d'une veine. Elle convient aussi dans les cas où
la section sous-cutanée ne peut porter facilement
et sûrement sur un tendon donné ou sur tel tendon plutôt que sur tel autre. Elle est seule possible dans l'opération du strabisme (voy. *Chir.
spéciale*). La section sous-cutanée n'en reste pas
moins comme méthode générale, à cause même
de la latitude qu'elle laisse au chirurgien de se
dispenser des mesures antiseptiques ordinaires.

L'appareil instrumental comprend :

1. Pour la section sous-cutanée :

Une série de bistouris à lame courte, étroite,
fixe ou mobile sur manche ; on les nomme *téno-
tomes* :

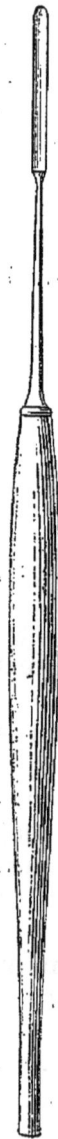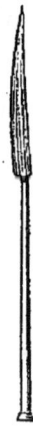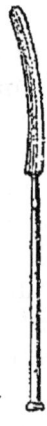

Tén. mousse, droit
(fig. 62 n° 1);

Tén. pointu droit
(n° 2).

Tén. mousse à tran-
chant légèrement con-
vexe (n° 3).

Tén. mousse à tran-
chant légèrement con-
cave (n° 4).

2. Pour la section à
ciel ouvert :

Bistouri droit ordi-
naire ;

n° 1.   n° 2.   n° 3.   n° 4.

FIG. 62.

Ciseaux mousses, courbés sur le plat;

Sonde cannelée ;
Deux écarteurs ;
Un crochet mousse, dit à *strabotomie* ;
Pinces à forcipressure ;
Fils à ligature et à suture.

MANUEL OPÉRATOIRE EN GÉNÉRAL

Qu'on opère d'après la méthode sous-cutanée ou d'après celle à ciel ouvert, on commence par faire l'hémostase provisoire, si elle est possible, et l'on met en extension le tendon, le muscle ou l'aponévrose à diviser.

SECTION SOUS-CUTANÉE. — Procédé. — A la distance de 1 centimètre et demi ou de 2 centimètres, sur un côté de l'organe à diviser, faire avec le pouce et l'index gauche un petit pli de la peau parallèle à ce côté.

Au niveau de la ligne projetée de diérèse tendineuse, musculaire ou aponévrotique, à la base du pli cutané, engager à plat le ténotome pointu et conduire la pointe près de l'organe à diviser.

Retirer l'instrument sans lâcher le pli de la peau ; introduire encore à plat un ténotome mousse dans le trajet créé ; le faire arriver par de petits mouvements verticaux de va-et-vient et par une pression continue, transversalement devant l'organe à diviser, toujours sous la peau ; lâcher le pli cutané et ne cesser la pénétration du ténotome que lorsque son extrémité a dépassé de quelques millimètres l'autre côté de l'organe à diviser, côté délimité avec l'index gauche devenu libre.

Retourner sur place la lame du ténotome et présenter son tranchant à l'organe. Le tranchant est du côté opposé à un petit point noir ou autre indice que porte le dos du manche.

Pendant qu'un aide étend l'organe au maximum, le diviser, de la surface vers la profondeur, par des mouvements de scie. On perçoit alors d'ordinaire une série de

6.

craquements qui révèlent la section progressive des
tissus, s'il s'agit d'un tendon ou d'une lame fibreuse ; la
section est, au contraire, muette, s'il s'agit d'un muscle
(partie charnue). Continuer les mouvements de scie jusqu'à ce qu'on ait la sensation finale de résistance vaincue
ou de *corde coupée*.

Retirer le ténotome à demi pour s'assurer par le toucher à travers la peau, si la section est complète. Si elle
l'est, retirer tout à fait l'instrument, toujours à plat. Si
elle ne l'est point, diviser encore les brides ou restes de
gaîne tendineuse ; puis, retirer l'instrument, pendant
qu'on presse avec l'index gauche les téguments sur la
lame pour empêcher la pénétration de l'air.

Vérifier le résultat opératoire.

La section faite de la profondeur vers la surface peut être essayée ;
elle est même préférée par quelques chirurgiens. Mais, à mon
avis du moins, le passage de la lame derrière l'organe exige beaucoup de précaution et n'offre pas toujours la sécurité voulue.

SECTION A CIEL OUVERT. — Procédé. — Après avoir déterminé le lieu de la section tendineuse, musculaire ou
aponévrotique, les téguments étant convenablement
tendus entre le pouce et l'index gauches, faire avec le bistouri une incision cutanée transversale ou longitudinale
par rapport au grand axe de l'organe à diviser, et qui
mette à nu toute la largeur de cet organe, et parfois aussi
les organes voisins (faisceaux de tendons), ce qui permet
de diriger à bon escient l'action chirurgicale.

Diviser entre deux ligatures perdues les veines qui se
rencontrent, ou simplement forcipresser celles qui se
trouvent ouvertes.

Diviser le tissu cellulaire sous-cutané seulement, si
c'est une aponévrose qui est le but opératoire ; on ouvre
l'aponévrose générale, puis l'aponévrose propre ou la
gaîne tendineuse, si c'est un muscle ou un tendon qu'on
se propose de sectionner.

Diviser enfin, soit à petits coups de bistouri, d'avant
en arrière, soit sur la sonde l'aponévrose ou le muscle
qu'on a en vue. S'il s'agit d'un tendon, après avoir

reconnu son identité, le soulever sur la sonde ou le crochet mousse, et le diviser soit d'arrière en avant avec le bistouri, soit d'avant en arrière, encore avec le bistouri ou d'un coup de ciseaux, suivant que l'un ou l'autre de ces modes ou sens de section paraît plus propre à éviter les lésions de voisinage et à rendre l'exécution plus facile.

OPÉRATIONS EN PARTICULIER

Masséter... Massétérotomie sous-cutanée. Indiquée dans la constriction permanente des mâchoires, due à la myosite iuterstitielle et par suite à la rétraction d'un masséter, exceptionnellement des deux masséters.

Procédé. — Après avoir fait un pli de la peau parallèlement au bord postérieur de la branche montante de la mâchoire, enfoncer le ténotome pointu droit à la base de ce pli, à 1 centimètre et demi au-dessus de l'angle de la mâchoire, et le pousser jusqu'à la face externe du masséter.

Le remplacer par un ténotome mousse, faire avancer ce dernier à plat, horizontalement, jusqu'au bord antérieur du masséter, tourner son tranchant vers le muscle et le diviser jusqu'à l'os.

Vérifier.

La massétérotomie sous-cutanée est plus sûre, plus facile et plus régulière que la massétérotomie intra-buccale.

STERNO-CLÉIDO-MASTOÏDIEN. — 1. *Ténotomie sous-cutanée du faisceau sternal*. Indiquée dans le torticolis musculaire où la déviation tient spécialement à la rétraction de ce faisceau.

Procédé. — Le muscle gauche par exemple, étant tendu, faire un pli de la peau sur le côté externe du tendon, parallèlement à ce côté, de façon que le milieu du pli se trouve à 1 centimètre au-dessus de l'extrémité interne de la clavicule (fig. 63, a).

Engager le ténotome pointu à la base du milieu du

pli; le remplacer par le ténotome mousse et diviser le tendon d'avant en arrière, pendant qu'un aide exagère la tension du faisceau sternal.

La lésion de la veine jugulaire antérieure, qui se réfléchit ordidairement à 1 centimètre de la fourchette sternale derrière le faisceau sernal, n'a aucune suite fâcheuse, lorsqu'on suit les règles de la méthode antiseptique. L'artère carotide primitive et la veine jugulaire interne ne sont nullement à craindre, étant situées profondément et protégées par les muscles cléido-hyoïdien et sternothyroïdien.

2. *Ténotomie sous-cutanée du faisceau claviculaire.*

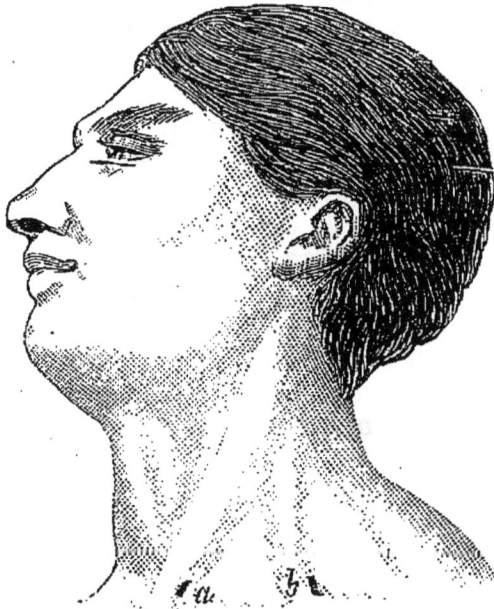

FIG. 63. — Ténotomie sous-cutanée du muscle
sterno-cléido-mastoïdien.

a, de son faisceau sternal ; — *b*, de son faisceau claviculaire.

Indiquée dans le torticolis musculaire où la déviation musculaire tient spécialement à la rétraction de ce faisceau.

Procédé.—Le muscle gauche par exemple, étant tendu, faire un pli vertical de la peau sur le côté externe du tendon, de façon que le milieu du pli se trouve immédiatement au-dessus de la clavicule (fig. 63, b).

Engager le ténotome pointu à la base du milieu du pli; le remplacer par le ténotome mousse et diviser le tendon du faisceau claviculaire en rasant la clavicule.

Vérifier.

La section isolée du faisceau sternal est plus commune que celle du faisceau claviculaire. Elle suffit jusqu'à l'âge de dix à quinze ans ; mais, au delà, ainsi que l'a fait remarquer le professeur A. Dubrueil [1], il est préférable de diviser les deux faisceaux; et la division alors doit être faite en deux séances plutôt qu'en une.

BICEPS BRACHIAL. — *Ténotomie à ciel ouvert.* Indiquée dans certaines rétractions du biceps.

Procédé. — Pendant qu'un aide étend fortement le bras, reconnaître par le toucher le bord externe du tendon du muscle et la tête du radius.

Faire une incision cutanée de 5 centimètres, qui commence à la hauteur de la tête du radius et se prolonge sur l'avant-bras entre le biceps et le long supinateur.

Récliner la veine médiane céphalique, puis diviser sur la sonde le tissu cellulaire sous-cutané et l'aponévrose antibrachiale.

Mettre à nu le tendon bicipital et le diviser à petits coups, de dehors en dedans, à 1 centimètre au-dessus de son insertion.

TRICEPS BRACHIAL. — *Ténotomie sous-cutanée au-dessus de l'olécrâne.* Indiquée dans la fausse ankylose rectiligne du coude due à la rétraction du triceps, dans certaines fractures de l'olécrâne et dans quelques luxations irréductibles ou incoercibles du coude.

Procédé. — Le membre étant en extension forcée, faire un pli cutané vertical sur le bord postéro-externe du bras, de telle sorte que le milieu du pli corresponde à 1 centimètre et demi au-dessus de l'olécrâne.

Engager le ténotome pointu, le remplacer par le ténotome mousse, et diviser l'épais tendon du triceps, d'arrière en avant, dans toute la largeur de l'olécrâne.

Vérifier.

[1] *Éléments d'orthopédie*, Paris, 1882.

FLÉCHISSEURS COMMUNS DES DOIGTS. — *Ténotomie unique ou multiple à ciel ouvert au-dessus du poignet.* Indiquée dans la flexion permanente des doigts à la suite d'une synovite palmaire suppurée ou de quelque autre affection qui intéresse les muscles ou leurs annexes.

Procédé. — Sur le milieu de la face antérieure de l'avant-bras, la main étant en extension, faire une incision cutanée longitudinale de 5 centimètres qui s'arrête à 1 centimètre au-dessus de la ligne inférieure du poignet.

Diviser sur la sonde le tissu conjonctif sous-cutané et l'aponévrose antibrachiale.

Pendant qu'un aide écarte en dehors le tendon du petit palmaire, reconnaître les tendons du fléchisseur superficiel, en diviser un ou plusieurs, ou tous *ad libitum*, sur un crochet mousse, d'après les règles indiquées.

Reconnaître ensuite les tendons du fléchisseur profond; en ménageant le nerf médian placé entre eux et le fléchisseur propre du pouce, les diviser *ad libitum*, mais en faisant la section tendineuse au niveau de la partie moyenne de l'incision cutanée. Plus bas, on risquerait d'ouvrir le cul-de-sac supérieur des gaînes synoviales carpo-phalangiennes, surtout celui de la gaîne interne.

BICEPS FÉMORAL. — *Ténotomie sous-cutanée au-dessus de la tête du péroné.* Indiquée comme celle du droit interne, du demi tendineux et quelquefois aussi du demi membraneux, lorsqu'on veut redresser certains genoux affectés d'ostéo-synovite scrofuleuse, rhumatismale ou syphilitique.

Procédé. — Le membre étant attiré hors de la table, puis placé en rotation interne et en extension incomplète, faire au devant de la face externe du tendon bicipital un pli cutané vertical, dont le milieu soit presque au niveau du bord inférieur de la rotule (fig. 64, A).

Engager le ténotome pointu au milieu du pli; le remplacer par le ténotome mousse et diviser le tendon de dehors en dedans, par petits mouvements de scie, et s'arrêter dès que l'on a la sensation de résistance vaincue, pour ne pas léser le nerf sciatique poplité externe qui longe, comme on sait, la face interne du tendon.

MUSCLES DE LA PATTE D'OIE. — *Ténotomie sous-cutanée contre la tubérosité interne du tibia.*

Procédé. — Le membre étant attiré hors de la table, puis placé en rotation externe et en extension complète, faire au bord interne et postérieur de la tubérosité interne du tibia un pli vertical de la peau.

Engager le ténotome pointu à la base du milieu du pli ; le remplacer par le ténotome mousse ; faire passer son extrémité sous la peau jusqu'au côté externe de la corde tendineuse du demi-membraneux, qui est la plus externe, et diviser d'arrière en avant, de dehors en dedans, le demi-membraneux, le demi-tendineux, enfin le couturier, qui est immédiatement en avant du précédent contre l'os.

Vérifier.

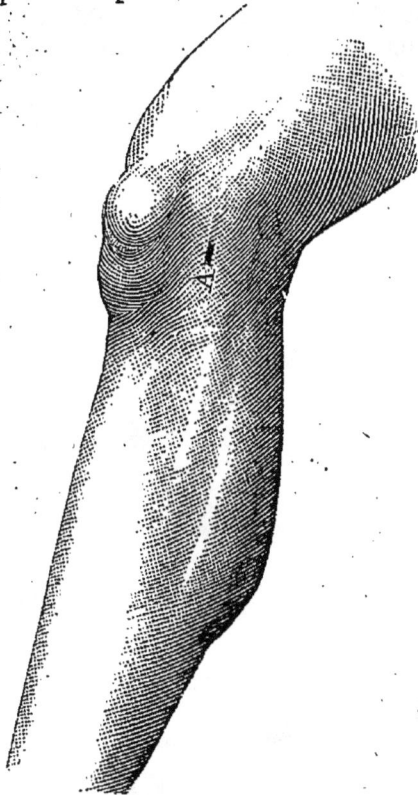

FIG. 64. — Ténotomie sous-cutanée du biceps fémoral A.

TENDON D'ACHILLE. — *Ténotomie sous-cutanée.* Indiquée ordinairement dans le pied-bot équin et l'équin-varus congénitaux, quelquefois dans l'équin et l'équin-varus paralytiques, dans l'amputation de Pirogoff, après l'amputation de Chopart, dans certaines fractures irréductibles de la jambe, etc.

Procédé.— La jambe étant couchée sur sa face externe, le pied attiré hors de la table et mis à angle droit ou étendu par un aide sur la jambe, faire en dedans du tendon d'Achille un pli vertical de la peau, pli dont le milieu doit correspondre à la malléole interne.

Engager le ténotome pointu à la base du milieu du pli

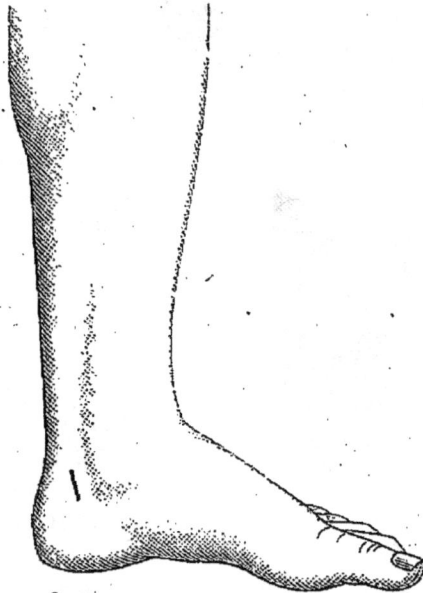

G. Devy

FIG. 65. — Ténotomie sous-cutanée du tendon d'Achille.

jusqu'au bord interne du tendon (fig. 65). Le remplacer par le ténotome mousse concave ; glisser ce dernier entre la peau et la face postérieure du tendon, le retourner, diviser le tendon d'arrière en avant, à la manière ordinaire, et ne s'arrêter que lorsqu'on est bien sûr d'avoir coup et le tendon et sa gaîne.

Vérifier.

Quand on reste maître de l'instrument et qu'on procède avec la lenteur voulue, la lésion d'aucun organe sous-tendineux n'est à craindre, pas plus que celle des vaisseaux et nerfs tibiaux postérieurs que celle de l'artère péronière postérieure. La veine saphène externe est également hors de toute atteinte.

JAMBIER ANTÉRIEUR. — *Ténotomie sous-cutanée.* Indiquée dans le varus et le varus-équin congénitaux.

Procédé. — Le pied reposant sur le talon et la plante tournée en dehors et en haut, après avoir reconnu la corde formée par le tendon du jambier antérieur, faire un pli de la peau, parallèle au bord externe du tendon, et dont le milieu corresponde au milieu du scaphoïde. Engager le ténotome pointu sous la peau jusqu'au tendon ; le remplacer par le ténotome mousse droit et diviser le tendon, d'avant en arrière, jusqu'à l'os.

Vérifier.

JAMBIER POSTÉRIEUR ET LONG FLÉCHISSEUR COMMUN DES ORTEILS. — *Ténotomie à ciel ouvert au-dessus de la malléole interne.* — Indiquée dans le varus congénital très prononcé.

Procédé. — La jambe reposant sur sa face externe, après avoir déterminé le bord postérieur de la malléole interne, diviser la peau et le tissu sous-cutané sur ce bord même, dans une hauteur de 3 centimètres. L'incision doit s'arrêter où commence l'extrémité de la malléole.

Reconnaître les fibres tranversales du ligament annulaire interne du tarse. Immédiatement au-dessus, de bas en haut, sur la sonde, fendre l'aponévrose jambière.

Avec un crochet mousse attirer et soulever le tendon du fléchisseur commun, qui est en arrière et plus superficiel, le diviser d'un coup de ciseaux, au-dessus de sa coulisse propre. En faire autant pour le tendon du jambier.

Les vaisseaux et nerf tibial postérieurs ne risquent pas d'être lésés, si on isole bien les tendons avant de les sectionner.

COURT PÉRONIER LATÉRAL. — *Ténotomie sous-cutanée.* Indiquée dans le valgus congénital très prononcé.

Procédé. — Le pied étant mis en adduction forcée et la plante tournée en dedans, après s'être placé en dehors du pied, sans faire de pli, engager le ténotome pointu sur le bord externe du pied, à 1 centimètre en

arrière du tubercule du cinquième métatarsien (fig. 66, x).
Le remplacer par le ténotome mousse, qu'on glisse de

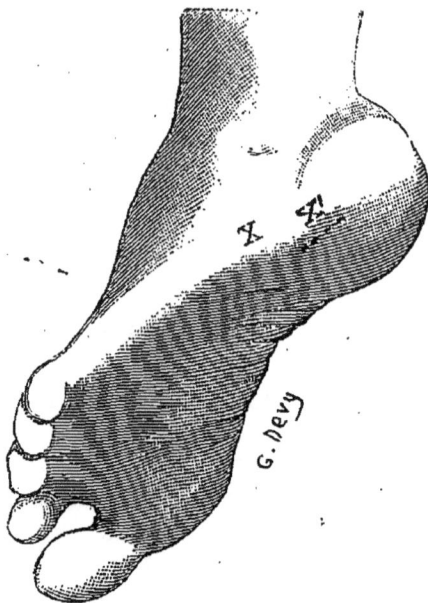

FIG. 66.

X, section sous-cutanée du tendon du court péronier latéral ; — X', section sous-cutanée de l'aponévrose plantaire et du court fléchisseur commun des orteils.

bas en haut entre la peau et le tendon du péronier, et diviser le tendon vers le cuboïde.
Vérifier.

LONG PÉRONIER LATÉRAL. — *Ténotomie à ciel ouvert au-dessus de la malléole externe.* Indiquée dans le pied-creux valgus congénital ou accidentel.

Procédé. — La jambe étant couchée sur sa face interne, après avoir reconnu le bord postérieur de la malléole externe, faire sur ce bord une incision verticale de 3 centimètres. — Cette incision intéresse la peau et le tissu sous-cutané.

Diviser de bas en haut, avec la sonde, l'aponévrose jambière. Le premier tendon qu'on rencontre en avant est celui du long péronier.

Le soulever avec un crochet et le diviser d'un coup de ciseaux.

La section sous-cutanée du long péronier sur la face externe du calcanéum est une opération difficile, incertaine, parce que le tendon est collé contre l'os et ne peut faire saillie.

APONÉVROSE PLANTAIRE ET COURT FLÉCHISSEUR COMMUN DES ORTEILS. — *Aponévrotomie et myotomie sous-cutanées.* Indiquées l'une et l'autre dans les pieds-bots compliqués de fort pied-creux.

Procédé. — Le pied reposant sur le talon et étant fortement fléchi sur la jambe, après s'être placé en dehors du pied, sans faire de pli, engager le ténotome pointu sous la peau plantaire, à 4 centimètres environ en avant du bord postérieur du talon et à 2 centimètres en dedans du bord externe du pied (fig. 66 x').

Le faire cheminer transversalement jusqu'à la limite interne apparente de l'aponévrose plantaire.

Le remplacer par le ténotome mousse, retourner ce dernier et diviser l'aponévrose de bas en haut.

Pour diviser le muscle court fléchisseur commun, qui est sous-jacent, continuer la section sur une certaine profondeur, mais sans la pousser à fond, ce qui exposerait à la blessure des vaisseaux et nerfs plantaires externes.

Rompre le reste du muscle par un mouvement de flexion forcée.

Vérifier.

ART. 2. SYNOVIOTOMIE TENDINEUSE

La synoviotomie tendineuse est une opération qui consiste à ouvrir par une incision la gaîne synoviale d'un ou de plusieurs tendons.

Cette incision se fait en général suivant la direction du tendon, et n'offre guère de difficulté technique. A ce dernier point de vue, toutefois, il faut faire une exception pour les gaînes synoviales de la paume de la main ; gaînes considérables, profondément situées, entourées de toutes parts par un grand nombre d'organes délicats ou dangereux, et ayant toutes les deux une grande importance pratique, vu la fréquence et la gravité de leur inflammation. Aussi décrirai-je pour celles-là quelques procédés spéciaux.

SYNOVIOTOMIE PALMAIRE INTERNE. — Indiquée dans l'in-

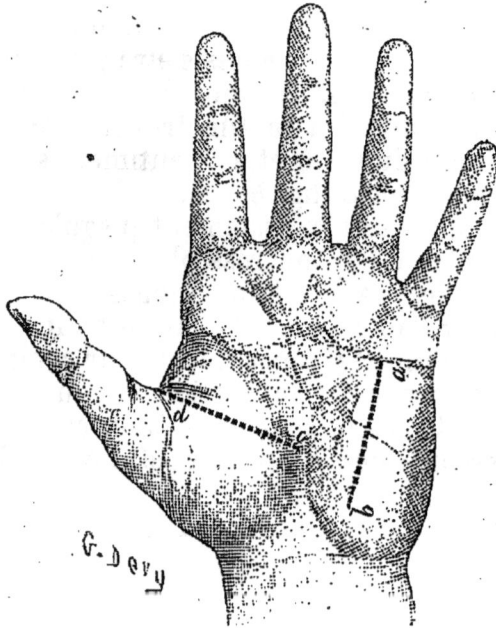

FIG. 67.

ab, synoviotomie palmaire interne ; — cd, synoviotomie palmaire externe.

flammation suppurée de la gaîne carpo-phalangienne interne.

Procédé. — A un travers de doigt en dehors et au-dessous du pisiforme, point de repère toujours appréciable, faire une incision cutanée verticale qui se porte dans la direction du bord externe du petit doigt et s'arrête au pli palmaire inférieur, ou, si l'on veut encore, à 2 centimètres en arrière de la rainure digito-palmaire (fig. 67, ab).

Diviser le tissu cellulaire sous-cutané, puis l'aponévrose sur la sonde, après avoir eu le soin de glisser exactement le bec de la sonde contre la face postérieure de l'aponévrose. A l'union du tiers supérieur avec le tiers moyen de l'incision, on voit la partie cubitale de l'arcade palmaire superficielle, ainsi que le petit nerf satellite anastomotique.

Diviser l'artère entre deux ligatures, dont on coupe les chefs au ras des nœuds.

Reconnaître le tendon fléchisseur superficiel du petit doigt, et le séparer de bas en haut d'avec le court fléchisseur du même doigt. Près le ligament annulaire antérieur du carpe, pendant qu'on fait écarter les lèvres de l'incision, on voit une membrane blanche, mince, transparente, qui n'est autre chose que le feuillet pariétal antérieur de la grande cavité synoviale.

Fendre ce feuillet d'un coup de bistouri. On est dans la cavité cherchée.

Ce temps de l'opération est plus facile sur le vivant à cause de la distension de la séreuse. On peut encore arriver plus vite dans la cavité en prenant pour guide le tendon fléchisseur profond du petit doigt.

SYNOVIOTOMIE PALMAIRE EXTERNE.— Indication analogue à la précédente.

Procédé.— Après avoir tracé sur la paume de la main, jusqu'à la hauteur du pisiforme, le prolongement du bord interne du médius, faire une incision cutanée qui commence à l'union du tiers supérieur avec le tiers moyen de la ligne tracée, et qui se continue un peu obliquement en dehors jusqu'au milieu du premier sillon du pouce (fig. 67, c d).

Diviser sur la sonde la partie correspondante de l'aponévrose palmaire.

Diviser entre deux ligatures la partie radiale de l'arcade palmaire superficielle.

Chercher l'interstice de l'abducteur et du court fléchisseur du pouce, et séparer les deux muscles avec le bec

de la sonde. Au fond, on voit le tendon du long fléchisseur du pouce.

Mettre ce tendon à nu dans toute la longueur possible,
et ouvrir avec le bistouri la gaîne synoviale qui l'accompagne.

Pour ouvrir les culs-de-sac supérieurs des deux gaînes synoviales,
lesquelles se trouvent entre le carré pronateur et les fléchisseurs
profonds, on fera la même incision que pour la ténotomie des
tendons fléchisseurs, seulement en la prolongeant jusqu'à la ligne
inférieure du poignet.

L'extirpation des synoviales (synoviectomie), qu'on entreprend
assez souvent sur le vivant, notamment dans le cas de fongosités
tuberculeuses, n'étant pas une opération réglée, je me dispenserai
de la décrire ici.

ART. 3. TÉNECTOMIE

La ténectomie est une opération qui consiste à retrancher une partie plus ou moins longue d'un ou de plusieurs
tendons.

Elle est indiquée dans le traitement de certaines déviations, lorsque la simple ténectomie n'est ou ne paraît pas
suffisante. C'est principalement pour le tendon d'Achille
(pied-bot équin paralytique ou non) qu'on a eu recours,
jusqu'à présent, à cette opération.

L'appareil instrumental est le même que pour la
ténotomie à ciel ouvert.

MANUEL OPÉRATOIRE

Soit à exciser le tendon d'Achille sur une longueur de
3 centimètres.

Procédé. — Après avoir roulé la bande d'Esmarck et
placé le tube ischémique sur le tiers inférieur de la
cuisse, la jambe du côté à opérer reposant sur sa face

externe ou interne et le pied étant attiré suffisamment
hors de la table, faire une incision cutanée verticale de
3 centimètres qui longe le milieu
de la face postérieure du tendon et
qui commence ou s'arrête à la hauteur du bord inférieur de la malléole interne.

Aux extrémités de l'incision verticale ajouter deux petites incisions
transversales dont les extrémités
dépassent à peine les bords du
tendon (fig 68).

Disséquer les deux lambeaux et
les rabattre à droite et à gauche.

Diviser à la fois la gaîne du tendon et le tendon, d'arrière en
avant, à traits de bistouri, à la
partie supérieure de l'incision cutanée.

Saisir le bout inférieur avec une
érigne ; le renverser en arrière au
fur et à mesure qu'on dénude la
face antérieure et les côtés de la
gaîne et, dès qu'on a libéré une
longueur de 3 centimètres, diviser
le tendon encore à traits de bistouri, mais d'avant en arrière,

FIG. 68. — Excision du
tendon d'Achille.

pendant qu'un aide écarte et protège les lambeaux.

Suturer les lambeaux et placer un drain à la partie
inférieure de l'incision.

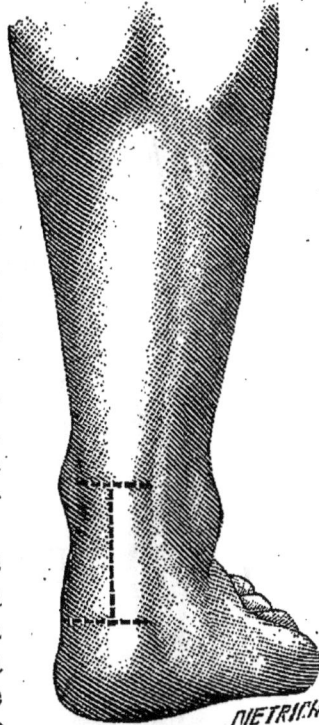

Art. 4. TÉNORRAPHIE ET MYORRAPHIE

La ténorraphie et la myorraphie sont l'une et l'autre
une opération ou un temps opératoire qui consiste à rapprocher deux surfaces de sections tendineuses ou muscu-

laires par des points de suture, afin de rétablir la continuité de l'organe intéressé.

Peu importe, au point de vue pratique,
qu'il y ait ou non dans le processus cicatriciel régénération de fibres tendineuses
et de fibres musculaires, pourvu que la
soudure soit aussi serrée et aussi indépendante que possible.

La suture est indiquée dans les plaies
et ruptures transversales des tendons et
des muscles, dans certaines sections chirurgicales, dans la greffe tendineuse et
dans la ténoplastie.

Pour la pratique, il faut :

Une série d'aiguilles courbes et demi-
courbes, bitranchantes à leur pointe, mais
étroites;

Des fils de soie fins, moyens et gros, ou
du catgut chromique;

Une érigne ou un ténaculum (fig. 69);

Des pinces à dents et les pinces à verrou;

Une paire de ciseaux;

Quelques tubes de Galli.

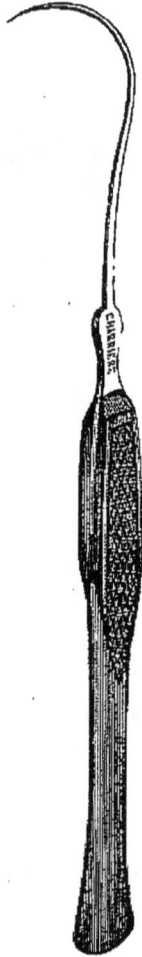

MANUEL OPÉRATOIRE

A. — TÉNORRAPHIE

La suture se fait tantôt en mettant face
à face les coupes du tendon, tantôt en jux-

FIG. 69.

taposant les surfaces de ses bouts sur une
certaine hauteur. Je nommerai *suture à affrontement* le
premier mode, qui est le plus ancien, et *suture à chevauchement* le second mode, qui est spécialement recommandé par C. Hueter.

La suture à affrontement est toujours possible, se
faisant de loin, à distance comme à contact. La suture

à chevauchement exige, au contraire, que les bouts du tendon soient peu écartés et qu'ils soient faciles à mobiliser et à maintenir l'un sur l'autre. Elle est fondée sur cette notion que le tissu conjonctif péritendineux, à cause de sa richesse en vaisseaux et en éléments cellulaires, est plus favorable que les surfaces de section tendineuse à la réunion par première intention.

SUTURE A AFFRONTEMENT. — Soit une section transversale complète du tendon d'Achille.

Procédé. — Après avoir simulé l'hémostase provisoire avec la bande et le tube d'Esmarck — pendant qu'un aide s'efforce d'exprimer le bout supérieur par une pression continue exercée de haut en bas sur le mollet, — saisir ce bout avec le ténaculum ou l'érigne (ce qui est le plus souvent nécessaire sur le vivant à cause de la rétraction du corps charnu) ; introduire une aiguille armée d'un fort fil de soie sur le milieu de sa face antérieure, à 8 millimètres de sa coupe ; traverser le tendon de part en part, en faisant sortir l'aiguille sur sa face postérieure ; introduire l'aiguille sur le milieu de la face postérieure du bout inférieur, à 8 millimètres de sa coupe, et la faire sortir sur sa face antérieure. Une anse est ainsi placée.

Placer une autre anse dans le sens latéral, en traversant chaque bout d'un bord à l'autre, à 5 ou 6 millimètres de sa coupe. Les deux anses forment croix et sont emboîtées l'une dans l'autre. Serrer l'anse antéro-postérieure jusqu'au rapprochement maximum des bouts, pendant qu'un aide maintient le pied étendu ; nouer les deux chefs et les couper au ras du nœud (suture perdue). En faire autant pour l'anse latérale (fig. 70).

Suturer les lèvres de l'incision et drainer.

Ce procédé de suture donne une solidité suffisante à l'affrontement immédiat des bouts d'un gros tendon, quel qu'il soit, en même temps qu'il permettrait de tenter et d'obtenir la réunion par première intention de la plaie.

Pour un petit tendon comme ceux du dos de la main, une seule anse est nécessaire.

7.

SUTURE A CHEVAUCHEMENT, d'après C. Hueter. — Soit une section transversale complète du long extenseur du pouce sur le dos du premier métacarpien.

Procédé. — Après avoir simulé l'hémostase provisoire, — pendant qu'un aide exprime du haut en bas le bout supérieur — saisir ce bout avec la pince à dents ou l'érigne ; introduire à 4 millimètres de sa coupe sur le milieu de sa face superficielle, une aiguille armée d'un

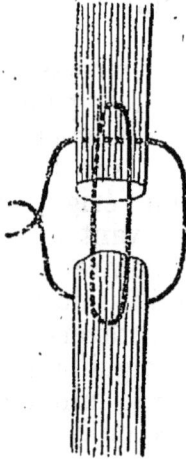

FIG. 70. — Suture tendineuse à affrontement.

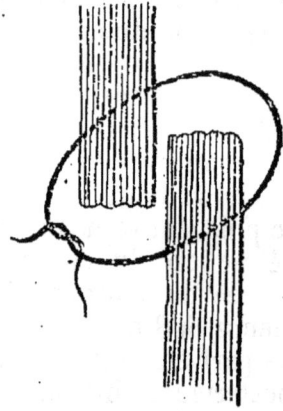

FIG. 71. — Suture tendinuse a chevauchement.

fil moyen de petit catgut chromique, et la faire sortir à 2 millim. de sa coupe sur le milieu de sa face profonde.

Saisir le bout inférieur, introduire l'aiguille à 4 millimètres de sa coupe sur le milieu de sa face profonde et la faire sortir à 2 millimètres de sa coupe sur le milieu de sa face superficielle.

Pendant que l'aide continue à refouler le bout supérieur et qu'il met le pouce en extension, faire passer le bout supérieur sous le bout inférieur, serrer l'anse, nouer les chefs et les couper au ras du nœud (fig. 71).

B. — MYORRAPHIE

Soit une section transversale intéressant toutes les parties molles jusqu'à l'os, faite avec un couteau à amputation au tiers inférieur et antérieur de la cuisse.

Procédé. — La circulation artificielle et l'hémostase provisoire étant établie, commencer par lier avec du catgut les bouches béantes des vaisseaux que montrent les surfaces de section.

Au moyen d'une longue aiguille courbe, placer une série de gros fils doubles de soie qui embrassent en masse, aussi profondément que possible, les deux lèvres de l'incision. Ces fils doivent être distants de 2 centimètres entre eux; ils entrent et sortent à 3 centimètres environ des bords de la section cutanée.

Placer une autre série de fils de soie, ceux-ci simples et de moyenne grosseur, qui embrassent, à 1 ou 2 centimètres de profondeur, les bords de la section musculo-aponévrotique. Ces fils doivent être distants de 1 centimètre entre eux.

Installer deux drans aux deux angles de l'incision.

Pendant qu'un aide refoule les parties molles vers la ligne de réunion par des pressions convergentes, serrer les fils de la première série. Pour cela, passer les chefs libres dans l'anse de chaque fil, et les arrêter contre cette anse au moyen d'un tube de Galli qu'on écrase avec une pince. On commence par les fils du milieu.

Serrer un à un les fils de la deuxième série, les nouer et couper les chefs au ras des nœuds (sutures perdues). On commence également par les fils du milieu.

Enfin, coapter les bords de la section cutanée par des points de suture entrecoupée, distants entre eux d'un demi-centimètre seulement.

On a ainsi trois rangées de sutures bien propres à la réunio-par première intention : 1º sutures profondes ou en masse ; 2º sutures moyennes ou musculo-aponévrotiques ; 3º sutures superfin cielles ou cutanées.

Art. 5. GREFFE TENDINEUSE

La greffe tendineuse est une opération qui consiste soit à coapter un bout tendineux périphérique avec le

bout central d'un autre tendon (*greffe bout à bout*), soit
à fixer un bout périphérique sur le flanc d'un autre tendon
(*greffe latérale de Missa*), soit à enclaver un bout périphérique dans une boutonnière faite sur un autre tendon
(*greffe à boutonnière de Tillaux*).

La greffe bout à bout est indiquée : 1° dans la section
de deux ou plusieurs tendons, lorsqu'il est impossible
de déterminer les bouts périphériques respectifs ; 2° dans
certaines paralysies musculaires, pour suturer le bout périphérique du muscle paralysé avec le bout central d'un
muscle sain ; c'est ainsi que Nicoladoni, dans un cas de
pied-bot talus paralytique, a eu l'idée ingénieuse de
réunir les bouts centraux des péroniers latéraux avec le
bout périphérique du tendon d'Achille.

La greffe latérale et la greffe à boutonnière trouvent
leur emploi lorsqu'il est impossible d'attirer ou de reconnaître le bout central d'un tendon ou que la perte de
substance est trop considérable.

MANUEL OPÉRATOIRE

GREFFE BOUT A BOUT. — Soit une section transversale
intéressant le grand et le petit palmaires à la partie
nférieure de l'avart-bras. L'identité des bouts est censée
gnorée.

Le procédé fort simple consiste à mobiliser les bouts
centraux des muscles et à réunir le bout central du
grand palmaire au bout périphérique du petit, le bout
central du petit palmaire au bout périphérique du grand.

GREFFE LATÉRALE. — Soit une section transversale
intéressant le long extenseur du pouce. Le bout central
est supposé hors de portée.

Procédé. — Aviver le bord interne du court extenseur
du pouce.

Couper obliquement le bout périphérique du long
extenseur, et le mobiliser.

Présenter sa coupe sur le flanc du court extenseur au niveau de l'avivement et l'y fixer par un point de suture (fig. 72).

GREFFE A BOUTONNIÈRE. — Soit le même cas sur l'autre main.

Procédé. — Mettre à nu le tendon du court extenseur

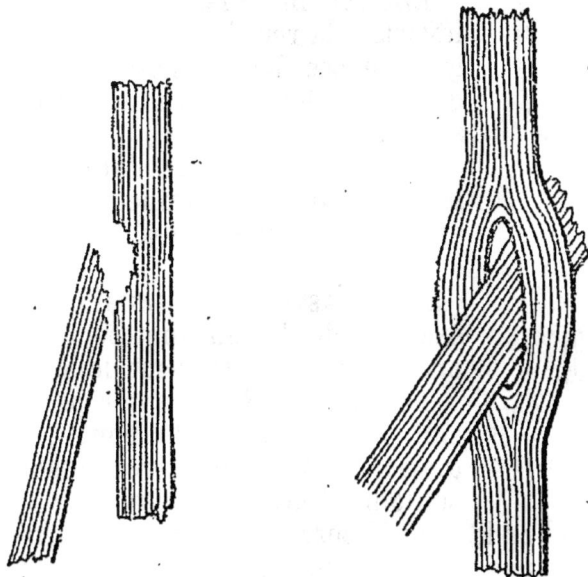

FIG. 72. — Greffe tendineuse latérale.

FIG. 73. — Greffe tendineuse à boutonnière.

dans une petite étendue ; et avec la pointe du bistouri, le fendre de part en part en longueur dans son milieu.

Mobiliser le bout périphérique du long extenseur, l'engager dans la boutonnière et l'y fixer par un point de suture qui traverse à la fois les deux tendons (fig. 73).

ART. 6. TÉNOPLASTIE

La ténoplastie est une opération qui consiste à placer et à fixer entre les deux bouts d'un tendon soit un ou deux lambeaux qu'on détache préalablement de l'un de ces bouts ou de tous deux, soit un segment de tendon emprunté à un muscle voisin moins utile ou même à un animal. Les récentes expériences d'Assaky rendent probable le succès de la transplantation tendineuse sur l'homme.

Elle est indiquée pour assurer ou pour favoriser la réunion des bouts tendineux, lorsque ces bouts sont trop écartés ou qu'un tendon a subi une grande perte de substance.

Je ne décrirai que l'autoplastie tendineuse à un seul lambeau, déjà employée avec succès par Czerny.

AUTOPLASTIE A UN LAMBEAU. — Soit une excision de 4 centimètres de l'extenseur propre du gros orteil sur le dos du pied.

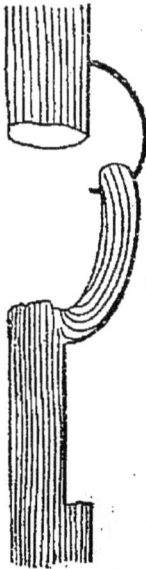

FIG. 74. — Autoplastie tendineuse à un lambeau.

Procédé. — Après avoir prolongé l'incision sur le trajet du bout périphérique, diviser ce bout en travers jusqu'au milieu seulement de son épaisseur.

Détacher la moitié correspondante, en forme de bandelette, jusqu'à 3 ou 4 millimètres environ de la surface de section du bout périphérique, puis renverser le lambeau tendineux dans l'intervalle des bouts, en lui faisant décrire une rotation de 180°.

Fixer son extrémité au bout central par un point de suture (fig. 74).

Récemment, sur des individus dont les tendons extenseurs des doigts avaient subi une perte de substance plus ou moins considérable, Glück (de Berlin) a réussi à rétablir la continuité et les fonctions des tendons par des tresses de catgut.

La greffe tendineuse et la ténoplastie offrent la plus grande analogie technique, comme on va le voir, avec la greffe nerveuse et la neuroplastie.

CHAPITRE IV

OPÉRATIONS SUR LES NERFS

—————

Article Ier. NEUROTOMIE, NEURECTOMIE,

NEURORHEXIS, NEUROTRIPSIE, NEUROTÉNIE

Dans un but thérapeutique, on sectionne le nerf (*neurotomie*), on en retranche une certaine largeur (*neurectomie*), on l'arrache (*neurorhexis*), on le soumet à des tractions méthodiques *(neuroténie, élongation, distension)*, ou bien on le contond, on l'écrase sur un point de sa longueur (*neurotripsie*). Tous ces modes variés de diérèse et d'exérèse peuvent être groupés : leurs indications générales (névralgies, spasmes et affections spasmodiques, troubles trophiques) sont les mêmes, la technique est la même en ce qui concerne les deux premiers temps de l'opération spéciale à chacun d'eux, c'est-à-dire *l'incision des parties molles* et *la mise à nu du nerf*. Le dernier temps seul diffère, il représente le trait caractéristique, individuel, de chaque opération; aussi le nommerai-je *temps final ou fondamental*.

La neurotomie, la neurectomie, la neurorhexis et la neurotripsie conviennent aux nerfs, branches et rameaux exclusivement sensitifs : l'interruption, même définitive, de la conductibilité du nerf opéré présente ici tout avantage. La neuroténie est applicable à tous les nerfs, sensitifs ou moteurs, mais c'est la seule qui convienne aux nerfs moteurs ou mixtes, parce qu'elle ne porte aucune atteinte à leur fonction de transmission motrice ou, du moins, parce qu'elle n'entraîne le plus souvent qu'une paralysie ou parésie tout à fait temporaire. Pour les nerfs sensitifs, il est prudent de lui préférer une opération plus précise et qui mette plus sûrement à l'abri de la récidive, la neurectomie, par exemple, ou l'arrachement.

La neurotomie simple, faite par la méthode sous-cutanée ou à ciel ouvert, est presque toujours suivie de récidive. Il faut donc y renoncer complètement, ou la modifier de l'une des façons suivantes : 1° en renversant le bout périphérique (Weir Mitchell) *(Am. J. of med. sc.*, avril 1876); 2° en écrasant le bout central ou en le cautérisant fortement.

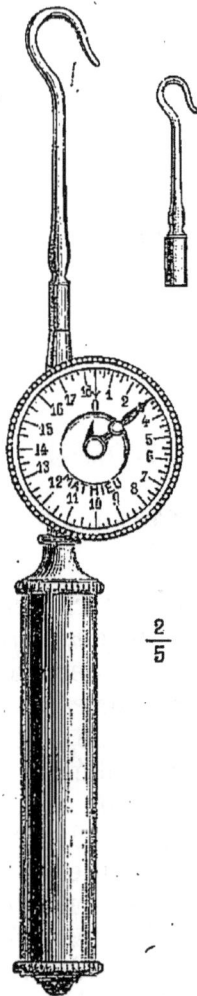

FIG. 75.

$\frac{2}{5}$

L'appareil instrumental comprend :

Un bistouri droit;

Une pince à dissection;

Une pince anatomique fine ;

Des ciseaux droits et des ciseaux courbes ;

Une sonde cannelée;

Une érigne simple;

Deux écarteurs :

Un ou deux crochets mousses, comme ceux à strabotomie;

Une pince à verrou et une pince à polypes;

L'élongateur de Gillette (fig. 75);

Le thermo-cautère Paquelin;

Et une aiguille fine, raide, courbe, armée d'un très fin fil de soie.

MANUEL OPÉRATOIRE EN GÉNÉRAL

Il y a deux temps préliminaires : *l'incision des téguments et la mise à nu du nerf*, et un temps final ou fondamental, qui est l'acte opératoire intéressant le nerf lui-même : *neurotomie, neurectomie, neurorhexis, neurotripsie, neuroténie*.

1er temps. — L'ischémie préventive étant instituée, quand elle est possible, et le trajet du nerf étant déterminé et même marqué à la fuchsine ou à l'iode d'après certains points de repère, tendre les téguments entre l'index et le pouce gauches, et faire une incision plus ou moins longue, parallèle, transversale ou oblique par rapport au nerf, et qui n'intéresse d'abord que la peau. Cette incision suffit même si le nerf est sous-cutané.

Forcipresser les veines qui se rencontrent ou les récliner, puis diviser le tissu cellulaire sous-cutané jusqu'à l'aponévrose générale.

Diviser celle-ci sur la sonde, après l'avoir ouverte en dédolant à un angle de l'incision ; et, si cela est nécessaire, poursuivre la division des parties molles, soit avec le bistouri ou la sonde, soit avec le bec de la sonde ou le manche du bistouri ou l'extrémité de l'index, jusqu'à ce qu'on arrive sur le nerf.

Le nerf se reconnaît à ses rapports anatomiques, à son diamètre particulier, à sa teinte blanche, à son aspect finement strié dans le sens longitudinal, à la sensation de cordon plein qu'il donne au toucher. Il est moins éclatant et moins dense que le tendon ; et, quand il est rougeâtre par imbibition cadavérique, on peut toujours le distinguer d'une artère ou d'une veine d'après ses autres caractères, surtout d'après la sensation de cordon plein.

2e temps. — La reconnaissance du nerf une fois faite, le dégager au milieu de l'incision en déchirant avec le bec de la sonde le tissu conjonctif qui l'environne et en ménageant avec le plus grand soin l'artère et la ou les veines satellites, s'il y en a.

Dès qu'on le peut, soulever le nerf avec un crochet mousse, et alors se comporter différemment suivant le choix de telle ou telle opération finale.

3e temps ou temps final. — 1. *Neurotomie.* D'un coup de ciseaux, jamais avec le bistouri, diviser le nerf en travers. Saisir le bout périphérique avec une érigne ou une pince, dans l'étendue de 1 à 1 centim. et demi, le renverser et réunir la gaîne de son extrémité libre au tissu conjonctif voisin par un ou deux points de soie dont on coupe les chefs au ras des nœuds (sutures perdues).

Si le nerf n'est pas accessible dans une longueur suffisante pour qu'on puisse renverser son bout périphérique, écraser et mâcher l'extrémité de son bout central au moyen de la pince à verrou ou de la pince à polypes; ou bien la toucher vigoureusement avec le cautère Paquelin.

2. *Neurectomie.* Dénuder le nerf dans toute l'étendue de l'incision ou sur la plus grande longueur possible. L'exciser par deux coups de ciseaux, l'un au pôle central de la partie mise à nu, et l'autre au pôle périphérique.

Le segment enlevé doit être long d'au moins 3 centimètres, l'expérimentation et l'observation clinique ayant démontré qu'au-dessous de cette limite, la reproduction du nerf a lieu et que la récidive de la maladie est alors très commune.

Si l'excision ne peut se faire sur la longueur voulue, écraser ou cautériser l'extrémité du bout central, comme on le ferait sur le vivant pour mieux se mettre à l'abri de la récidive.

3. *Neurorhexis.* Dénuder le nerf sur toute sa longueur; le saisir entre les mors de la pince à verrou, ou dans l'œil de ma pince, ou avec un autre instrument offrant bonne prise; exercer une traction vigoureuse, du centre vers la périphérie, jusqu'à ce que le nerf rompe et que la partie située au-dessous de la rupture soit ramenée sous l'œil du chirurgien, puis exciser toute la partie disponible du nerf.

Ce mode de diérèse-exérèse est surtout utile pour certains nerfs qui traversent des conduits osseux ou qui sont trop profonds pour être mis à nu sur une longueur convenable.

4. *Neurotripsie*. On l'associe presque toujours à la neurotomie ou à la neurectomie ; rarement on l'emploie seule.

Dans ce dernier cas, dénuder le nerf sur toute sa longueur ; l'écraser et le mâcher avec la pince à verrou ou pince à polypes depuis le pôle central jusqu'au pôle périphérique, ou bien, à l'exemple de Verneuil, le froisser de haut en bas entre le pouce et une sonde cannelée passée au-dessous du nerf.

5. *Neuroténie*. Dénuder le nerf sur toute sa longueur.

Avec l'élongateur de Gillette, ou avec une pince (dont le trou est destiné à recevoir le nerf, pourvu que ce dernier ne soit pas trop gros), ou tout simplement avec les deux ou trois premiers doigts, exercer une forte traction, d'abord de haut en bas sur le pôle central, puis de bas en haut sur le pôle périphérique (v. Nussbaüm).

Il est impossible de préciser le degré nécessaire (thérapeutique) de la force de traction pour chaque nerf. On peut admettre avec Trombetta et Gillette que cette force de traction est, en général, le tiers de la force de rupture : 25 kilogrammes pour le grand nerf sciatique ; 12 à 13, pour le nerf crural et le nerf médian ; 9 pour le nerf radial et le nerf cubital ; 2 1/2 pour le nerf sous-orbitaire ; 1 1/2 pour le nerf sus-orbitaire, etc. En tout cas, il vaut mieux faire plus que moins, car les nerfs sont doués d'une très grande résistance.

Après l'opération, sur le vivant, quel que soit le temps final, on réunit la plaie par suture, on place un ou deux drains, et l'on applique un pansement antiseptique.

Je ne fais que mentionner la distension dite sous-cutanée ou méthode de Trombetta, qui n'est, du reste, applicable qu'au grand sciatique, et qui consiste à distendre ce nerf en faisant exécuter au membre inférieur des mouvements forcés de flexion sur le bassin, la jambe étant étendue sur la cuisse. C'est une opération aveugle qui peut s'accompagner de lésions graves des muscles postérieurs de la cuisse.

PROCÉDÉS PROPRES A CHAQUE NERF OU GROUPE DE NERFS

A. — TÊTE ET COU

Nerf frontal. — Indication opératoire : névralgie sus-orbitaire (zona ophthalmique). — Procédé. — Le sourcil étant modérément relevé, après avoir reconnu par le toucher l'échancrure sus-orbitaire, ou, si elle n'est pas appréciable, après avoir marqué sur l'arcade orbitaire un point situé à 3 centimètres du milieu de la racine du nez, diviser la peau, puis le muscle orbiculaire, sur le rebord même de l'arcade, parallèlement à lui, et dans l'étendue de 3 centimètres, de telle sorte que le milieu de l'incision corresponde à l'échancrure ou au point d'émergence déjà marqué.

Diviser le ligament large immédiatement au-dessous du rebord orbitaire ; pendant que la paupière et le globe de l'œil sont déprimés avec une spatule, déchirer le tissu cellulo-graisseux avec le bec de la sonde cannelée, d'avant en arrière, à partir de l'échancrure ou du point d'émergence, sous la voûte même, jusqu'à ce qu'on ait mis à nu et reconnu le nerf frontal externe, et plus profondément le nerf frontal lui-même.

L'isoler des vaisseaux satellites, le sectionner le plus loin possible d'un coup de ciseaux, renverser en avant, avec une pince, le bout périphérique, le tirer fortement comme pour l'arracher de ses expansions terminales, et exciser les nerfs frontaux externe et interne au ras de l'arcade orbitaire.

Hémostase : quelques rameaux des artères frontales ou ces artères mêmes.

La neurotomie sous-cutanée du nerf sus-orbitaire doit être abandonnée, parce qu'elle est presque toujours suivie de récidive.

NERF NASAL EXTERNE. — Indications opératoires, d'après Badal : 1º les douleurs ciliaires dues à un état inflammatoire des membranes de l'œil ; 2º les douleurs glaucomateuses, avant de recourir aux autres opérations usuelles (paracentèse de la chambre antérieure, sclérotomie, iridectomie).

Procédé de Badal. — Faire une incision courbe, correspondant à la partie interne et supérieure du rebord orbitaire, allant du tendon de l'orbiculaire au voisinage de l'échancrure sus-orbitaire, sur une étendue de 2 centimètres à peine.

Après avoir divisé les téguments avec précaution, remplacer le bistouri par une petite sonde cannelée, le nasal externe étant grêle et très superficiel. Il est placé contre le périoste, sous la poulie cartilagineuse du grand oblique, et là se divise aussitôt en une série de petits filets.

Isoler le tronc du nerf, et le soumettre à une traction de quelques centaines de grammes. (On peut même pousser la distension jusqu'à l'arrachement.)

NERF NASAL INTERNE OU ETHMOÏDAL. — Indications opératoires : névralgie, coryza rebelle.

Procédé. — Faire à fond la même incision que pour le nasal externe.

Avec une rugine, décoller le périoste d'avant en arrière, sur la partie interne de la voûte orbitaire et sur la partie la plus élevée de la paroi interne de l'orbite.

À une profondeur de 2 à 2 centim. 3 environ, après avoir reconnu le nerf, l'embrasser avec un crochet mousse et l'attirer fortement en avant jusqu'à rupture.

Hémostase : l'artère fronto-nasale ; celle de l'ethmoïdale antérieure se fait par l'arrachement même du nerf.

Le nerf ethmoïdal a été opéré jusqu'à présent (*in vivo*) par v. Dumreicher, E. Albert et Nicoladoni.

NÉVROTOMIE OPTICO-CILIAIRE. (Voy. *Chirurgie spéciale*.)

NERF SOUS-ORBITAIRE. — Procédé. — Faire à fond une incision qui commence à la hauteur de la commissure externe des paupières sur le rebord de l'orbite, suit en bas, puis en dedans ce même rebord jusqu'au niveau de de la canine, et là descend verticalement dans l'étendue de 1 centimètre environ (fig. 76).

Avec la rugine, décoller le périoste du plancher de l'orbite, jusqu'à ce qu'on voie *toute* la ligne grisâtre ou grise bleuâtre que représente le passage du nerf sous-orbitaire.

Pendant qu'un aide protège et relève le globe de l'œil

au moyen d'une large cuiller à café, bien dénuder la moitié antérieure de la fente sphéno-maxillaire, sans faire aucune pression, la plus légère suffit pour défoncer le plancher et ouvrir le sinus maxillaire; déchirer doucement, avec le bec d'une sonde cannelée, tout à fait en

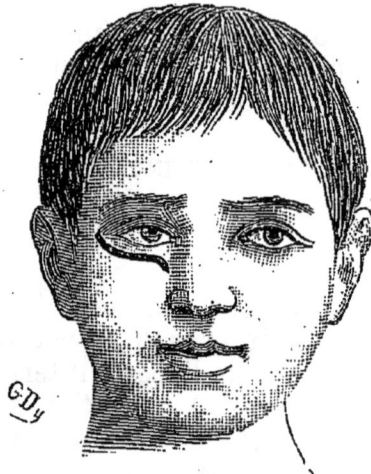

FIG. 76. — Incision pour la section et l'arrachement du nerf sous-orbitaire.

arrière, la petite membrane fibreuse qui recouvre le nerf sous-orbitaire; le saisir avec un petit crochet mousse, et le diviser d'un coup de ciseaux. (Sur le vivant, bien que l'hémorragie de l'artère satellite ne soit pas bien à craindre, il serait peut-être avantageux de diviser le nerf avec le cautère Paquelin.)

Ruginer l'angle de l'incision pour mettre à nu le nerf sous-orbitaire, qu'on reconnaît à sa blancheur et à sa disposition pénicillée.

Le saisir immédiatement avant son expansion avec une pince à verrou, exercer une forte traction en haut et en avant. Le nerf sous-orbitaire arrive tout entier. L'exciser au ras des parties molles.

NERF MAXILLAIRE SUPÉRIEUR ET GANGLION DE MECKEL. — Procédé de Lossen-H. Braun, modifié : *résection temporaire de l'os malaire.* — Faire à fond une incision verticale qui commence un peu au-dessus de l'angle palpébral externe, à 2 ou 3 millimètres du rebord de l'orbite, et descend jusqu'au bord inférieur de l'os malaire, en dehors du tubercule malaire.

Faire, à partir de l'extrémité supérieure verticale, une autre incision qui se porte en dehors jusqu'à la base de l'apophyse zygomatique du temporal, mais qui comprend seulement la peau, le tissu cellulaire sous-cutané et le prolongement latéral de l'aponévrose épicrânienne (fig. 77, aa').

Avec l'aiguille de Cooper, passer la scie à chaîne derrière l'os malaire et le scier dans le sens de l'incision verticale.

Renverser l'os en dehors, en fracturant l'arcade zygomatique par le fait même du renversement forcé.

La fosse zygomato-maxillaire une fois mise à découvert, la débarrasser du tissu graisseux avec les pinces et la sonde cannelée. Au besoin, entailler le bord antérieur du muscle temporal.

Reconnaître la fosse ptérygo-maxillaire; la disséquer avec une sonde cannelée assez mince, et, dès qu'on a trouvé le nerf maxillaire qui passe en forme de pont d'arrière en avant, à sa partie la plus élevée, pour se porter vers la partie moyenne de la fente sphéno-maxillaire, — l'attirer fortement en dehors et en avant avec un crochet mousse.

Avec un ténotome pointu, le diviser en arrière aussi loin que possible. Le diviser de même en avant dans la fente sphéno-maxillaire. Puis, avec une pince fine, saisir le segment nerveux et toutes les parties molles environnantes, — plus spécialement le ganglion de Meckel, si on a pu le reconnaître à sa forme allongée et à sa consistance — et les arracher.

Relever le lambeau ostéoplastique, placer un drain aux angles déchirés des deux incisions et suturer les téguments.

Czerny a fait plusieurs fois la résection du nerf maxillaire supérieur d'après le procédé de Lossen Braun, et n'a observé aucun trouble fonctionnel, du moins persistant, du muscle masséter, comme cela avait lieu avec le procédé primitif de Lücke.

L'hémorrhagie qui provient de la maxillaire interne, de ses branches et du plexus veineux zygomato-maxillaire, est arrêtée avec le thermo-cautère et le tamponnement provisoire (coton phéniqué trempé dans l'eau de Léchelle).

La neurectomie du maxillaire, dans le cas de névralgie limitée aux rameaux dentaires supérieurs et postérieurs, me paraît plus sûre contre la récidive que l'attaque directe de ces rameaux. Aussi ne décrirai-je pas de procédé spécial.

NERF DENTAIRE INFÉRIEUR. — On doit l'attaquer de préférence avant son entrée dans le canal dentaire.

Procédé. — *Section avant l'entrée.* — Diviser la peau et le muscle peaucier suivant le contour de l'angle de la

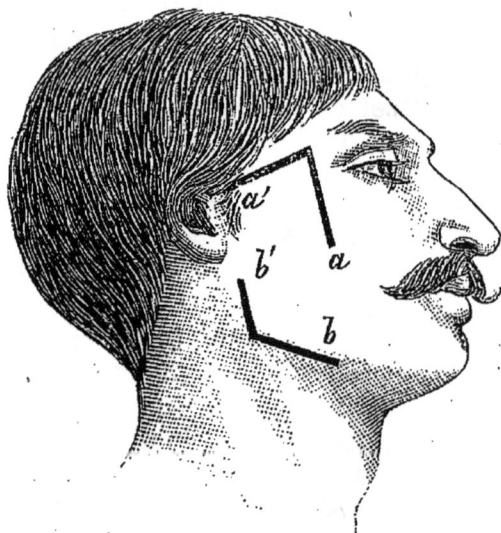

FIG. 77.

aa', incision pour la section et l'arrachement du nerf maxillaire supérieur et du ganglion de Meckel; — *bb'*, incision pour la section et l'arrachement du nerf dentaire inférieur.

mâchoire, en commençant à 1 centim. et demi ou 2 centimètres au-dessus de l'angle et en s'arrêtant en bas à 1 centimètre environ au-devant de l'insertion du muscle masséter (fig. 77, bb').

Récliner la parotide en arrière, lier l'artère faciale et la veine faciale devant le masséter, puis diviser le périoste dans toute l'étendue de l'incision cutanée.

Avec la rugine, dénuder la face externe du maxillaire.

Pendant qu'un aide relève le lambeau musculo-cutané, appliquer une petite couronne de trépan (Warren), ou la tarière conique du perforateur d'Hamilton, au milieu de la face externe de la branche montante de la mâchoire, sur le prolongement d'une ligne qui raserait le bord supérieur du corps de l'os, ou, si l'on veut encore, à 1 centim. 5 au-dessus de l'angle. C'est là que se trouve l'orifice postérieur du canal dentaire.

Agrandir la brèche avec le ciseau et le maillet jusqu'à ce que le nerf soit découvert dans une étendue de 1 centimètre au delà et en deçà de son entrée.

Diviser le nerf aussi haut que possible, de préférence avec le thermo-cautère, pour oblitérer en même temps l'artère satellite.

Section à la sortie. A égale distance du bord supérieur et du bord inférieur de la mâchoire, dans le sillon gingivo-labial, diviser la muqueuse horizontalement, dans l'étendue de 2 centimètres, de façon que le milieu de l'incision corresponde à l'intervalle des deux petites molaires; rechercher le nerf mentonnier et le sectionner au ras de l'os.

Arrachement de la portion intra-osseuse. Revenir à la première opération, saisir le bout périphérique du nerf avec une pince à verrou, l'enrouler sur le mors et exercer une forte traction pour amener la portion intraosseuse du nerf déjà libérée au trou mentonnier.

On pourrait ne pas faire la section mentonnière, et se contenter d'arracher le bout périphérique après la section supérieure; mais le procédé combiné que j'indique me paraît plus efficace encore contre la récidive.

Les procédés qui ont pour but d'attaquer le nerf par la bouche sont souvent difficiles, peu sûrs et insuffisants. Celui de Sonnenburg, exécuté pour la première fois par Lücke sur le vivant, et dans lequel on aborde le nerf extérieurement et par la face interne de la branche montante est passible des mêmes objections, alors même qu'on opère sur la tête pendante.

NERF LINGUAL. — Indications opératoires : névralgie du lingual; épithéliome lingual inopérable, quand il est très douloureux.

On peut attaquer le nerf en dedans de la branche montante de la mâchoire ou sur le plancher de la bouche.

1er cas. — Procédé. Faire la même incision et le même lambeau que pour le nerf dentaire inférieur.

Appliquer une large couronne de trépan, à l'exemple de Linhart et d'Inzani, sur le tiers inférieur de la branche montante.

Dès que l'os est perforé, reconnaître le nerf dentaire qui est le premier accessible. Avec la sonde cannelée, à quelques millimètres en dedans et en avant du nerf dentaire, dénuder le nerf lingual qui est aussi vertical, mais un peu plus gros; le saisir avec une pince à verrou, l'attirer fortement au dehors, enfin le sectionner d'un coup de ciseaux, le plus haut possible au-dessus de la pince, puis le plus bas possible, au-dessous de la pince.

Ce procédé peut être utile dans les cas où le plancher buccal est infiltré par le néoplasme cancéreux et où la recherche intra-buccale du nerf serait trop difficile, impossible même.

2e cas. — Procédé. Incision de Létiévant (fig. 78). Les mâchoires étant largement séparées au moyen de l'écarteur, pendant qu'un aide attire la pointe de la langue du côté opposé, avec une pince à griffes, porter la pointe du bistouri au côté interne de la dernière grosse molaire inférieure et pratiquer sur la muqueuse, dans le sillon linguo-gingival, à 5 millimètres de la réflexion de la muqueuse buccale sur le côté de la langue (Michel), une incision de 3 centimètres de longueur, qui n'intéresse que la muqueuse et une faible couche de tissu cellulaire.

Disséquer le tissu cellulaire avec le bec de la sonde pour mettre le nerf à découvert.

Puis, au lieu de diviser simplement le nerf comme l'indique Létiévant, le distendre dans les deux sens oppo-

sés, ou mieux l'exciser sur la plus grande étendue possible.

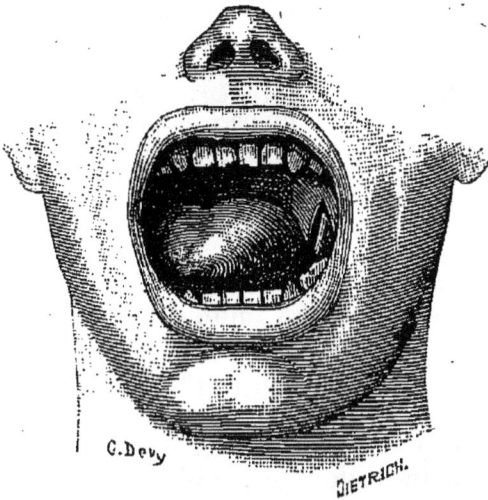

FIG. 78. — Incision de Létiévant pour l'excision du nerf lingual.

NERF AURICULO-TEMPORAL. — Procédé. Faire la même
incision que pour la ligature de l'artère temporale superficielle.

Distendre le nerf ou mieux l'exciser.

NERF BUCCAL. — Procédé d'après Holl[1]. La bouche
étant ouverte au moyen d'un dilatateur, après avoir
reconnu le *sillon buccinateur* qui s'étend d'une mâchoire
à l'autre, à leur partie la plus reculée (derrière la dernière
molaire), faire une incision verticale sur la lèvre antérieure de ce sillon, en divisant la muqueuse et quelques
glandules molaires.

Reconnaître le nerf (tronc) qui croise obliquement en
bas et en avant la face interne du tendon du muscle
temporal, au moment où ce tendon s'insère sur l'apophyse coronoïde.

L'isoler de la petite quantité de graisse environnante;

[1] *Langenbeck's Archiv.*, Bd XXVI, p. 994, 1881.

le saisir avec une pince ou un crochet ; avec des ciseaux
courbes, le diviser le plus loin possible du côté central,
et exciser une longueur de 1 à 2 centimètres.

Ce procédé, facile et simple, a été exécuté avec succès sur le
vivant par Wölfler. Panas (1874) a également recommandé et pratiqué la section intra-buccale du nerf buccal ; mais, par son procédé,
on n'atteint que le rameau antérieur, au-devant du masséter. Cela
peut suffire, mais la récidive devient moins probable lorsque l'action chirurgicale porte sur le tronc lui-même, comme dans le procédé de Holl.

Nerf facial. — Indication opératoire : tic convulsif de
la face, général ou limité à l'une des deux branches terminales du nerf.

C'est, non plus la section, mais la distension que l'on
doit employer. On la fait sur le tronc du nerf avant sa
division, dans l'épaisseur même de la parotide, ce qui
nécessite une dissection préalable des plus délicates et
des plus laborieuses.

Procédé de C. Hueter. — Faire une incision qui sépare le
lobule auriculaire de la peau de la face et qui suit verticalement le bord postérieur de la branche montante, sur
une longueur d'environ 3 centimètres.

Diviser l'aponévrose parotidienne.

Diviser le tissu glandaire, en prenant garde de pénétrer derrière la branche montante, où l'on tomberait sur
l'artère carotide externe.

Poursuivre la dissection avec prudence, dans la profondeur, on arrive d'abord, ainsi, à la branche inférieure
ou cervico-faciale du nerf facial, qu'on reconnaît, malgré
sa finesse, à son trajet curviligne et concave en avant.

En suivant cette branche comme guide, découvrir la
branche supérieure ou temporo-faciale, qui se distingue
par son trajet à peu près horizontal. L'angle aigu, sous
lequel se réunissent les deux branches, est très caractéristique.

Poursuivre maintenant la dissection du tronc, en arrière,
jusqu'au trou stylo-mastoïdien.

Le nerf est ici couché dans une gaîne propre de tissu
conjonctif.

Charger le tronc sur un crochet juste avant sa bifurcation terminale et le distendre à la manière ordinaire
dans les deux sens opposés.

La paralysie déterminée par la distension est généralement temporaire.

Quant aux fistules consécutives à la dissection de la parotide,
on en triomphe sans peine par la cautérisation et par la compression.

BRANCHE EXTERNE DU NERF SPINAL, OU ACCESSOIRE DE
WILLIS. - Indication opératoire : torticolis spasmodique,
mastoïdien ou trapézo-mastoïdien.

Procédé. — Le muscle sterno-cléido-mastoïdien étant
fortement tendu et la face inclinée du côté opposé, faire
sur le bord postérieur du muscle une incision cutanée de
5 centimètres, parallèle à ce bord, et dont le milieu se
trouve à l'union du tiers supérieur avec le tiers moyen
du muscle.

Diviser l'aponévrose cervicale superficielle et le
muscle peaucier, en usant de précautions pour ne pas
sectionner en même temps les branches superficielles
supérieures du plexus cervical.

Pendant qu'un aide écarte convenablement les lèvres
de l'incision, reconnaître la branche externe du nerf spinal, laquelle se dégage derrière le bord du muscle entre
la branche mastoïdienne et la branche auriculaire du
plexus cervical, et se porte en arrière, en bas et en dehors,
à travers le creux sus-claviculaire, dans un sens opposé
à celui de ces deux branches.

L'isoler le plus possible en renversant la face interne
du muscle mastoïdien ; puis la distendre avec les doigts
dans les deux sens opposés.

BRANCHES SUPERFICIELLES DU PLEXUS CERVICAL. — Indication opératoire : névralgie. Le procédé qui précède permet d'agir sur la branche mastoïdienne, sur la branche
auriculaire et sur la branche transverse du plexus cervical, aussi bien que sur le nerf accessoire de Willis.

Pour atteindre en outre les branches sus-acromiales et

8.

sus-claviculaires, on n'a qu'à prolonger l'incision en bas dans l'étendue de 2 centimètres, mais en évitant la lésion de la veine jugulaire externe, ou en la divisant entre deux ligatures perdues. La neurectomie est ici préférable à la distension.

NERF OCCIPITAL D'ARNOLD. — Indication opératoire : névralgie.

Procédé. — *Incision de Létiévant*. La nuque étant rasée et tendue par l'inclinaison forcée de la tête en avant, pratiquer une incision cutanée verticale, longue de 3 centimètres, partant de 15 millimètres au-dessous de la ligne courbe occipitale supérieure et passant à 15 millimètres en dehors du bord de la gouttière médiane de la nuque.

Diviser le tissu cellulaire sous-cutané très dense, puis la partie correspondante du trapèze.

Pendant qu'un aide écarte les lèvres de l'incision, reconnaître le cordonet blanchâtre, aplati, ascendant, pénicillé, que représente le nerf occipital; diviser le le feuillet aponévrotique qui recouvre la face postérieure du grand complexus, disséquer le tronc du nerf aussi profondément que possible à travers ce muscle.

Le saisir avec une pince à verrou, le distendre fortement du côté central, enfin exciser toute sa partie mise à nu.

PLEXUS BRACHIAL. — Indications opératoires : névralgie et hyperesthésie cervico-brachiales rebelles, certaines névrites et divers états convulsifs névrosiques du membre supérieur, trismus et tétanos consécutifs à des traumatismes accidentels ou chirurgicaux de la partie supérieure du membre et de l'épaule.

Procédé. — Le muscle sterno-cléido-mastoïdien étant fortement tendu et la face tournée du côté opposé, faire la même incision que pour la ligature de l'artère sous-clavière en dehors des scalènes. (Voy. *Ligatures*.)

Dès qu'on a reconnu le tendon du scalène antérieur par le toucher et par la vue, le dénuder de bas en haut avec l'index et la sonde cannelée, en ménageant le nerf phrénique, pendant qu'un aide rétracte fortement la lèvre supérieure de l'incision. Tout le paquet nerveux se voit immédiatement en dehors du scalène antérieur.

Diviser l'artère cervicale transversale entre deux ligatures, si cette artère traverse le plexus. Dénuder la face antérieure du plexus avec précaution dans une étendue suffisante.

Passer un crochet mousse ou une aiguille de Cooper entre l'artère sous-clavière et le bord inférieur du plexus, derrière lui ; en passer une autre derrière le bord supérieur du plexus, et le soulever tout entier avec les deux crochets, pendant que l'épaule et le bras sont fortement rapprochés du tronc.

Passer un index derrière le plexus, retirer les crochets, achever d'isoler la face postérieure du plexus, et exercer sur lui une puissante traction dans les deux sens opposés.

La section du plexus doit être absolument rejetée.

B. — MEMBRE SUPÉRIEUR

NERF MÉDIAN. — 1° *Distension dans l'aisselle, au tiers supérieur et à la partie moyenne du bras, au pli du coude.*

Mêmes incisions que pour la ligature de l'artère axillaire, et de l'artère humérale dans les points correspondants. Le nerf est successivement en avant et en dedans de l'artère.

2° *Distension au tiers inférieur de l'avant-bras.*

Procédé. — L'avant-bras reposant sur sa face dorsale et la main étant en supination-extension, après avoir reconnu par le toucher les tendons des grand et petit palmaires, faire entre les deux tendons une incision cutanée longitudinale de 4 centimètres, qui s'arrête à 2 centimètres au-dessus de la ligne supérieure du poignet (fig. 79 A A').

Diviser le tissu cellulaire sous-cutané, et forcipresser les petites veines qui donnent,

Diviser l'aponévrose antibrachiale sur la sonde.

Pendant que la main est fléchie, écarter les tendons des palmaires, pénétrer avec le bec de la sonde entre le tendon du grand palmaire et le faisceau externe du fléchisseur commun superficiel, et récliner en dedans ce faisceau en même temps que le tendon du petit palmaire. On voit aussitôt le nerf médian, parfaitement reconnaissable à son volume et à son siège au-devant des muscles fléchisseurs profonds.

Isoler le nerf de la petite artère satellite, et le distendre au moyen des doigts dans les deux sens opposés.

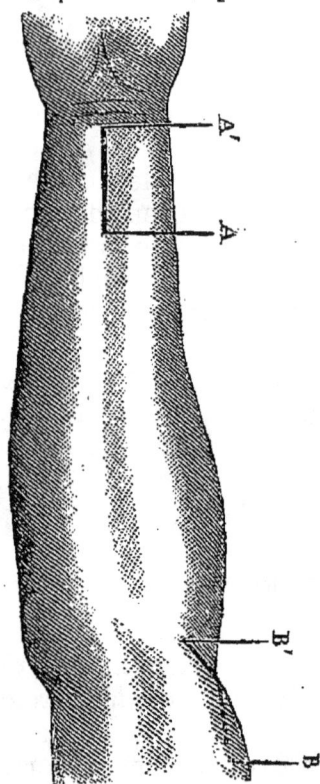

FIG. 79.

A A', incision pour la distension du nerf médian au tiers inférieur de l'avant-bras ; — B B', incision (trait moitié plein, moitié pointillé) pour la distension du nerf radial entre le brachial antérieur et le long supinateur.

NERF CUBITAL. — 1° *Distension dans l'aisselle, au tiers supérieur et à la partie moyenne du bras.*

Mêmes incisions que pour la ligature de l'artère axillaire et de l'artère brachiale dans les points correspondants. Le nerf cubital est le *premier* et le *plus gros* des nerfs qu'on trouve en dedans du nerf médian, qui sert de guide.

2° *Distension immédiatement au-dessus de la gouttière olécrâno-épitrochléenne.*

Procédé. — L'avant-bras étant fléchi sur le bras et le coude convenablement écarté du tronc, faire au-dessus de la gouttière et dans son prolongement, sur la face postérieure du bras, une incision verticale de 3 centimètres, qui n'intéresse que la peau.

Diviser sur la sonde le tissu cellulaire sous-cutané,

puis la forte aponévrose brachiale, et enfin la partie correspondante du muscle triceps. On arrive ainsi sur le nerf, derrière la cloison intermusculaire interne.

Isoler le nerf de l'artère collatérale interne, et le distendre au moyen des doigts dans les deux sens opposés.

3o *Distension au tiers moyen et au tiers inférieur de l'avant-bras.*

Mêmes incisions que pour la ligature de l'artère cubitale dans les points correspondants. Le nerf est en dedans de l'artère.

NERF RADIAL. — 1° *Distension dans la gouttière de torsion.*

Procédé. — Après avoir reconnu et marqué le bord postérieur du deltoïde, diviser la peau et le tissu sous-cutané le long de sa moitié inférieure.

Diviser sur la sonde l'aponévrose brachiale.

Pénétrer avec le bec de la sonde et le doigt entre le deltoïde et la portion externe du triceps en se dirigeant vers la face externe de l'humérus. Disséquer leur intervalle, et faire écarter par un aide les deux lèvres de l'incision.

Le bras étant mis en rotation interne, reconnaître les fibres d'insertion du vaste externe, fibres obliques en arrière, et les diviser au ras de l'os. On trouve le nerf de suite.

Isoler le nerf de l'artère collatérale externe, et le distendre au moyen des doigts dans les deux sens opposés.

L'opération faite dans l'aisselle est trop difficile, vu la situation profonde du nerf derrière l'artère et les autres nerfs.

2° *Distension entre le brachial antérieur et le long supinateur.*

Procédé. — Le membre étant en extension, après avoir reconnu et marqué la gouttière intermédiaire au biceps et au brachial antérieur d'une part et aux muscles épicondyliens d'autre part, diviser la peau sur la gouttière, par une incision de 4 centimètres qui soit oblique

en bas et en avant comme la gouttière elle-même et dont
le milieu se trouve à 3 centimètres au-dessus de l'interligne articulaire du coude. (Fig. 79 BB'; le pointillé
montre la partie supérieure et externe de l'incision.)

Récliner en dedans la veine céphalique, diviser sur la
sonde l'aponévrose antibrachiale, et pendant qu'un aide
écarte au fur et à mesure les lèvres de l'incision, disséquer, soit avec le bec de la sonde, soit avec l'extrémité
du doigt, jusqu'à l'os, l'interstice des muscles épicondyliens et du brachial antérieur. On trouve le nerf radial
couché devant les muscles épicondyliens.

Le soulever sur un crochet mousse, l'isoler de bas en
haut le plus loin possible, et le distendre au moyen des
doigts dans les deux sens opposés.

3° *Excision de la branche cutanée terminale au tiers
supérieur et au tiers moyen de l'avant-bras.*

Mêmes incisions que pour la ligature de l'artère radiale
dans les points correspondants. Le nerf est en dehors
d'elle. L'excision est préférable à la distension.

NERF AXILLAIRE. — Procédé. — Après avoir reconnu
et marqué le bord postérieur du deltoïde, faire sur lui
une incision cutanée de 5 à 6 centimètres, dont le milieu
corresponde à l'union de son tiers supérieur avec ses
deux tiers inférieurs.

Diviser l'aponévrose deltoïdienne sur le bord même du
muscle.

Écarter le muscle en avant pendant que le membre est
maintenu dans l'abduction et la rotation interne.

Se guider sur les rameaux nerveux qu'on rencontre
pour arriver jusqu'au tronc, ou bien d'emblée se diriger
vers la partie du col chirurgical de l'humérus qui est en
rapport avec la longue portion du biceps. C'est là, entre
les deux, un peu au-dessus de l'artère axillaire, contre
la tête humérale, qu'on trouve le nerf axillaire.

L'isoler et le distendre avec le crochet mousse vers la
périphérie.

Nerf musculo-cutané et nerf brachial cutané interne. —*Distension de l'un, excision de l'autre au tiers supérieur du bras.*

Même incision que pour la ligature de l'artère humérale dans le point correspondant. Le nerf musculo-cutané est immédiatement en dehors du médian, et le brachial cutané en dedans du cubital.

Branches palmaires collatérales des quatre derniers doigts. — Soit la branche palmaire externe du médius.

Procédé. — Le doigt étant en extension et la main en supination, faire une incision longitudinale de 2 centimètres, dont le milieu corresponde à la rainure digito-palmaire et dont la moitié inférieure soit placée sur le bord externe du médius, et la moitié supérieure sur la paume elle-même. Cette incision comprend la peau et le tissu cellulaire graisseux sous-cutané.

En disséquant avec la sonde, découvrir l'arcade fibreuse du second espace interdigital. C'est là qu'on voit s'échapper la branche nerveuse.

La soulever sur un crochet mousse, la disséquer vers la périphérie et exciser toute la portion mise à nu.

Branche palmaire du pouce. — Procédé.— Le pouce étant en extension et en abduction, après avoir reconnu le pli cutané intermédiaire au court fléchisseur et à l'adducteur, faire une incision de 2 centimètres qui suive le pli et se prolonge sur le bord interne du pouce, de façon que le milieu de l'incision corresponde à la rainure digito-palmaire. L'incision ne comprend que la peau.

Disséquer avec la sonde le mince feuillet aponévrotique qui se présente. On ne tarde pas à voir les deux branches palmaires entre le court fléchisseur et l'adducteur du pouce.

Les isoler et les exciser.

C. — TRONC

Nerfs intercostaux. — On en pratique la distension ou l'excision à la partie moyenne de leur trajet.

Soit le septième nerf intercostal à opérer.

Procédé. — Après avoir reconnu et marqué le bord inférieur de la septième côte, faire sur ce bord une incision cutanée horizontale de 5 à 6 centimètres.

Diviser le muscle grand dentelé, puis le muscle intercostal externe, au ras de la côte.

Pendant qu'un aide écarte la lèvre inférieure de l'incision, décoller doucement la plèvre avec le bec de la sonde, au niveau de la partie inférieure et interne de la côte.

Avec un petit crochet mousse amener à soi le nerf intercostal qui repose au bas de la gouttière costale.

L'isoler dans une étendue suffisante, et l'exciser ou le distendre dans les deux sens opposés.

Si l'on voulait opérer, séance tenante, plusieurs nerfs intercostaux du même côté, il faut faire autant d'incisions distinctes.

D. — MEMBRE INFÉRIEUR

Nerf fémoro-cutané. — Procédé. — Après avoir reconnu et marqué le sommet de l'épine iliaque antéro-supérieure, faire une incision cutanée verticale de 4 centimètres, qui commence à 1 centimètre au-dessus du sommet de l'épine, passe sur ce sommet et se prolonge sur la cuisse.

Diviser le tissu cellulaire sous-cutané et le fascia superficiel dans la même étendue que la peau.

Diviser l'aponévrose fémorale de bas en haut, jusqu'à l'épine, après avoir glissé exactement le bec de la sonde contre la face profonde de l'aponévrose.

Pendant qu'un aide écarte les lèvres de l'incision, reconnaître l'insertion du ligament crural sur l'épine. C'est immédiatement au-dessous de cette insertion qu'on voit le nerf fémoro-cutané apparaître et de là se porter au-devant de l'extrémité supérieure du muscle couturier.

L'isoler et l'exciser sur une longueur de 3 centimètres.

NERF CRURAL. — *Distension sous l'arcade crurale.*

Procédé. — Après avoir déterminé et marqué l'arcade crurale comme il a été dit à propos de l'artère du même nom (voy. *Ligatures*), faire à 1 centimètre en dehors du milieu de l'arcade, une incision cutanée verticale de 4 centimètres, qui commence à 1 centimètre au-dessus de l'arcade et se prolonge sur la cuisse.

Diviser le tissu cellulaire sous-cutané et le fascia superficiel dans la même étendue que la peau.

Diviser jusqu'à l'arcade, de bas en haut la forte lame aponévrotique qui recouvre la face antéro-interne du muscle psoas iliaque. Après avoir glissé exactement le bec de la sonde contre la face postérieure de cette lame aponévrotique, on voit aussitôt au-devant du psoas iliaque le paquet des branches terminales du nerf crural.

Soulever le paquet sur un crochet mousse, l'isoler le plus loin possible en haut et en bas, et le distendre avec les doigts dans les deux sens opposés.

NERF SAPHÈNE INTERNE. — 1° *Excision du tronc au tiers inférieur de la cuisse.*

Même incision que pour la ligature de l'artère fémorale dans le canal du troisième adducteur, puisque le nerf saphène sert de guide pour cette ligature. On le voit sortir de la paroi antérieure du canal à un niveau variable. L'isoler et l'exciser sur une longueur de 3 à 4 centimètres.

2° *Excision de la branche jambière au tiers supérieur de la jambe.* — Procédé. — A partir de 2 centimètres en dedans de l'extrémité inférieure de la tubérosité antérieure du tibia, faire une incision cutanée de 3 centimètres, oblique en bas vers la face interne du mollet.

Reconnaître la veine saphène interne, au besoin en refoulant le sang par des frictions de bas en haut. Le nerf est au-devant d'elle.

L'isoler et l'exciser.

Sur le vivant, quand la veine est apparente ou peut être rendue apparente par la compression, au lieu d'une incision oblique, il est préférable de faire une incision verticale parallèle à la veine.

NERF GRAND SCIATIQUE. — Ce nerf est un de ceux qui sont le plus souvent opérés, en raison même de la fréquence de la névralgie sciatique. Depuis Erlenmeyer j.,

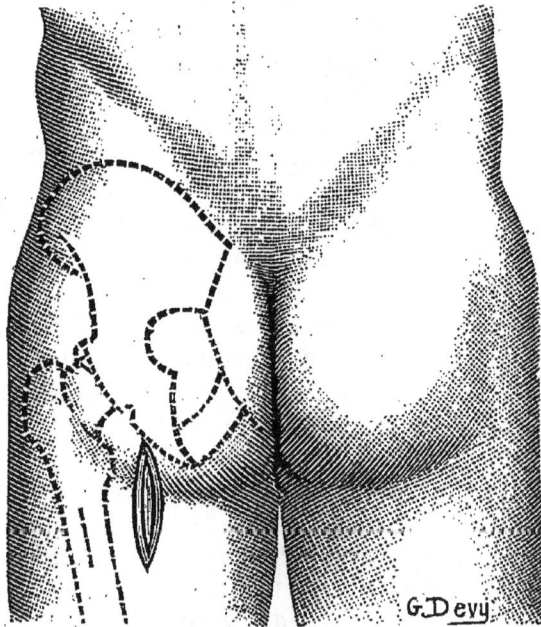

FIG. 80. — Nerf grand sciatique mis à nu pour être distendu, entre la tubérosité ischiatique et le fémur (squelette en pointillé).

on le distend aussi dans le tabes dorsalis afin de modifier la lésion spinale.

Distension entre la tubérosité ischiatique et le fémur. — Procédé. — Le cadavre étant couché sur le ventre et le membre sur lequel doit porter l'opération étant étendu en rotation interne, après avoir reconnu le bord externe de la tubérosité ischiatique, faire une incision cutanée verticale de 8 centimètres dont le milieu corresponde à 2 centimètres en dehors de la tubérosité ischiatique (fig. 80).

Diviser le tissu cellulaire sous-cutané et la forte aponévrose fémoro-fessière.

Diviser le muscle fessier dans la partie correspondante à l'incision, puis le feuillet profond de son aponévrose.

Pendant qu'un aide écarte fortement et profondément les deux lèvres de l'incision, reconnaître le bord externe de la tubérosité ischiatique. C'est à 2 centimètres en dehors de lui, sur la face postérieure du carré crural, qu'on voit le nerf grand sciatique sous la forme d'un cordon aplati, de la largeur du petit doigt.

L'isoler avec sa petite artère satellite dans la plus grande étendue possible; puis le distendre vigoureusement, du centre à la périphérie, de la périphérie au centre, avec le pouce, l'index et le médius, ces deux derniers passés sous le nerf.

Quelques chirurgiens, pour parfaire la distension, soulèvent le membre avec le nerf lui-même.

NERF SCIATIQUE POPLITÉ INTERNE. — *Distension dans le creux poplité.*

Même incision que pour la ligature de l'artère poplitée dans le point correspondant. Le nerf est en arrière et en dehors d'elle, sur un plan plus superficiel.

NERF SAPHÈNE EXTERNE. — *Excision dans la partie supérieure du mollet.*

Procédé. — Sur le prolongement du milieu de l'espace intercondylien fémoral faire une incision cutanée verticale de 5 centimètres, qui commence à la hauteur de la tête du péroné.

Diviser le tissu cellulaire sous-cutané.

Pendant qu'un aide écarte les deux lèvres de l'incision, diviser l'aponévrose jambière de bas en haut, sur la sonde, après avoir fait glisser exactement son bec contre la face postérieure de l'aponévrose. On voit le nerf et la veine saphène externe couchés l'un à côté de l'autre sur l'intersection des deux jumeaux.

Isoler le nerf et l'exciser dans une étendue de 3 à 4 centimètres.

NERF TIBIAL POSTÉRIEUR. — *Distension au tiers moyen de la jambe et derrière la malléole interne.*

Même incision que pour la ligature de l'artère tibiale postérieure dans les points correspondants. Le nerf est successivement en dehors, puis en arrière de l'artère.

NERF SCIATIQUE POPLITÉ EXTERNE. — *Distension derrière le tendon du biceps.*

Procédé. — Après avoir reconnu et marqué le bord postérieur du tendon du biceps fémoral, faire sur ce bord une incision cutanée de 4 centimètres qui lui soit parallèle et qui, en dehors, s'arrête au-dessous de la tête du péroné.

Diviser le tissu cellulaire sous-cutané, puis l'aponévrose jambière, de bas en haut, sur la sonde. On trouve le tronc du sciatique poplité externe entre le jumeau externe et le tendon bicipital.

Isoler le nerf et le distendre dans les deux sens opposés.

NERF TIBIAL ANTÉRIEUR ET NERF MUSCULO-CUTANÉ. — 1º *Distension de l'un ou de l'autre ou de tous deux à leur origine.*

Procédé. — Sur le prolongement du bord postérieur du tendon bicipital faire une incision cutanée de 4 centimètres dont le milieu soit placé au-dessous de la tête du péroné.

Diviser le tissu cellulaire sous-cutané, puis l'aponévrose jambière, de bas en haut sur la sonde.

Avec le bec de la sonde ou à petits coups de bistouri, toujours dans la direction du tendon bicipital, diviser l'extrémité supérieure du long péronier latéral. On trouve les deux nerfs contre le péroné au moment où ils se séparent à angle aigu.

Isoler et distendre avec le crochet mousse.

2° *Distension ou excision du nerf tibial antérieur au tiers moyen et au tiers inférieur de la jambe.*

Mêmes incisions que pour la ligature de l'artère tibiale antérieure dans les points correspondants. Le nerf est au-devant ou en dehors de l'artère.

3° *Excision de la partie cutanée du nerf musculo-cutané.*

Procédé. — A la partie moyenne de la jambe, à 1 centimètre en dedans du bord antérieur du péroné, faire une incision cutanée verticale de 5 centimètres.

Diviser le tissu cellulaire sous-cutané, puis l'aponévrose jambière.

Avec le doigt ou le bec de la sonde disséquer l'interstice qui sépare les péroniers latéraux des extenseurs des orteils. C'est dans leur intervalle qu'on trouve le nerf musculo-cutané unique, quelquefois double.

L'isoler et l'exciser dans une étendue de 3 à 4 centimètres.

Art. 2. — NEURORRAPHIE

La neurorraphie ou *suture nerveuse* est une opération ou un temps opératoire qui consiste à affronter et à maintenir en présence, au moyen de points, deux surfaces de sections nerveuses, dans le but soit d'obtenir leur réunion immédiate conjonctive et quelquefois nerveuse, si la distance entre les surfaces de sections est nulle ou minime, soit d'abréger le temps nécessaire au rétablissement des fonctions motrices, si la distance est plus ou moins considérable (de 5 millimètres à 4 centimètres). Au delà de 4 centimètres, la simple suture n'a plus sa raison d'être : les deux bouts nerveux se cicatrisent isolément, au lieu de converger l'un vers l'autre.

Elle est indiquée : 1° d'ordinaire, dans les sections

complètes, accidentelles ou chirurgicales, d'un nerf moteur ou d'un nerf mixte, sans ou avec perte de substance ; 2° quelquefois dans la greffe nerveuse et la neuroplastie ; 3° peut-être dans les fortes contusions d'un nerf (C. Hueter).

Pour la pratiquer, il faut :

> Des aiguilles rondes, fines, droites, courbes, demi-courbes ;
> Des fils fins de soie, de catgut chromique ou de crin de Florence ;
> De petites pinces à dents ;
> Et une paire de ciseaux, de préférence courbés sur le plat.

Les aiguilles spéciales, comme celles de L. Wölberg, par exemple, sont inutiles.

MANUEL OPÉRATOIRE

Tantôt les points de suture sont placés entre les faisceaux de tubes nerveux eux-mêmes, c'est la suture dite *directe*, employée pour la première fois par Nélaton (1863); tantôt ils n'embrassent que le névrilemme, c'est la suture dite *indirecte périneurotique*, dont la première application remonte à Baudens (1836); tantôt, enfin, ils n'intéressent pas les bouts nerveux et comprennent simplement le tissu conjonctif environnant, c'est la suture dite *indirecte paraneurotique*, spécialement préconisée par C. Hueter.

Suture directe. — Soit à suturer le nerf médian, préalablement mis à nu à la partie moyenne du bras et excisé sur une étendue de 1 centimètre.

Procédé. — Après avoir pincé en avant l'extrémité du bout périphérique, faire passer latéralement de part en part, à 4 millimètres de la surface de section, l'aiguille armée du fil.

Pincer de même le bout central et le traverser latéralement à la même distance par rapport à sa surface de section, pour revenir au point de départ.

Croiser les deux chefs du fil ; tirer dessus, et pour rapprocher autant que possible les surfaces de section, pendant que l'avant-bras est fléchi, mais en évitant le chevauchement des bouts, faire un double nœud et couper les chefs au ras du nœud (suture perdue), ce seul point suffit (fig. 81).

Pour un nerf plus gros (sciatique poplité interne, grand sciatique), on met deux et même trois points de suture.

Sur le vivant, on aviverait les bouts si cela était nécessaire, avant de les affronter, et, après l'opération, on immobiliserait le bras dans la demi-flexion.

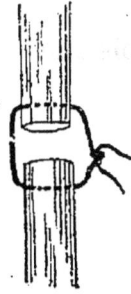

FIG. 81. — Suture nerveuse directe.

SUTURE PÉRINEUROTIQUE. — Soit encore à suturer le nerf médian.

Procédé. — Après avoir pincé en avant l'extrémité du bout périphérique, introduire l'aiguille sur le côté interne du nerf, à 3 millimètres de la surface de section, et la faire passer sous le névrilemme vers cette surface.

Pincer de même le bout central, conduire la même aiguille de sa surface de section vers son côté interne sous le névrilemme, et la faire ressortir à 3 millimètres de sa surface de section. On a ainsi placé une anse qui embrasse le côté interne des deux bouts.

Placer de même une anse latérale externe ;

Serrer chaque anse, au degré convenable ; faire un double nœud, et corper les chefs de chaque anse au ras du nœud. Les bouts se trouvent affrontés par deux points (fig. 82).

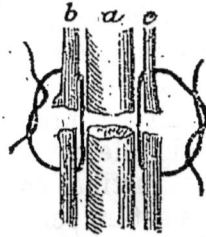

FIG. 82. — Suture nerveuse périneurotique.
a, nerf ; — c b, névrilemme montré à distance.

SUTURE PARANEUROTIQUE. — Procédé. — Rapprocher les bouts, autant que possible, par la position et au besoin par la pression convergente des mains d'un aide.

Embrasser avec une anse de catgut le tissu conjonctif lâche qui environne le côté interne des deux bouts.

Placer une anse semblable du côté externe, et quelquefois une troisième en avant (fig. 83).

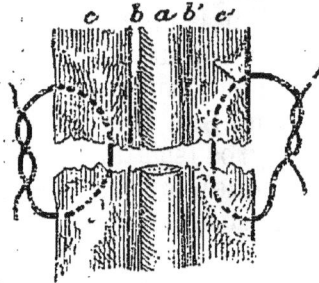

FIG. 83. — Suture nerveuse paraneurotique.

a, nerf ; — bb', névrilemme ; — cc', tissu conjonctif paranerveux.

Le reste comme dans le procédé précédent.

Appréciation. — La suture paraneurotique a donné jusqu'à présent, d'après C. Hueter, des résultats très satisfaisants. Elle ne convient qu'aux sections fraîches, à titre de suture primitive, et seulement lorsque le rapprochement des bouts est complet ou à peu près, sans tiraillement, ou encore lorsque les bouts sont trop grêles pour se prêter aux autres modes de suture.

La suture périneurotique est née de la crainte qu'on avait de produire des accidents nerveux en passant l'aiguille et le fil à travers le nerf. Cette crainte n'est pas justifiée par les résultats actuels de la suture directe. La suture périneurotique convient spécialement aux nerfs de moyen et de gros volume ; elle assure, mieux que la suture directe, l'affrontement des surfaces de sections nerveuses.

La suture directe peut être réservée pour les nerfs de petit volume, quand il existe un certain écartement. Je m'empresse, toutefois, d'ajouter que ces données n'ont pas la prétention de règles absolues.

Art. 3. GREFFE NERVEUSE

La greffe est une opération qui consiste à affronter le bout périphérique d'un nerf avec le bout central d'un autre nerf (*greffe bout à bout*) ou avec le flanc d'un autre nerf (*greffe latérale*).

La greffe bout à bout est indiquée dans la section du plexus brachial, dans la section de deux ou plusieurs nerfs voisins, quand il est impossible de déterminer les bouts périphériques respectifs des troncs divisés. La greffe latérale est indiquée dans la section de l'un des deux ou plusieurs nerfs voisins, quand il est impossible de retrouver le bout central ou que la perte de substance est trop considérable.

MANUEL OPÉRATOIRE

Greffe bout a bout. — Soit une incision transversale du bras, à la partie moyenne, intéressant la peau, le tissu sous-cutané, l'aponévrose, le nerf médian et le nerf cubital (plus, l'artère humérale et ses veines satellites).

Procédé. — Pour réunir le bout périphérique du nerf médian au bout central du nerf cubital, et le bout périphérique du cubital au bout central du nerf médian, mobiliser d'abord les deux bouts l'un vers l'autre en conservant autour d'eux le plus de tissu conjonctif possible (fig. 84); il n'est pas nécessaire qu'ils arrivent au contact.

Puis affronter les bouts par la suture périneurotique ou la suture directe.

Greffe latérale. — Soit encore une incision transversale du bras, à la partie moyenne, intéressant les téguments et seulement le nerf médian.

Procédé. — Pour réunir le bout périphérique du médian au cubital, après avoir mis à nu ce dernier, faire

9.

sur son côté externe, avec le bistouri ou avec les ciseaux, une petite encoche transversale qui intéresse la moitié seulement de son diamètre.

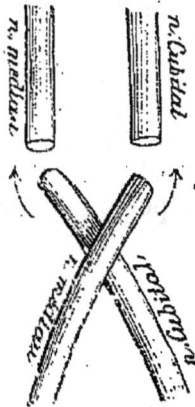

FIG. 84. — Greffe bout à bout par échange des tronçons nerveux périphériques.

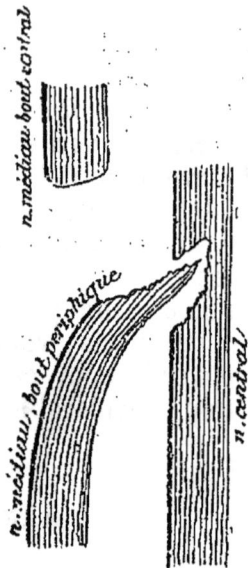

FIG. 85. — Greffe latérale d'un tronçon nerveux périphérique sur un nerf voisin.

Détacher la moitié correspondante du bout central du cubital, sur une hauteur de 5 millimètres pour avoir une fente.

Mobiliser le bout périphérique du médian ; mobiliser aussi, si c'est nécessaire, le nerf cubital, pour que le rapprochement soit aussi exact que possible.

Par deux coups de ciseaux, affiner en coin l'extrémité du médian, l'engager dans la fente du cubital (fig. 85) et le réunir à ce dernier par deux points de suture.

On pourrait aussi suturer simplement la moitié libre centrale du cubital avec le bout périphérique du médian.

La greffe nerveuse doit désormais être employée chez l'homme, à l'exemple de Desprès (1875). L'observation clinique nous apprendra sa portée exacte, comme du reste, celle de la neuroplastie,

Art. 4. NEUROPLASTIE.

La neuroplastie est une opération qui consiste à placer dans l'intervalle de deux bouts nerveux soit deux lambeaux (Létiévant), ou un lambeau qu'on emprunte aux bouts ou à l'un d'eux, soit un segment de tronc nerveux emprunté à un animal (Vulpian, Glück).

Elle est indiquée quand la perte de substance d'un nerf est trop considérable pour être comblée par la puissance régénératrice de ses bouts.

MANUEL OPÉRATOIRE

AUTOPLASTIE A DEUX LAMBEAUX. — Soit une excision de 6 centimètres du nerf médian, qu'il s'agit de réparer.

Procédé de Létiévant.— A l'aide du bistouri, pratiquer dans le bout supérieur une fente ou boutonnière commençant à 5 millimètres de la terminaison de ce bout et s'élevant à 3 centimètres ou 3 centimètres et demi au-dessus.

Vers le haut de la boutonnière, faire sortir le bistouri en divisant transversalement une des lèvres de la boutonnière.

Renverser en bas, dans la direction du bout inférieur, la lèvre ainsi transformée en lambeau.

Tailler sur le bout inférieur un lambeau nerveux semblable, le renverser à la rencontre du premier lambeau, aboucher sa face avivée avec une partie de la face avivée de ce lambeau, et maintenir la justaposition par un point de suture (fig. 86).

L'autoplastie nerveuse à deux lambeaux a réussi déjà entre les mains de Tillmanns chez l'homme. (Voy. Langenbeck's, *Arch.* Bd XXXII, Hft 4., p. 923, 1885).

AUTOPLASTIE A UN SEUL LAMBEAU. — Soit une excision de 5 centim. du nerf cubital à la partie moyenne du bras,

Procédé. — Comme pour laisser au bout central tout sa puissance de végétation, prendre le lambeau sur le bout périphérique. Le tailler long de 3 centimètres, à la manière indiquée, le renverser sur lui-même, vers le

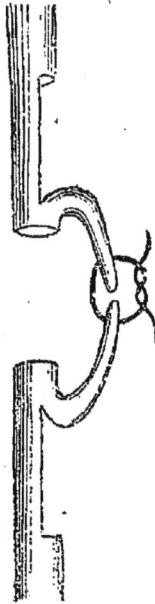

FIG. 86. — Autoplastie nerveuse à deux lambeaux.

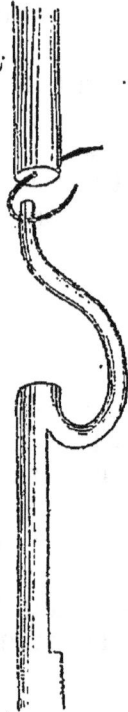

FIG. 87. — Autoplastie nerveuse à un lambeau.

bout central, et affronter son extrémité à celle de ce dernier par un point de suture directe (fig. 87).

TRANSPLANTATION D'UN SEGMENT NERVEUX. — Soit une excision de 5 centimètres du nerf médian.

Procédé. — Sur le cadavre, on utilise le segment nerveux retranché comme s'il avait été emprunté à un animal.

On le laisse ou le remet entre les deux bouts et on le fixe en haut et en bas par la suture périneurotique.

La suture tubulaire de Van Lair, c'est-à-dire l'introduction des bouts nerveux dans un tube d'os décalcifié, ne me paraît avoir sur la neuroplastie aucun avantage particulier. J'en dirai autant de la ligature au catgut des deux bouts nerveux, récemment proposée par Rawa (de Kiew).

CHAPITRE V

OPÉRATIONS SUR LES OS,

SUR LES CARTILAGES ET LES ARTICULATIONS

La chirurgie des os et des articulations a pris un brillant essor dès le jour où Ollier et Larghi eurent démontré la reproduction de l'os par le périoste. Ses progrès et son extension ont été encore plus remarquables depuis le récent avènement de la méthode antiseptique. Grâce à cette méthode, on peut attaquer les os à ciel ouvert, sans courir comme autrefois les plus graves dangers ; on peut aussi aborder les articulations, y pénétrer, les mettre à nu avec la sécurité finale d'une opération ordinaire, ou à peu près.

Art. 1er. PONCTION DES OS ET DES CARTILAGES

La ponction d'un os ou d'un cartilage consiste à enfoncer par impulsion ou par pression dans son épaisseur la pointe d'une tige métallique, pleine ou creuse, très rarement celle d'une lame de scalpel ou de bistouri.

Elle sera dite *intra-osseuse*, quand la pointe reste dans l'intérieur de la trame osseuse ; *perforante*, quand la pointe traverse de part en part la paroi d'une cavité osseuse ou toute l'épaisseur d'un os ou d'un cartilage. Quant à la ponction intra-cartilagineuse, elle n'a aucune portée clinique, je ne m'en occuperai pas.

La ponction est applicable à tous les cartilages, à tous les os courts, à la partie spongieuse des os plats et os longs (épiphyses), et à certains os plats, quand ils sont encore mous (crâne fœtal, crâne infantile), très spongieux ou dans les points où la lame de tissu compacte est très mince (unguis, sternum, etc.); elle n'a point de prise sur la partie compacte des os longs (diaphyses). Il faut alors recourir à d'autres modes de diérèse, tels que le forage, par exemple.

Un précepte domine la technique de la ponction comme de toutes les autres opérations qui portent sur le squelette : celui de ne blesser ni vaisseau ni nerf important.

L'appareil instrumental comprend :

Deux poinçons d'acier à pointe prismatique-triangulaire, de 2 à 3 millimètres d'épaisseur, par exemple, ceux n° 2 et n° 3 du trocart multiple de Mathieu ;

Plusieurs pointes et broches d'acier ;

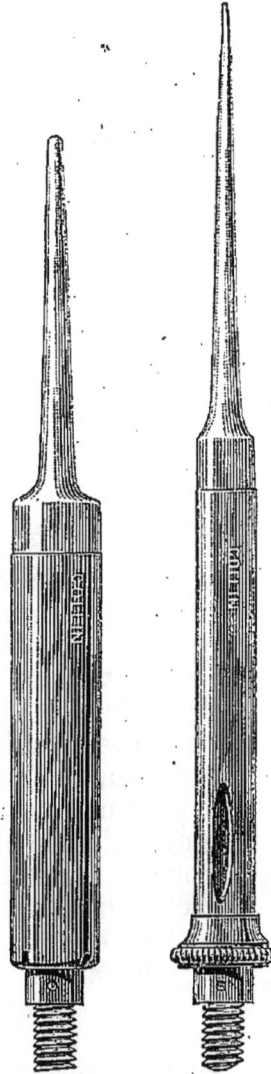

FIG. 88.   FIG. 89.

Un maillet d'acier, celui de J. Bœckel, par exemple;
Les pointes du cautère Paquelin (fig. 88 et 89).

A. Ponction intra-osseuse. — On peut utiliser cette
variété de ponction : 1° pour l'implantation à demeure de
pointes métalliques, qui permettent le rapprochement
et l'immobilisation des fragments dans certaines fractures (rotule, olécrâne, calcanéum, etc.) ou des extrémités osseuses après certaines résections (genou, etc.);
2° pour le traitement de la carie et de l'ostéite fongueuse
ou caséeuse (tubercule des os); et c'est dans ce dernier
cas, sous forme de pointes de feu ou *ignipuncture*,
qu'elle trouve aujourd'hui son application la plus large
et aussi la plus féconde en heureux résultats. L'implantation à demeure des pointes métalliques sera décrite à
propos de la synthèse des os ; je ne parlerai ici que du
manuel opératoire de l'*ignipuncture intra-osseuse*.

Procédé. — Soit le genou comme lieu d'opération,
lieu du reste le plus habituel dans la pratique. Pendant
qu'un aide maintient le membre étendu hors de la table
et qu'un autre fait fonctionner le cautère Paquelin,
tendre les téguments, avec la main gauche, au niveau
de la tubérosité interne du tibia, par exemple. Dès que
la pointe est chauffée *à blanc*, l'appliquer franchement
sur la peau, en l'empêchant de glisser, et la faire pénétrer par une douce pression, à travers les téguments jusque dans l'os, le plus loin possible; puis la retirer.

Pour pénétrer plus avant, attendre que la pointe ait
de nouveau blanchi, replonger rapidement dans le trajet
et exercer encore sur le fond une légère pression. Il est
rare que la portion osseuse du trajet dépasse 1 centimètre; ce qui peut suffire d'ailleurs sur le vivant, pour la
cure radicale.

Creuser de la même manière un nombre variable d'autres trajets, en laissant entre eux un intervalle d'au
moins 10 millimètres.

La lésion accidentelle des veines sous-cutanées n'a, sur le vivant,
aucune conséquence fâcheuse.

B. Ponction perforante des cavités osseuses. — C'est
généralement dans le but d'évacuer des liquides (pus,
sérum, mucus, larmes), qu'on ouvre les cavités telles que
le crâne (hydrocéphalie), le sinus frontal, les cellules
mastoïdiennes, et le sinus maxillaire. On choisit pour la
ponction l'endroit de l'os le plus déclive, le plus mince,
ou le moins dense, le moins dangereux ; ainsi les lieux
d'élection sont : au crâne, la bosse cérébrale de l'occipital, et la voûte de l'orbite qu'on perfore par le cul-de-
sac oculo-palpébral supérieur (Langenbeck) ; au sinus
frontal, l'extrémité interne de l'arcade sourcilière ; aux
cellules mastoïdiennes, un point situé à 1 centimètre en arrière de l'insertion du pavillon de l'oreille et
à 2 centimètres au-dessus du sommet de l'apophyse mastoïde ou, si l'on veut encore, au niveau du bord supérieur du méat auditif, point qui correspond d'ordinaire à
une cellule assez grande ; enfin au sinus maxillaire, l'alvéole d'une grosse molaire (1re ou 2e), déjà tombée ou qu'on
arrache, le bas de la fosse canine, ou bien la partie supérieure ou externe du canal nasal quand on veut créer aux
larmes une voie nouvelle, après ouverture du sac
(Laugier).

Procédé. — On se sert du poinçon ou de la pointe
Paquelin.

Manier cette dernière comme pour l'ignipuncture intra-
osseuse, avec la différence près qu'on ne fait qu'un seul
trajet.

Avec le poinçon, piquer vivement, par un coup sec,
téguments et os, et continuer à pousser la tige, tout en
restant maître de l'instrument, jusqu'à ce qu'on sente la
pointe libre dans la cavité. Si l'os résiste à la simple impulsion, le traverser peu à peu par pression et par mouvements de quart de rotation.

Pour la perforation de l'apophyse mastoïde, il est, toutefois, prudent de s'arrêter à 1 centimètre de profondeur
sans attendre ni vérifier la liberté de la pointe. Il faut
aussi diriger cette dernière horizontalement et un peu en
avant. Sans cette double précaution, on risquerait d'ouvrir le crâne ou le sinus veineux latéral.

C. Ponction perforante des os et des cartilages. — Elle se fait avec les mêmes instruments et d'après les mêmes règles générales que les ponctions précédentes.

Elle se fait aussi, dans certains cas, avec des broches d'acier, ainsi qu'on le verra à l'article *Synthèse*.

Art. 2. TÉRÉBRATION DES OS

ET DES CARTILAGES

On doit entendre sous le nom de térébration l'opération qui consiste à pénétrer dans les os ou à les perforer *en pas de vis*, au moyen de certains instruments dontles types principaux, empruntés aux artisans, sont la vrille, la tarière et la mèche.

Elle s'accompagne toüjours d'une perte de substance, minime ou considérable, sous forme de poussière, de débris, d'écailles, de rubans, suivant les dimensions et la nature de l'instrument employé.

Comme la ponction, elle est *intra-osseuse* ou *perforante*, suivant les cas ou indications à remplir.

Son mode de diérèse lui donne une grande force de pénétration et la rend applicable non seulement à tous les cartilages, mais aussi à tous les os, même les plus durs ou dans les points les plus durs.

La térébration peut être une simple opération préliminaire, par exemple pour l'extration de séquestres invaginés, de corps étrangers (balle), pour le redressement des os, pour la résection (rés. par térébration de Chassaignac), pour la synthèse des os. D'autres fois, elle constitue par elle-même une opération finale : saignée des os, ouverture de collections purulentes ou autres, drainage, débridement osseux antiphlogistique ou antinévalgique.

L'appareil instrumental comprend :

Un bistouri droit ;
Un bistouri boutonné ;
Une pince anatomique ;
Quelques pinces à forcipressure ;
Une érigne ;
Deux ésarteurs à crochets mousses ;
Les rugines d'Ollier (fig. 90) ;
Une série d'instruments spéciaux, de dimensions va-
riées, à main ou montés sur vilebrequin, tels que :

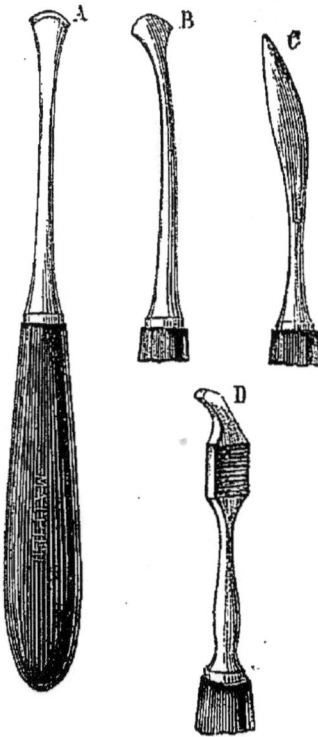

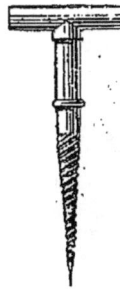

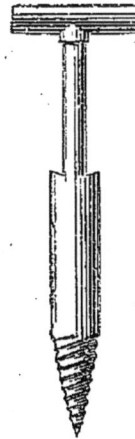

FIG. 90.   FIG. 91.   FIG. 92.

Vrille simple (fig. 91) ;
Vrille gouge (fig. 92);
Tarière sphéroïdale à côtes tranchantes de Marshall ;

Mèches pleines à pointe triangulaire;
Perforateur de Lannelongue (de Paris) (fig. 93);
—   d'Hamilton;

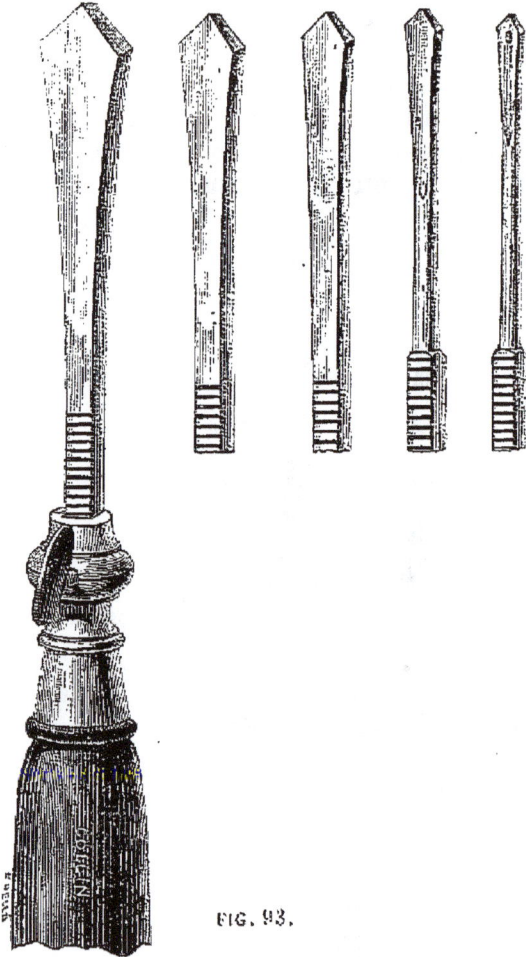

FIG. 93.

Trépan perforatif;
Un couteau lenticulaire, plus une petite brosse à crins
courts et rigides.

A. TÉRÉBRATION INTRA-OSSEUSE. — Procédé. — Deux

temps : 1° *Incision des parties molles et décollement du périoste* ; 2° *térébration proprement dite.*

Faire à fond une incision ordinairement droite, quelquefois coudée, ou une incision fortement curviligne, d'où un lambeau linguiforme. L'étendue de l'incision varie nécessairement suivant le but qu'on se propose et suivant les dimensions de l'instrument de térébration qu'on emploie.

Saisir avec l'érigne successivement chaque lèvre de l'incision, et décoller peu à peu avec les rugines le périoste sous-jacent, jusqu'à ce que l'os soit suffisamment à nu. Agir, d'une façon analogue, si l'on a limité un lambeau, c'est-à-dire le soulever en laissant le périoste à sa face profonde.

Pendant qu'un aide écarte les deux lèvres de l'incision ou relève le lambeau, appliquer l'instrument de térébration sur le milieu de la partie dénudée, et le manœuvrer d'une main ferme et avec lenteur, jusqu'à la profondeur voulue, en le retirant de temps à autre pour le nettoyer avec la brosse et pour surveiller ses progrès. Une bouillie rouge ou rouge foncé, une crépitation fine, une pénétration facile, indique que l'instrument travaille dans le tissu spongieux ; une poussière blanche, des débris blancs, un craquement rude, une résistance particulière indiquent, au contraire, la trouée du tissu compacte.

Quand on veut pratiquer une large térébration avec la gouge ou la tarière, il vaut mieux n'employer l'une ou l'autre qu'après avoir fait la voie avec une vrille ou une mèche.

La térébration intra-osseuse doit être essayée avec tous les instruments sur des os plats (crâne, sternum), sur des os courts (calcanéum), sur des os longs (tibia, fémur, radius).

B. TÉRÉBRATION PERFORANTE DES CAVITÉS OSSEUSES, Y COMPRIS LE CANAL MÉDULLAIRE DES OS LONGS.

a. Sinus frontal. Pour térébrer la paroi antérieure du sinus frontal, on se sert de préférence d'une mèche, par exemple du perforateur de Lannelongue ou de celui d'Hamilton.

La térébration est faite soit sur un sinus, à l'extrémité interne de l'arcade sourcilière, soit sur les deux sinus à la fois, au milieu de la région intersourcilière.

Procédé. — Faire à fond une incision verticale de 2 ou 3 centimètres, suivant les dimensions de la mèche utilisée, et décoller le périoste à droite et à gauche, dans une étendue suffisante.

Pendant qu'un aide écarte les lèvres de l'incision avec des crochets, perforer la paroi antérieure du ou des sinus qui a une épaisseur moyenne de 2 à 2 millim. et demi, jusqu'à ce qu'on arrive sur la muqueuse.

Traverser la muqueuse d'un coup de pointe de bistouri, et, si l'on veut, agrandir l'ouverture en croix par une ponction transversale, avec ou sans excision des petits lambeaux.

b. Cellules mastoïdiennes. — Procédé. — Faire à fond une incision de 2 centimètres, oblique en bas et en avant, parallèle au bord antérieur de l'apophyse mastoïde, et dont le milieu corresponde à 1 centimètre en arrière de l'insertion du pavillon et à 2 centimètres au-dessus du sommet de l'apophyse mastoïde. Lier ou simplement forcipresser l'artère auriculaire postérieure (branche occipitale), puis décoller le périoste.

Térébrer l'apophyse avec une mèche de Lannelongue, large de 3 à 4 millimètres au plus, dans une profondeur de 1 centimètre, et dans un sens horizontal et un peu antérieur.

c. Sinus maxillaire. — La térébration est faite avec une mèche large de 2 à 4 millimètres, dans les mêmes points d'élection que la ponction et aussi sur la voûte palatine.

Procédé. — L'opération ne présente rien de particulier quand on perfore le sinus au fond de l'alvéole de la première ou de la deuxième molaire.

Si l'on veut ouvrir le sinus au niveau de la fosse canine, pendant qu'un aide relève et renverse la lèvre supérieure, près de la commissure, au moyen d'un large écarteur, diviser en croix la muqueuse et le périoste : chaque incision a une longueur de 1 centimètre et demi ; l'incision verticale commence au point de réflexion de la muqueuse et correspond à l'intervalle des deux premières molaires ; l'incision transversale commence au milieu de la crête que détermine la racine de la canine. Puis décoller les petits lambeaux et térébrer en dirigeant la mèche en haut, en arrière et en dehors.

Si l'on essaie la voie palatine, après avoir appliqué un ouvre-bouche, celui de Collin, par exemple, diviser la membrane fibro-muqueuse à 1 centimètre en dedans de l'arcade dentaire, par une incision longue de 2 centimètres, curviligne, parallèle à l'arcade, et dont le milieu corresponde à l'intervalle des deux premières molaires. Puis décoller les deux lèvres de l'incision, manœuvre un peu laborieuse à cause de l'adhérence du périoste et des rugosités du maxillaire, et térébrer en dirigeant la mèche en haut et un peu en dehors.

d. Canal médullaire des os longs (humérus, radius, cubitus, fémur, tibia). — Le canal est térébré soit sur une face de l'os, en un ou deux points plus ou moins distants, soit sur deux faces opposées. Dans ce dernier cas, une contre-ouverture des téguments est nécessaire, on la fait avec le bistouri.

La térébration proprement dite se pratique d'abord avec une mèche au moins en partie, puis avec la tarière de Marshall.

C. Térébration perforante des os et des cartilages.

Le manuel opératoire n'offre rien de spécial.

Art. 3. OSTÉOTOMIE, CHONDROTOMIE

I

DE L'OSTÉOTOMIE EN GÉNÉRAL

L'ostéotomie, telle que la comprennent les chirurgiens du jour, consiste dans la section linéaire ou segmentaire des os sains ou quasi sains, à travers une solution de continuité des téguments, généralement en vue de l'orthomorphie. Quelquefois (pied-bot), dans le même but, on la remplace par l'extirpation d'un ou plusieurs os.

Elle permet de créer une articulation, de redresser un membre, une partie d'un membre, de le mettre dans une position d'ankylose plus avantageuse, de rétablir la symétrie de longueur des os. Ainsi, on l'applique à des ankyloses vicieuses, à des luxations invétérées, à des incurvations rachitiques ou autres, à des déformations articulaires (genu-valgum, genu-varum), aux cals angulaires, aux mains-botes, aux pieds-bots, enfin au raccourcissement accidentel ou congénital des os.

L'ostéotomie linéaire est tantôt *droite* (qu'elle soit transversale, oblique ou verticale par rapport à l'os divisé), tantôt *courbe*, tantôt *angulaire* ou en forme de V. On peut la pratiquer à ciel ouvert, c'est-à-dire à travers une brèche de parties molles qui donne directement et largement sur le point de diérèse osseuse. On peut aussi diviser l'os par un trajet plus ou moins oblique, créé d'après les règles de la *méthode dite sous-cutanée* ou par une plaie très petite. Enfin, l'ostéotomie linéaire est poussée à fond jusqu'à division complète de l'os; ou bien elle s'arrête aux deux tiers, aux trois quarts de l'épaisseur de l'os, et l'on termine en cassant ou infléchissant le pont osseux qui reste, séance tenante ou à une séance ultérieure.

L'ostéotomie segmentaire, véritable résection, affecte une forme variable : c'est tantôt, et le plus souvent, un *coin*, tantôt un *trapèze*, un *disque*, une sorte de *toit*, etc., que figure la partie de l'os retranchée ; et alors l'ostéotomie est toujours totale. Il ne saurait être question de méthode sous-cutanée pour l'ostéotomie segmentaire ; on la fait à ciel ouvert, ce qui facilite le manuel opératoire, et ce qui n'offre, du reste, aucun danger spécial, pourvu qu'on applique rigoureusement les principes de l'asepsie, dont le plus important est *une extrême propreté en tout.*

Le procédé ostéotomique de Brainard par perforation multiple n'a qu'un intérêt historique.

Je résume ce qui précède dans le tableau suivant :

A. Ostéotomie linéaire.	à ciel ouvert. s.-cutané.	droite. courbe. angulaire.	totale ou complétée par l'ostéoclasie manuelle, quelquefois intrumentale :	immédiate. consécutive.

B. Ostéotomie segmentaire à ciel ouvert	cunéiforme. trapézoïde. discoïde. plane angulaire. plane convexe. concavo-convexe ou condylienne. enarthrodiale. biconcave.

APPAREIL INSTRUMENTAL

Il comprend dans son ensemble :

1° Pour la diérèse des parties molles :

Deux bistouris pointus, l'un à lame ordinaire, l'autre à lame plus longue ;

Une pince anatomique ;

Deux écarteurs à crochets mousses ;

Deux rugines convexes d'Ollier, droite et courbe ;
Un périostéotome de L. Sayre (fig. 94).

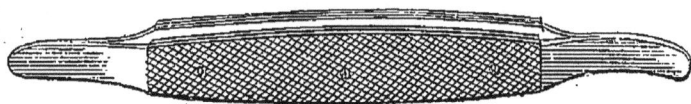

FIG. 94.

2° Pour la diérèse et l'exérèse des os :
Plusieurs scies :

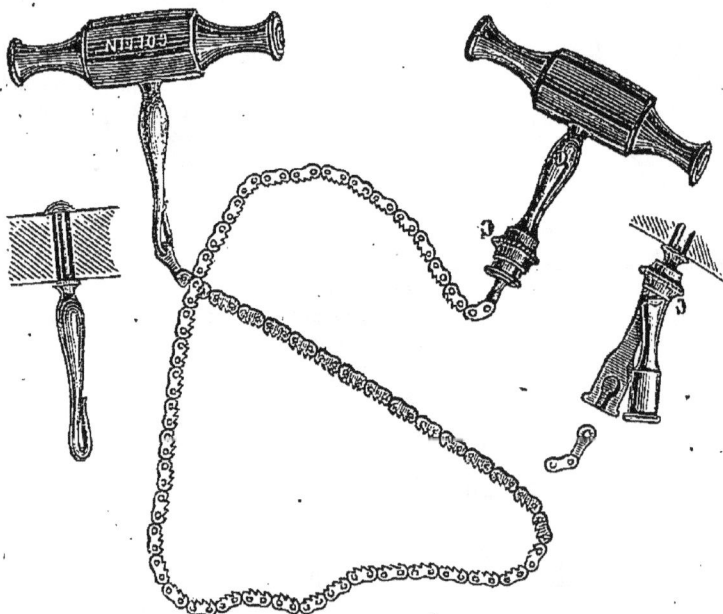

FIG. 95.

Scie à chaîne à poignées (fig. 95) ou montée sur
archet (fig. 96) ;

Scie de Larrey (fig. 97);

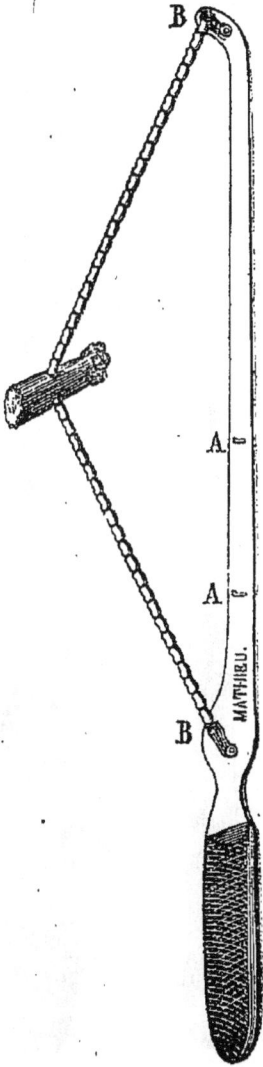
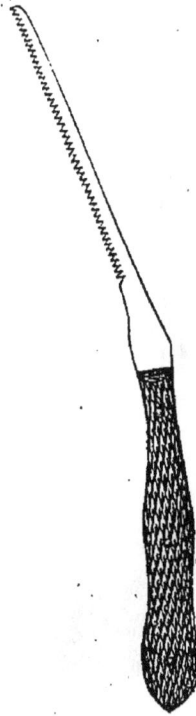
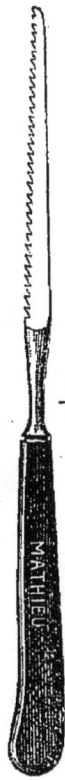
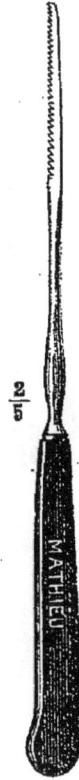

FIG. 96. FIG. 97. FIG. 98. FIG. 99.

Scies de Langenbeck (fig. 98);
— de W. Adams (fig. 99);

Scie de G. Shrady (scie-couteau) (fig. 100).
Une sonde à résection de Nicaise (fig. 101);
Une sonde rugine d'Ollier (fig. 102);

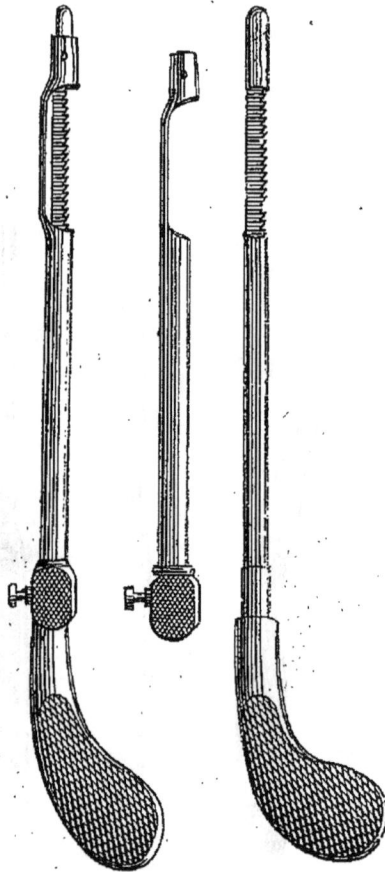
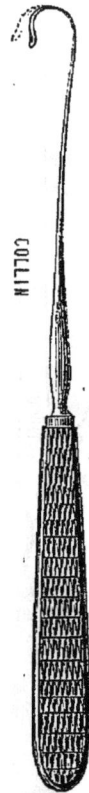
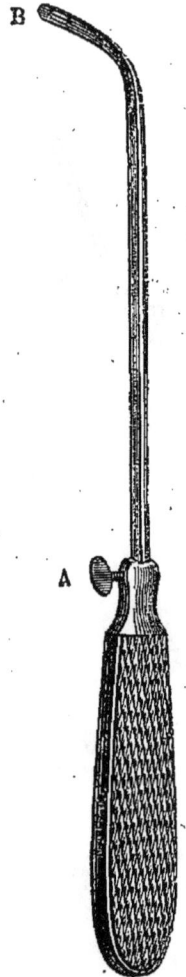

FIG. 100.   FIG. 101.   FIG. 102.

Un perforateur osseux (procédé Langenbeck-
v. Bruns).

Plusieurs ciseaux :

Le ciseau et les ostéotomes n° 1, n° 2, n° 3 de
Macewen (fig. 103);

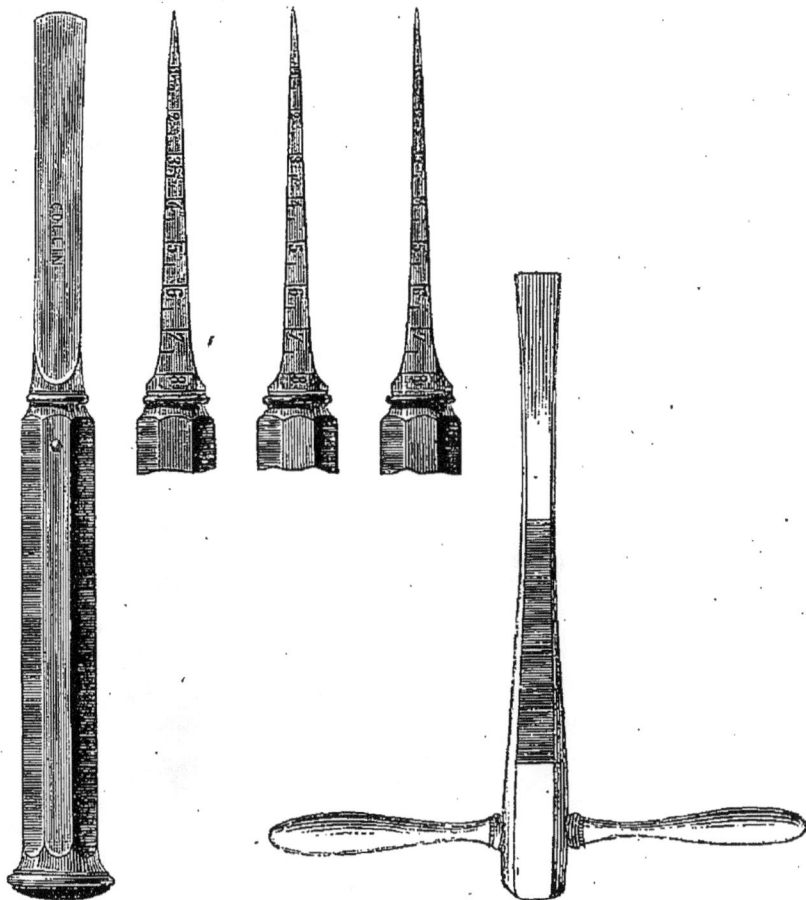

FIG. 103.   FIG. 104.

Les ciseaux de J. Bœckel;
— de Billroth (fig. 104);

10.

Celui du Dr Chalot (fig. 105).

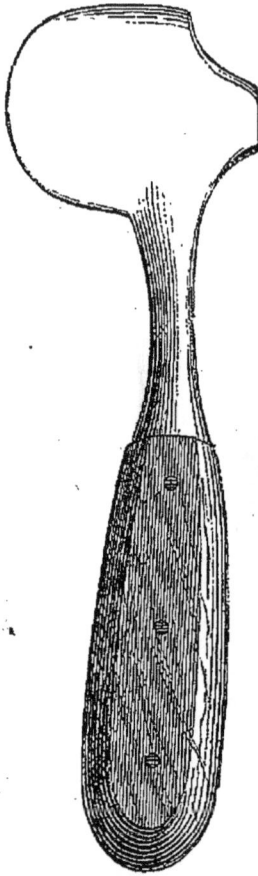
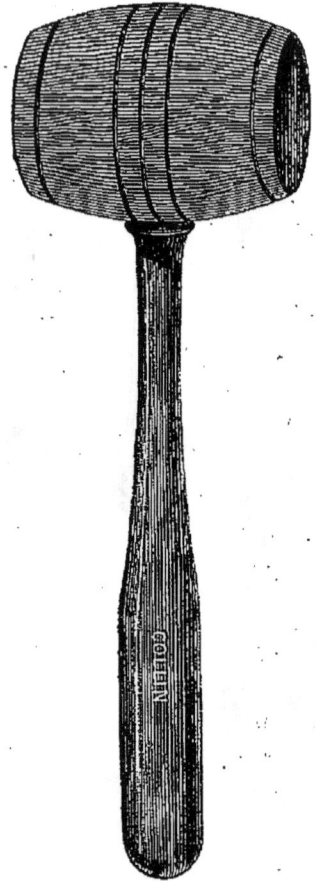

FIG. 105.   FIG. 106.

Le maillet en bois de gaiac de Macewen (fig. 106);

Celui en acier de J. Bœckel;

Des cisailles droites, coudées ou courbes (fig. 107);

Quelques daviers à résection (fig. 108).

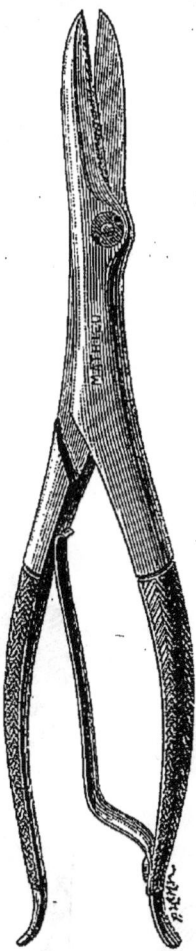

FIG. 107.

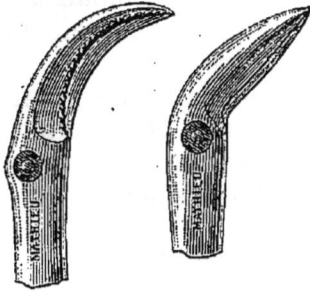

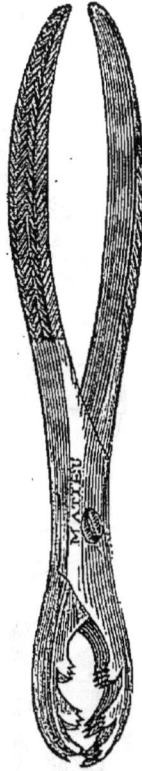

FIG. 108.
Davier d'Ollie

MANUEL OPÉRATOIRE

RÈGLES GÉNÉRALES.—L'incision faite pour arriver jusqu'à l'os doit : 1º être unique, droite, ou parallèle au grand axe du membre ou du segment de membre sur lequel on pratique l'ostéotomie, ou mieux parallèle à la direction des muscles, des tendons et des nerfs; 2º siéger sur la

partie où l'os est le plus superficiel et où l'on est le moins
exposé à des lésions vasculaires et nerveuses ; 3º être
toujours assez grande pour rendre facile et précis le jeu
des moyens de diérèse osseuse.

D'autre part, pendant la section de l'os, et surtout à
la fin, pour éviter la lésion de parties importantes, il
faut toujours rester maître des instruments et les maintenir en plein tissu osseux.

DISPOSITIONS PRÉLIMINAIRES. — *Hémostase provisoire.*

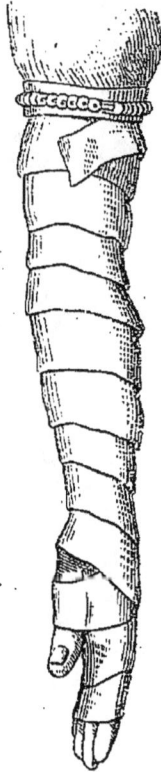

FIG. 109.—Exsan-
guification du mem-
bre supérieur avec la
bande élastique d'Es-
marck.

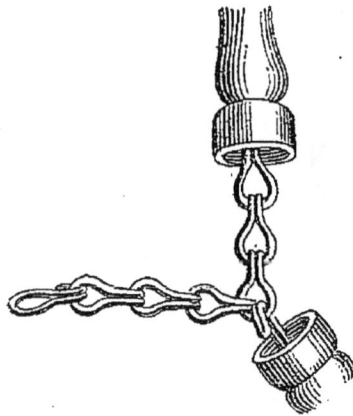

FIG. 110.

Extrémités
du tube d'Esmarck.

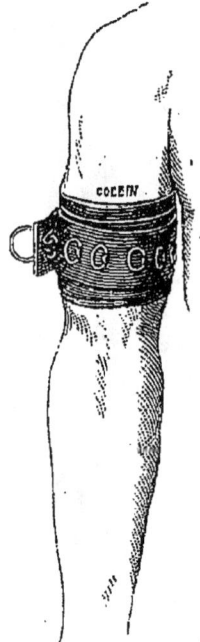

FIG. 111.—Ischémie du
membre avec la bande
d'arrêt de Nicaise, après
l'enlèvement de la bande
d'Esmarck.

Indispensable dans l'ostéotomie segmentaire, elle est

avantageuse dans l'ostéotomie linéaire, même sous-cutanée; car ainsi, pendant la section de l'os, on n'opère
pas à travers un trajet rempli de sang, qui peut obscurcir
les sensations perçues par la main et par l'ouïe, et qui
est, en tout cas, plus ou moins gênante.

Sur le vivant, on a facilement raison des hémorrhagies
secondaires en nappe, en élevant le membre et en maintenant contre la plaie un tampon de coton ou une
éponge qu'on a eu soin de tremper dans de l'eau de
Léchelle ou de Pagliari.

L'hémostase provisoire est faite par expression avec la
bande d'Esmarck (fig. 109 et 110) ; ou bien on tient le
membre élevé pendant quelques instants, et l'on met
un tube ou bande d'arrêt à une certaine distance au-
dessus du point d'opération (fig. 111).

Position du membre à opérer. — Si l'ostéotomie doit
être pratiquée avec la scie ou la cisaille, on place le
membre en dehors de la table, en l'air, soutenu et mobilisé par des aides à la volonté de l'opérateur. Si l'on a
choisi le ciseau ou le couteau à os, moyens qui néces-
sitent des percussions, on laisse le membre tendu sur la
table, en interposant soit un sachet rempli en partie de
sable humide (Macewen), soit simplement une alèze
pliée en deux.

OPÉRATION. — L'opération comprend deux ou trois
temps, suivant qu'on fait ou qu'on ne fait pas la section
totale de l'os :

1. Diérèse des parties molles ;
2. Diérèse totale de l'os par section.

Ou bien :

1. Diérèse des parties molles ;
2. Diérèse partielle de l'os par section ;
3. Ostéoclasie complémentaire.

Je décrirai successivement le manuel opératoire de
l'ostéotomie linéaire et celui de *l'ostéotomie segmentaire.*

A. — OSTÉOTOMIE LINÉAIRE A CIEL OUVERT

a. OSTÉOTOMIE TOTALE. — 1ᵉʳ temps : *Diérèse des parties molles.* — Après avoir marqué à l'iode ou à la fuchsine le point de diérèse osseuse, pendant qu'on tend les téguments entre le pouce et l'index de la main gauche, plonger le bistouri à angle droit jusqu'à l'os ; diviser toutes les chairs à la fois, dans l'étendue de 2, 3, 4, 5 centimètres, selon la profondeur de l'os ; puis, retirer le bistouri, encore à angle droit. Le milieu de l'incision doit correspondre au point de diérèse osseuse.

Les lèvres de l'incision étant écartées avec les crochets mousses, décoller le périoste sur la ligne de diérèse osseuse, aussi loin qu'on le peut, en allant vers le côté opposé à celui de l'incision.

2ᵉ temps. — *Diérèse de l'os.* — *D. en ligne droite :* 1. avec les scies. Scie à chaîne.

Par l'espèce de tunnel ostéo-périostique déjà créé, conduire autour de l'os la sonde à résection de Nicaise ou celle d'Ollier ou simplement une aiguille assez courbe, suivant le volume de l'os ou la commodité de la manœuvre ; faire passer la scie à chaîne, les dents des maillons tournées

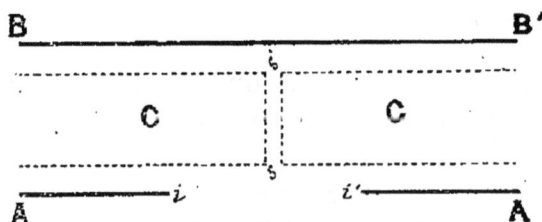

FIG. 112. — Schéma du résultat.

A A', parties molles d'un côté du membre ; — B B'. parties molles du côté opposé — C C', os ; — i i' brèche des parties molles ; — s s'. section complète de l'os;

vers l'os. Diviser l'os vers soi, en tenant les deux moitiés de la chaîne écartées à angle aussi obtus que possible, pendant que deux aides assurent la parfaite immobilité du membre ; la chaîne peut être également montée sur un archet de Mathieu, auquel cas on n'aurait point à se préoccuper de l'ouverture à donner à la chaîne. Si elle s'arrête, si elle *s'engorge*, s'assurer qu'elle n'est pas pincée par l'inflexion des fragments osseux, et la repousser doucement avec les deux pouces, au lieu de la tirer brusquement dans un sens ou dans l'autre, ce qui risquerait de la rompre. Lorsque la section est sur le point d'être terminée, manœuvrer avec lenteur pour n'avoir pas d'éclat (fig. 112).

Scies de Larre, de Langenbeck, de W. Adams. — Introduire l'une d'elles sur la face antérieure de l'os, et le diviser d'avant en arrière par de petits mouvements de va-et-vient jusqu'à ce que la section soit complète.

Toutes sont bonnes ; cependant celle de W. Adams, dont la lame est triangulaire, mérite la préférence, parce qu'elle ne s'engorge pas, et qu'on peut la manœuvrer sans désemparer.

2. Avec les ciseaux. — Les ciseaux qu'on emploie pour l'ostéotomie linéaire sont tous taillés en coins tranchants, effilés et analogues à ceux des serruriers, des tailleurs de pierre. La largeur du tranchant varie de 5 à 15 millimètres ; elle doit être toujours inférieure à celle de l'os qu'on se propose de diviser.

Tenir le ciseau à pleine main, solidement, mais sans raideur, et le membre opéré servant de point d'appui à l'avant-bras, quand cela est possible. Appliquer son tranchant sur l'os, dans le sens transversal et à angle droit ; ou le faire *mordre* par de petits coups secs de maillet sur toute la largeur de l'os ; puis l'enfoncer par une série de coups fermes et également secs, en le portant d'un côté et de l'autre en éventail et en le dégageant après chaque coup par un mouvement d'oscillation transversale, *mais jamais parallèle à l'axe de l'os*. Continuer ainsi jusqu'à sensation de résistance vaincue, c'est-à-dire jusqu'à section complète.

Si l'on emploie les ciseaux astéotomes de Macewen qui agissent bien plus par tassement cunéiforme (Campenon) que par section proprement dite, commencer par le n° 1.

Dès que celui-ci cesse de pénétrer dans la substance osseuse, le remplacer par le n° 2, qui est plus mince, et, s'il le faut, pour achever la diérèse de l'os, passer au n° 3, qui est le plus mince de tous.

3. Avec les cisailles. —Quelquefois, pour des os grêles et minces (péroné, côtes), pour des épiphyses, on utilise les cisailles.

Passer une lame tranchante au-devant ou au-dessus de l'os, et l'autre en arrière ou au-dessous; puis diviser l'os d'un seul coup, en serrant brusquement et énergiquement les branches et en empêchant l'instrument de reculer.

4. Avec mon ciseau.—J'ai imaginé cet instrument spécialement pour diviser les os dans leur partie spongieuse, pour détacher en bloc par exemple, un condyle du fémur, une malléole, l'olécrâne, toute une extrémité épiphysaire, etc. ; il peut aussi servir à la section d'une diaphyse, surtout si celle-ci est encore molle (enfants) ou ramollie par un processus pathologique.

Appliquer la convexité du tranchant sur la base de l'épiphyse ou la face nue de la diaphyse qu'on veut diviser, et, pendant qu'on maintient solidement de la main gauche le manche du couteau, frapper sur son dos, par coups secs et fermes, avec un maillet d'acier, jusqu'à ce que la division soit complète.

D. en ligne courbe. — On la fait avec une scie fine et très étroite, à lame triangulaire, en dirigeant insensiblement la partie dentée dans le sens d'une ligne plus ou moins courbe au gré de l'opérateur. Aucun autre instrument ne peut ici remplacer la petite scie à lame.

D. angulaire ou en V. — Le ciseau, la cisaille, le couteau permettent de diviser un os en angle, mais généralement sous préjudice d'esquilles, d'éclats, de délabrements plus ou moins considérables. La petite scie fixe, celle de W. Adams par exemple, est seule capable d'opérer la diérèse avec toute la régularité et toute la sécurité nécessaires. Le manuel opératoire est si simple qu'il me semble inutile de le décrire.

b. OSTÉOTOMIE COMPLÉTÉE PAR L'OSTÉOCLASIE MANUELLE. — 1ᵉʳ temps. — *Diérèse des parties molles.* Elle se fait comme pour l'ostéotomie totale.

2ᵉ temps. — *Diérèse partielle de l'os par section.* Elle est toujours droite, se pratique seulement avec la scie d'Adams, ou avec le ciseau, rarement avec le couteau, et ne comprend que les deux tiers, les trois quarts, les quatre cinquièmes de l'épaisseur de l'os.

3ᵉ temps. — *Ostéoclasie complémentaire.* Saisir le membre au-dessus et au-dessous de la ligne de diérèse, à une distance convenable, et chercher par un effort lentement croissant à infléchir les fragments vers la face du membre opposée à celle où reste le pont osseux. Au besoin, pour plus d'effet, appuyer en même temps le genou gauche contre la ligne de diérèse. On cesse toute manœuvre dès qu'un craquement spécial indique la rupture du pont osseux (ou encore, chez le vivant, dès que le redressement est opéré, quoique sans bruit, par simple infraction).

L'ostéotomie complétée a pour but : 1º de prévenir le déplacement par rotation du fragment inférieur (Macewen); 2º d'empêcher la lésion de parties importantes (artères, nerfs), sur la face opposée à la brèche d'entrée ; 3º quelquefois d'éviter l'ouverture directe d'une articulation.

B. — OSTÉOTOMIE LINÉAIRE SOUS-CUTANÉE

a. OSTÉOTOMIE TOTALE. — 1ᵉʳ temps. — *Diérèse des parties molles.* Après avoir marqué à l'iode ou à la fuchsine le point de diérèse osseuse, faire, à la hauteur de ce point et à une certaine distance de lui, par ponction, avec le bistouri, une incison verticale qui s'étende obliquement d'emblée jusqu'à l'os. Cette incision est toujours petite, mais toujours un peu supérieure au diamètre de l'instrument choisi pour la diérèse osseuse (scie sous-cutanée ou ciseau), et varie, par conséquent, de 1 centimètre et demi à 3 centimètres.

On n'a à s'occuper ni de la division ni du décollement du périoste, manœuvre dont l'utilité est ici tout à fait illusoire ou dont l'exécution est trop difficile.

2° temps. — *Diérèse de l'os, presque toujours en ligne droite* : 1. Avec la scie. — On se sert de la scie de W. Adams ou de celle de G. Shrady, qui me paraît plus commode et moins offensive que la première. On la glisse jusqu'à l'os sur le bistouri qui doit rester en place après l'incision des parties molles à titre de conducteur. On retire le bistouri; on insinue doucement le bout de la scie sur un côté ou l'autre de l'os, jusqu'à ce que ce dernier soit dépassé par le bout, et l'on procède à la section par de petits mouvements de va-et-vient (fig. 113).

Quand l'opération est finie sur le vivant, pour enlever ou maintenir aseptiques tous les détritus, osseux ou autres, ceux passibles de suppuration, je conseille d'irriguer le trajet avec une solution d'acide phénique 5 p. 100.

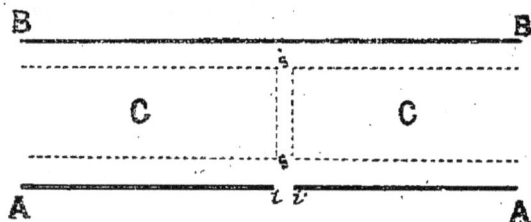

FIG. 113.

A A, parties molles d'un côté du membre ; — *B B,* parties molles du côté opposé ; — *C C,* os ; — *i i',* brèche des parties molles ; — *s s'* section complète de l'os.

2. Avec le ciseau. — Le ciseau, comme la scie, est toujours introduit jusqu'à l'os le long du bistouri. Quand il est arrivé, on tourne son tranchant dans le sens transversal; on le fait mordre par un ou deux coups de maillet, puis on divise l'os comme il a été dit à propos de l'ostéotomie linéaire totale à ciel ouvert.

b. OSTÉOTOMIE COMPLÉTÉE.—1ᵉʳ temps. *Diérèse des parties molles.* Elle se fait comme dans l'ostéotomie précédente.

2° temps. — *Diérèse partielle de l'os par section.*

Procédé ordinaire. — Diviser l'os aux deux tiers, aux trois quarts, aux quatre cinquièmes avec une scie sous-cutanée ou avec le ciseau.

Procédé de Langenbeck et v. Bruns. — Avec un foret à main ou monté sur vilebrequin (la mèche de 8 millimètres du perforateur Lannelongue est la plus convenable), créer au travers de l'os une sorte de tunnel; y introduire une petite scie et diviser l'os successivement en avant et en arrière, mais d'une façon incomplète pour laisser deux ponts osseux.

3° temps. — *Ostéoclasie complémentaire.* La pratiquer comme dans l'ostéotomie correspondante à ciel ouvert.

C. — OSTÉOTOMIE SEGMENTAIRE

1ᵉʳ temps. — *Diérèse des parties molles.* Après avoir mesuré et marqué sur la peau l'étendue du segment osseux qu'on se propose d'enlever, faire d'emblée par ponction ou par couches une incision simple (droite, courbe) ou une incision composée en ⊏, en ⊢, en ⊐, en ⊟ qui, par son grand axe, soit autant que possible parallèle à la longueur du membre.

Diviser le périoste dans le même sens que l'incision, avec la pointe du bistouri; puis, pendant qu'un aide écarte les lèvres de l'incision, pendant qu'il relève le ou les lambeaux, décoller le périoste et les parties molles avec la rugine, aussi loin qu'on le peut, autour du segment qui va être retranché.

2° temps. — *Diérèse de l'os, segment cunéiforme.* La faire soit avec la scie, celle de W. Adams, par exemple, ou mieux avec la scie à chaîne, en deux traits convergents, soit avec le ciseau. Il est rare qu'on ait de l'avantage à se servir de la cisaille ou du couteau à os.

Le maniement de la scie a été indiqué déjà, je n'y reviendrai pas.

Si l'on choisit le ciseau comme moyen de diérèse,

procéder de l'une des deux manières suivantes : détacher le coin *en bloc* par un double creusement progressif, ou bien tailler un petit coin au milieu de la partie à retrancher, puis enlever une série de tranches à droite et à gauche, jusqu'à ce qu'on arrive au résultat voulu.

Les ciseaux de J. Bœckel, de Billroth, sont applicables aux deux cas ; les ciseaux de Charpentier, comme celui de Macewen ne sont applicables qu'au dernier, et alors, on a soin de toujours tourner l'espèce d'épaulement du tranchant vers les parties à enlever.

La diérèse en bloc est celle, à mon avis, qui mérite la préférence à cause de son exécution plus simple et plus rapide, surtout si l'on emploie la scie.

Segment trapézoïde (fig. 114). *Segment discoïde* (fig. 115). — Ces ostéotomies ne diffèrent de la précédente que par la forme de la partie retranchée. Les moyens de diérèse et le manuel opératoire sont les mêmes.

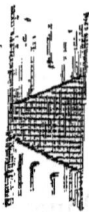 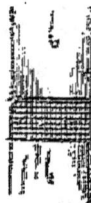 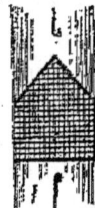 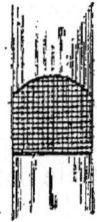

FIG. 114.   FIG. 115.   FIG. 116.   FIG. 117.

Segment plan-angulaire (fig. 116). — On fait d'abord, avec la scie de W. Adams ou celle de Shrady, deux sections obliques qui convergent vers le milieu de l'os, puis, à une distance variable, une section droite transversale.

Cette variété d'ostéotomie a été appliquée pour la première fois, par L. Sayre, en 1862.

Segment plan-convexe (fig. 117). — Une section est encore droite transversale, comme dans le cas précédent ; mais l'autre est courbe.

Segment concavo-convexe (fig. 118). — Ici les deux sections sont courbes et parallèles ; il en résulte une sorte d'articulation condylienne.

· *Énarthrose* (fig. 119). — Pour créer une énarthrose, on fait une section courbe, et l'autre droite transversale, et c'est dans cette dernière qu'on sculpte avec le ciseau ou une gouge la cavité de réception.

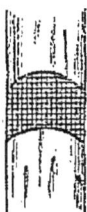 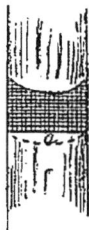 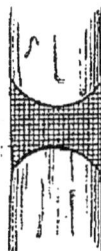

FIG. 118.   FIG. 119.   FIG. 120.

Segment biconcave (fig. 120). — Les deux sections sont courbes, mais opposées, ce qui donne une articulation à double pivot.

Toutes ces ostéotomies trouvent leur application dans la clinique.

INDICATION RESPECTIVE DE LA SCIE ET DU CISEAU. — Beaucoup de chirurgiens accordent la préférence à la scie, d'autres s'en tiennent exclusivement au ciseau. La question de prééminence de l'un ou de l'autre moyen de diérèse ne peut être jugée d'après leurs effets anatomiques ; si l'on reproche à la scie la production de la sciure et l'éraflement multiple des surfaces traumatiques, le ciseau n'est pas exempt de délabrement, il s'accompagne presque toujours de petits éclats, d'esquilles en nombre et de dimensions variables. Au point de vue clinique, l'un et l'autre ont de bons résultats. C'est uniquement d'après la densité et la résistance du tissu osseux qu'on doit se décider pour l'emploi de la scie plutôt que du ciseau et *vice versâ*.

Le ciseau convient toujours chez l'enfant, qu'il s'agisse d'os longs ou d'os courts, de diaphyses ou d'épiphyses, à moins que l'on ne se trouve en présence d'une éburnation considérable. Il n'est jamais, au contraire, applicable chez le vieillard, dont les os sont trop raréfiés et cassent comme du verre ; la scie est préférable. Chez l'adulte, on doit réserver le ciseau pour les épiphyses, la scie pour les diaphyses et certains os plats (maxillaire inférieur).

VÉRIFICATION DU RÉSULTAT OPÉRATOIRE.— Après l'opération, il est indispensable de toujours vérifier le résultat, pour voir si on a atteint son but et pour apprendre à réduire le traumatisme chirurgical à ses plus justes limites.

II

DES OSTÉOTOMIES EN PARTICULIER

A. — FACE

Les ostéotomies de la face se rapportent seulement à la mâchoire inférieure et au nez.

Elles ont pour but de créer un nouveau centre de mouvement, une néarthrose, soit sur le col du condyle, sur le col et l'apophyse coronoïde, soit beaucoup plus souvent sur le corps du maxillaire au-devant du muscle masséter, lorsqu'il est impossible de remédier autrement à l'immobilité permanente de la mâchoire. Quelquefois cependant, par la section de l'os, par exemple, au niveau de la symphyse, on se propose simplement de rendre plus accessible et de mieux découvrir le plancher de la bouche, sur lequel on doit opérer. De même, la diduction du nez et sa réclinaison en haut, en bas ou d'un côté, sont faites pour faciliter l'action chirurgicale, soit dans les fosses nasales, soit sous la voûte du pharynx (polypes, nécrose, ulcères, etc.).

Ainsi j'ai à décrire : 1° l'*ostéotomie cervicale* ou *cervico-*

coronoïdienne de la mâchoire inférieure ; 2° l'*ostéotomie pré-massétérine* ou *opération d'Esmarck* ; 3° l'*ostéotomie symphysienne* ou *opération préliminaire de Sédillot*; 4° les *ostéotomies préliminaires du nez*, appelées résections temporaires ou ostéoplastiques.

OSTÉOTOMIE DU COL DE LA MACHOIRE. — Elle est indiquée dans le cas, du reste assez rare, d'ankylose et de luxation invétérée de l'articulation.

Procédé. 1er temps. — La face étant inclinée du côté opposé et la tête maintenue par un aide sur un billot, reconnaître par la vue et le toucher, au-devant du tragus, le bord externe du condyle, et le marquer d'un point.

Cela fait, avec le bistouri, diviser la peau et le tissu sous-cutané suivant une ligne oblique qui commence à 2 centimètres et demi au-devant du point marqué, sur le bord inférieur de l'arcade zygomatique, et qui se termine en arrière, à 1 centimètre au-dessous du même point. Lier ou simplement tordre les vaisseaux qui donnent. Puis, approfondir l'incision jusqu'à l'os, couche par couche, toujours dans le même sens et dans la même longueur, en divisant successivement l'aponévrose, la parotide, le bord postéro-supérieur du muscle masséter. Appliquer, au besoin, quelques pinces à forcipressure.

Après avoir reconnu le col et l'échancrure sigmoïde, écarter soi-même avec un crochet, l'une après l'autre, les deux lèvres de l'incision et les détacher, en même temps que le périoste, avec la rugine, sur une hauteur totale de 1 centimètre.

2e temps. — La scie, la cisaille, le perforateur, le trépan, exposent à la blessure de l'artère et des grosses veines maxillaires internes qui croisent la face interne du col. Le ciseau ostéotome est le moyen de diérèse le plus sûr.

Avec le ciseau tenu un peu obliquement, tracer deux sillons qui convergent vers l'échancrure sigmoïde en circonscrivant un coin ou un trapèze ; approfondir le sillon avec précaution, sans arriver jusqu'à la face interne, puis déprimer la petite pièce par un coup sec au moyen de l'extrémité mousse du ciseau ou d'un autre instrument convenable, la soulever avec une pince ou un petit davier, et la détacher en grattant sa face interne avec la rugine (fig. 121, A).

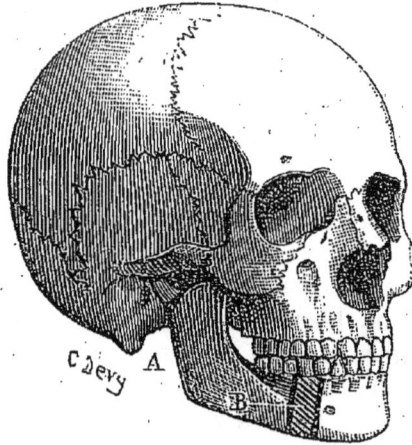

FIG. 121.

A, segment osseux, cunéiforme enlevé dans l'ostéotomie du col de la mâchoire;— B, segment osseux quadrilatère enlevé dans l'ostéotomie prémassétérine d'Esmarck.

Pour faire l'*ostéotomie cervico-coronoïdienne*, on n'aurait plus qu'à diviser la base de l'apophyse par un coup de ciseau ostéotome.

Le procédé que je décris me semble plus capable que l'ostéotomie linéaire pure de donner des résultats fonctionnels durables.

OSTÉOTOMIE PRÉMASSÉTÉRINE. — On y a recours dans les cas rebelles de constriction cicatricielle des mâchoires.

Procédé. 1er temps. — Faire sur le bord inférieur de la mâchoire, parallèlement à lui, une incision cutanée de 2 centimètres et demi qui commence au niveau de la canine, et approfondir cette incision jusqu'à l'os. — Lier l'artère et la veine faciale si on les a intéressés.

Avec la rugine, dénuder les deux faces du maxillaire de bas en haut, jusqu'aux couronnes des dents, puis extraire les trois premières molaires.

2e temps. — Par l'incision extérieure, avec la grande scie de W. Adams ou celle de Langenbeck, diviser le

maxillaire en deux traits verticaux parallèles, de façon
que le segment ait une largeur de 2 centimètres
(fig. 121, B).

Pour empêcher la soudure des fragments sur le vivant,
on réunirait par suture les membranes muco-périostiques
qui, maintenant, flottent dans leur intervalle.

L'opération de Rizzoli, rivale de la précédente, et qui consiste
dans la simple section linéaire de l'os, expose davantage à la récidive, comme d'ailleurs l'ostéotomie linéaire en général, toutes les
fois qu'on lui demande une pseudarthrose.

OSTÉOTOMIE SYMPHYSIENNE. — Procédé. — Après avoir
placé deux pinces hémostatiques de chaque côté de la ligne
médiane, diviser la lèvre inférieure entre les pinces de
haut en bas, jusqu'au dessous et en arrière de la symphyse mentonnière, et extraire une incisive médiane.
Lier les deux bouts de la coronaire labiale, tordre simplement les autres petites artères.

Diviser le maxillaire par deux traits de scie qui convergent en ➤ vers le milieu de l'os.

L'opération spéciale qu'on aurait eu en vue sur le
plancher buccal ou à la base de la langue (pour un épithéliome, par exemple), étant censée terminée, engrener les
deux fragments du maxillaire et les maintenir par deux
points d'argent ou de soie.

OSTÉOTOMIES PRÉLIMINAIRES DU NEZ. — Il y a lieu de distinguer une *ostéotomie unilatérale*, où l'on découvre une
seule fosse nasale, et une *ostéotomie bilatérale*, où les
deux fosses sont mises à nu, soit qu'on partage le nez en
deux moitiés, soit qu'on le rabatte tout entier d'un côté
ou en bas. La réclinaison en haut n'est plus usitée.

Ostéotomie unilatérale. — Procédé. — Avec de forts
ciseaux droits dont une branche est introduite dans la
narine, diviser toute la partie cartilagineuse jusqu'au
bord inférieur de l'os nasal, le long du dos du nez. Prolonger l'incision avec le bistouri sur l'os jusqu'à la racine
du nez, puis faire une petite incision transversale qui

11.

croise l'apophyse orbitaire interne (fig. 124, pointillé). Hémostase veineuse.

Sectionner l'os nasal de bas en haut, avec une scie à phalanges ou mieux celle de Shrady introduite dans la fosse nasale.

Sectionner l'apophyse montante du maxillaire supérieur en travers avec le ciseau ; puis, pour renverser en dehors la valve nasale, fracturer le reste de l'apophyse au moyen d'une forte pince dont les mors sont garnis de coton. Si l'apophyse résiste, la détacher d'un coup de ciseau par l'intérieur de la fosse.

Dans le cas où l'on voudrait arriver sur la voûte du pharynx, on n'aurait plus qu'à réséquer les cornets avec des cisailles.

Ostéotomie bilatérale à volets. — Procédé. — Faire d'abord l'opération d'un côté comme dans le procédé précédent.

Luxer vers l'autre côté le cartilage de la sous-cloison, qu'il faut respecter. Perforer la cloison immédiatement au-dessus de lui, sous le dos du nez, et la diviser de bas en haut avec une paire de cisailles.

Faire à la racine du nez une petite incision transversale, comme celle du côté déjà ouvert, puis diviser au ciseau l'os nasal et l'apophyse montante, et renverser en dehors le second volet, comme on a fait pour le premier. L'incision apparente a ainsi la forme d'un T dont la branche verticale longe le côté du dos du nez.

Après l'opération, la sous-cloison revient à sa place, et la forme du nez est reconstituée dans de bonnes conditions esthétiques. La vitalité du nez est, en outre, largement conservée.

Ostéotomie bilatérale en masse. — a. Procédé de E. Bœckel. Le nez est récliné d'un côté.

A la racine du nez, faire une incision transversale qui aille d'un orbite à l'autre ; à partir de l'extrémité droite ou gauche de cette incision, en faire une autre qui descende dans le sillon nasogénien jusqu'au bord inférieur de l'aile du nez; enfin, faire une troisième incision, celle-ci transversale, qui passe sous la sous-cloison et se termine au bord inférieur de l'autre aile (fig. 122, pointillé).

Avec un trocart enfoncé d'un sac lacrymal à l'autre, passer une scie à chaîne, et scier les os du nez et les apophyses montantes.

Avec une scie à guichet, diviser l'apophyse montante au fond de l'incision verticale, diviser ensuite la cloison

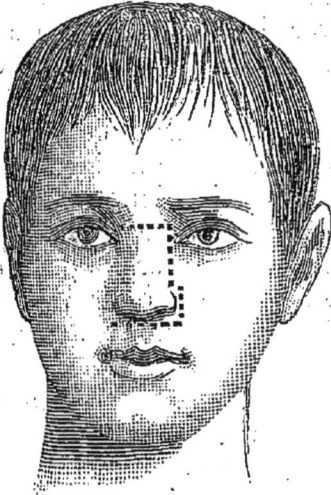

FIG. 122. — Incision pour l'ostéotomie bilatérale en mase, proc. de E. Bœckel (ligne pointillée).

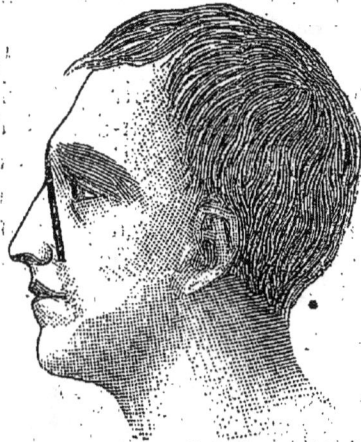

FIG. 123. — Moitié gauche de l'incision pour la réclinaison du nez en bas, proc. nasal d'Ollier.

des fosses nasales, et renverser le nez vers l'autre côté en fracturant l'autre apophyse montante au moyen d'une pince garnie d'amadou. Si l'apophyse résiste, la détacher avec le ciseau.

Hémostase : artères dorsales du nez, de l'aile du nez, de la sous-cloison, quelquefois même de la faciale même ; des veines préparates.

b. Procédé nasal d'Ollier. — Le nez est récliné en bas.

Faire une incision cutanée, en forme de fer à cheval, partant du point le plus reculé du contour supérieur de l'aile du nez, remontant vers le joint le plus élevé de la racine et descendant par une voie analogue jusqu'au même point de l'aile du nez du côté opposé (fig. 123).

Prendre ensuite une scie fine (scie de Butcher, scie de Mathieu), couper de haut en bas les os du nez dans la direction de l'incision extérieure; abaisser alors le nez en rendant, si c'est nécessaire, l'abaissement plus facile par quelques coups de ciseau portant sur la partie cartilagineuse de la cloison et sur l'aile du nez.

c. Grand procédé naso-maxillaire d'Ollier. — Le nez est encore récliné en bas, mais avec lui on abat la paroi antérieure des sinus maxillaires qui sont ainsi ouverts et très accessibles.

Après extraction des deux petites molaires de chaque côté du maxillaire supérieur, commencer une incision à 1 centimètre au-dessus de la lèvre supérieure. du côté droit et à 3 centimètres en dehors de l'aile correspondante du nez, la prolonger obliquement vers le point le plus élevé de la dépression naso-frontale. et la répéter de l'autre côté du nez, d'où la forme d'un V renversé (fig. 124, a b).

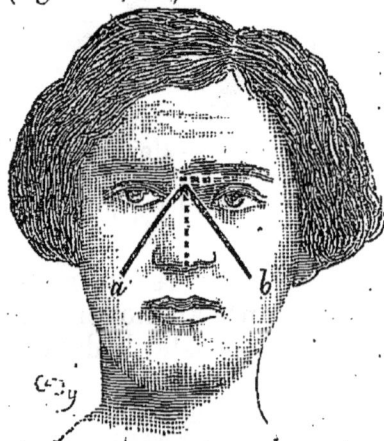

FIG. 124.

ab, incision pour la réclinaison du nez en bas, grand procédé naso-maxillaire d'Ollier. — La ligne pointillée indique l'incision pour l'ostéotomie unilatérale du nez.

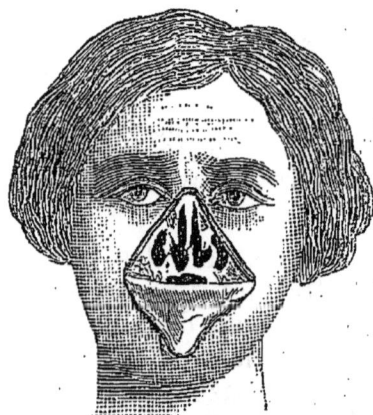

FIG. 125. — Résultat du grand procédé naso-maxillaire d'Ollier: nez récliné avec la partie antérieure de l'arcade dentaire et de la voûte palatine; fosses nasales et sinus maxillaires mis à jour.

Avec une scie à lame droite, diviser les os du nez et la voûte palatine dans la direction de l'incision (fig. 125).

Hémostase : les deux artères faciales, quelques rameaux des sous-orbitaires, les artères des ailes et du dos du nez, les deux palatines supérieures.

Avec les procédés décrits, quels qu'ils soient, quand on veut agir librement au fond des fosses nasales, sur la voûte du pharynx, il est nécessaire de diviser la cloison vers le haut, d'avant en arrière, et de la récliner, d'un côté ou de l'autre, ou même de la réséquer en partie ou en totalité ; il peut être encore nécessaire de sacrifier les cornets, la paroi interne des sinus maxillaires.

Les résections temporaires ou ostéoplastiques du maxillaire supérieur, de l'olécrâne, etc., sont encore de véritables ostéotomies, au même titre que celle du nez. Mais. leur manuel opératoire se confond tellement avec celui de leurs résections permanentes qu'il me paraît peu avantageux d'en faire ici une description isolée.

B. — MEMBRE SUPÉRIEUR

CLAVICULE. — *Ostéotomie linéaire sous-cutanée de la partie moyenne.* Indiquée dans l'ankylose scapulo-humérale, en vue d'une pseudarthrose qui donne une large extension aux mouvements de suppléance de l'épaule.

Procédé. — Diviser la peau et le tissu sous-cutané, dans l'étendue de 15 millimètres environ, parallèlement à la clavicule, en commençant à 2 centimètres en dehors et au-dessous de sa partie moyenne.

Glisser sous la peau, à plat, jusque par dessous la clavicule, la petite scie de W. Adams ou celle de Shrady ; tourner les dents vers l'os, et le scier à fond, dans un sens oblique en haut et en dedans.

HUMÉRUS.—*Ostéotomie linéaire sous-cutanée, au-dessous du col chirurgical.* Indiquée dans l'ankylose et la luxation invétérée irréductible de l'articulation de l'épaule.

Procédé. — A la partie moyenne du bord antérieur du muscle deltoïde, diviser la peau sur une hauteur de 2 centimètres ; écarter la veine céphalique, si on la rencontre ; puis approfondir l'incision d'emblée jusqu'à l'os.

Introduire la scie de Shrady ; la faire mordre sur la face externe de l'os, un peu au-dessous du col chirurgical,

pour éviter autant que possible la lésion du nerf circon-
flexe et des vaisseaux satellites; et diviser complètement
l'os dans un sens transversal ou un peu
oblique (fig. 126, A B).

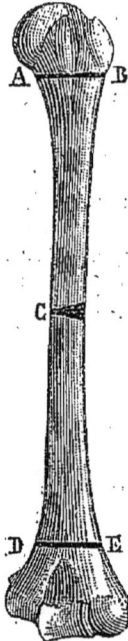

Ostéotomie cunéiforme au même niveau. —
Mêmes indications.

Procédé. — Le long du bord antérieur du
muscle deltoïde, dans ses deux tiers inférieurs,
diviser la peau; écarter la veine céphalique,
et mettre l'os à nu par une autre incision,
dans toute l'étendue de l'incision cutanée.

Au fond de l'incision, sur une hauteur de
2 centimètres, par exemple, décoller le périoste, les tendons du grand pectoral, du
grand rond et du grand dorsal, le long chef
du biceps, pendant que le membre est mis
successivement en rotation interne et rotation
externe.

Retrancher un coin à base antérieure par
deux traits de scie.

*Ostéotomie linéaire sous-cutanée, à la partie
moyenne de la diaphyse.*

Procédé. — Sur la face externe de l'os,
faire une incision de 1 centim. et demi qui
arrive d'emblée jusqu'à lui.

Passer la scie de Shrady au-devant de l'os, et le diviser
dans les deux tiers seulement, afin de respecter le nerf
radial et l'artère collatérale externe.

Compléter la diérèse par l'ostéoclasie manuelle.

Ostéotomie cunéiforme, au même niveau.

Procédé. — Diviser les parties molles comme dans le
procédé précédent, en faisant une incision plus longue,
4 à 5 centimètres.

Sur une hauteur de 2 centimètres, par exemple, décoller le périoste, le triceps et le brachial antérieur.

Retrancher un coin à base externe par deux traits de
scie (fig. 126, c).

G. Devy

FIG. 126.

Ostéotomie linéaire sous-cutanée, suscondylienne. Indiquée pour transformer l'ankylose curviligne en ankylose angulaire, et pour créer une pseudarthrose.

Procédé (Haynes-Walton, *The Lancet*, 1880). — A deux pouces anglais au-dessus du condyle externe, faire une incision très courte qui aille jusqu'à l'os. — Décoller le périoste.

Passer au-dessous de lui la scie d'Adams et diviser l'os dans toute son étendue (fig. 126, D E), ou bien ne le diviser qu'en partie et rompre le reste avec les mains.

Si l'on recherche une pseudarthrose, il est prudent de faire de préférence une ostéotomie cunéiforme, en abordant largement l'os par le côté externe.

CUBITUS ET RADIUS. — *Ostéotomie linéaire sous-cutanée de l'olécrâne.* Indiquée dans l'ankylose du coude, quand celle-ci paraît dépendre de la soudure isolée de l'olécrâne, et même quand il y a soudure de toutes les surfaces articulaires.

Procédé. — Pendant que le bras est maintenu en extension et la main en pronation, faire, à 1 centimètre au-dessous de l'épicondyle, une incision verticale de 2 centimètres, n'intéressant que la peau et le tissu conjonctif sous-jacent.

L'avant-bras étant fléchi à angle obtus et le côté interne du coude reposant sur un plan résistant avec interposition d'une couche de coton, glisser un ciseau ostéotome à travers l'incision ; l'appliquer sur le bord externe de l'olécrâne, près de sa base (c'est-à-dire à 3 centimètres environ de son sommet), et diviser l'apophyse en un ou deux coups de maillet.

Le ciseau permet mieux que la scie d'éviter la lésion du nerf cubital dans sa gouttière olécrâno-épirochléenne, alors même qu'on se contenterait de scier une partie pour briser le reste.

L'ostéotomie linéaire de l'olécrâne peut être utilisée comme opération préliminaire, pour la résection du coude ; mais alors on la fait à ciel ouvert.

Ostéotomie linéaire sous-cutanée de la diaphyse du cubitus. Indiquée dans l'incurvation et le cal anguleux.

Procédé. — A la partie moyenne du bord interne de l'avant-bras, faire une incision verticale de 2 centimètres qui arrive d'emblée jusqu'à l'os.

Passer la scie de Shrady ou la petite scie d'Adams immédiatement au-devant de l'os, et le diviser complètement (fig. 127, F G) ou bien le scier aux deux tiers et rompre le pont qui reste avec les mains. Le trait de scie est transversal ou oblique.

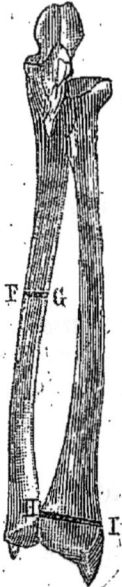

Pour l'ostéotomie cunéiforme, on n'aurait qu'à agrandir l'incision et à décoller le périoste.

Ostéotomie linéaire sous-cutanée de la diaphyse du radius. — Mêmes indications ; même manuel opératoire, à la différence près que l'incision porte naturellement sur le bord externe de l'avant-bras.

Quand on pratique l'ostéotomie des deux os à la fois, on place les sections des os et, par suite, l'incision des parties molles à des hauteurs différentes.

Chondrotomie juxta-épophysaire, ou opération d'Ollier à l'extrémité inférieure du radius. — Indiquée pour arrêter l'allongement asymétrique du bras et pour remédier ainsi à la mainbote cubitale, qui est la conséquence de cet allongement.

L'opération n'est plus possible au delà de vingt ans chez la femme, de vingt-deux ans chez l'homme, parce que le cartilage de conjugaison est, à cette époque, sur le point de disparaître, et que la croissance en longueur de l'os est à peu près terminée.

Procédé. — Diviser la peau et le tissu conjonctif sousjacent, par une incision longitudinale de 3 centim. et demi, en commençant à 3 millimètres environ au-dessus et en arrière du sommet de l'apophyse styloïde. Faire écarter en arrière les tendons des muscles radiaux, et mettre à nu l'extrémité inférieure du radius, dans toute

FIG. 127.

l'étendue de l'incision cutanée, jusqu'à ce qu'on aperçoive à la base de l'apophyse, dans l'os, une bandelette blanche transversale, qui est le cartilage de conjugaison (fig. 127, H I).

Dégager le cartilage d'avec les parties molles en avant et en arrière, puis exciser sa moitié externe soit par tranches avec un bistouri à lame étroite (Ollier), soit par morceaux, avec une curette tranchante fine.

Chondrotomie juxta-épiphysaire à l'extrémité inférieure du cubitus. Indiquée pour la cure de la main-bote radiale qui est due à l'allongement asymétrique du cubitus.

L'âge limite pour cette opération est celui de dix-huit à vingt ans.

Procédé. — Diviser les parties molles, à l'exclusion du périoste, par une incision de 2 centimètres qui commence à l'extrémité même de l'apophyse styloïde et monte verticalement sur l'os.

Pendant que les lèvres de l'incision sont écartées avec des crochets, rechercher le cartilage de conjugaison, et exciser sa moitié interne comme on le fait pour le cartilage du radius.

C. — MEMBRE INFERIEUR

Fémur. — *Ostéotomie linéaire sous-cutanée du col, ou opération de W. Adams*. Indiquée dans l'ankylose vicieuse de la hanche, soit qu'on veuille simplement redresser le membre, soit qu'on recherche, outre le redressement, le bénéfice d'une néarthrose permanente ; ce dernier résultat est malheureusement assez aléatoire.

Procédé. — A 2 centim. et demi au-dessus du grand trochanter, introduire un long ténotome à travers les muscles jusque sur le col du fémur ; puis ouvrir largement la capsule articulaire.

Après avoir retiré le ténotome, glisser dans le trajet la petite scie d'Adams, et diviser complètement le col d'avant en arrière, pendant qu'on comprime les tissus avec la main gauche pour empêcher l'entrée de l'air dans le trajet (fig. 128 a).

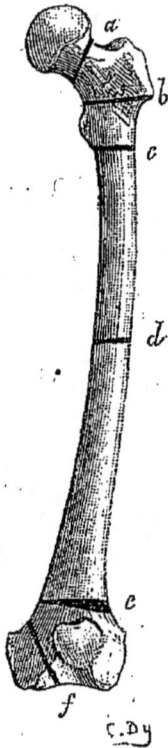

On peut aussi faire la section du col avec un ciseau-ostéotome.

Ostéotomie intertrochantérienne : a. ostéotomie linéaire à ciel ouvert, ou première opération de Rhéa-Barton (1826).

Procédé — Le membre étant étendu et la fesse correspondante un peu relevée au bord de la table, diviser la peau et le tissu cellulaire sous-cutané par une incision verticale longue de 6 centimètres, qui commence à 1 centimètre au-dessus du sommet du grand trochanter et qui longe le milieu de sa face externe ; puis approfondir l'incision jusqu'à l'os, y compris le périoste, mais seulement au milieu de la brèche.

Décoller avec la rugine les deux lèvres du périoste, et continuer la dénudation en avant et en arrière, jusqu'à la face interne de la base du col. (On ouvre ainsi la capsule articulaire ; mais, sur le vivant, il n'en résulte aucun inconvénient, puisque l'articulation est ankylosée.)

Diviser l'os en travers avec la grande scie d'Adams, ou avec la scie à chaîne, ou avec le ciseau ostéotome (fig. 128 b).

FIG. 128.

b. *Ostéotomie cunéiforme.*

Procédé. — L'incision des parties molles est la même que précédemment ; seulement on la prolonge en bas de 2 centimètres. — Le décollement du périoste se fait en dehors sur une hauteur de 3 centimètres par exemple. — Enfin, on résèque avec la scie d'Adams ou le ciseau un coin dont le sommet correspond à la face interne de la base du col (fig. 129 a).

c. Ostéotomie énarthrodiale, ou deuxième opération de Volkmann (1880).

Procédé de Volkmann. — Faire une incision longitudinale sur le côté postéro-externe de l'articulation, comme dans le procédé de résection coxale de Langenbeck.

Diviser avec le ciseau le grand trochanter, à un pouce environ au-dessous de son sommet, mais seulement jusqu'à la paroi interne du col, et rompre celle-ci.

Réséquer avec le ciseau et les cisailles une partie assez considérable de la face interne du fragment inférieur, de telle sorte que l'extrémité de ce fragment ne dépasse pas en épaisseur la partie moyenne du fémur ; puis arrondir exactement la surface de section.

Avec le ciseau-gouge creuser dans le fragment supérieur un cotyle assez large et assez profond dans lequel doit s'emboîter le fragment inférieur (fig. 130 a.)

L'ostéotomie énarthrodiale doit être réservée pour les cas où il est avantageux non seulement de redresser le membre, mais d'avoir une articulation mobile qui permette de s'asseoir. Au commencement de 1880, Wolkmann avait fait six fois cette opération : tous les opérés étaient guéris et le résultat fonctionnel était chez tous très satisfaisant.

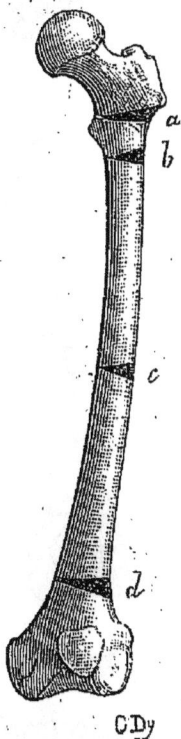

FIG. 129.

Ostéotomie sous-trochantérienne : a. Ostéotomie linéaire sous-cutanée ou opération de Gant (1872).

Procédé. — A quatre travers de doigt au-dessous du sommet du grand trochanter, sur le côté externe et postérieur de la cuisse, diviser la peau et les parties sous-jacentes d'emblée jusqu'à l'os par une incision verticale de 3 centimètres.

Le long de la lame du bistouri glisser un ciseau ostéotome, et sectionner le fémur aux trois quarts seulement

de son épaisseur, qui est de 3 centim. et demi chez l'a-
dulte au-dessous du petit trochanter.

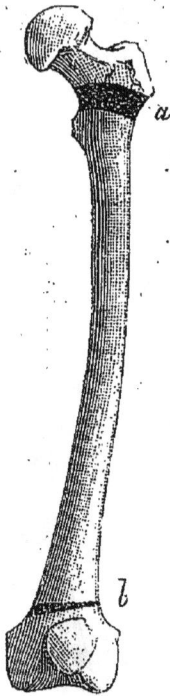

Compléter la diérèse osseuse par l'ostéoclasie manuelle, en portant le membre
dans l'abduction forcée (fig. 128, c).

La section peut être faite également, à fond ou
en partie, avec la grande scie de W. Adams ou
celle de Shrady. La scie est même nécessaire
quand l'os est très dur, ou quand il est cassant
comme chez le vieillard.

*b. Ostéotomie cunéiforme, ou première opé-
ration de Volkmann* (1872). L'auteur la
considère comme l'opération de choix pour
l'ankylose de la hanche avec forte adduction, notamment chez les individus qui ont
besoin d'un membre fixe plutôt que d'un
membre mobile.

Procédé de Volkmann. — Faire, en dehors et en arrière au niveau du petit trochanter, une incision verticale de 10 centimètres, puis détacher le périoste.

Avec le ciseau retrancher au coin dont
la base mesure par exemple une hauteur
de 2 centimètres et dont le sommet corresponde immédiatement au-dessous du petit
trochanter (fig. 129, b).

FIG. 130.

Ostéotomie linéaire sous-cutanée (fig. 128, d) *et ostéotomie cunéiforme* (fig. 129, c') *à la partie moyenne de la diaphyse.* — Indiquées dans l'incurvation très notable du
fémur, dans le cal anguleux, dans la claudication; et
aussi, la première, dans le genu valgum, d'après Taylor
et Reeves.

Le manuel opératoire ne présente d'autre particularité que celle du siège de l'incision sur la partie antéro-
externe de la cuisse.

*Ostéotomie cunéiforme à la partie inférieure de la dia-
physe, ou seconde opération de Rhéa-Barton* (1835). —
Indiquée dans l'ankylose du genou.

Procédé. — Diviser la peau et les parties sous-jacentes jusqu'à l'os par une incision en L dont la branche verticale, haute de 6 centimètres, s'arrête ou commence à deux travers de doigts au-dessus de l'angle supérieur externe de la rotule, et dont la branche horizontale arrive jusqu'à un doigt en dedans de la rotule.

Détacher le périoste en même temps que le lambeau avec la rugine.

Retrancher par deux traits divergents de scie à chaîne un coin dont la base, prise en avant, mesure par exemple une hauteur de 3 centimètres (fig. 129, d).

Ostéotomie supra-condylienne de Macewen (1877), *pour genu valgum.* — On marque à l'iode ou à la fuchsine *la ligne de section osseuse*, ligne transversale qu'on tire à un travers de doigt au-dessus du bord supérieur du condyle externe. On marque aussi *le point d'attaque ou d'incision des parties molles*, point qui correspond à la rencontre de la précédente ligne avec une ligne verticale menée parallèlement au tendon du grand adducteur, à 1 centimètre en dedans de lui. Enfin, on mesure aussi exactement qu'on le peut à travers les parties molles, le diamètre de l'os au niveau de la ligne de section.

Procédé de Macewen. — Le membre étant placé dans un léger degré de flexion, d'abduction et de rotation externe, faire à fond, jusqu'à l'os, une incision de 15 à 25 millimètres.

Introduire le long de la lame du bistouri le ciseau ostéotome n° 1 de Macewen; l'enfoncer dans le sens de la ligne de section osseuse et en éventail par une série de coups fermes et secs, le remplacer par le n° 2 dès qu'il cesse de progresser, et, au besoin, se servir du n° 3, jusqu'à ce qu'on juge suffisante la profondeur de la section, en consultant la petite échelle centimétrique que porte un des bords de la lame de l'ostéotome et en défalquant l'épaisseur des parties molles divisées jusqu'à l'os. Le fémur est divisé aux deux tiers seulement, s'il est mou (enfants); jusque près de sa surface externe, s'il est dur (fig. 130, b).

Achever la diérèse de l'os, avec les mains, en portant la jambe lentement dans l'adduction forcée.

Ostéotomie supra-condylienne pour genu varum. — On la fait encore avec les ostéotomes de Macewen, mais en sens inverse, c'est-à-dire que le point d'attaque est en dehors à un travers de doigt au-dessus du condyle externe et qu'on termine la diérèse osseuse en portant la jambe dans l'abduction forcée (fig. 128, e).

Condylotomies linéaires internes pour genu varum : a. Procédé d'Ogston (1877). — Le genou étant fléchi autant que possible et le membre placé en rotation externe, introduire un long ténotome à 9 centimètres au-dessus du condyle interne et le glisser à plat sous la peau jusqu'à ce que la pointe arrive entre les deux condyles ; puis retourner son tranchant vers l'os et diviser les parties molles ainsi que le périoste en retirant l'instrument.

Engager dans le trajet la grande scie de W. Adams et diviser le condyle aux trois quarts, de dehors en dedans et de bas en haut (fig. 128, f).

Achever la diérèse du condyle par fracture en portant la jambe dans l'adduction forcée.

b. Procédé de Reeves (1878). — Le genou étant fléchi, introduire un bistouri obliquement, juste au-dessus du condyle interne et diviser les parties molles.

Introduire à côté du bistouri un ciseau sur lequel la profondeur du condyle et des parties molles a été préalablement marquée ; sectionner le condyle, mais en s'arrêtant à 3 millimètres au moins en deçà de la face articulaire cartilagineuse ; puis détacher le condyle par un mouvement d'adduction forcée.

Ces deux procédés ont perdu beaucoup de partisans, depuis qu'on connaît un certain nombre de morts dues à l'ouverture de l'articulation ; car le procédé de Reeves, malgré sa prétention, donne comme celui d'Ogston une plaie pénétrante par le fait même de la séparation ostéoclasique du condyle. On préfère généralement, aujourd'hui, les ostéotomies extra-articulaires, celle de Macewen entre autres, parce que leur gravité est beaucoup moindre et que leurs résultats fonctionnels sont meilleurs.

Condylotomies linéaires externes pour genu varum. — Des procédés analogues sont applicables au condyle externe, et ces procédés sont passibles des mêmes objections.

TIBIA ET PÉRONÉ. — *Ostéotomie linéaire complétée du tibia avec ostéoclasie du péroné, ou opération de Billroth.* Indiquée dans le genu valgum et dans le genu varum.

Procédé de Billroth. — A un pouce au-dessous de l'épine du tibia, sur sa face interne, faire une incision transversale de 1 centim. et demi, qui arrive d'emblée jusqu'à l'os.

Introduire le ciseau le plus large de Billroth, entailler en éventail la surface du tibia, et continuer à diviser l'os jusqu'aux trois quarts environ (fig. 131, a). Rompre le reste du tibia et le péroné avec les mains, ou avec un ostéoclaste, si les parties sont trop résistantes.

Il arrive assez souvent que le redressement s'obtient sans fracture du péroné, par la simple luxation de son articulation supérieure, ainsi que C. Gussenbauer en a fait la remarque.

A l'opération de Billroth, Max Schede préfère l'ostéotomie cunéiforme du tibia et l'ostéotomie linéaire du péroné, l'une et l'autre totales.

Ostéotomie linéaire totale du tibia avec ostéotomie ou ostéoclasie du péroné à la partie inférieure de la jambe. — C'est le lieu ordinaire des courbures rachitiques.

Procédé. — Le long du bord postérieur et interne du tibia, diviser la peau et les tissus sous-jacents, y compris le périoste jusqu'à l'os, sur une hauteur de 10 à 15 millimètres suivant les dimensions du ciseau employé.

Avec une rugine, décoller le périoste en avant et en arrière dans une petite étendue.

Introduire le ciseau et sectionner l'os en éventail, d'une façon complète, mais en usant de ménagements dès qu'on arrive à la face externe du tibia pour ne pas léser les vaisseaux et nerfs tibiaux antérieurs.

Diviser le péroné, soit par fracture en portant la partie

inférieure de la jambe en abduction forcée, soit par cise-
lement, à travers une petite brèche, un peu au-dessus ou
un peu au-dessous de la ligne de section
du tibia (fig. 131, b b').

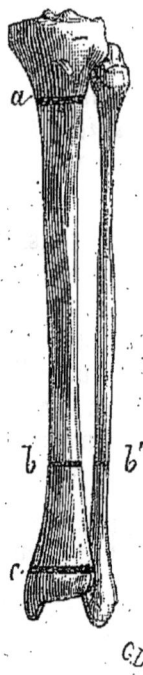

*Ostéotomie cunéiforme à la partie infé-
rieure de la jambe.* — Indiquée dans les
cas d'inflexion très considérable de cette
partie en dedans, en dehors, en avant ou
en arrière; indiquée aussi dans certaines
variétés de pieds bots, dus soit à l'ankylose
tibio-tarsienne, soit à l'arrêt de développement de l'un des deux os de la jambe.

Procédé. — Diviser la peau et les tissus
sous-jacents, d'emblée jusqu'à l'os, par une
incision verticale de 6 centimètres qui
longe le milieu de la face interne du tibia
et qui commence ou s'arrête à 2 centimètres au-dessus du sommet de la malléole
interne.

Décoller le périoste en avant et en arrière, aussi loin qu'on le peut, dans le sens
transversal.

Avec le ciseau de Macewen ou un autre,
détacher un coin dont la base, large de 3
centimètres par exemple, est prise en
dedans, en arrière ou en avant, au gré de l'opérateur.

FIG. 131.

Faire maintenant une incision verticale de 6 centimètres sur la face externe du péroné, au même niveau
que celle de la face interne du tibia.

Décoller le périoste dans l'étendue de 3 centimètres
seulement et réséquer la partie correspondante de l'os
par deux coups de cisailles.

Quand on désire placer la base du coin sur la face externe du
tibia, il est nécessaire de reporter l'incision des parties molles sur
le bord antérieur du tibia, et l'usage de la scie de Shrady est plus
commode que celui du ciseau.

Chondrotomie juxta-épiphysaire, ou opération d'Ollier a

la partie inférieure de la jambe. — Indiquée seulement
chez l'enfant et chez l'adolescent, lorsque le pied se
dévie en varus ou en valgus à la suite de l'arrêt de développement du tibia ou du péroné.

La chondrotomie n'est plus possible pour le tibia après
l'âge de dix-sept ans, et pour le péroné après l'âge de
dix-huit ans.

Chondrotomie tibiale. Procédé. — Diviser les parties
molles, sauf le périoste, par une incision verticale de
3 à 4 centimètres qui s'arrête ou commence au milieu
du sommet de la malléole interne et disséquer les deux
lèvres de l'incision.

Rechercher la bandelette blanche que représente le
cartilage de conjugaison et exciser sa moitié interne
comme il a été dit à propos des os de l'avant-bras
(fig. 157 c).

Chondrotomie péronéale. Procédé. — Il n'offre rien de
spécial. L'incision, haute de 2 centimètres, commence à
4 ou 5 millimètres au-dessus de la pointe de la malléole
externe.

Tarse. — Depuis une douzaines d'années, à la faveur
de la méthode antiseptique, on a pratiqué une série d'o-
pérations sur le squelette du pied, pour remédier à des
malformations et à des déviations soit congénitales, soit
acquises, qui résistent aux moyens ordinaires. Toutes ces
opérations sont décrites et comprises, aujourd'hui, sous
le nom générique de *tarsotomies*. A la vérité, au point de
vue technique, il ne s'agit pas de vraies ostéotomies, il
ne s'agit même pas toujours d'ostéotomies segmentaires,
puisque l'opération consiste souvent dans l'extirpation
complète ou partielle d'un os tel que l'astragale ou le
cuboïde; mais le but thérapeutique est le même, et, dans
la pratique, on est assez souvent obligé de combiner les
procédés entre eux. Ce serait donc une faute que de
scinder le sujet.

Les procédés que je propose sont des procédés types

pris sur le pied normal, mais qui sont directement applicables au pied pathologique.

L'exérèse osseuse porte soit sur le tarse postérieur
(astragale, calcanéum), soit sur le tarse antérieur (cuboïde,
scaphoïde, cunéiformes).

Tarsotomies postérieures : a. *Extirpation totale de l'astragale seul, ou opération de Lund.*
Indiquée pour le pied bot équin
pur, l'équin varus et l'équin valgus.

Procédé. — Le pied, le droit par
exemple, reposant par le talon sur
le bord de la table, après avoir
reconnu le bord externe de la tête
de l'astragale, diviser la peau
seulement par une incision qui
commence à un travers de doigt
en arrière et au-dessous de la
pointe de la malléole externe,
passe au-devant de la tête astragalienne et se termine en dedans
immédiatement derrière la tubérosité du scaphoïde. On opérerait
en sens inverse pour le pied gauche (fig. 132, a a').

Disséquer la peau en dehors et
en avant jusqu'à ce qu'on arrive
sur le col de l'astragale.

Pendant qu'un aide écarte en
dedans les tendons extenseurs,
préalablement affranchis, ouvrir
la capsule articulaire en avant et
en dehors ; glisser le bistouri entre

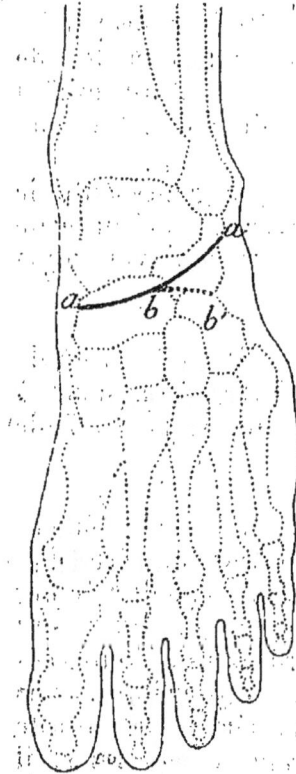

FIG. 132.

le corps de l'astragale et la face interne de la malléole
péronéale, diviser les ligaments péronéo-astragaliens
antérieur et postérieur, diviser de dehors en dedans
sous la pointe de la malléole le ligament péronéo-calcanéen, puis tirer fortement le pied à soi, et le luxer
un peu en dehors, dénuder entièrement la tête de

l'astragale avec la rugine, et diviser le ligament latéral interne.

Confier le pied à un aide, ouvrir l'articulation astragalo-scaphoïdienne, sectionner d'arrière en avant par le côté externe le ligament interosseux calcanéo-astragalien, enfin saisir l'astragale avec un davier d'Ollier et achever de le séparer.

Hémostase : l'artère calcanéenne externe, la péronière antérieure et la malléolaire externe.

Schwartz (Thèse d'agrégation, Paris, 1883) a rassemblé quarante-quatre cas d'extirpation de l'astragale, dont un cas de mort seulement. La valeur thérapeutique de cette opération ne peut être jugée encore d'une manière définitive.

b. Extirpation totale de l'astragale et de la grosse apophyse du calcanéum, ou opération de Hahn. Mêmes indications.

Procédé. — Faire d'abord une incision comme pour l'extirpation totale de l'astragale seul; puis de cette in-

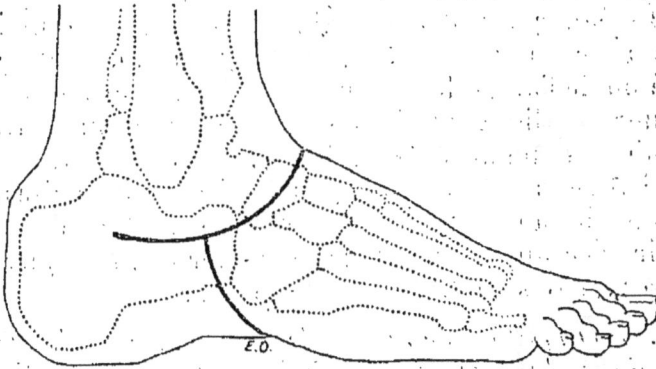

FIG. 133.

cision à 1 centimètre au-devant de malléole externe, en faire partir une autre, légèrement concave en avant, qui arrive sur le côté externe du pied à 2 centimètres derrière le tubercule du cinquième métatarsien (fig. 133).

Enlever l'astragale, comme il a été dit précédemment.

Disséquer les téguments au niveau de la grosse apophyse du calcanéum, la dénuder avec la rugine en dessus et en dehors ; ouvrir l'articulation calcanéo-cuboïdienne, sculpter un coin à base externe au moyen du ciseau de Billroth, par exemple, pendant que la plante repose sur un plan résistant ; saisir le coin avec un petit davier et achever son détachement avec la rugine.

Si l'os est encore cartilagineux, un fort bistouri suffit pour l'excision du coin.

c. Extirpation de la tête de l'astragale, ou opération de C. Hueter. D'après le chirurgien allemand, cette résection limitée permet d'arriver au but orthopédique dans la plupart des cas ; au besoin, on pourrait y ajouter l'énucléation du scaphoïde et même celle du cuboïde, sans toucher ni au calcanéum ni aux cunéiformes.

Procédé. — Faire une incision transversale cutanée qui croise la face supérieure de la tête astragalienne en son milieu et qui arrive sur le côté interne du pied ; à chacune de ses extrémités ajouter une incision antéro-postérieure, longue de 2 centimètres.

Disséquer les deux lambeaux cutanés ; dénuder la tête avec la rugine, pendant qu'un aide écarte d'un côté ou de l'autre les tendons extenseurs et les vaisseaux et nerf pédieux ; puis ouvrir l'articulation astragalo-scaphoïdienne au-dessus, en dedans, en dehors.

Abattre la tête en divisant le col avec le ciseau, au-devant de la capsule articulaire qu'il faut respecter ; la saisir avec un davier et la détacher complètement des autres parties molles en ruginant sa surface.

d. Extirpation de la tête de l'astragale et de la grosse apophyse du calcanéum (Chalot). Cette opération me paraît moins grave et est plus facile que les deux premières tarsotomies ; elle me paraît plus efficace que l'opération de C. Hueter, pour corriger à la fois le varus et l'équinisme.

Procédé. — Faire une incision transversale cutanée comme dans le procédé précédent, mais plus longue, de façon qu'elle arrive aussi au côté externe du pied ; aux extrémités, ajouter deux incisions antéro-postérieures, longues de 2 centimètres (fig. 134, a a').

Disséquer les deux lambeaux, et enlever d'abord la tête de l'astragale (procédé c), puis la grosse apophyse du calcanéum (procédé b).

L'incision recommandée permettrait au besoin de retrancher en partie ou en totalité le scaphoïde ou le cuboïde, suivant qu'on prolongerait en bas le trait latéral interne ou le trait exerne.

Tarsotomies antérieures : a. Extirpation du cuboïde, ou opération de Rich. Davy. Indiquée pour le varus et le

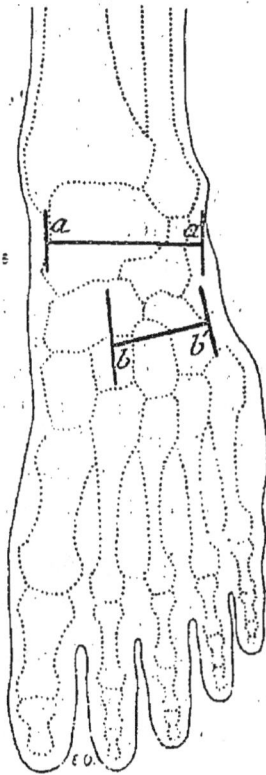

FIG. 134.

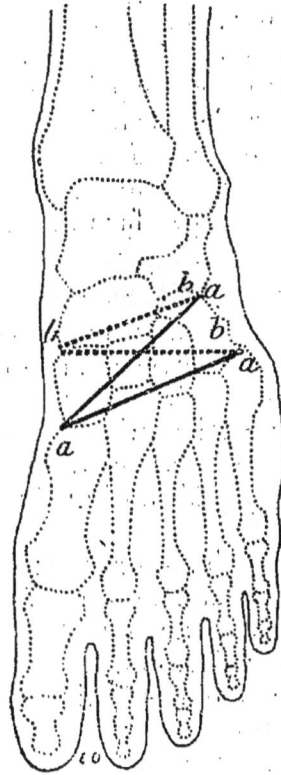

FIG. 135.

varus-équin, mais rarement suffisante, ce qui explique le peu de faveur dont elle jouit.

Procédé. — Diviser la peau : 1° par une incision de

12.

3 centimètres qui longe le bord antéro-externe du pied à partir de la partie moyenne du tubercule du cinquième métatarsien ; 2° par une incision parallèle de 4 centimètres, faite sur le dos du pied dans l'axe du troisième métatarsien et à partir de cet os ; 3° par une incision transversale qui réunisse le milieu de l'incision externe à l'autre (fig. 134, b b).

Disséquer les deux lambeaux ; dénuder le cuboïde sur sa face supérieure et sur sa face externe ; ouvrir son articulation métatarsienne par un trait dirigé obliquement vers le côté externe du gros orteil, puis diviser les ligaments dorsaux qui l'unissent d'une part en dedans au troisième cunéiforme et au scaphoïde, d'autre part en arrière au calcanéum, à 15 millimètres derrière le tubercule du cinquième métatarsien.

Saisir le cuboïde avec un davier, et achever de le détacher à sa face inférieure avec la rugine.

b. Tarsotomie cunéiforme, ou opération de Davies-Colley. Mêmes indications. On retranche un coin dont la base comprend la face externe du cuboïde et dont le sommet correspond en dedans, soit à la première articulation cunéo-métatarsienne (fig. 135, a a a), soit à la première articulation scaphoïdo-cunéenne (fig. 135, bbb,), c'est-à-dire à 2 centimètres 1/2 au-devant de la tubérosité du scaphoïde ou immédiatement au-devant de cette tubérosité.

Procédé. — Faire : 1° une incision cutanée externe, comme dans le procédé précédent ; 2° une incision cutané interne, longue de 2 centimètres, qui commence à 3 centimètres ou à 1 centimètre au-devant de la tubérosité du scaphoïde et qui longe le côté interne du pied ; 3° une incision transversale qui joigne le milieu des deux incisions précédentes.

Disséquer les deux lambeaux, dénuder le dos du tarse dans toute l'étendue mise à découvert, et sculpter le coin avec le ciseau, sans se préoccuper des interlignes articulaires, comme s'il s'agissait d'une seule pièce osseuse.

Art. 4. OSTÉOCLASIE

L'ostéoclasie est une opération qui consiste à produire la fracture sous-cutanée d'un os ou de deux os parallèles dans le même but orthomorphique que l'ostéotomie. Elle a une sphère d'applications beaucoup plus restreinte sur le cadavre que sur le vivant.

L'ostéoclasie et l'ostéotomie ne doivent pas être considérées comme deux opérations rivales, s'excluant l'une l'autre de la thérapeutique chirurgicale : elles ont chacune leur moment et leurs conditions propres d'application. Tant que les os sont souples, qu'ils ont la consistance normale de l'enfance, de l'adolescence, de l'âge adulte (jusqu'à quarante ou quarante-cinq ans) ou qu'ils sont encore ramollis par le processus morbide (rachitisme par exemple), l'ostéoclasie d'abord manuelle puis instrumentale, si les mains nues échouent, représente le premier mode de traitement à employer. Elle réussit très souvent ; ce n'est qu'après un insuccès manifeste et avéré qu'on fait appel à l'ostéotomie. — L'ostéotomie est, au contraire, pratiquée d'emblée, si les os sont en état d'éburnation, si les tissus environnants sont raides à la suite de sclérose atrophique, si les artères sont athéromateuses, s'il y a des varices, si le pannicule adipeux sous-cutané est très développé, si, outre le redressement, on désire obtenir une pseudarthrose, enfin si l'on veut agir directement sur une ankylose vicieuse ou sur un cal vicieux ancien.

En résumé, l'ostéotomie est de mise lorsque l'ostéoclasie a échoué, qu'elle est insuffisante par elle-même pour le but à atteindre, qu'elle est mécaniquement impossible ou bien inapplicable à moins de danger évident.

Il ne faut pas l'oublier, l'ostéoclasie a sur l'ostéotomie un avantage capital : celui de dispenser de toute précaution antiseptique et de créer une solution de continuité dont le foyer ne communique point avec l'air extérieur, c'est-à-dire avec un milieu septique, et qui guérit simplement, sans autre pansement que l'immobilisation, comme une fracture sous-cutanée accidentelle.

La méthode antiseptique a sans doute transformé l'ostéotomie en une opération extrèmement bénigne, puisque la mortalité n'est plus que de 1 environ p. 100. Mais l'emploi de cette méthode est absolument indispensable pour l'ostéotomie : sans elle, l'ostéotomie est une opération généralement grave, souvent même injustifiable ; et, avec elle, il faut une attention soutenue pour surveiller sa rigoureuse application et pendant et après l'opération.

Modes et moyens d'ostéoclasie. — Etant donné un os rectiligne qu'on veut fracturer, le fémur, par exemple, la fracture peut avoir lieu suivant trois modes opératoires : 1º en le ployant en arc ; 2º en le tordant sur son axe ; 3º en coudant une partie, pendant que l'autre est bien fixée.

Le deuxième mode (celui de la torsion) n'est guère indiqué que dans certains cas exceptionnels où il y a avantage à produire une fracture en bec de flûte, et alors il est toujours combiné avec la flexion forcée. Restent le premier et le quatrième modes, que je nommerais volontiers *mode de l'arc ou de l'inflexion*, et *mode de l'étau ou de la coudure.*

a. Mode de l'arc. — Lorsque les articulations sont mobiles, il n'est guère applicable que dans le tiers moyen de la diaphyse, à moins de s'exposer à rompre ou à forcer les ligaments articulaires au lieu de rompre l'os (ce qui serait extrèmement grave). Pour le réaliser, on se sert soit des mains seules appliquées à une certaine distance l'une de l'autre, soit des mains et du genou, celui-ci appuyé contre le milieu de la concavité de l'arc à former, c'est-à-dire dans le point d'élection de la fracture, soit des mains et du bord d'une table ou d'une barre (le bord de la table et la barre remplissent le même office que le genou), soit enfin d'appareils spéciaux à deux bras de levier qui représentent les moyens les plus puissants, et dont les meilleurs sont l'ostéoclaste à dynamomètre de Rizzoli (fig. 136) et celui de Manrique.

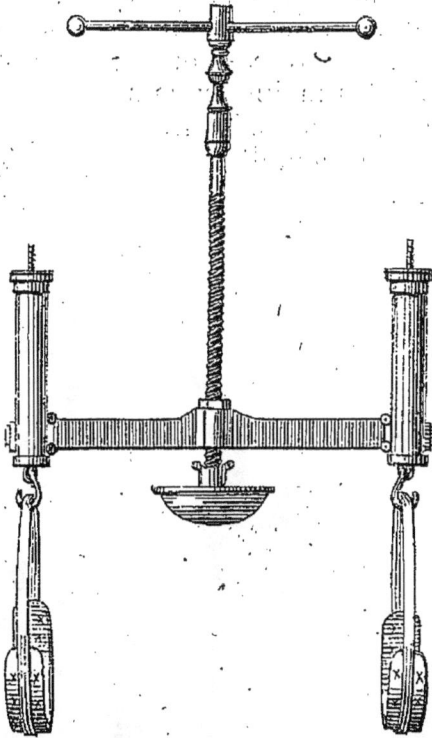

FIG. 136.

La fracture se produit *au milieu de l'arc*, quand toutes les parties (os et parties molles) ont partout une résistance égale. C'est tantôt une fracture incomplète, ou *fracture en bois vert*, comme cela a lieu dans la première enfance; tantôt une fracture complète, ou *fracture en bois sec*, sous-périostée ou non, suivant les points de sa circonférence et suivant que l'on suspend ou que l'on continue le mouvement d'inflexion dès que la fracture est faite.

b. Mode de l'étau. — Il est d'une application bien plus étendue que le mode précédent : avec lui on peut fracturer l'os à un niveau quelconque, aux extrémités comme au milieu de la diaphyse.

Dans l'opération typique, la fracture a lieu à la limite de la partie libre et de la partie fixée, pourvu que la fixation soit solide et que l'os soit absolument immobilisé. Elle se fait plus ou moins au-dessus de cette limite, dans le cas contraire. Comme la fracture par inflexion, elle est incomplète ou complète, suivant la période de l'évolution osseuse.

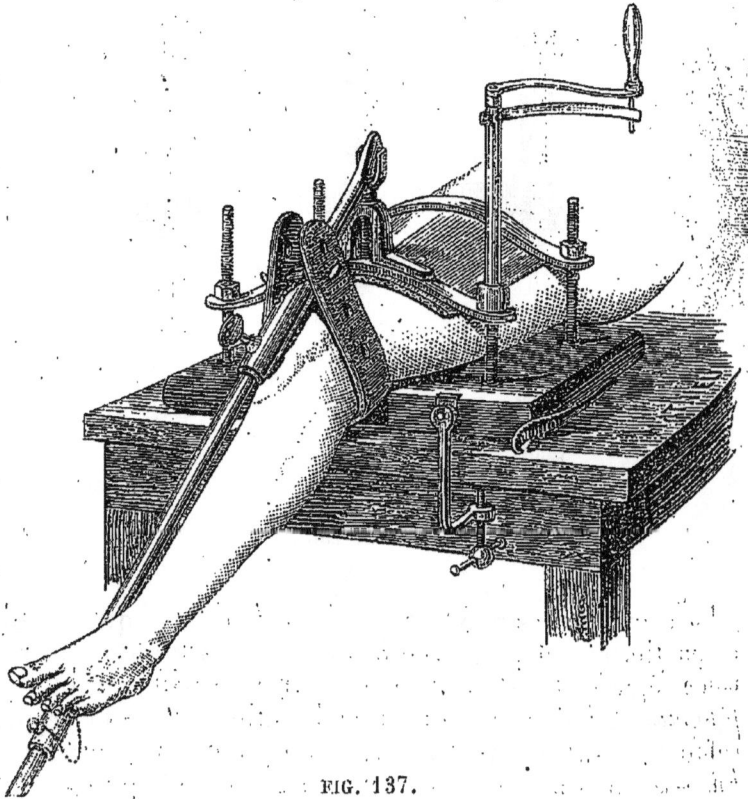

FIG. 137.

On la produit également soit avec les mains, aidées ou non du genou, du poids du corps transmis par le genou, soit avec des appareils à un bras de levier, dont les mo-

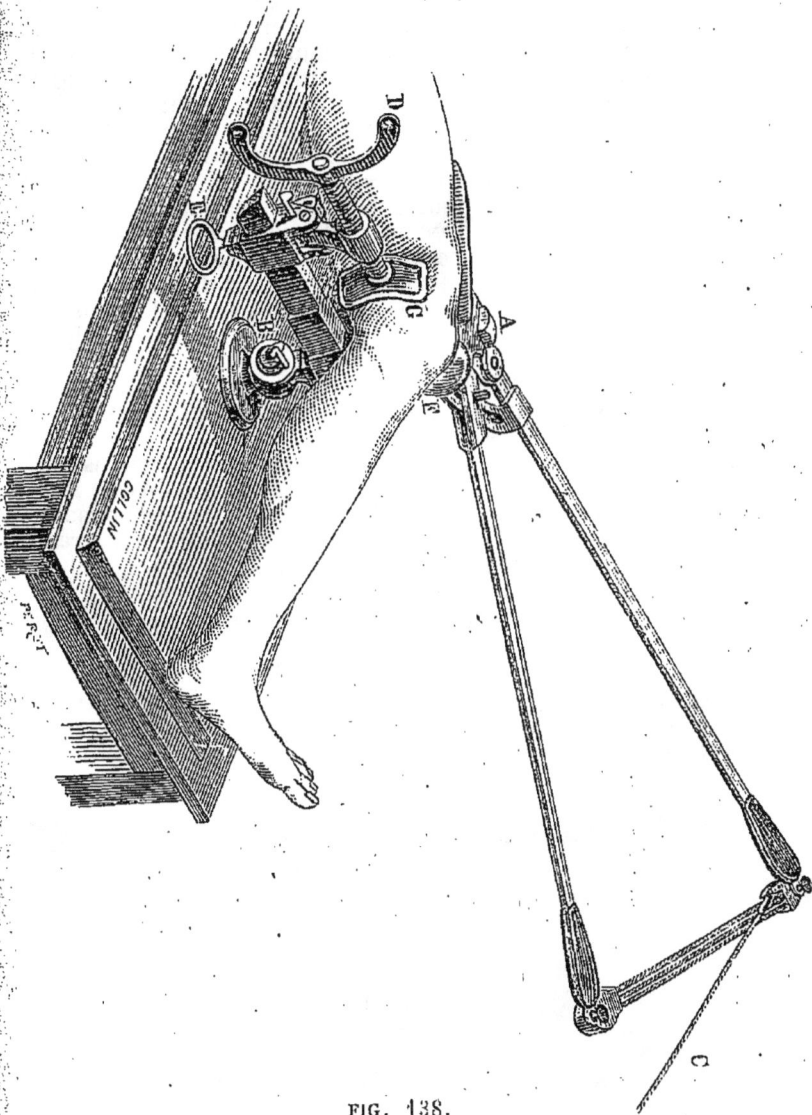

dèles les plus récents sont l'ostéoclaste de V. Robin
(de Lyon) (fig. 137), et celui de Collin (1881) (fig. 138).

Ces deux modes se retrouvent exactement les mêmes sur le vivant lorsqu'on agit sur un os rectiligne ou une ankylose rectiligne. Mais si une déviation existe déjà, incurvation diaphysaire, ankylose angulaire, cal angulaire, genu valgum, genu varum, on n'a naturellement plus à produire un arc ou un coude; il n'y a qu'à exagérer ou à diminuer celui qui existe, pour avoir la fracture et, par suite, le redressement du membre. (Pour plus de détails, voir ma Thèse d'agrégation, p. 222. Paris, 1878.)

Quant à la force nécessaire pour fracturer tel ou tel os, tel ou tel segment ou point d'un membre, il serait incontestablement désirable de la connaître d'avance, au moins d'une façon assez approximative[1]; l'ostéoclasie aurait ainsi toute la rigueur d'une opération bien réglée. Malheureusement, les données moyennes qu'on acquiert après une série d'expériences, n'ont, dans le cas particulier (en clinique surtout), à peu près aucune valeur : les conditions de résistance varient pour les os et pour les parties molles environnantes, suivant l'âge, suivant l'état de santé ou de maladie, suivant les irrégularités de l'ostéogénèse, etc. Le mieux, quand l'âge du sujet ou la période de la maladie permet de compter sur le succès, est de tenter l'ostéoclasie d'abord avec les mains seules, puis avec les mains et le genou, puis avec les mains et le bord d'une table, par exemple, réalisant ainsi une sorte de gamme dynamique ascendante; si l'ostéoclasie manuelle échoue, on a recours à l'emploi des machines. Rien n'est, du reste, plus facile que d'adopter un dynamomètre à la plupart d'entre elles.

Le tableau suivant résume l'ensemble des modes et moyens d'ostéoclasie :

Mode de l'arc ou de l'inflexion (deux bras de levier).	Ostéoclasie manuelle	Mains seules. Mains et genou ou un autre point d'appui (bord de table, etc.).
	O. instrumentale	Ostéoclaste de Rizzoli. — Manrique.
Mode de l'étau ou de la coudure (un seul bras de levier).	Ostéoclasie manuelle	Mains seules. Mains et genou. Mains et poids du corps.
	O. instrumentale	Ostéoclaste de V. Robin. — nouveau de Collin (1881).

MANUEL OPÉRATOIRE

A. — OSTÉOCLASIE MANUELLE

Avec les mains, comme du reste avec les machines, on

[1] Voy. l'excellent travail de Charpy (de Lyon) : *De la résistance des os aux fractures* in *Revue de Chirurgie* (juin et juillet, 1885).

peut faire porter la fracture sur la diaphyse ou bien à l'union de la diaphyse avec une épiphyse.

1. FRACTURE DIAPHYSAIRE. — D'une manière générale, lorsqu'on se sert des mains seules ou aidées, la fracture d'une diaphyse (humérus, fémur, tibia) n'est guère possible au delà de six ans ; ce qui ne veut pas dire qu'on réussira toujours avant cette date.

Supposons qu'il s'agit de rompre le fémur à la partie moyenne, d'après le mode de l'arc.

Procédé. — a. Avec les mains seules. Le membre de l'enfant étant complètement attiré hors de la table, se placer en dehors de lui, marquer à la fuchsine le niveau de la fracture à faire ; puis, pendant qu'un aide soutient la jambe fléchie à angle droit, empoigner avec une main l'extrémité inférieure de la diaphyse et avec l'autre main son extrémité supérieure, de façon que les pouces soient étendus parallèlement à la diaphyse, formant équerre par rapport aux autres doigts, et qu'ils se touchent par leurs bouts au niveau du trait marqué.

Lentement et avec une force croissante, continue ou par petites secousses simultanées des deux mains, ployer la diaphyse comme on ferait pour un bâton de bois vert.

Continuer le mouvement d'inflexion jusqu'à ce qu'une série de petits craquements ou un fort craquement brusque et la mobilité des fragments aient démontré que la fracture est faite.

Après l'opération, vérifier par la dissection le degré d'intégrité de la gaine périostique, ainsi que le trait de la fracture qui est transversal, à moins qu'on ait combiné un mouvement de torsion avec celui d'inflexion.

Sur le vivant, la fracture une fois obtenue, s'il existait une incurvation rachitique, par exemple, on compléterait l'ostéoclasie par le redressement du membre soit séance tenante, soit au bout de dix à quinze jours.

b. Avec les mains et le genou. — Si la diaphyse résiste aux mains seules, après avoir mis à sa portée le membre de l'enfant, empoigner encore, mais avec tous les doigts ensemble, les deux extremités de la diaphyse, et appliquer son genou droit sur la marque de la fracture à faire.

Ployer la diaphyse avec la main, comme dans le procédé précédent, tout en poussant avec le genou, ou tout en lui faisant porter le poids du corps ; mais, dans les deux cas se tenir prêt à cesser ou à modérer l'action du genou ou celle du poids du corps dès le premier craquement, sans quoi l'on risquerait de produire des lésions plus ou moins graves des parties molles par l'inflexion exagérée des fragments.

c. Avec les mains et le bord de la table. — L'opération est faite sur le même fémur s'il a encore résisté, ou sur l'autre.

Après avoir attiré le cadavre vers une extrémité de la table, de façon que la moitié de la cuisse la déborde et que le milieu repose sur son bord, empoigner en travers, pouces en dehors, la demi-circonférence antérieure des extrémités de la diaphyse.

Ployer la diaphyse en arrière, en pressant avec les mains, aidées au besoin du poids du corps, d'une façon uniforme ou par séries de doubles pesées.

Dès le premier craquement continuer la fracture avec les mains seules, et s'arrêter aussitôt que les fragments sont mobiles.

Les mêmes procédés sont applicables à l'humérus, à l'avant-bras et à la jambe. Seulement à la jambe, on peut faire la fracture successive des deux os, au lieu de leur fracture simultanée : tibia, puis péroné. Quand la fracture est simultanée, le péroné se casse tantôt au même niveau que le tibia, tantôt un peu au-dessus, ou un peu au-dessous, ainsi qu'Aysaguer l'avait déjà constaté.

2. Fracture dia-épyphysaire. — Sur le vivant on la pratique presque toujours à l'extrémité inférieure du fémur, quelquefois involontairement à l'extrémité supérieure du tibia, pour genu valgum et pour genu va-

rum (redressement brusque de Delore). Il n'est pas prudent de la tenter au delà de douze ans, à cause de la résistance osseuse et de la rupture possible du ligament latéral externe ou interne du genou.

Supposons qu'il s'agit de produire la fracture dia-épyphysaire du fémur, on la fait suivant le mode de l'étau.

Procédé. — Le membre reposant par sa face interne ou par sa face externe sur le bord de la table de façon que toute la partie du membre qui s'étend au-dessous de la limite inférieure de la diaphyse, soit libre en l'air, pendant qu'un aide vigoureux fixe solidement la diaphyse contre le bord de la table avec ses deux mains placées en travers, empoigner d'une main l'extrémité inférieure de la jambe et de l'autre son extrémité supérieure.

Exercer une série de pesées avec pression continue, comme pour faire basculer la jambe en bas et en arrière ; au besoin, ajouter le genou (droit ou gauche) entre les deux mains.

S'arrêter dès que l'épiphyse fémorale paraît assez mobile.

Pour disjoindre l'épiphyse supérieure du tibia, ainsi que cela peut être nécessaire dans certains cas de genu valgum, on fait fixer l'épiphyse sur le bord de la table, et on opère le mouvement de bascule par pesées successives sur les malléoles.

Au lieu d'avoir recours à un aide, on pourrait encore fixer le membre au bord de la table avec un petit appareil à vis.

B. — OSTÉOCLASIE INSTRUMENTALE

L'ostéoclasie instrumentale est mise en œuvre lorsque l'ostéoclasie manuelle n'a pu réussir ou qu'elle n'a aucune chance de réussir, vu l'âge du sujet et, par suite, vu le trop haut degré de résistance osseuse.

1. FRACTURE DIAPHYSAIRE. — Soit à faire la fracture du fémur à la partie moyenne, suivant le mode de l'arc. Procédé. — *a. Avec l'appareil de Rizzoli.* Après avoir

garni de couches de coton épaisses, la face postérieure et les faces latérales, ainsi que la partie moyenne de la face antérieure de la cuisse, engager le membre dans les deux anneaux en cuir de l'appareil et les placer de telle façon que l'arc métallique de la vis de pression corresponde au milieu du fémur.

Disposer l'arc dans le sens transversal, puis faire tourner la vis de pression jusqu'à ce qu'on perçoive un craquement sec. L'os s'infléchit plus ou moins avant de se rompre suivant son degré d'élasticité, et il se rompt toujours au niveau de l'arc métallique, c'est-à-dire du point d'appui.

Vérifier les résultats par la dissection. Le trait de la fracture est transversal, si l'immobilisation a été parfaite, oblique dans le cas contraire.

b. Avec l'appareil de Manrique. — Engager le membre dans les anneaux, de façon que les plaques des deux vis de pression qui remplacent la vis médiane de Rizzoli soient également distantes du milieu du fémur.

Placer exactement les plaques dans le sens transversal, et faire tourner les deux vis à la fois. La fracture se produit entre les plaques.

2. FRACTURE DIA-ÉPYPHYSAIRE. — Procédé : *a. Avec l'appareil de Collin* (1881).

Sur une table de l'amphithéâtre poser la planche qui supporte tout l'appareil.

Si c'est le membre gauche ou le membre droit qu'on désire fracturer de dehors en dedans, placer le creux du jarret sur la barre transversale d'acier, de telle sorte que la vis compressive à deux hélices et à plaque terminale corresponde à la face interne de la cuisse.

Appliquer sur la face externe de la cuisse la demi-gouttière contre-pressive, placer la plaque terminale *exactement au-dessus du tubercule du grand adducteur*, et serrer la cuisse très fort, au moyen de la vis, entre cette plaque et la demi-gouttière externe, après qu'un aide a porté la jambe en rotation interne et pendant qu'il la maintient solidement dans cette position.

La cuisse et le membre étant bien immobilisés, appliquer *immédiatement au-dessous de la tubérosité externe*, c'est-à-dire sur la partie osseuse sous-jacente au ligament latéral externe (P.-E. Regnard)[1] et non sur l'interligne articulaire, la plaque de puissance qui est adossée à l'extrémité du levier interne, seul levier mobile.

Pendant que le premier aide continue à empêcher la rotation du membre en dehors, saisir les poignées du levier mobile et du levier fixe, et les rapprocher peu à peu, par un mouvement continu ou par saccades ; un second aide favorise le rapprochement en tirant au fur et à mesure sur la corde qui est enroulée à trois tours aux moufles.

A un moment donné, ordinairement lorsque la distance entre les deux poignées est de 20 à 30 centimètres, on entend un craquement sec, violent, unique, caractéristique ; quelquefois, pourtant, le craquement est plus ou moins sourd, et l'on ne constate la fracture que par la mobilité anormale.

Dès le craquement ou la mobilité anormale, cesser le rapprochement des poignées et les écarter de nouveau, afin d'éviter les lésions du périoste et des parties molles qu'entraînerait la disjonction des fragments.

Dégager le membre, l'étendre sur la table, et vérifier l'état des parties.

Résultats ordinaires d'après les observations de Regnard. Les parties molles environnantes sont intactes ; le périoste, également intact, conserve sa forme engaînante, le trait de fracture est toujours oblique de bas en haut et de dehors en dedans. Il est oblique de bas en haut et de dedans en dehors, lorsque la plaque de puissance est appliquée sur le condyle interne.

L'obliquité de la fracture peut être un sérieux inconvénient, surtout si la plaque terminale de la vis compressive et la plaque de puissance sont appliquées plus haut que sur les points déjà indiqués, et alors la fracture se fait, à une hauteur variable, sur la diaphyse elle-même.

[1] Thèse de Paris, 1884.

L'obliquité et le défaut de précision de la fracture tiennent, à mon avis : 1° à ce que la puissance agit dans le sens latéral, et non d'avant en arrière, ou d'arrière en avant, comme avec l'ostéoclaste de Robin ; 2° surtout à ce que la cuisse n'est pas suffisamment fixée. Pour ces deux raisons, en l'état actuel, je considère l'appareil de Collin comme de beaucoup inférieur à celui de Robin. Ce dernier réalise fort bien l'excellent mode de l'étau.

b. Avec l'appareil de Robin[1]. — A une extrémité de la table placer la planche de l'appareil ; la fixer solidement au-dessous du bout de la table avec la vis du petit système à étau, qui est annexé à la planche ; puis incliner cette dernière en bas et en avant, en calant son extrémité supérieure.

Sur la planche étaler une large et longue lame de cuir qui déborde en haut, pour amortir les angles de la brisure de la planche, et surtout en bas, pour protéger les téguments de la face postérieure du genou.

Le sujet étant couché sur le dos, poser le membre en extension sur la lame de cuir, de façon que les condyles dépassent à peine ou affleurent le bord de la table et que la fesse se loge dans l'échancrure supérieure de la planche. Si celle-ci était trop longue, on rabattrait une partie sous l'autre. (Peut-être y aurait-il quelque avantage à faire l'ischémie préalable du membre avec la bande d'Esmarck.)

Recouvrir la face antérieure et les faces latérales de la cuisse avec la grande gouttière d'acier, qui est garnie dans sa concavité d'une lame de cuir.

Sur la gouttière, serrer les deux colliers d'acier, en les fixant à la planche au moyen des quatre écrous qui les accompagnent et qu'on fait tourner rapidement avec la manivelle... La constriction doit être énergique, afin que la cuisse soit parfaitement fixée et que, par suite, le résultat de l'ostéoclasie soit précis. Sans cette précaution, qui n'offre, du reste, aucun danger malgré l'aplatissement considérable des parties molles, la fracture se ferait vers le milieu de la gouttière dans un sens oblique, d'arrière en avant et de bas en haut.

[1] Lyon, 1882.

Engager le collier de puissance en cuir sous la face postérieure même des condyles fémoraux.

Introduire le levier dans le collier, appuyer son extrémité supérieure dans la mortaise du chevalet du premier collier d'acier ; raccourcir le collier le plus possible, pour obliquer convenablement le levier en bas et en arrière, en utilisant les trous et les œillets des extrémités du collier qu'on fixe sur le curseur du levier.

Saisir l'extrémité du levier et lui imprimer en le relevant des secousses successives, plutôt que les secousses brusques, jusqu'à ce qu'on perçoive le craquement caractéristique de la fracture. Celle-ci se produit toujours au niveau du premier collier d'acier.

Dégager le membre, ce qu'on obtient rapidement et d'un seul coup en tournant la vis placée sur un côté de la planche.

Enfin, après que le membre est placé sur la table, toujours en extension, vérifier l'état des parties, qui est constamment le suivant : peau intacte, ainsi que les parties molles sous-jacentes ; gaîne périostique intacte ; fracture transversale nette, juxta-articulaire, incomplète ou complète suivant l'âge plus ou moins avancé du sujet. Quant à la crainte d'une rupture quelconque des vaisseaux poplités, elle n'est justifiée ni par l'observation directe, ni par l'observation clinique.

Vers la fin de mars 1884, Robin comptait déjà 83 ostéoclasies faites sur le vivant avec son appareil, toutes suivies d'un succès complet.

ART. 5. RÉSECTION DES OS ET DES CARTILAGES

Γ

DE LA RÉSECTION EN GÉNÉRAL

Les résections sont une des grandes ressources de la chirurgie conservatrice ; c'est grâce à elles, à leur vulgarisation qu'on a pu tant réduire et qu'on réduit chaque jour le nombre des opérations mutilantes.

On entend sous le nom de résection une opération qui consiste, tout en respectant les parties molles, à enlever soit une partie de forme quelconque, comprenant toute l'épaisseur, soit la totalité d'un ou de plusieurs os ou cartilages malades. Il y a cependant un certain nombre d'opérations appelées aussi résections où l'exérèse porte sur des os sains et peut être purement momentanée : telles sont les résections temporaires ou ostéoplastiques, l'opération d'Estlander, les résections articulaires faites pour luxations invétérées et irréductibles.

APPAREIL INSTRUMENTAL

Il comprend dans son ensemble :

1. Pour la diérèse des parties molles et le décollement du périoste :

Deux bistouris ou scalpels, droit et convexe, à lame courte et forte ; les couteaux de Farabeuf, par exemple (fig. 139) ;

Deux larges écarteurs à crochets mousses ;

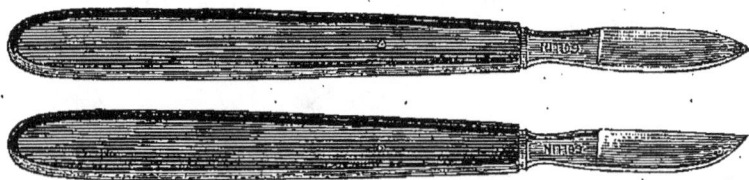

FIG. 139.

Deux érignes fixes, l'une simple, l'autre double ;

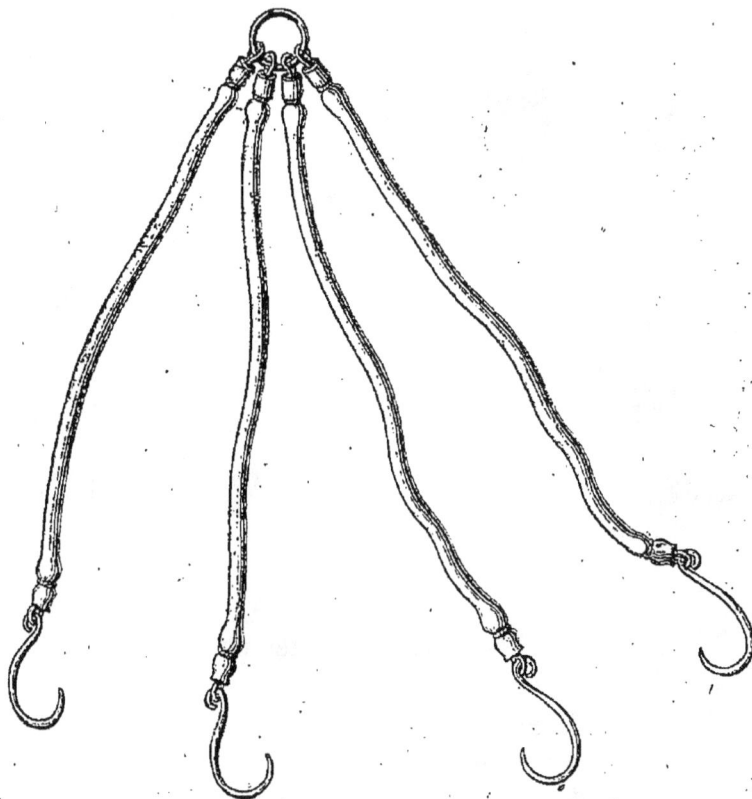

FIG. 140.

Une érigne à tension élastique du Dr Chalot (fig. 140) ;

13.

Une pince anatomique ;

Les détache-tendons (fig. 141), la sonde rugine d'Ollier et les rugines de Farabeuf (fig. 142) ;

Une élévatoire ;

Des rugines plates ;

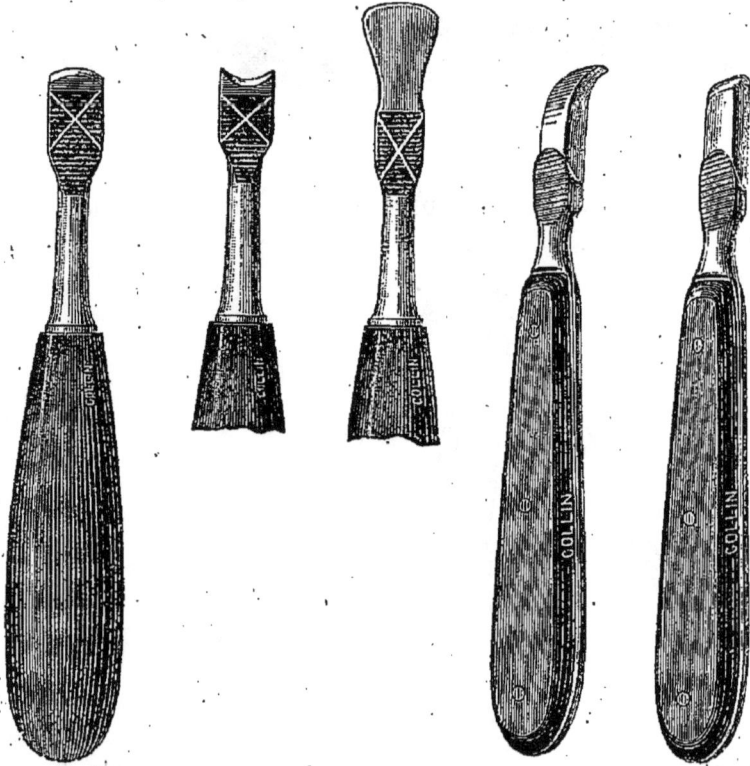

FIG. 141.   FIG. 142.

2. Pour la diérèse et l'exérèse des parties dures :

   a. Des scies :

      Scie de Satterlee ;

         — à dos mobile (fig. 143) ;

         — à lame triangulaire du Dr Chalot (fig. 144) ;

         — à chaîne avec ou sans arbre de Mathieu ;

         — de Langenbeck ;

Scie de Larrey ;
— de Shrady ;

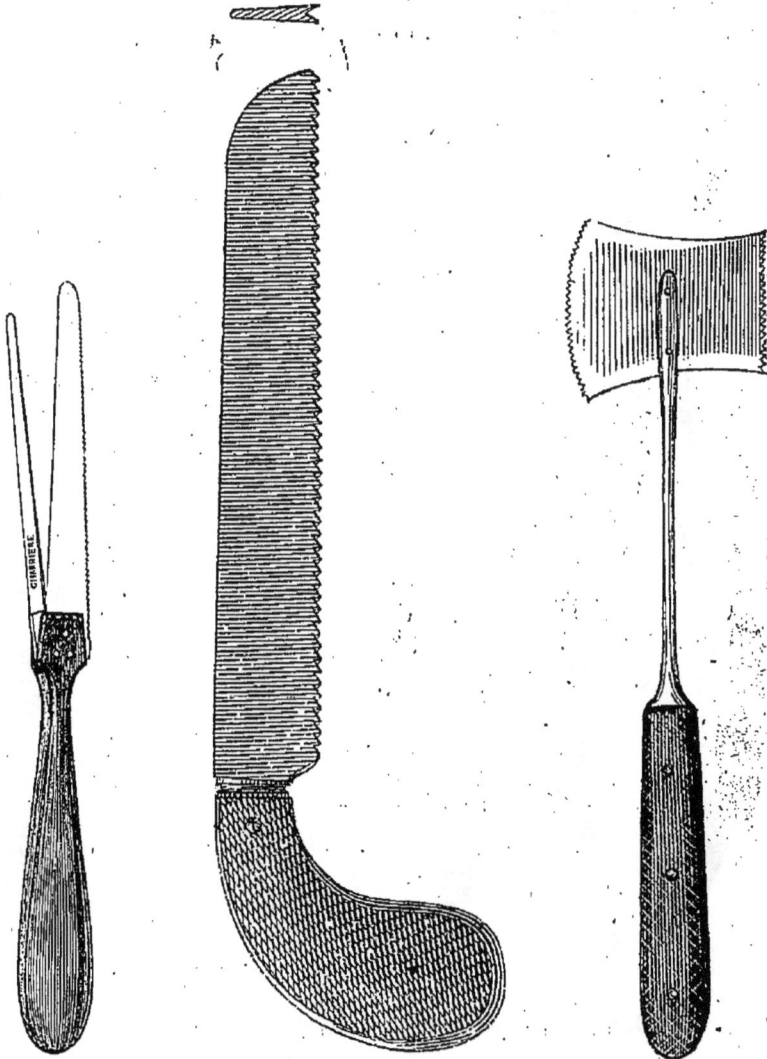

FIG. 143.   FIG. 144.   FIG. 145.

Grande scie de W. Adams ;
Petite scie en crête de coq (fig. 145) ;

La scie de Hey ;
Une forte aiguille courbe ;
Une sonde à ressort de Nicaise ;
Une aiguille de Cooper.

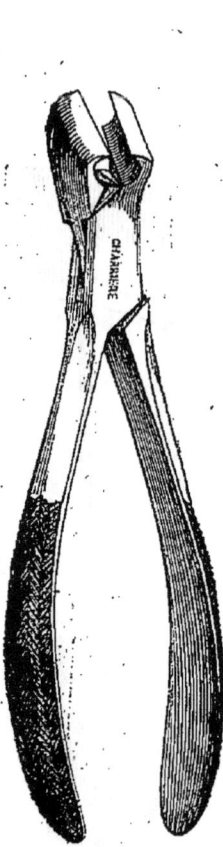 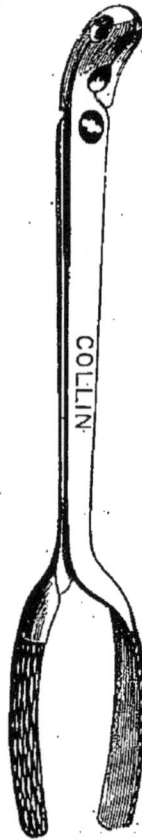 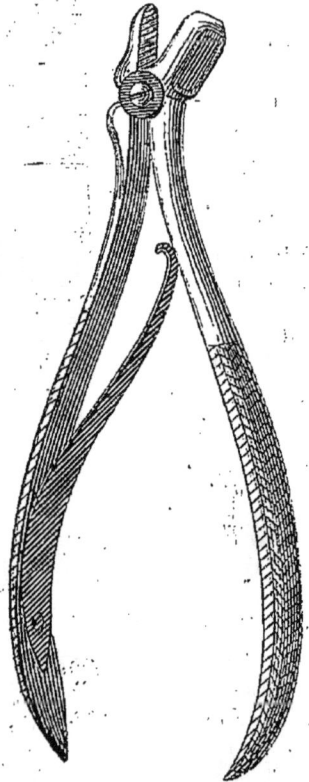

FIG. 146.   FIG. 147.   FIG. 148.

b. Des cisailles et tenailles incisives :
Cisailles droite, courbe, coudée, de Liston ;
Tricoise de Velpeau (fig. 146) ;
Pinces-gouges de Nélaton (fig. 147) ;
      —   d'Hoffmann (fig. 148) ;
      —   de Luër.

c. Des ciseaux;

d. Des couteaux à os et à cartilages :
   Comme ceux employés pour l'ostéotomie.

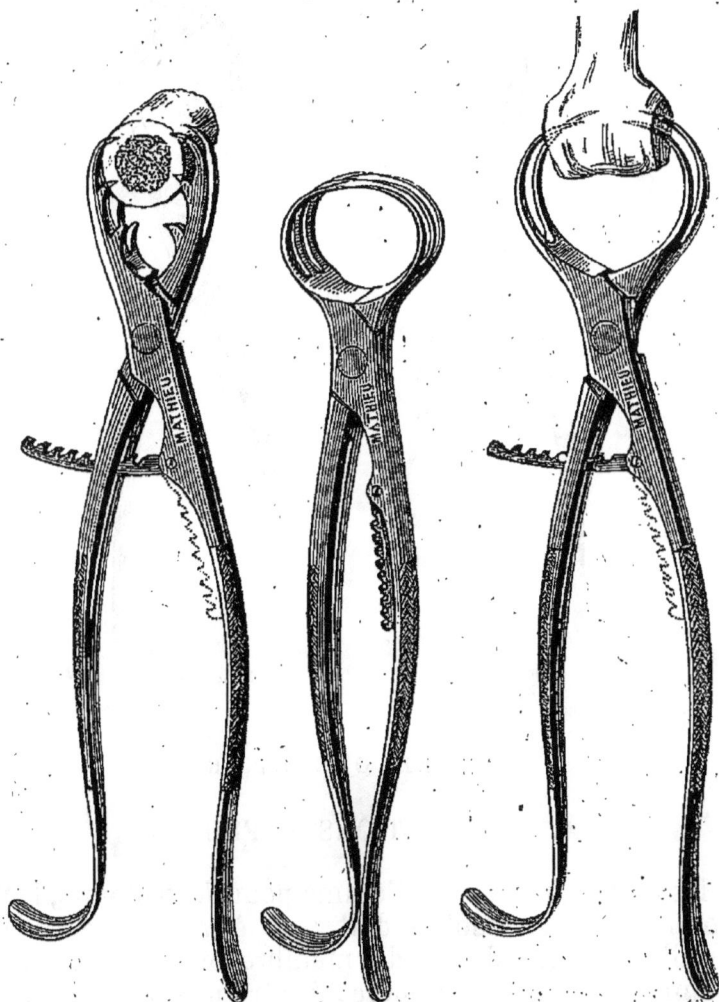

FIG. 149.   FIG. 150.   FIG. 151.

e. Des daviers :
   Daviers ordinaires, droits et courbes;
   — d'Ollier nouveaux modèles (fig. 149, 150, 151).

Daviers de Farabeuf (fig. 152, 153), à double arti culation.

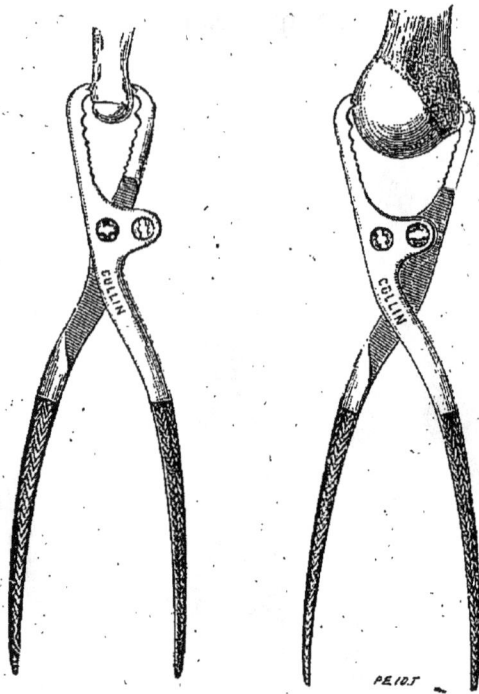

FIG. 152.   FIG. 153.

MANUEL OPÉRATOIRE

A. — RÉSECTIONS DÉFINITIVES

RÈGLES GÉNÉRALES. — Comme pour l'ostéotomie, l'inci sion des parties molles doit : 1° être unique, droite, parallèle au grand axe du membre ou du segment de membre sur lequel on opère ; 2° être placée sur la partie de l'os qui permet d'arriver à lui par le chemin le plus direct et le plus court, sans exposer à la lésion des gros vaisseaux et des nerfs, surtout des nerfs moteurs ; 3° avoir une longueur suffisante pour bien se prêter à l'exécution des manœuvres.

En outre, et c'est là un point capital, il faut *toujours* conserver le périoste et, avec lui, les attaches tendineuses et ligamenteuses, les capsules articulaires, à moins que ces parties ne soient envahies par des fongosités et des néoplasmes malins. Les *résections sous-périostées* sont, en effet, les seules qui assurent presque toujours la reproduction des os, jusqu'à trente ou trente-cinq ans pour les résections traumatiques, jusqu'à quarante ans, très rarement au delà, pour les résections pathologiques. La conservation du périoste est encore utile au point de vue technique, alors même qu'elle ne permet point d'espérer une régénération osseuse ; c'est qu'en rasant les surfaces osseuses et en les dénudant d'aussi près que possible, on crée une plaie régulière, on diminue l'étendue du traumatisme, on respecte mieux les rapports des parties entre elles, c'est qu'enfin on évite la lésion d'organes importants, tels que gros vaisseaux et nerfs.

Dispositions préliminaires. — *Hémostase provisoire ou préalable*. Quand elle est possible, on fait bien d'y avoir recours, non seulement comme pour épargner le sang, mais pour n'être pas gêné par son écoulement pendant les manœuvres opératoires. Les tissus étant exsangues, on les distingue mieux les uns des autres et, sur le vivant, on est plus à même d'apprécier la nature et l'étendue du mal, et, par suite, l'étendue nécessaire de l'exérèse.

Position de la partie à opérer. — Elle est très variable : tantôt on la laisse reposer étendue sur le plan de la table ou relevée au moyen d'un billot, tantôt on la fait maintenir en l'air par un ou deux aides.

Opération. — L'opération comprend en général trois temps :

1. Incision des parties molles ;
2. Décollement du périoste (ou du périchondre), des tendons, ligaments, etc. ;
3. Ablation de l'os ou du cartilage.

1er temps. — *Incision des parties molles*. Si l'os est

superficiel, c'est-à-dire recouvert par la peau seulement ou par la peau et les muscles peauciers, quelle que soit la forme adoptée de l'incision, on divise tous les tissus d'emblée jusqu'à l'os. On agit de même quand l'incision doit être parallèle à une diaphyse que protègent des masses musculaires plus ou moins considérables. Au contraire, quand l'incision, en partie ou en totalité, doit être perpendiculaire ou oblique par rapport à l'axe du membre, —c'est-à-dire par rapport aux tendons, muscles, vaisseaux et nerfs, — on ne divise d'abord que la peau, le tissu sous-cutané, puis l'aponévrose générale d'enveloppe ; on écarte les organes à droite et à gauche en disséquant un de leurs interstices au moyen du doigt, de la sonde ou du manche du bistouri, ou bien en les libérant de leurs attaches avec tous les ménagements voulus.

Quant à la forme même de l'incision, elle varie évidemment suivant le siège et les limites de l'opération qu'on se propose. Pour la résection partielle d'une diaphyse ou d'un os, une incision droite est la seule convenable (fig. 154, A). Pour l'extirpation totale

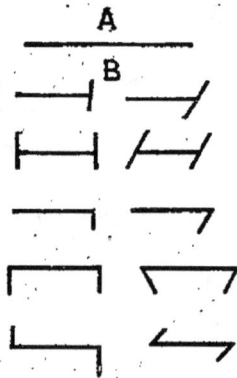

FIG. 154.

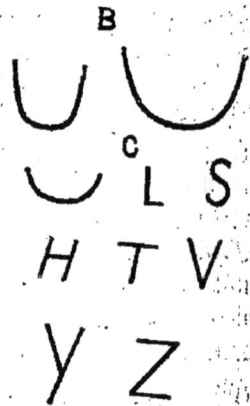

FIG. 155.

d'un os long, d'un os court, on fait encore une incision droite, en ajoutant ou non à l'une de ses extrémités ou à toutes deux une petite incision transversale ou oblique, unilatérale ou bilatérale, d'où les formes ci-contre B. Pour la résection d'un os plat (sternum, voûte du crâne), l'incision cruriale usuelle est moins avantageuse, au point de vue de la cicatrisation, qu'une incision plus ou moins courbe qui donne un lambeau (fig. 155, B'). Enfin, pour la résection des extrémités articulaires, on pratique tantôt une ou deux inci sions droites parallèles, tantôt une incision brisée, en escalier, tan tôt une incision qui rappelle un croissant ou une lettre de notre alphabet(C). Je n'ai pas besoin d'ajouter que les éventualités cli niques obligent souvent à modifier plus ou moins la forme ordi naire des incisions, ce qui n'a aucun inconvénient pourvu qu'on ménage les organes importants et que le drainage puisse être fait dans de bonnes conditions.

2e temps. — *Décollement du périoste, des tendons*, etc. S'il s'agit de la résection partielle d'une diaphyse ou d'un os plat allongé, on écarte une lèvre de l'incision avec un crochet ou avec une érigne, ou avec le pouce et l'index de la main gauche, on prend une rugine droite et l'on procède, par petits coups au décollement méthodique du périoste sur toute l'étendue de l'incision et aussi loin qu'on le peut dans le sens transversal.

Pour les diaphyses, on est bientôt obligé de remplacer la rugine droite par la rugine coudée et par la sonde rugine, lesquelles per mettent justement de contourner le cylindre osseux, et cela d'au tant mieux qu'un aide fait exécuter au membre un mouvement de rotation convenable. Quand le périoste est décollé sur une moitié de la partie qu'on veut enlever, on attaque de même l'autre lèvre de l'incision, et on répète la manœuvre jusqu'à ce que l'os soit entièrement à nu.

Si l'incision est faite pour l'extirpation ou l'énucléa tion d'un os long, d'un os plat allongé, d'un ou de plu sieurs os courts, l'opération s'achève uniquement avec la rugine, c'est-à-dire par le décollement du périoste, des tendons, ainsi que des ligaments et capsules articulaires [1]. Ici, le 3e temps, ablation de l'os, se confond par consé quent avec le 2e; il n'y a point de section osseuse, il n'y a que dénudation et désarticulation, un véritable *désosse ment*. Le *modus faciendi* varie avec chaque cas particulier.

Si l'on veut reséquer un os plat (crâne, sternum), dont une seule face est accessible, on ne décolle naturelle ment le périoste que sur cette face.

[1] Il est rare qu'après avoir dénudé un os long jusqu'à l'union des cartilages d'encroûtement avec les capsules articulaires, on puisse l'enlever tout entier par simple traction sans ouvrir les cavités arti culaires.

Si l'on a fait l'incision pour une résection articulaire, on désinsère successivement tous les tendons périphériques et la capsule, en maintenant aussi exactement que possible leurs rapports avec le périoste voisin.

En tout cas, quelle que soit la résection en vue, et c'est là une règle constante, il faut éviter de contondre le périoste et de léser sa couche profonde ostéogène pendant les manœuvres de décollement; pour cela, on dirige toujours le tranchant de la rugine vers l'os, en le mordant de façon à conserver sa couche la plus superficielle au-dessous du périoste.

Le périoste, à l'état sain, est le plus souvent très mince et difficile à décoller d'une manière régulière, surtout au delà de trente-cinq à quarante ans. A l'état pathologique, au contraire, il est assez épais pour qu'on puisse le conserver sans peine et dans de bonnes conditions.

Décollement du périchondre. — Lorsqu'on veut réséquer un cartilage, un cartilage costal par exemple, on détache le périchondre avec autant de soin qu'on le fait pour le périoste, c'est-à-dire en *écorçant* la couche superficielle du cartilage, au lieu d'entamer sa membrane d'enveloppe elle-même.

Le périchondre est susceptible, jusqu'à un certain âge, de produire un blastème régénérateur; mais ce blastème n'est du cartilage qu'au début, à une phase transitoire, de sorte que la partie régénérée présente bientôt tous les attributs d'un os; résultat à peu près aussi satisfaisant au point de vue pratique que si le nouveau cartilage eût été permanent.

3e temps. — *Ablation de l'os.* On a vu tout à l'heure que, dans l'énucléation d'un ou de plusieurs os, les deux derniers temps de l'opération se confondent. Il n'en est pas de même dans les autres résections, où l'ablation de l'os constitue un temps final parfaitement distinct.

D'une manière générale, la diérèse de l'os doit se faire exactement à la limite du décollement périostique, sans quoi, sur le vivant, on risquerait la nécrose de la partie mise inutilement à découvert.

Les meilleurs moyens de diérèse, quand on fait la résection d'une diaphyse, sont les scies, et spécialement la scie à chaîne, celle de W. Adams et celle de G. Shrady. Les grandes scies sont encombrantes, exigent des précautions spéciales pour ne pas léser les parties molles, et sont souvent d'un maniement difficile ; je les ai abandonnées pour mon propre compte, ainsi que la traditionnelle sonde de Blandin. La diaphyse est d'abord divisée en haut par un trait de scie ; puis, pendant qu'un aide fixe le fragment inférieur avec un davier d'Ollier ou de Farabeuf en dehors ou au fond de l'incision, on retranche la partie dénudée de l'os par un autre trait de scie. — Sur le vivant, quand cela est possible, la résection diaphysaire doit être faite de manière à respecter les cartilages de conjugaison.

Pour les os plats, tels que la voûte du crâne et le sternum, abstraction faite du trépan qui est décrit à part, on peut employer le ciseau combiné avec les cisailles et les pinces-gouges. Le ciseau ostéotome est tenu à angle droit pour circonscrire une pièce, quand on veut l'enlever en masse ; il est tenu obliquement quand on veut procéder par éclats, et alors on est libre de faire usage du ciseau de Macewen. La brèche une fois ouverte, on l'agrandit à volonté au moyen des cisailles et des pinces-gouges.

Quand la résection a lieu sur une articulation, on peut procéder de deux manières pour enlever la ou les extrémités osseuses : les sectionner après les avoir luxées successivement hors de l'incision ou à fleur de peau, ou bien les sectionner sur place avant de les luxer et de les détacher entièrement des parties molles qui les environnent. La *luxation préalable* est indiquée pour la décapitation de l'humérus, pour celle du fémur, parce qu'elle est aisée à produire ; elle est aussi très avantageuse pour l'articulation du coude et pour celle du genou. Les moyens de diérèse sont alors les scies : scie à dos mobile, scie à chaîne, scie de Larrey ou de Langenbeck. La *section préalable sur place* trouve son application dans les articulations où l'on éprouverait de trop grandes difficultés à

luxer la ou les extrémités osseuses : telles sont l'articulation temporo-maxillaire, la radio-carpienne, la tibio-tarsienne. Pour toutes ces articulations, on aura recours à
l'emploi du ciseau et des scies dites sous-cutanées de
W. Adams et de Shrady ; les cisailles rendront aussi
quelque service.

Ablation du cartilage. — Le cartilage, à moins d'être
ossifié ou incrusté de sels calcaires, n'exige pas d'autre
moyen de diérèse qu'un fort scalpel. La résection se fait
en bloc par un double trait.

Manœuvres après l'opération. — Après l'ablation de
l'os ou du cartilage, sur le vivant, on s'assure d'abord
qu'il ne reste pas de parties malades ou suspectes ; s'il y
en a, on complète la résection par l'évidement igné ou
non.

On fait l'hémostase définitive avec des ligatures perdues, avec des pinces à forcipressure ou simplement au
moyen d'éponges déjà désinfectées, trempées dans une eau
hémostatique qu'on laisse en place quelques instants :

On suture en partie les lèvres de l'incision, et l'on place
à demeure un ou plusieurs drains fenêtrés.

Si l'on veut transformer le membre, ou une partie du
membre, en une tige rigide et solide, on rapproche et
l'on fixe les surfaces de section comme il sera dit bientôt
à l'article *Ostéo-Synthèse.* Si, au contraire, la formation
d'une néarthrose est à désirer, on soumet le membre à
la *distraction* permanente (bande ou tube élastique,
poids, etc.).

Enfin, dans les deux cas, on assure l'immobilité du
membre en le plaçant dans une gouttière de fil de fer,
de feutre plastique, dans un étui plâtré ou silicaté à
fenêtre, etc.

B. — RÉSECTIONS TEMPORAIRES OU OSTÉOPLASTIQUES

Ces résections, qui sont plutôt des ostéotomies à ciel
ouvert, ont pour but de faciliter l'accès de certaines

cavités ou de certains organes profondément situés, et consistent à mobiliser en bloc une étendue donnée de parties molles et d'os, puis à remettre le tout en place dès que l'opération fondamentale est terminée. Ce sont donc toujours des opérations préliminaires.

A part le décollement du périoste ou du périchondre qui n'a naturellement plus ici sa raison d'être, on se comporte pour la diérèse des parties molles et des parties dures comme dans les résections proprement dites, et l'on a recours aux mêmes moyens.

II

DES RÉSECTIONS EN PARTICULIER

A. — TÊTE

Résection définitive. — Indiquée pour la carie du crâne, pour l'ablation de certains néoplasmes malins, pour l'évacuation d'abcès ou d'épanchements sanguins intra-crâniens, pour des fractures fissuraires ou à fragments multiples, pour l'extraction de certains corps étrangers.

Voûte du crane. — La résection qui se fait avec le ciseau et les pinces-gouges a les mêmes points d'application que la trépanation perforante (voy. plus loin *Trépanation*); elle n'en diffère que par la manière d'ouvrir la boîte crânienne ou de retrancher sa partie malade ou censée malade.

Procédé. — Deux ou trois temps, suivant qu'on veut rester en deçà ou aller au delà de la dure-mère : 1. *Incision des parties molles et décollement du périoste*; 2. *Ablation de l'os*; 3. *Incision de la dure-mère*.

Faire le 1er temps comme dans la trépanation.

Appliquer obliquement le ciseau sur la voûte; faire sauter un éclat par un coup sec de maillet en bois dur;

tout en restant maître du ciseau ; agrandir et approfondir cette première brèche par une série d'éclats, en portant le ciseau successivement sur son pourtour ; dès que la trouée est suffisante, passer, entre la dure-mère et la table interne, une branche de la pince-gouge de Hoff-

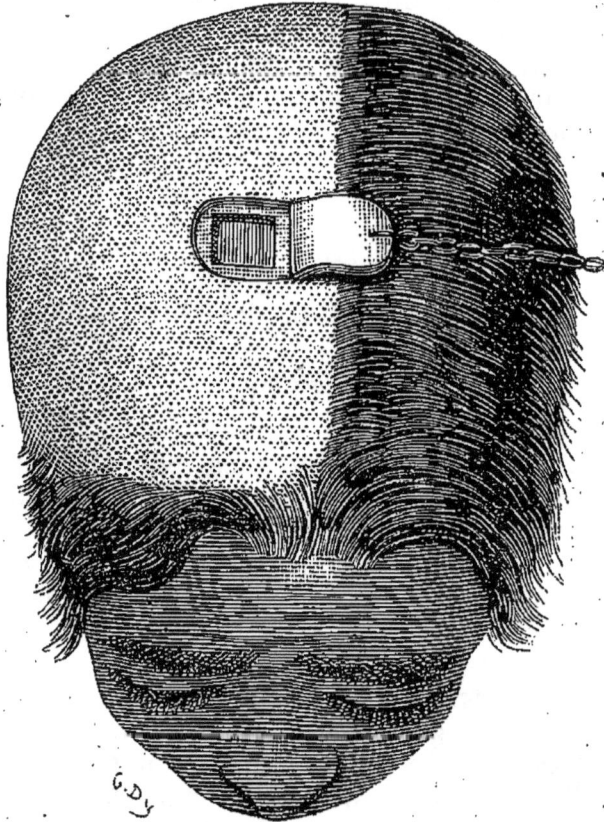

FIG. 156.
(Résultat obtenu avec le ciseau seul.)

mann, par exemple, et réséquer la partie de l'os comprise entre les deux branches. Continuer de la sorte à agrandir la trouée autant qu'on le désire (fig. 156).

6° Enfin, diviser la dure-mère comme pour la trépanation.

Un certain nombre de chirurgiens, Roser, C. Hueter entre autres, sont portés à remplacer la trépanation classique du crâne par la résection au ciseau et à la pince-gouge; l'appareil instrumental est ainsi réduit à la plus grande simplicité, et le manuel opératoire présente au moins autant, sinon plus de sécurité que celui de la trépanation. J'ajouterai qu'on est plus libre de limiter aux parties malades l'étendue du traumatisme chirurgical.

Résection temporaire ou ostéoplastique. — Lorsque le crâne est sain, il y aurait avantage à conserver, sous le cuir chevelu, la partie du crâne qui a été intéressée, c'est-à-dire à la remettre en place après l'opération. L'idée d'une résection temporaire me paraît parfaitement réalisable et bonne en pratique, à la condition qu'on sacrifie une petite partie de l'opercule osseux pour assurer l'écoulement du sérum qui exsude des surfaces traumatiques. Voici le procédé que je propose :

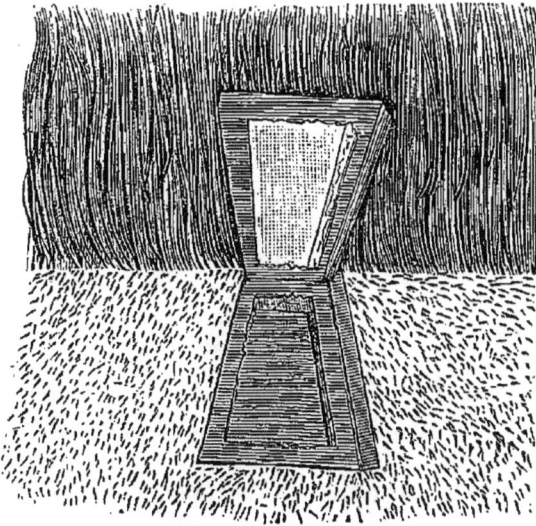

FIG. 157. — Résultat de la résection temporaire de la voûte du crâne : lambeau ostéoplastique récliné sur la partie du cuir chevelu qui n'a pas été rasée.

Diviser le cuir chevelu d'emblée, jusqu'à l'os, par une incision trapézoïde, de telle sorte qu'au sommet de trapèze il reste un pont de téguments intacts, large de

1 centimètre, destiné à entretenir la vie du futur opercule; chaque côté de l'incision mesure 2 centimètres.

Avec le ciseau-ostéotome tenu d'aplomb, creuser sur l'os le tracé des incisions jusqu'à ce qu'on pense être arrivé partout à la lame vitrée ou, tout au moins, immédiatement, c'est-à-dire à 2, 3, 4 millimètres de profondeur, suivant le lieu de l'opération.

Introduire le ciseau au milieu de la ligne d'incision de la base, et soulever l'opercule par un mouvement de bascule en cassant l'os au sommet, et dégager le fond de la brèche, en quelques coups de ciseau, jusqu'à la dure-mère (fig. 157).

Enfin, au moyen d'une pince-gouge, écorner un des angles de l'opercule osseux.

Os du nez. — *Résection définitive*. — Indiquée pour la carie des os nasaux, ainsi que des apophyses montantes des maxillaires supérieurs. On la fait d'un côté ou des deux côtés à la fois.

Résection unilatérale. — Depuis la racine du nez sur le milieu de son dos, faire à fond une incision verticale qui s'arrête au niveau du bord inférieur de l'os nasal. Aux extrémités de l'incision ajouter deux incisions transversales, celle d'en haut, arrivant au bord antérieur de la gouttière lacrymale, et celle d'en bas au sillon naso-orbitaire.

Décoller le lambeau avec la rugine en conservant le périoste.

Isoler l'os nasal et l'apophyse montante avec le ciseau ostéotome promené successivement à la racine du nez, sur son dos, et du côté de l'orbite, puis les soulever et les dégager de la muqueuse sous-jacente.

Résection bilatérale. — Faire d'abord la même opération que précédemment. Puis la répéter sur l'autre côté, après avoir divisé la cloison, au moyen de petites cisailles, immédiatement derrière l'os nasal.

Résection temporaire. (Voy. *Ostéotomies préliminaires du nez*.)

CLOISON ET PAROIS EXTERNES DES FOSSES NASALES. — Là résection de ces parties est faite le plus souvent comme complément de la résection ostéoplastique du nez, pour aborder plus librement les polypes naso-pharyngiens ; quelquefois comme dans l'ozène rebelle d'origine osseuse, elle constitue le but même de l'opération, et alors encore elle est précédée de la résection ostéoplastique du nez.

Dans le premier cas, on ne prend la peine de dénuder ni la cloison ni les cornets ni les méats ; on réséque d'emblée la cloison et les cornets au moyen des cisailles, et on défonce, au besoin, ce qui reste des parois externes avec le ciseau ou la gouge à main.

Dans le second cas, au niveau de la partie malade ou supposée telle, on décolle avec soin le périoste et l'on fait la résection partielle à la cisaille ou au ciseau, selon la commodité.

OS MALAIRE. — *Résection définitive.* Procédé. — Faire à fond une incision concave en haut qui commence à 3 centimètres au-devant de la base du tragus, sur le bord supérieur de l'arcade zygomatique, longe le bord inférieur de l'os malaire jusqu'au tubercule malaire, et de là remonte jusqu'au milieu du rebord orbitaire inférieur.

Relever le lambeau ainsi formé en décollant le périoste sur toute la face externe de l'os malaire.

Avec une rugine courbe dénuder son bord inférieur, puis sa face postérieure, et enfin sa face orbitaire.

Avec la scie de Langenbeck ou celle de Shrady diviser en partie de bas en haut, puis d'avant en arrière l'apophyse malaire du maxillaire en même temps que l'os malaire, en commençant au niveau du tubercule malaire ; compléter la section avec les cisailles.

Scier l'arcade zygomatique à l'extrémité externe de l'incision, — ou bien la diviser d'un coup de cisailles.

Pendant que le lambeau est rétracté covenablement vers le front, diviser l'apophyse orbitaire de l'os malaire d'un coup de cisailles le plus haut possible.

Enfin, placer une branche d'un fort davier sur la face antéro-externe du corps de l'os et l'autre sur sa face postéro-interne, et, par un mouvement de bascule, casser la partie qui le retient encore au plancher et à la face externe de l'orbite.

Résection temporaire. (Voy. *Nerf maxillaire et ganglion de Meckel.*)

MAXILLAIRE SUPÉRIEUR. — La résection est définitive ou temporaire ; elle est totale, c'est-à-dire portant sur tout un maxillaire ou sur les deux maxillaires tout entiers à la fois, ou bien partielle.

Le principal danger des résections totales ou presque totales du maxillaire supérieur n'est pas la perte de sang qui est généralement peu considérable, mais la suffocation par sa pénétration dans les voies respiratoires.

Il faut tout faire pour prévenir cette éventualité. D'un autre côté, l'opération est très douloureuse, parce qu'à tout instant les moyens de diérèse rencontrent des rameaux et branches du nerf trijumeau. *Il y a ou il y aurait évidemment lieu d'accorder au malade les bienfaits de l'anesthésie-chloroformique.* Mais la disparition de la sensibilité glottique, de la toux expulsive, favorise justement l'irruption du sang dans la trachée. Peut-on remplir à la fois les deux indications ? Protection des voies respiratoires et suppression de la douleur sont-elles exclusives l'une de l'autre ?

Beaucoup de chirurgiens, encore en France du moins, font simplement asseoir le malade, et ne donnent point de chloroforme ; quelquefois un aide comprimo les deux faciales.

Verneuil, lui, couche le malade, et administre le chloroforme, tamponne l'orifice postérieur de la narine du côté à opérer, fait l'incision des parties molles sans toucher encore au cul-de-sac gingivo-labial, sectionne les prolongements supérieurs du maxillaire ; mais, dès qu'il s'agit d'entamer la voûte palatine, il laisse le malade se réveiller, afin que ce dernier puisse expulser le sang qui tombe dans la bouche, s'écoule dans la cavité buccale, et il termine rapidement la résection avec les cisailles.

A l'étranger, E. Rose emploie l'anesthésie et la fait par

les voies naturelles comme Verneuil; mais il la continue pendant toute l'opération et il tient le malade couché *la tête pendante* hors de la table, de façon que le vertex regarde en bas et que le larynx soit sur un plan plus élevé que la cavité bucco-pharyngienne. Le sang s'écoule ainsi au dehors par la narine et par la bouche.

Kœnig et quelques autres combinent l'injection hypodermique de morphine avec l'anesthésie chloroformique qu'on cesse de bonne heure.

V. Nussbaüm et Trendelenburg ont recours à l'anesthésie permanente comme Rose; mais ils la font par la trachée ouverte, en même temps qu'ils tamponnent le pharynx ou la partie supérieure de la trachée pour empêcher l'irruption du sang. Le premier, se sert d'un fort tampon de toile préalablement huilé; le second a imaginé une canule-tampon, qui est fort répandue actuellement en Allemagne, et dont la partie intra-trachéale est munie d'un manchon élastique à air (fig. 158). La canule-tampon, récemment inventée par Périer dans le même but, est beaucoup plus simple et tout aussi utile.

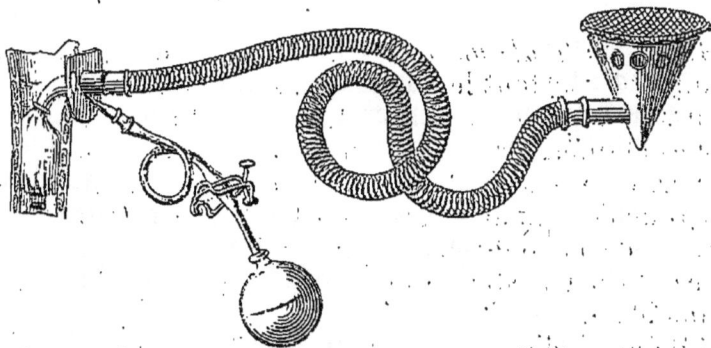

FIG. 158. — Canule à tampon dans la trachée.

La première méthode, celle de l'opération sans anesthésie et dans l'attitude assise, ne convient qu'aux malades doués d'une grande énergie morale et d'une constitution encore robuste. Celle de Rose a trop d'inconvénients (œdème, opération à contre-sens, etc.) pour qu'elle puisse compter sur un avenir; le sang ne pénètre pas dans le larynx, il est vrai, mais il s'en perd une quantité considérable; une fois même on a dû transfuser l'opéré. La méthode chloroformo-morphinée me paraît ici très délicate à manier. Celle de v. Nussbaüm n'est pas aussi efficace qu'elle le semblerait *à priori*; car le tampon pharyngien se déplace facilement et, par suite, laisse filtrer plus ou moins de sang autour de lui. En somme, il n'y a que les méthodes de Verneuil et de Trendelenburg qui aient une valeur pratique et qui soient en même temps d'une application générale. La première me paraît préférable quand l'opération peut être rapide, c'est-à-dire quand on ne conserve pas de périoste et qu'on ne fait pas d'uranoplastie à la Langenbeck; la seconde convient mieux aux opérations longues et laborieuses, ou lorsqu'on n'a pas encore une certaine habitude de la résection du maxillaire.

RÉSECTION DÉFINITIVE

Résection totale unilatérale. Dans le procédé-type, elle comprend : 1° tout le maxillaire, sauf les deux tiers supérieurs de l'apophyse montante, et avec lui naturellement le cornet inférieur; 2° l'apophyse palatine et presque toute la portion verticale de l'os palatin; 3° le tiers interne du corps de l'os malaire; 4° souvent, le tiers inférieur et antérieur de l'apophyse ptérygoïde, lorsqu'on termine la résection par l'ostéoclasie des attaches ptérygoïdienne et ethmoïdale.

Elle est indiquée soit comme opération finale, dans l'ostéite suppurée, dans la nécrose, dans les néoplasmes malins ou non du maxillaire, soit comme opération préliminaire pour l'ablation ou la destruction d'un polype naso-pharyngien, quand on veut avoir une large voie et que la tumeur se prolonge particulièrement vers le côté.

DISPOSITIONS PRÉLIMINAIRES

Pour se rapprocher autant que possible des conditions dans lesquelles on opère sur le vivant, on établit la circulation artificielle, on ouvre la trachée, on met en place la cànule-tampon de Trendelenburg ou celle de Périer et l'on gonfle son obturateur élastique. Puis on passe à l'hémostase provisoire, en embrassant les commissures des lèvres avec deux longues pinces à demeure pour arrêter le sang des artères faciales, et même en faisant faire la compression digitale de la carotide correspondante au-devant du tubercule de Chassaignac.

Le cadavre est couché, la tête un peu relevée sur une extrémité de la table. On lui écarte largement les mâchoires qui sont habituellement serrées par la rigidité, en se servant du dilatateur de H. Larrey ou de Heister, ou simplement de la vis-ouvre-bouche en buis.

Procédé. — On peut lui assigner cinq temps principaux :

1. L'incision des parties molles extérieures et la mise à nu du maxillaire ;

2. La section de l'attache malàire, puis celle de l'attache frontale, ou *vice versâ* ;

3. L'incision transversale du voile du palais et l'incision antéro-postérieure para-médiane de la membrane fibro-muqueuse de la voûte palatine osseuse ;

4. L'extraction de la dent incisive moyenne correspondante, et la section de la voûte osseuse ;

5. La fracture des attaches ethmoïdale et ptérygoïdienne, et l'incision des parties molles qui retiennent encore la tubérosité maxillaire.

1er temps. — L'incision de Maisonneuve et Bauchet est la meilleure des trop nombreuses incisions qui ont été recommandées.

Faire à fond une incision brisée qui commence à l'extrémité externe du rebord orbitaire inférieur, suit ce

14.

rebord jusqu'à son extrémité interne, descend de là sur le côté du nez, contourne exactement l'aile du nez, passe horizontalement devant la narine jusqu'au-dessous de la sous-cloison, puis descend dans la gouttière sous nasale en divisant complètement la lèvre supérieure (fig. 159).

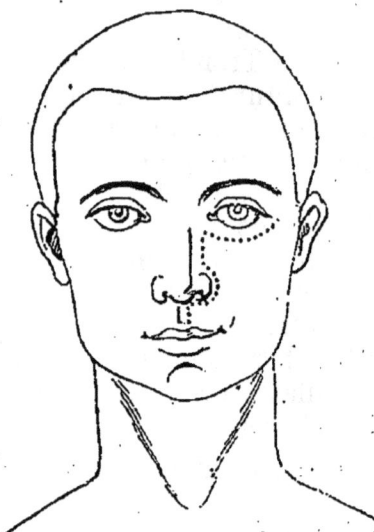

FIG. 159. — La ligne pointillée indique l'incision des parties molles pour la résection totale d'un maxillaire supérieur.

A grands traits de bistouri détacher le lambeau ainsi formé de la face antérieure du maxillaire, puis de sa face postérieure et externe, jusqu'à ce que toute la tubérosité soit découverte et qu'on sente bien du doigt au fond l'aile externe de l'apophyse ptérygoïde.

Détacher par transfixion le bord postérieur de la narine, puis l'aile et le côté du nez en rasant avec la pointe du bistouri le bord antérieur du maxillaire jusqu'au dessous de l'os nasal.

Avec la rugine ou le manche d'un scalpel, pendant qu'un aide protège l'œil au moyen d'une lame de carton ou de tout autre objet approprié, détacher le périoste du plancher de l'orbite, d'un côté à l'autre, jusqu'à une profondeur de 2 centimètres au moins en dehors, de 1 cen-

timètre en dedans, ce qui est facile, vu la faible adhérence
du périoste. Enfin, rechercher sur le plancher, à 12 millimètres environ en arrière du rebord orbitaire, le nerf
sous-orbitaire qu'on reconnaît aux caractères physiques
des nerfs en général, et à sa direction vers le trou sous-
orbitaire ; le diviser dans la gouttière avec la pointe du
bistouri, ou après l'avoir soulevé sur un crochet.

2ᵉ temps. — Avec la scie à guichet de Larrey ou celle
de Shrady, scier le corps de l'os malaire, d'avant en arrière, dans une direction verticale, en dehors du tubercule malaire, mais seulement sur une profondeur de
5 millimètres ; puis achever la section d'un coup de
cisailles, une branche étant appliquée sur le sillon déjà
fait et l'autre sur la face postérieure de l'os (fig. 160).

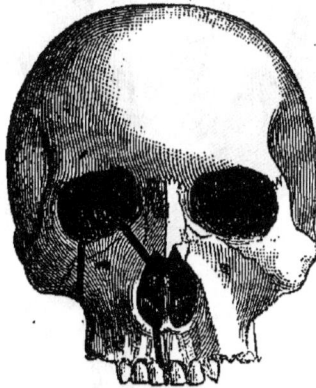

FIG. 160. — Les traits noirs à droite de la figure montrent les
lignes de section de l'os.

Sectionner l'apophyse montante, au-dessous de l'os
nasal, par un autre coup de cisailles, une branche étant
introduite dans la fosse nasale et l'autre placée sur la
face externe de l'apophyse.

3ᵉ temps. — Après avoir reconnu avec l'index gauche
le bord postérieur de la voûte palatine osseuse, transpercer le voile du palais de bas en haut, près de l'épine
nasale, avec la pointe du bistouri et le diviser transversalement jusqu'au crochet de l'apophyse ptérygoïde.

Diviser d'arrière en avant, à 4 millimètres de la ligne médiane, jusqu'au collet de l'incise moyenne correspondante, la muqueuse de la voûte palatine osseuse.

4e temps. — Extraire avec un davier l'incisive moyenne. Avec la scie de Larrey, mais dans une profon-

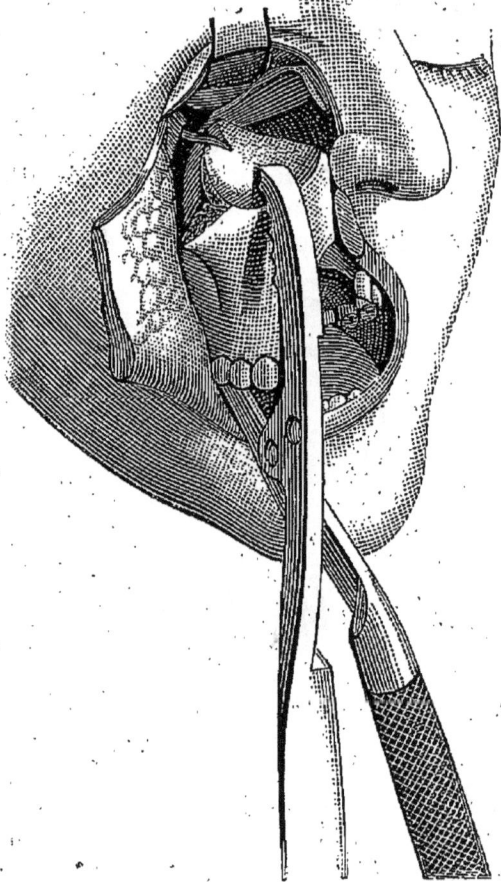

FIG. 161. — Manœuvre pour enlever le maxillaire réséqué.

deur de 5 millimètres seulement, entamer l'arcade dentaire, à l'entrée de la narine, suivant une ligne antéropostérieure qui passe par le milieu de l'alvéole mise à nu; puis, avec des cisailles à mors longs et étroits dont l'un est appliqué sur le trait de scie, le long du plancher nasal, et l'autre au-dessous de la voûte palatine, sectionner celle-ci d'un seul coup.

5ᵉ temps. — Placer une branche du davier de Farabeuf sur le plancher orbitaire et l'autre sous l'arcade dentaire, faire basculer brusquement en bas le bloc maxillaire pour fracturer ses attaches ethmoïdale et plérygoïdienne (fig. 161); l'attirer à soi en le tordant légèrement en dehors, et achever sa séparation par la division des parties molles qui le retiennent encore (muscle ptérygoïdien externe, partie externe du voile du palais, nerf grand palatin) (fig. 162).

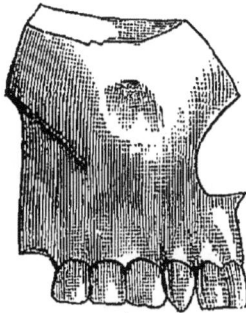

FIG. 162. — Résultat : bloc obtenu.

Hémostase définitive : ligature des bouts de l'artère labiale supérieure, de la faciale, quelquefois de la palatine supérieure devant l'apophyse ptérygoïde ; tamponnement de la cavité avec une masse de coton phéniqué et trempé dans de l'eau de Pagliari ou de Léchelle, et, quelquefois auparavant, cautérisation de la cavité avec le cautère Paquelin.

Avant de retirer la canule-tampon, afin d'apprendre à bien s'en servir, on vérifiera s'il y a ou non du sang dans la trachée. Si l'accident de pénétration arrivait sur le vivant, il faudrait aspirer.

MODIFICATIONS DU PROCÉDÉ INDIQUÉ. — Ces modifications se rattachent à chacun des cinq temps de l'opération.

1ᵉʳ temps. — Ainsi, quand la résection a lieu pour une

tumeur du maxillaire et que cette tumeur siège du côté de la tubérosité, l'incision brisée ordinaire de Maisonneuve peut ne pas suffire ; on prolonge, alors, en dehors vers la tempe l'incision périorbitaire et l'on fend plus ou moins la commissure labiale.

Si la résection est faite pour une ostéite ou comme opération préliminaire, il y a avantage à conserver le périoste sous le lambeau facial, et, alors, on le décolle d'après les règles ordinaires.

2e temps.— Dans les mêmes cas aussi, au lieu de sacrifier la membrane fibro-muqueuse de la voûte palatine, on fait bien de mettre à profit la pratique de B. v. Langenbeck qui consiste : 1° à diviser cette membrane en quart de cercle le long du bord interne de l'arcade alvéolaire, depuis l'intervalle des deux incisives moyennes jusqu'au crochet de l'apophyse ptérygoïde ; 2° à la décoller avec l'élévatoire de Langenbeck (ou avec nos rugines françaises) d'avant en arrière et de dehors en dedans jusqu'à la ligne médiane de la voûte, tout en respectant sa continuité avec la muqueuse de la face inférieure du voile du palais ; 3° à diviser transversalement, par en bas, derrière la voûte osseuse, la muqueuse de la face supérieure du voile ; 4° quand le bloc maxillaire est enlevé, à suturer avec la muqueuse génienne le contour de la fibro-muqueuse palatine. On a de la sorte un plancher membraneux qui sépare encore la bouche de la fosse nasale, et qui vaut mieux que le meilleur des obturateurs alors même que la conservation du périoste ne s'accompagnerait pas de la régénération osseuse.

3e temps. — La section de l'os malaire se fait encore généralement avec la scie à chaîne. On cherche d'abord l'extrémité antérieure de la fente sphéno-maxillaire qui est à 2 centimètres en arrière du rebord orbitaire et qui a une largeur moyenne de 3 millimètres seulement. On y passe une aiguille extrêmement courbe, armée d'un fort fil, et on fait ressortir la pointe de l'aiguille au-dessous de l'os molaire. On noue au fil l'extrémité nue de la scie à chaîne ; on tire le fil en bas et en dehors, et l'on engage la chaîne dans la fente sphéno-maxillaire en s'assurant bien *qu'elle est de champ* et non en travers, *les dents en avant.* On coupe le nœud du fil, on met la poignée et l'on scie l'os malaire.

L'emploi de la scie à chaîne n'est pas toujours possible; la fente peut être trop étroite ou pratiquement nulle. En outre, il n'est pas facile de passer l'aiguille, et l'on perd ainsi un temps plus ou moins considérable. Le mode de diérèse mixte que j'ai indiqué (tracé de la voie avec une petite scie et section complémentaire avec de bonnes cisailles) dispense de toute recherche, de toute manœuvre préliminaire, est applicable à tous les cas et se distingue par sa rapidité, en même temps que le résultat est bon.

3e et 4e temps. — Les mêmes critiques s'adressent à la section de l'apophyse montante et de la voûte palatine au moyen de la scie à chaîne.

5e temps. — Pour détacher la tubérosité maxillaire d'avec l'apophyse ptérygoïde, on a conseillé tour à tour le ciseau (Gensoul), la scie à chaîne (Chassaignac), des cisailles à mors recourbés (Mazettini). Mais ces moyens de diérèse sont d'une application trop difficile ou divisent trop nettement les nombreux vaisseaux (artères et plexus veineux) qui se trouvent au niveau de la fente ptérygo-maxillaire. L'ostéoclasie est beaucoup plus simple, et l'arrachement qui l'accompagne a certainement quelque efficacité hémostatique.

Résection totale bilatérale. — Il s'agit d'enlever les deux maxillaires à la fois.

Procédé. — Cinq temps : 1° l'incision des parties molles extérieures et la mise à nu des maxillaires ;

2° La section isolée des deux attaches malaires, puis celle des deux attaches frontales ;

3° L'incision transversale du voile du palais ;

4° La section de la cloison des fosses nasales, qu'il faut conserver pour soutenir le nez ;

5° La fracture des deux attaches ethmoïdales et des deux attaches ptérygoïdiennes à la fois, et l'incision des parties molles qui retiennent encore les tubérosités maxillaires.

1ᵉʳ temps. — Faire l'incision d'un côté comme pour la résection totale unilatérale, et la répéter de l'autre côté en l'unissant à la partie labiale médiane de la précédente au-dessous même de la sous-cloison du nez (fig. 163 aa' b).

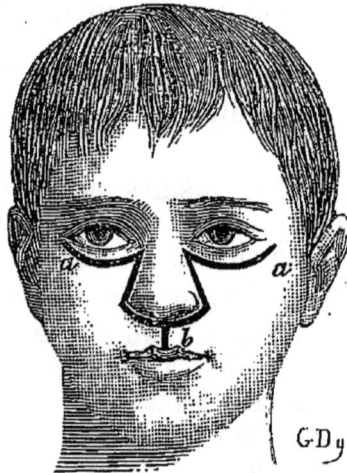

FIG. 163.

aa' b, incisions pour la résection des deux maxillaires.

Détacher successivement les deux lambeaux ; détacher les narines et les côtés du nez de leur encadrement osseux. *ouverture pyriforme* des auteurs étrangers, jusqu'au bord inférieur des os nasaux.

Décoller le périoste du plancher orbitaire et diviser le nerf sous-orbitaire.

2ᵉ temps. — Sectionner chaque attache malaire, puis chaque apophyse montante comme il été déjà dit.

3ᵉ temps. — Inciser transversalement le voile du palais, du crochet d'une apophyse ptérygoïde au crochet de l'autre.

4ᵉ temps. — Avec la scie de Larrey ou celle de Langenbeck, introduite dans une fosse nasale jusqu'à l'épine nasale postérieure, c'est-à-dire jusqu'à une profondeur de 5 centim. et demi environ, et appliquée sur la face correspondante de la cloison nasale, sectionner cette cloison dans toute sa longueur, au ras du plancher.

5ᵉ temps. — Fracturer par bascule les attaches ethmoïdales et ptérygoïdiennes, au moyen de deux daviers de Farabeuf appliqués sur chaque maxillaire de la façon déjà indiquée et manœuvrés simultanément avec les deux mains. Si on emploie, faute d'outillage double, un davier de Farabeuf et un davier d'Ollier, embrasser avec le premier toute la hauteur d'un maxillaire et avec le second l'apophyse malaire seulement de l'autre maxillaire, un mors étant placé sur le rebord orbitaire et l'autre au-dessous et en dedans du tubercule malaire.

Attirer à soi tout le bloc, confier un davier à un aide et diviser les parties molles à droite, puis à gauche jusqu'à ce que le bloc soit entièrement libéré (fig. 164).

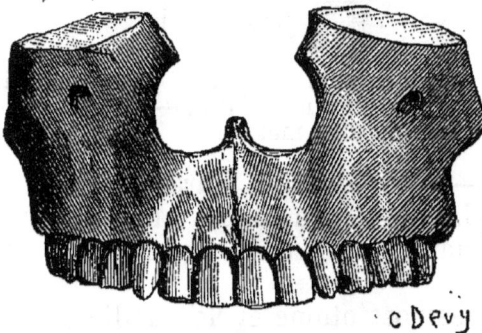

c Devy

FIG. 164. — Résultat : bloc obtenu.

Résections partielles : a. Résection sous-orbitaire d'un maxillaire. — On enlève tout le maxillaire, sauf le plancher de l'orbite.

Procédé. — 1ᵉʳ temps. — Faire à fond une incision qui commence sur le côté du nez, à la hauteur du trou sous-orbitaire, c'est-à-dire à 6 ou 7 millimètres au-dessous du rebord orbitaire, — en tout semblable à la partie nasolabiale de l'incision de Maisonneuve (fig. 165, côté droit de la figure).

Dénuder la face antérieure sous-orbitaire, l'apophyse malaire et la tubérosité du maxillaire.

Détacher la narine et le côté du nez jusqu'au haut de l'incision cutanée.

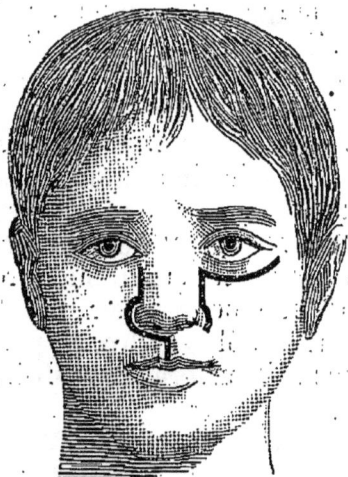

FIG. 165 — A droite (par rapport à la figure), incision pour la résection sous-orbitaire d'un maxillaire. — A gauche, incision pour la résection suspalatine d'un maxillaire.

2ᵉ temps. — Avec la scie de Shrady ou une autre scie, diviser l'apophyse malaire de bas en haut, au niveau du tubercule malaire, jusqu'à la hauteur du trou sous-orbitaire.

Avec un ciseau ostéotome et le maillet, diviser transversalement la façade du maxillaire depuis le haut de la section osseuse précédente jusqu'à la fosse nasale, puis enfoncer le sinus maxillaire.

3ᵉ et 4ᵉ temps. — Faire comme pour la résection totale unilatérale.

4ᵉ temps. — Fracturer par bascule les attaches ethmoïdale et ptérygoïdienne au moyen d'un davier d'Ollier, dont un mors est engagé dans le sinus et l'autre appliqué sous et derrière l'arcade dentaire.

b. *Résection sous-orbitaire des deux maxillaires.* — Le procédé à suivre est une combinaison du précédent (1ᵉʳ

2ᵉ et 5ᵉ temps), avec celui de la résection totale bilatérale (3ᵉ et 4ᵉ temps).

c. Résection sus-palatine d'un maxillaire. — On enlève tout le maxillaire, sauf la voûte palatine.

Procédé. — 1ᵉʳ temps. Faire à fond une incision semblable à celle de Maisonneuve, mais en l'arrêtant au bord inférieur de l'aile du nez, sans toucher à la lèvre supérieure (fig. 165, côté gauche de la figure).

Dénuder le maxillaire, puis le plancher de l'orbite, et détacher l'aile du nez ainsi que le cartilage latéral jusqu'au-dessous de l'os nasal.

2ᵉ temps. — Sectionner les attaches malaire et frontale.

3ᵉ temps. — Avec une petite scie de W. Adams ou une autre analogue, sectionner le maxillaire horizontalement au niveau du plancher nasal, de dehors en dedans et d'avant en arrière.

4ᵉ temps. — Fracturer les attaches ptérygoïdienne ethmoïdale, en appliquant un mors du davier d'Ollier sur les cornets et l'autre en arrière et au-dessous du tubercule malaire, et en ébranlant le bloc à droite et à gauche.

d. Résection sus-palatine des deux maxillaires. — Le procédé consiste simplement à faire l'opération précédente d'un côté, puis de l'autre.

e. Résection alvéolaire d'un maxillaire. — Indiquée dans certains cas d'ostéite suppurée, de nécrose, d'épulis.

Procédé. — 1ᵉʳ temps. Il varie suivant qu'on conserve ou non le périoste. Si le périoste est sacrifié, pendant qu'un aide relève fortement avec un crochet la commissure labiale, inciser la membrane fibro-muqueuse, d'abord au niveau des culs-de-sac gingivo-génien et gingivo-labial, depuis l'aile externe de l'apophyse ptérygoïde jusqu'à la base de l'épine nasale antérieure, puis depuis l'épine nasale jusqu'à l'intervalle des incisives moyennes. Si l'on garde le périoste, circonscrire les dents en dehors et en dedans par une incision qui passe à 3 millimètres de leurs collets, ajouter en avant une incision verticale qui commence à l'épine nasale antérieure et se prolonge jusqu'à 1 centimètre et demi en arrière de l'intervalle des deux incisives moyennes ; puis décoller le périoste sur une largeur suffisante.

Sur la voûte platine osseuse, faire également à fond une incision droite qui aille d'abord du crochet de l'apophyse ptérygoïde jusqu'à 1 centimètre et demi en arrière de l'intervalle des incisives moyennes, et qui, de là, se prolonge directement jusqu'à cet intervalle.

2ᵉ temps. — Extraire toutes les dents à partir de l'incisive moyenne correspondante, y compris cette incisive.

3ᵉ temps. — Avec la scie de Larrey, diviser l'arcade dentaire de bas en haut, jusqu'à l'épine nasale d'une part jusqu'à 1 centimètre et demi en arrière de l'intervalle des incisives moyennes d'autre part. Enfin, scier l'arcade de dehors en dedans en dirigeant obliquement le trait vers la voûte palatine.

On pourrait aussi se servir de cisailles coudées, en commençant tout à fait en arrière.

f. Résection alvéolaire des deux maxillaires. — On fait l'opération d'un côté, puis on la répète de l'autre côté, suivant le procédé précédent.

g. Résection de toute la voûte palatine. — Je propose d'enlever toute la voûte, comme opération préliminaire, au lieu d'enlever seulement la partie médiane de sa moitié postérieure à l'exemple de Nélaton, lorsqu'on jugera que cette dernière opération ne donne pas assez de jour, et lorsqu'on s'est décidé à attaquer un polype naso-pharyngien par la voie palatine.

Procédé. — 1ᵉʳ temps. Diviser la membrane fibro-muqueuse d'abord par une incision transversale qui va d'une saillie canine à l'autre en passant à la base de l'épine nasale ; puis, par une incision verticale qui va de cette épine à l'intervalle des incisives moyennes. Décoller à droite à gauche les deux lambeaux quadrilatères, et détacher les narines de chaque côté de l'épine.

2ᵉ temps. — Diviser la membrane fibro-muqueuse de la voûte depuis l'épine nasale postérieure jusqu'à l'intervalle des incisives moyennes. Diviser transversalement par transfixion le voile du palais, depuis le crochet d'un apophyse ptérygoïde jusqu'au crochet de l'autre, et décoller à droite et à gauche la muqueuse palatine, en avant jusqu'aux canines, en arrière jusqu'aux crochets ptérygoïdiens.

3ᵉ temps. — Extraire les deux canines et sectionner la cloison près du plancher avec la scie de Larrey, sous bénéfice de résection plus ou moins étendue sur le vivant.

4ᵉ temps. — Enlever la voûte par deux traits de la même scie placés suivant deux lignes qui iraient des alvéoles canines aux crochets ptérygoïdiens ; ou bien entamer l'arcade dentaire avec la scie dans le même sens, et achever la diérèse par deux coups de cisailles.

Hémostase : les deux artères palatines supérieures.

On ne fendrait le voile du palais que dans le cas de nécessité absolue.

Après l'opération, on réunirait par suture les deux lambeaux antérieurs entre eux et les deux lambeaux palatins également entre eux.

h. Résection palatine de Nélaton. — Procédé. — 1ᵉʳ temps. Diviser le voile du palais, y compris la luette, sur la ligne médiane, et prolonger l'incision à fond sur la voûte palatine, dans l'étendue de deux centimètres.

2ᵉ temps. — A l'extrémité antérieure de l'incision palatine, de chaque côté, ajouter une incision de 1 centimètre qui se porte en dehors et un peu en arrière (fig. 166). Puis, décoller à droite et à gauche les lambeaux fibro-muqueux de la voûte, en maintenant leur continuité avec la muqueuse inférieure du voile, mais en divisant transversalement la muqueuse supérieure du voile contre le bord postérieur de la voûte.

3ᵉ temps — A l'extrémité externe de chaque incision antérieure pratiquer un trou au moyen d'un perforateur. Avec les cisailles de Liston, diviser obliquement d'avant en arrière le pont intermédiaire aux trous et la partie sous-jacente du vomer ; puis, si la voûte n'a pas éclaté derrière les cisailles, diviser aussi chaque côté du quadrilatère osseux mis à nu.

La petite scie d'Adams ou celle de Larrey est ici bien supérieure aux cisailles de Liston ; elle est plus commode à manier et donne une section plus régulière. — C. Gussenbauer préfère le ciseau, avec lequel il fait sauter la voûte palatine, procédé le plus expéditif de tous.

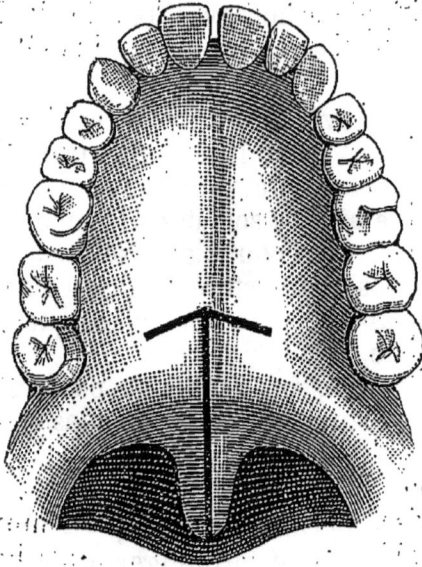

FIG. 166. — Incision de Nélaton pour la résection palatine.

i. Résection pariéto-maxillaire antérieure. — Au lieu de perforer, de térébrer, de trépaner le sinus maxillaire, il peut être quelquefois indiqué d'enlever toute ou presque toute sa paroi antérieure.

Procédé. — Diviser transversalement à fond la membrane fibro-muqueuse depuis la fossette myrtiforme jusque derrière la saillie de l'apophyse malaire ; puis sur les extrémités de cette incision abaisser deux petites incisions verticales, et décoller le lambeau quadrilatère ainsi obtenu aussi haut qu'on le pourra.

Circonscrire avec le ciseau toute la face antérieure du sinus et l'enlever.

RÉSECTIONS TEMPORAIRES

Les résections temporaires partielles, sous-orbitaire et sus-palatine, ne donnent pas assez de jour pour bien aborder les polypes naso-pharyngiens, outre qu'elles sont d'une exécution trop difficile. Aussi ne décrirais-je que la *résection temporaire totale d'un maxillaire*, en proposant à la suite une opération nouvelle qui me paraît avoir de grands et nombreux avantages, et qui est la *résection temporaire de toute la voûte palatine*.

Résection totale unilatérale. Procédé. — 1er temps. Faire l'incision des parties molles extérieures comme pour la résection définitive totale unilatérale. Mais point de dissection du lambeau.

Dénuder le plancher de l'orbite et détacher la partie correspondante du nez à la manière ordinaire.

2e temps. — Avec une rugine droite d'Ollier décoller le périoste et les parties molles adjacentes, *en forme de tunnel*, sur la face externe de l'os malaire, depuis le rebord orbitaire jusqu'au tubercule malaire ; glisser dans le tunnel la petite scie de Shrady ou une autre analogue et sectionner d'avant en arrière et un peu de bas en haut toute l'épaisseur de l'os malaire qui est de 10 à 12 millimètres. Achever la section du plancher orbitaire par un coup de ciseau dirigé vers l'extrémité antérieure de la fente sphéno-maxillaire qui est à 2 centimètres du rebord orbitaire.

Sectionner avec les cisailles l'apophyse montante.

3e, 4e et 5e temps. — Faire comme pour la résection définitive. Après la fracture des attaches ptérygoïdienne et ethmoïdale, attirer à soi le maxillaire et le renverser en dehors et en bas.

Résection à trappe unique de toute la voûte palatine. Procédé. — 1er temps. La lèvre supérieure étant forte-

ment relevée avec des érignes, diviser transversalement
à fond le repli muqueux gingivo-labial, à la hauteur de
l'épine nasale antérieure d'une saillie canine à l'autre.

Détacher le bord postérieur des narines et le bord
inférieur des ailes du nez; puis, des extrémités de l'incision transversale jusqu'aux collets des canines abaisser
deux petites incisions verticales.

2ᵉ temps. — Diviser la cloison des fosses nasales près
du plancher avec la scie de Larrey.

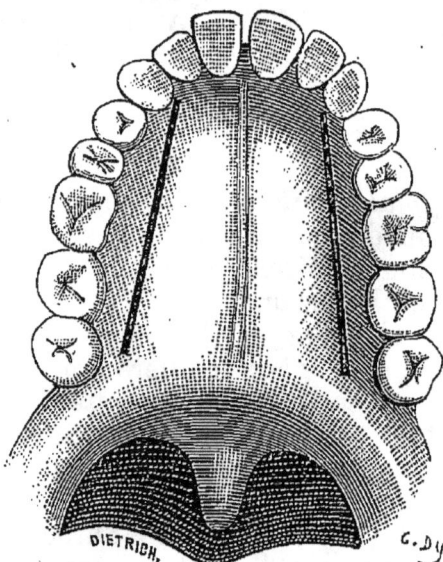

FIG. 167. — Incisions palatines pour la résection temporaire à trappe
unique de toute la voûte palatine.

3ᵉ temps. — Diviser la membrane fibro-muqueuse de
la voûte palatine suivant deux lignes qui vont l'une et
l'autre d'un crochet ptérygoïdien au milieu du collet de
la canine correspondante (fig. 167).

4ᵉ temps. — Extraire les canines ; faire à moitié avec
la scie de Larrey la double section de l'arcade dentaire,
dans le sens des précédentes lignes ou incisions, et
l'achever par deux coups de cisailles.

5ᵉ temps. — Abaisser vers la langue l'espèce de trappe

palatine, et réséquer *ad libitum* la cloison des fosses nasales et les cornets de façon à bien voir l'intérieur des fosses nasales et la voûte du pharynx.

Après l'opération, on n'aurait qu'à relever la trappe et à la fixer en place par la ligature métallique des dents.

Résection à double trappe de toute la voûte palatine. Procédé. — Les deux premiers temps sont les mêmes que précédemment.

3e temps. — Diviser au milieu le voile du palais, diviser la muqueuse de la voûte à côté de la ligne médiane jusqu'à une incisive moyenne.

4e temps. — Extraire cette incisive et les deux canines. Scier complètement la voûte dans le sens de son incision. La scier encore à droite et à gauche, par le plancher nasal, suivant les lignes du procédé précédent, *mais seulement dans la moitié de son épaisseur.*

5e temps. — Terminer chaque section latérale par fracture en renversant en bas avec un davier chaque moitié de la voûte. Résection de la cloison et des cornets.

On a ainsi une double trappe à laquelle la muqueuse de la voûte palatine sert de charnière et qui est nourrie sur les côtés par cette même muqueuse, en arrière par le voile du palais. La voie créée est aussi large que possible.

MAXILLAIRE INFÉRIEUR. — La résection du maxillaire inférieur, comme celle du maxillaire supérieur, est définitive ou temporaire, partielle ou totale.

Ici encore, quoiqu'à un moindre degré, il y a danger de pénétration du sang dans les voies respiratoires, et l'on est obligé de recourir aux mêmes méthodes préventives. Mais il faut compter, en outre, avec une nouvelle cause de suffocation et pendant l'opération, et pendant les premiers jours qui suivent l'opération, toutes les fois qu'on a à diviser ou à détacher les insertions maxillaires des muscles génio-glosses ; je veux parler de *la rétraction de la langue* et de l'abaissement consécutif de l'épiglotte. Lallemand, dans un cas, a dû faire la trachéotomie ;

15.

même nécessité dans un autre cas que mentionne
Ed. Albert (d'Innsbrück). Pour empêcher la rétraction de
la langue ou du moins pour la combattre suffisamment,
on aura toujours soin, dès le début de l'opération, de
passer une anse de fort fil de soie de bas en haut, à travers la base de la langue, et de confier cette anse à un
aide ; après l'opération, on la fixera au dehors d'une
manière aussi solide que possible.

RÉSECTION DÉFINITIVE

RÉSECTIONS PARTIELLES. — *a. Résection du condyle.* —
Indiquée dans l'ankylose temporo-maxillaire (Bottini,
1872), dans la luxation invétérée irréductible (Tambu-
rini, 1877). On ne peut dire encore qu'elle soit préférable
à l'ostéotomie cunéiforme du col du condyle.

Procédé. — Faire l'incision des parties molles comme
pour cette ostéotomie (voy. p. 187).

Diviser transversalement le col avec le ciseau, afin de
mieux ménager l'artère maxillaire interne.

Pendant qu'un aide relève fortement la lèvre supérieure
de l'incision, ruginer la face externe du condyle jusqu'à
l'articulation ; l'attirer à soi avec un petit davier comme
pour l'arracher, et achever sa dénudation à la rugine en
le retournant en dedans, puis en dehors.

b. Résection de l'apophyse coronoïde. — Indiquée dans
la constriction permanente des mâchoires par exostose de
cette apophyse. (Langenbeck).

Procédé. — Faire à fond une incision de 2 centimètres et demi, qui longe le bord inférieur de l'arcade
zygomatique et qui commence à 1 centimètre au-devant
du bord externe du condyle préalablement déterminé
par le toucher.

Pendant qu'un aide porte en bas la lèvre inférieure de
l'incision et qu'on fait ouvrir modérément la bouche,
détacher le muscle temporal avec la rugine de la face
interne et du sommet de l'apophyse ; puis la diviser à sa

base d'un coup de ciseau ou de cisailles, la saisir avec une pince et achever de la dénuder.

c. *Résection de la partie moyenne du corps.* — Supposons qu'on doive enlever la partie comprise entre les deux premières molaires droite et gauche.

Procédé. — Après avoir passé une anse de fil à travers la langue, diviser la peau et le tissu sous-cutané par une incision qui suive, mais à 1 demi centimètre de distance,

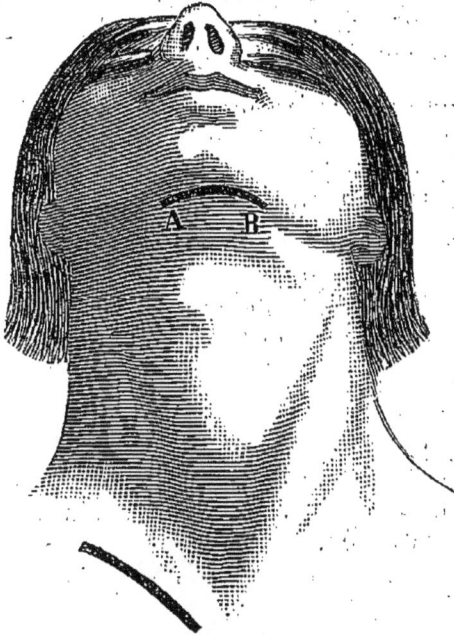

FIG. 168.

AB, incision pour la résection de la partie moyenne du corps de la mâchoire.

la lèvre postérieure du bord inférieur de la mâchoire, depuis le niveau d'une deuxième molaire jusqu'à celui de l'autre (fig. 168, AB).

Forcipresser les deux artères sous-mentales.

Diviser le périoste sur le bord inférieur même de la mâchoire, dans toute l'étendue de l'incision.

Le décoller, en même temps que les parties sous-jacentes, sur toute la face antérieure du maxillaire, jusqu'aux collets des dents.

Extraire les deux premières molaires droite et gauche, puis scier verticalement l'os, d'avant en arrière, avec une scie de Larrey, au niveau des alvéoles mises à nu. Arrêter l'hémorragie du canal dentaire (*art. dentaire inférieure*), soit avec un bouchon de cire ou de catgut, soit avec une chevillette d'os.

Saisir l'arcade dentaire du segment osseux au moyen d'un davier et, pendant qu'on le renverse en avant, ruginer sa face postérieure de haut en bas, jusqu'à ce que le segment soit entièrement libre.

d. Résection de tout le corps. — La section de l'os a lieu des deux côtés derrière la dernière molaire, au-devant de l'angle de la mâchoire.

Procédé. — Faire la même incision que précédemment ; seulement la prolonger de part et d'autre jusqu'à l'angle de la mâchoire. Forcipresser les deux artères sous-mentales, lier les deux bouts de chaque faciale.

Diviser le périoste sur tout le bord libre de l'os, et dénuder toute sa face antérieure, y compris l'aire d'insertion du masséter.

Sectionner l'os par un trait de scie derrière chaque dernière molaire et dénuder la face postérieure du corps, au milieu par la bouche, et sur les côtés, de bas en haut par l'incision cutanée.

Hémostase complémentaire : comme dans le cas précédent.

e. Résection d'une moitié du corps. — Procédé. — Faire une incision semblable aux précédentes, allant de la symphyse à un angle de la mâchoire.

Diviser le périoste, et le décoller sur toute la face antérieure de l'os.

Extraire l'incisive latérale correspondante et scier l'os au niveau de son alvéole ; puis le scier derrière la dernière molaire. En plaçant ainsi le trait de scie interne on conserve intégralement l'attache des muscles génioglosses.

Enfin, dénuder la face postérieure du segment osseux par la bouche et par l'incision cutanée.

f. Résection d'une moitié du maxillaire. — Procédé. — *Incision d'Ollier.* Faire une incision cutanée qui longe le bord inférieur de la mâchoire, à 6 ou 7 millimètres derrière lui et qui s'étende de la symphyse à l'angle. La prolonger sur le bord postérieur de la branche montante, mais seulement jusqu'au lobule de l'oreille, ou, si l'on veut encore, jusqu'à 1 centimètre au-dessous de l'insertion du pavillon, pour ne léser ni le canal de Sténon ni la branche temporo-faciale du nerf facial, qui est la plus importante.

Diviser le périoste sur tout le bord libre de la mâchoire, et dénuder toute sa face externe *jusqu'au col du condyle et jusqu'au sommet de l'apophyse cornoïde,* tantôt avec la rugine, tantôt avec le détache-tendon.

Extraire l'incisive latérale, et scier l'os au niveau de son alvéole.

Dénuder la face postérieure de l'os en commençant, puis en le saisissant par son extrémité devenue libre. Dès qu'on a détaché le ptérygoïdien interne en dedans de l'angle, abaisser cette extrémité en arrière, la porter en dehors, rechercher du doigt et de l'œil l'épine de Spyx, diviser le nerf dentaire inférieur d'un coup de bistouri au-dessus de l'épine, puis diviser l'attache du muscle temporal à la face interne et au sommet de l'apophyse coronoïde qu'on fait basculer le plus possible en avant; si l'apophyse ne peut être présentée convenablement pour la section du muscle, la détacher à sa base d'un coup de cisailles, suivant le conseil de Chassaignac.

S'il s'agit de jeunes sujets et que l'os soit résistant, empoigner l'angle de la mâchoire et exercer sur la branche montante une forte traction en bas, en avant et en dehors, pour l'arracher (Maisonneuve); puis dès que le condyle, ainsi dépouillé des ligaments péri-articulaires et de son cartilage, est descendu à portée, suspendre la traction pour ne pas entraîner une trop grande partie du muscle ptérygoïdien externe et achever de dénuder le co avec la rugine, toujours au ras de l'os.

Si l'os est cassant (vieillard), mieux vaut laisser le condyle en place après avoir divisé le col avec le ciseau.

Hémostase : l'artère sous-mentale, la faciale, la dentaire inférieure et quelques petites artères (massétérine ptérygoïdienne, etc.).

RÉSECTION TOTALE OU ÉNUCLÉATION DU MAXILLAIRE. — Le manuel opératoire ne présente rien de spécial. On fait d'abord l'opération d'un côté, suivant le procédé qui précède; puis, quand l'hémostase est achevée et qu'on a passé une anse de fil à travers la langue, on enlève de la même manière l'autre moitié du maxillaire.

RÉSECTION TEMPORAIRE

Ces opérations, qui ont simplement pour but de rendre le plancher de la bouche et la région sus-hyoïdienne aussi

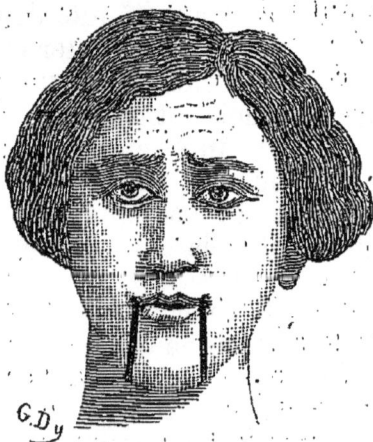

FIG. 169. — Incisions pour la résection temporaire de la partie moyenne du corps de la mâchoire, proc. de Billroth.

accessibles que possible à l'action chirurgicale en vue de l'ablation de certains néoplasmes, ont été déjà pratiquées un certain nombre de fois depuis que Billroth en a donné

l'exemple. Toutes se ressemblent, du reste, dans leurs
caractères fondamentaux. Je n'en indiquerai que deux
comme types.

Supposons qu'il s'agit d'ouvrir la voie pour enlever un
carcinome lingual étendu au plancher de la bouche, sur
les côtés du frein. On abaisse une incision à fond de

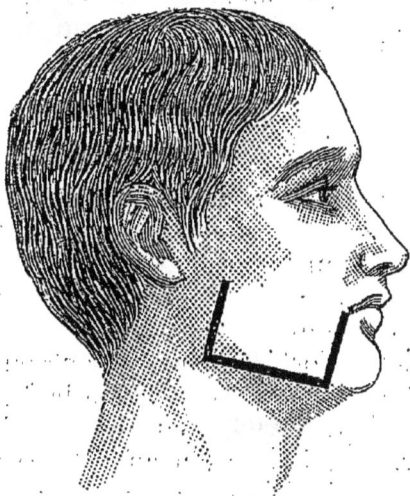

FIG. 170. — Incisions pour la résection d'un côté du corps de la
mâchoire, proc. d'Albert.

chaque commissure au bord inférieur de la mâchoire ; on
extrait la première molaire à droite et à gauche ; on divise
verticalement l'os par deux traits de scie au fond des incisions, et l'on renverse en bas la partie moyenne de la
mâchoire. C'est là le procédé de Billroth (fig. 169).

Dans un cas, ayant à risquer temporairement une
partie du corps de la moitié gauche, Albert (d'Innsprück)
a fait une incision le long du bord inférieur de la mâchoire ; aux extrémités de l'incision, il a ajouté deux incisions ascendantes verticales. Il a scié l'os au fond de
ces dernières et l'a renversé en haut (fig. 170).

Quand l'opération fondamentale est terminée, on
replace le segment osseux et on le fixe généralement par
la ligature des dents et la suture métallique osseuse.

B. — MEMBRE SUPÉRIEUR

Je décrirai : 1° les *résections articulaires*, partielles ou totales; 2° les *résections partielles non articulaires*; 3° les *résections totales ou énucléations*. Il y a tout avantage à grouper les opérations de même nature.

RÉSECTIONS ARTICULAIRES

ARTICULATION STERNO-CLAVICULAIRE : *a. Résection totale.* Soit à retrancher la partie de la clavicule qui est en dedans de l'insertion supérieure et externe du muscle sous-clavier (limite physiologique), ainsi que la facette articulaire du sternum.

Indiquée : dans l'ostéo-synovite fongueuse, la carie, les néoplasmes de toutes ces parties à la fois.

Procédé. — L'épaule dépassant le bord de la table et tombant en arrière, diviser la peau et le tissu sous-cutané seulement par une incision qui longe le milieu de la face antérieure de la clavicule, dans l'étendue de 4 centimètres, et qui arrivée au niveau de l'interligne articulaire, se recourbe sur la face antérieure du sternum, dans l'étendue de 2 centimètres, en dehors du faisceau sternal du muscle sterno-cléido-mastoïdien.

Diviser le périoste au fond de l'incision cutanée, en commençant et en s'arrêtant à 1 centimètre de ses angles. Décoller la lèvre supérieure avec la rugine, aussi loin qu'on le peut, mais en rasant toujours l'os, sans échappée, et détacher en même temps la moitié supérieure du ligament sterno-claviculaire antérieur, ainsi que le ligament inter-claviculaire ou sus-sternal.

Décoller ensuite la lèvre inférieure et en même temps la moitié inférieure du ligament sterno-claviculaire antérieur.

Avec un davier appliqué sur l'extrémité interne de la clavicule, chercher à la luxer en avant, en haut et en dehors.

Toujours avec la rugine, dénuder sa face postérieure et détacher notamment l'insertion du ligament costo-claviculaire, si épais et si puissant, qui est la clef de l'opération.

Puis, pendant que l'extrémité interne de la clavicule est tenue en l'air, passer une scie de Larrey ou celle de Shrady au-dessous d'elle et par-dessus les ligaments refoulés en arrière, et la diviser d'arrière en avant, au niveau de la limite du décollement périostique.

Enfin, abattre avec le ciseau la facette articulaire du sternum.

b. Résection partielle. — Indiquée dans la luxation en arrière, dans la carie, la nécrose et les néoplasmes limités à l'extrémité sternale.

Procédé. — Faire sur le milieu de la clavicule une incision cutanée horizontale qui commence ou s'arrête au niveau de l'interligne articulaire, et ajouter en ce dernier point une incision verticale qui suive le bord antérieur de l'extrémité interne de la clavicule, d'où la forme d'un ⊣.

Le reste commé dans le procédé précédent, à part la petite résection du sternum.

ARTICULATION ACROMIO-CLAVICULAIRE. — *a. Résection totale.* Soit à enlever la partie de la clavicule qui est en dehors de la base de l'apophyse coracoïde, et la facette articulaire de l'acromion, en respectant le ligament acromion-coracoïdien.

Même indication que pour l'articulation sterno-claviculaire; en outre, on pourrait y recourir, dans les cas de luxation irréductible de l'extrémité externe de la clavicule, pour suturer cette extrémité avec l'acromion et obtenir une synostose.

Procédé. — Diviser la peau et le tissu sous-cutané seulement par une incision qui suive le milieu de la face supérieure de la clavicule et de l'acromion, et qui se prolonge à 1 centimètre au delà des deux points de section osseuse (fig. 171, ab).

Diviser le périoste dans toute l'étendue de l'incision cutanée, en commençant et s'arrêtant à 1 centimètre de ses angles.

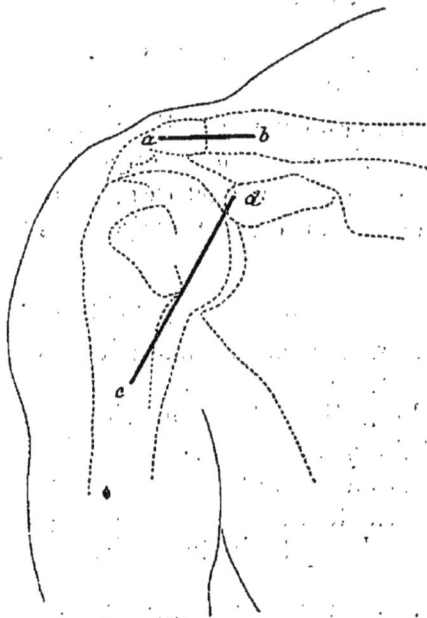

Décoller successivement le périoste des deux lèvres et les parties corespondantes du ligament acromio-claviculaire supérieur ; luxer en dehors l'extrémité externe de la clavicule, en repoussant l'épaule vers la poitrine ; détacher les ligaments et le périoste de la face inférieure de la clavicule, et sectionner l'os d'arrière en avant avec la scie de Larrey ou de Shrady.

Enfin dénuder le pourtour de la facette articulaire de l'acromion sur une largeur de 1 centimètre environ, et la réséquer avec des cisailles.

FIG. 171.—Incisions des parties molles.
ab, pour la résection totale accromio-claviculaire ; — *cd*, pour la résection scapulo-humérale

b. *Résection partielle claviculaire*. Indiquée, non pas dans la luxation externe qui, malgré son incoercibilité ordinaire, n'a guère d'inconvenients, mais dans les néoplasmes, la carie et la nécrose, limités à l'extrémité acromiale de la clavicule.

Même procédé que dans la résection totale, sauf la résection de l'acromion.

ARTICULATION DE L'ÉPAULE. — *a*: *Résection totale*. La résection totale de l'épaule consiste à décapiter l'humérus et à retrancher tout à fait ou en partie la cavité glénoïde.

Sur le vivant, quel que soit l'âge du sujet, ne pas pousser la résection de l'humérus au delà de la partie moyenne des insertions du grand pectoral, du grand rond et du grand dorsal, telle est la règle. Cependant, si le sacrifice complet de ces insertions était nécessaire, alors même qu'on ne pourrait plus compter sur la propriété ostéogénique du périoste, au risque d'une articulation flottante, j'estime avec plusieurs chirurgiens, contrairement à Legouest, qu'il vaut mieux encore réséquer que désarticuler le membre, car la main peut être encore de quelque utilité.

La résection totale est indiquée : 1° dans certaines fractures par armes à feu, lorsque la conservation pure et simple, aidée de l'antisepsie, paraît offrir moins de chances de succès ; 2° dans l'ostéo-synovite fongueuse ; 3° dans l'ankylose.

Procédé d'Ollier. — Le cadavre étant assis ou couché et le bras écarté à angle presque droit, reconnaître l'interstice qui sépare le grand pectoral du bord antérieur du deltoïde ; ou bien reconnaître le relief de ce bord, ainsi que le sommet de l'apophyse coracoïde, ce qui est toujours possible.

Du sommet de cette apophyse, sur le bord antérieur même du deltoïde, pour ne pas blesser la veine céphalique qui chemine dans l'interstice deltoïdo-pectoral, diviser d'abord la peau et le tissu sous-cutané dans l'étendue de 10 à 12 centimètres (fig. **171**, cd) ; diviser ensuite, dans la même étendue, le muscle deltoïde, de façon que la tête humérale avec sa capsule se présente bien au fond de l'incision.

Après avoir reconnu le tendon de la longue portion du biceps entre les deux tubérosités de l'humérus, diviser la capsule articulaire et le périoste du col chirurgical parallèlement au côté externe de ce tendon, dans la même étendue que l'incision déjà faite.

Pendant qu'un aide écarte de la main gauche, avec un crochet mousse, la lèvre externe de la boutonnière capsulaire, et que de la main droite appliquée autour du coude, il fait exécuter au bras un mouvement progressif de rotation interne, dénuder avec la rugine la grosse tubérosité de l'humérus, c'est-à-dire désinsérer successivement les muscles sus-épineux, sous-épineux et petit rond et décoller capsule et périoste aussi loin qu'on le peut en arrière et en bas.

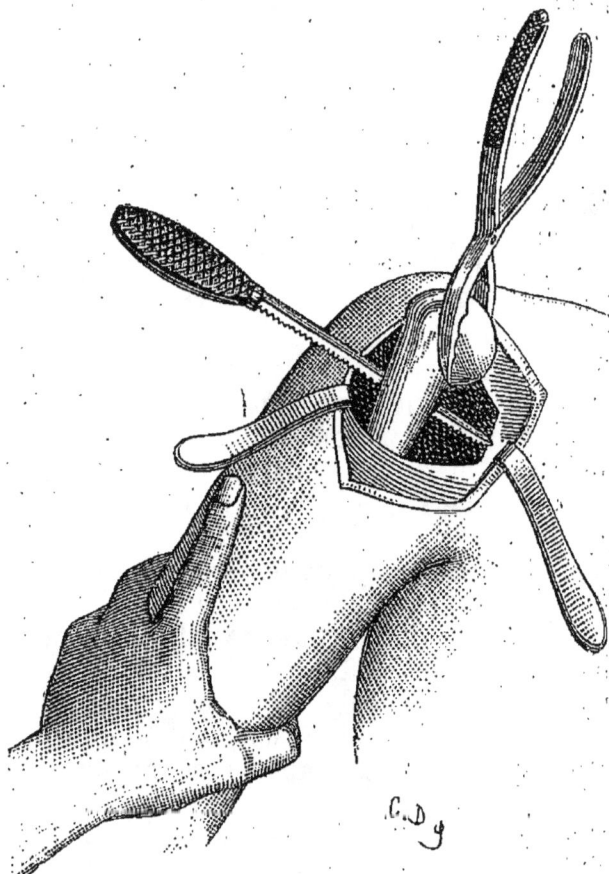

FIG. 172. — Manœuvres pour la décapitation de l'humérus.

Libérer le tendon de la longue portion du biceps, et le rejeter en dehors ; puis, pendant que l'aide écarte la lèvre interne de la boutonnière capsulaire et porte peu à peu le bras en rotation externe, dénuder la petite tubérosité, c'est-à-dire désinsérer la large expansion tendineuse du muscle sous-scapulaire, et poursuivre régulièrement le plus loin possible le décollement de la capsule et du périoste.

Luxer la tête de l'humérus hors de l'incision par une poussée faite de bas en haut sur le coude; faire fixer d'une main la partie inférieure du bras, et, pendant qu'un autre aide fixe la tête de l'humérus avec un davier d'Ollier, scier transversalement le col avec une scie à lame longue et étroite (fig. 172).

Enfin, dénuder le pourtour de la facette glénoïdale, et la réséquer au niveau du col au moyen de la pince-gouge de Nélaton. Sur le vivant, il peut suffire de l'abraser, sans la détruire, en se servant soit du thermo-cautère, soit du ciseau ou de la gouge à main.

L'opération une fois terminée, à l'exemple de G. Hueter, on pratique une ouverture sous le bord postérieur du muscle deltoïde, afin d'y placer un drain; on place un autre drain à l'angle inférieur de l'incision, et on la suture dans toute sa hauteur.

Sur le vivant, si l'incision unique était réellement insuffisante, on ajouterait une incision de 4 à 5 centimètres qui partirait aussi du sommet de l'apophyse coracoïde et qui raserait le bord externe de l'acromion.

b. Résection partielle. — Il s'agit d'enlever la tête de l'humérus et une partie plus ou moins considérable de sa diaphyse, sans toucher à sa cavité glénoïde.

Cette résection est indiquée dans certains cas de luxation invétérée irréductible, de fractures comminutives, de carie diffuse, etc.

Procédé. — Le même que précédemment; seulement, sur le vivant, l'incision doit parfois descendre davantage.

ARTICULATION DU COUDE. — *a. Résection totale.* — Dans l'opération type, on se propose de réséquer : 1° l'humérus au niveau du bord supérieur de la cavité olécrânienne, c'est-à-dire au-dessous de l'insertion du long supinateur qu'il faut respecter; 2° le radius, au niveau du col, c'est-à-dire au-dessus de l'insertion du biceps ; 3° le cubitus à la base de l'apophyse coronoïde, c'est-à-dire immédiatement au-dessus de l'insertion du brachial antérieur.

Mêmes indications que pour la résection de l'épaule.

Il y a, je crois, une modification très avantageuse à apporter au manuel opératoire classique, modification qui permet de bien découvrir les extrémités articulaires, d'en voir l'état tout de suite, de mettre sûrement et sans peine le nerf cubital à l'abri de toute lésion, et de luxer les os à volonté pour les réséquer : c'est la section préliminaire de l'olécrâne. Park, Dupuytren, Maisonneuve y avaient recours.

La section préliminaire permet, en outre, après la résection de l'humérus, du radius et de la partie restante de la grande cavité sigmoïde, de conserver l'olécrâne, quand il est sain ou que son abrasion articulaire suffit, et de réunir par suture au reste du cubitus : pratique déjà recommandée par v. Bruns (1858) et récemment appropriée à divers cas par Trendelenburg, Völker, E. Albert, Mosetig-Morhoof et Sprengel. Envisageant la question à un point de vue plus large qu'on ne l'a fait jusqu'à présent, je propose de séparer l'olécrâne au début de toute résection totale, qu'on puisse ou non la conserver à la fin de l'opération.

Procédé. — Le membre reposant le long du bord de la table en extension complète et par son bord cubital, après avoir reconnu au toucher l'épicondyle et la tête du radius, faire à fond une incision longitudinale qui commence à 4 centimètres au-dessus de l'interligne huméro-radial, suit exactement l'arête osseuse sus-épicondylienne, le côté externe de l'épicondyle, celui du radius, et s'arrête à 2 centimètres au-dessous de l'interligne huméro-radial (fig. 173, a b).

A l'extrémité de cette incision, faire également à fond une incision transversale qui croise la base de l'olécrâne et s'arrête sur son bord interne.

Scier la face postérieure et externe de l'olécrâne avec la scie de Larrey, et achever la séparation de l'olécrâne par un ou deux coups de ciseau.

Pendant qu'un aide maintient avec une érigne le grand lambeau olécrânien relevé en haut et en dedans, dénuder avec la rugine la face antérieure de l'épicondyle et la partie antéro-externe de l'humérus, se reporter vers le côté interne de l'article; dénuder avec soin le fond de la gouttière rétro-épitrochléenne pour en déloger le nerf cubital et pour le faire écarter en dedans et en arrière sur un crochet; attaquer le ligament latéral interne au ras de l'épitrochlée, puis pendant que l'aide luxe de plus en plus en arrière l'extrémité inférieure de l'humérus, achever sa dénudation. Enfin scier l'humérus avec une scie à chaîne, au niveau du bord supérieur de la cavité olécrânienne.

Dénuder le col du radius et le diviser avec la même scie ou celle de Larrey.

Dénuder le pourtour de la portion restante, de la grande cavité sigmoïde, et scier le cubitus à la base de l'apophyse coronoïde.

Terminer l'opération par la suture de l'olécrâne et par l'application du drainage.

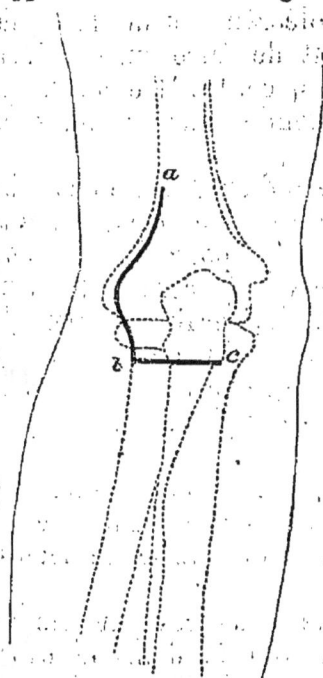

FIG. 173.

FIG. 174. — Incisions des parties molles.

abc, incision des parties molles pour la résection totale du coude.

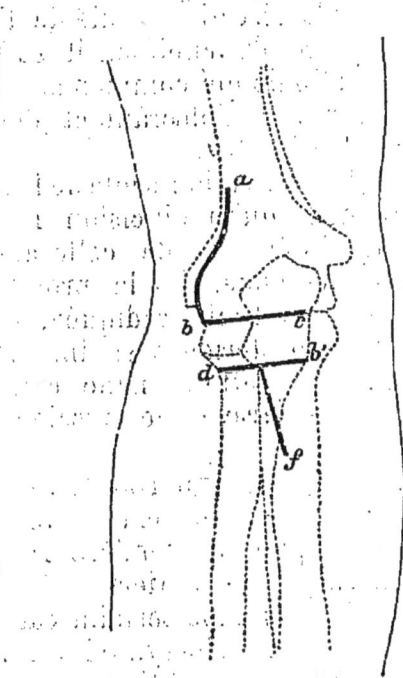

abc, pour la résection de l'extrémité inférieure de l'humérus ; — *b'df*, pour la résection de l'extrémité supérieure du cubitus (moins l'olécrâne) et de la tête du radius.

b. Résection partielle. — Le même procédé est applicable à la résection seule de l'extrémité inférieure de l'humérus ou d'une partie de cette extrémité. Dans ce cas, l'incision longitudinale ne doit pas dépasser l'interligne huméro-radial (fig. 174, a b c). Si l'on veut enlever l'extrémité supérieure du cubitus (moins l'olécrâne) et la tête du radius, sans toucher à l'humérus, la partie brachiale de l'incision longitudinale n'est plus nécessaire. On se contente de sa partie antibrachiale, on fait l'incision transversale ordinaire, et, vers le milieu de cette dernière, on ajoute une incision descendante de 2 à 3 centimètres (fig. 174, d b' f). Sur le vivant, on le conçoit, la longueur des incisions varie suivant l'étendue des lésions.

Pour la résection seule de l'olécrâne et de la partie supérieure du cubitus, il suffit de faire une incision longitudinale qui commence à 1 centimètre au-dessus du milieu de l'olécrâne et descend plus ou moins sur le dos du cubitus.

Enfin la résection seule de la tête du radius ne nécessite également qu'une incision longitudinale, c'est-à-dire la moitié inférieure de celle adoptée pour la résection totale du coude. En la prolongeant 1 centimètre plus bas que la limite indiquée, on diviserait sûrement la branche postérieure si importante du nerf radial, au moment où cette branche contourne la face postérieure du radius à travers le muscle court supinateur.

Articulation du poignet. — a. Résection totale. Elle consiste à enlever l'extrémité inférieure du radius et du cubitus, plus la première rangée du carpe seulement ou le carpe tout entier.

Indiquée : dans certains cas de fractures par armes à feu, dans l'ostéo-synovite granuleuse, dans la carie, lorsque la conservation proprement dite, avec la méthode antiseptique, avec l'évidement et l'ignipuncture, etc. paraît incapable de réussir ou a échoué. Si l'on fait une résection pathologique, je suis d'avis, avec un grand nombre de chirurgiens, qu'il faut non pas se borner à une résection partielle du carpe, *mais l'extirper en totalité*, toujours d'après la méthode sous-périostée, méthode qui, combinée avec le listérisme, donne les meilleurs résultats opératoires et fonctionnels. On ne conserverait le trapèze et le pisiforme, suivant le conseil de v. Langenbeck, le premier à cause de ses rapports intimes avec l'artère radio-dorsale, le second à cause de ses connexions avec les muscles cubital antérieur et adducteur du petit doigt, que si l'on avait constaté leur intégrité absolue.

Procédé à incisions latéro-dorsales. — 1ᵉʳ temps. — Faire à fond une incision longitudinale qui commence à 3 centimètres au-dessus de l'apophyse styloïde du cubitus, passe immédiatement derrière cette apophyse et se prolonge jusqu'à l'extrémité supérieure du cinquième métacarpien. Décoller régulièrement le périoste et la capsule radio-carpienne autour de l'extrémité inférieure du cubitus (fig. 175, a b).

Passer une scie à chaîne, sectionner cet os, le renverser en dehors de l'incision, et le détacher entièrement, en coupant les ligaments accessoires et le fort ligament triangulaire qui l'unissent au radius.

2ᵉ temps. — Faire une incision longitudinale purement cutanée qui commence à 2 ou 3 centimètres au-dessous de l'apophyse styloïde du radius, monte un peu en avant sur le bord externe de cet os et s'arrête à une hauteur variable, soit

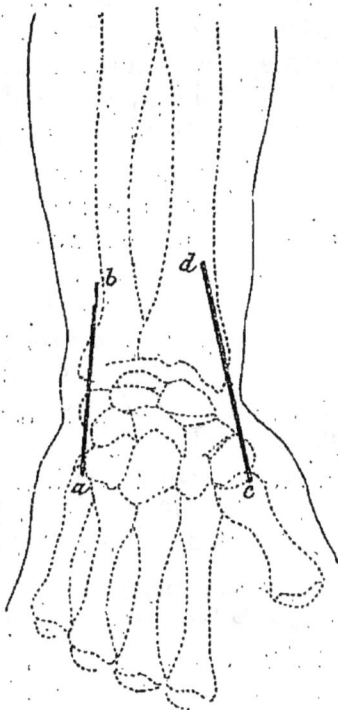

FIG. 175.

ab et *dc*, incisions latéro-dorsales pour la résection totale du poignet.

4 centimètres (fig. 175, c d). Après qu'on a écarté la branche cutanée du nerf radial, diviser l'aponévrose dans toute l'étendue de l'incision cutanée, ouvrir la gaîne tendineuse des muscles long abducteur et court extenseur du pouce, rejeter leurs tendons sur la face dorsale du poignet, et diviser le périoste, en dehors du long supinateur et parallèlement à lui. Puis détacher le tendon du long supinateur en conservant ses connexions avec le périoste, et achever de dénuder l'extrémité inférieure du radius.

Luxer cet os en dehors, ou plutôt le faire passer à

travers la boutonnière de l'incision externe en fléchissant fortement la main du côté cubital, et le scier
avec la scie à chaîne à la même hauteur que le cubitus.

3° temps. — Luxer le carpe tour à tour en dedans et
en dehors, dénuder sa face dorsale avec la rugine, et
extraire en bloc soit la première rangée (sauf le pisiforme), en pénétrant entre le pyramidal et l'os crochu,
du côté cubital, soit les deux rangées (sauf le trapèze), en
pénétrant aussi du côté cubital entre l'os crochu et le
cinquième métacarpien. Pendant l'extraction, on dénu-
dera la face palmaire avec les plus grandes précautions,
afin de ne pas léser d'organes importants.

La résection totale du carpe seul sera décrite plus loin
sous le nom d'*énucléation*.

b. Résections partielles. — Pour la résection radio-
cubitale, on fait aussi deux incisions latérales ; seulement elles ne dépassent presque pas en bas les apophyses
styloïdes. Les deux os sont enlevés successivement, le
cubitus avant le radius.

Une incision latérale interne ou externe suffit pour
la résection du cubitus seul ou du radius seul.

ARTICULATIONS MÉTACARPO-PHALANGIENNES : *a. Résection
totale de l'une d'elles.* — On enlève la tête du métacarpien
et l'extrémité supérieure de la phalange. Indiquée dans
l'ostéo-synovite granuleuse et la carie de toute la
jointure.

Procédé. — Faire à fond une incision droite de 3 centimètres sur une face latéro-dorsale de l'articulation,
(fig. 176), savoir : en dehors, pour l'articulation du
pouce (a) et pour celle de l'index (b) ; en dedans, pour
celle du petit doigt (c) ; en dedans ou en dehors, pour
celle du médius et de l'annulaire.

Dénuder avec la rugine l'extrémité supérieure de la
phalange, sur la face dorsale, sur la face latérale correspondante à l'incision, sur la face palmaire, en luxant
au fur et à mesure la phalange vers l'incision ; dénuder
enfin, la face latérale opposée, et sectionner l'os avec
les cisailles de Liston ou de Luër.

Dénuder de même la tête du métacarpien, et la sectionner avec le même instrument.

Après l'opération, sur le vivant, afin de contre-balancer la rétraction du doigt et de conserver le moule de la future coulée osseuse, on suivrait la pratique d'Ollier qui consiste à appliquer un doigt de caoutchouc dont l'extrémité est fixée à la palette-soutien de la main.

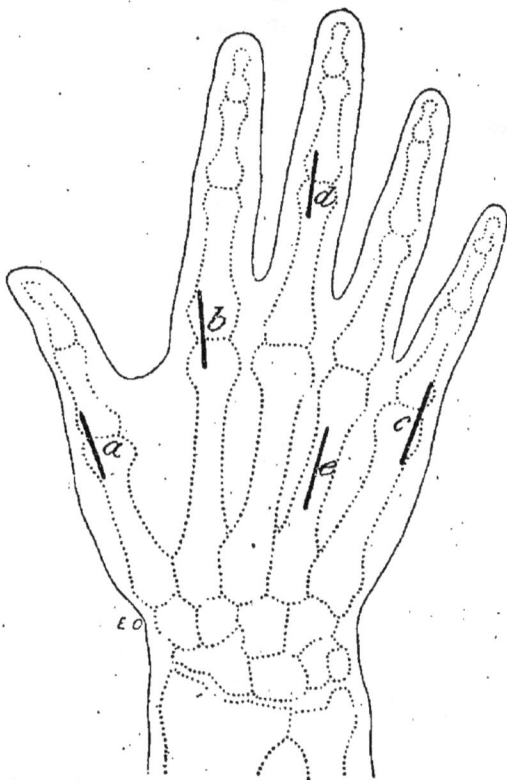

FIG. 176. — Incisions des parties molles.

a, pour la résection métacarpo-phalangienne du pouce; — *b*, pour celle de l'index; — *c*, pour celle du petit doigt; — *d*, pour la résection phalango-phalanginienne du médius; — *e*, pour la résection diaphysaire d'un métacarpien.

b. Résections partielles. On enlève la tête du métacarpien ou l'extrémité supérieure de la phalange.

Indiquées dans la luxation irréductible d'un doigt, spécialement du pouce, et dans la carie ou l'ostéite granuleuse nettement limitée à l'une des extrémités articulaires.

Procédé. — Même incision que pour la résection totale (parce que, sur le vivant, d'avance on ne connaît presque jamais les limites exactes du mal). La dénudation et la section portent sur un seul os.

ARTICULATIONS INTER-PHALANGIENNES. — La résection totale ou partielle d'une articulation inter-phalangienne peut être indiquée dans l'ostéo-synovite granuleuse, dans la carie, et dans certaines déviations graves qui gênent ou empêchent le travail manuel chez ceux qui en vivent.

Procédé. — Faire à fond une incision de 2 centim. et demi sur la face latéro-dorsale externe ou interne (fig. 176, d).

Dénuder et sectionner avec les cisailles les deux extrémités articulaires ou seulement l'une d'elles.

RÉSECTIONS PARTIELLES NON ARTICULAIRES

RÉSECTION DIAPHYSAIRE DE LA CLAVICULE. — Indiquée dans la carie et la nécrose, dans le cal difforme, dans la pseudarthrose, dans un néoplasme bénin ou malin né dans l'os ou en connexion intime avec lui, quelquefois dans une fracture compliquée ou par arme à feu.

Soit une longueur de 8 centimètres à retrancher en dehors du milieu de l'insertion claviculaire du muscle sterno-scléido-mastoïdien.

Procédé. — Faire sur la partie antéro-supérieure de la clavicule une incision de 10 centimètres qui suive sa direction et qui ne comprenne que la peau (fig. 177, ab).

Diviser le périoste dans le même sens en commençant et s'arrêtant à 1 centimètre des angles de l'incision cutanée.

Décoller le périoste de la lèvre supérieure, ainsi que les attaches correspondantes du trapèze et du sterno-cléido-mastoïdien. Décoller le périoste de la lèvre inférieure ainsi que les attaches du deltoïde et du grand pectoral.

Aux limites externe et interne du décollement périostique, détacher en demi-cercle, avec une rugine courbe, les parties molles postérieures et inférieures, au ras de

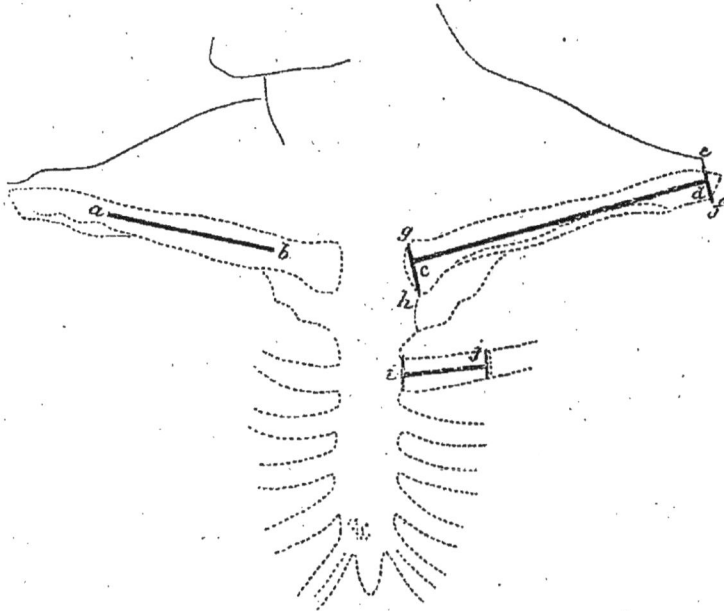

FIG. 177. — Incisions des parties molles.

ab, pour la résection diaphysaire de la clavicule ; — cdefgh, pour l'énucléation de la clavicule ; — ij, pour la résection totale d'un cartilage.

l'os, juste assez pour pouvoir passer en toute sûreté une aiguille courbe, puis la scie à chaîne. Diviser la diaphyse par deux traits de scie.

Enfin, soulever le segment diaphysaire par une extrémité au moyen d'un davier, et détacher le reste du périoste, le muscle sous-clavier et les ligaments coracoclaviculaires.

L'affranchissement préalable de la diaphyse permet de mieux diriger et de mieux surveiller le décollement des parties opposées à l'incision d'attaque.

RÉSECTIONS PARTIELLES DE L'OMOPLATE. — Je ne décrirai que les plus importantes : 1° celle de l'épine et de l'acromion ; 2° celle qui comprend toute la partie de

16.

l'omoplate située au-dessous d'une ligne (fig. 178, a b), qu'on mènerait de l'extrémité interne de l'épine à l'insertion du triceps : je la nommerai *résection sous-épino-glénoïdienne* ; 3° celle qui comprend toute la partie de

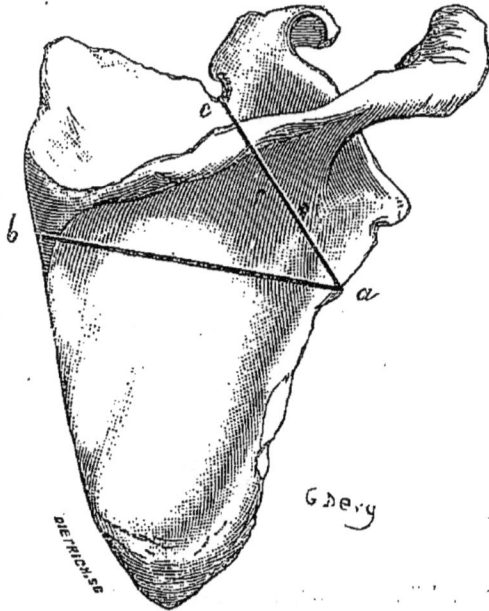

FIG. 178. — Lignes de la diérèse osseuse.

ab, dans la résection sous-épino-glénoïdienne de l'omoplate ; — *ac,* dans la résection rétro-coraco-glénoïdienne du même os.

l'omoplate située en arrière d'une ligne (fig. 178, a c), qu'on mènerait de l'échancrure coracoïde à l'insertion du triceps ; je la nommerai *résection rétro-coraco-glénoïdienne* [1]. Dans l'application clinique, au besoin, il sera

---

[1] M. le professeur Poncet (de Lyon) a récemment appelé l'attention des chirurgiens sur les lésions inflammatoires de l'apophyse coracoïde, et décrit un nouveau procédé de résection de cette apophyse : il conseille une incision en T, dont la branche principale, longue de 6 à 8 centimètres, parallèle au bord inférieur de la clavicule, répond, par son milieu, au sommet de l'apophyse, et dont l'autre branche, longue de 6 centimètres, perpendiculaire à la précédente, passe par l'interstice deltoïdo-pectoral (Congrès de Grenoble, 1885).

facile de déduire des opérations précédentes les résections plus limitées ou plus étendues.

RÉSECTION DE L'ÉPINE ET DE L'ACROMION. — Indiquée dans la carie, la nécrose, et certains néoplasmes.

Faire à fond une incision qui commence à 1 centimètre en dehors de l'articulation acromio-claviculaire, suit le milieu de l'acromion et de l'épine, et s'arrête près du bord interne de l'omoplate. Ajouter à l'extrémité acromiale de l'incision une petite incision transversale qui aille du bord postérieur au bord antérieur de l'acromion.

Décoller le périoste de la lèvre supérieure et les attaches du trapèze, puis celles du muscle sus-épineux sur la face supérieure de l'épine, en ménageant la branche du nerf sus-scapulaire et la branche de l'artère homonyme qui passent ensemble sous le pédicule de l'acromion.

Décoller le périoste de la lèvre inférieure et les attaches du deltoïde et du trapèze, puis celles du muscle sous-épineux.

Scier d'abord l'acromion de haut en bas, sur le trajet de la petite incision transversale. Puis sectionner l'épine à sa base d'implantation, au moyen de cisailles de Liston droites ou coudées, en allant du bord interne de l'omoplate vers le pédicule de l'acromion, pendant qu'un aide éloigne les deux lèvres de l'incision dans toute leur épaisseur, avec deux larges écarteurs.

RÉSECTION SOUS-ÉPINO-GLÉNOÏDIENNE. — Mêmes indications.

Procédé. — Faire à fond une incision qui commence à l'extrémité interne de l'épine, suit le bord correspondant de l'omoplate, à 2 ou 3 millimètres en dehors de lui, contourne l'angle inférieur, et remonte jusqu'au milieu du bord externe ou axillaire (fig. 179, a b c).

Décoller le périoste de la fosse épineuse et, avec lui, les attaches du muscle sous-épineux, jusqu'à la hauteur de l'insertion du triceps. Détacher aussi sur le bord interne de l'omoplate, l'insertion du rhomboïde; sur le bord

externe, les insertions du grand rond et du petit rond.
Relever l'omoplate par son angle inférieur et dénuder
sa face antérieure jusqu'à la même hauteur que la fosse
sous-épineuse.

Sectionner transversalement, avec les cisailles, le
corps de l'omoplate, en allant du bord interne vers le bord externe.

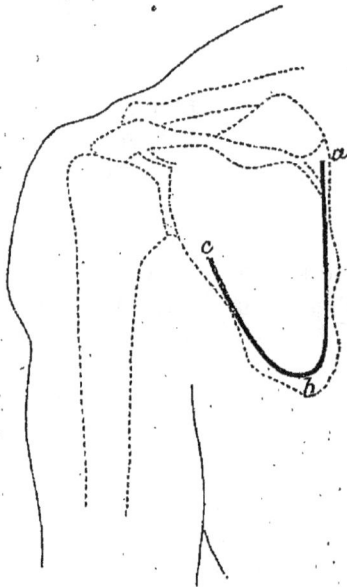

FIG. 179.

a b c, incision des parties molles pour la résection sous-épino-glénoïdienne de l'omoplate.

RÉSECTION RÉTRO-CORACO-GLÉNOÏDIENNE. — Mêmes indications.

Procédé. — Faire à fond une incision qui commence à l'angle supérieur et interne de l'omoplate, suit le bord interne de cet os dans toute son étendue, et remonte jusqu'au milieu du bord externe, comme dans l'opération précédente.

Dénuder la fosse sous-épineuse, l'épine de l'omoplate, puis la fosse sus-épineuse. Détacher les muscles grand et petit ronds, le rhomboïde, l'angulaire de l'omoplate, puis le grand dentelé. Renverser l'omoplate en haut et en dehors, et dénuder sa face antérieure.

Enfin, scier l'épine avec une petite scie, dans la direction d'une ligne qui irait du bord postérieur de l'échancrure coracoïde au-dessous de l'insertion du triceps, et achever la section de l'omoplate, soit encore avec la scie, soit avec les cisailles.

On conserve ainsi l'apophyse coracoïde, l'acromion et la facette glénoïdienne avec l'insertion du muscle triceps. — Si l'on voulait enlever l'acromion, il n'y aurait qu'à ajouter à la précédente incision celle recommandée pour la résection de l'acromion et de l'épine.

RÉSECTION DIAPHYSAIRE DE L'HUMÉRUS. — Indiquée : dans certaines fractures par armes à feu, dans le cal vicieux, dans la pseudarthrose, dans la carie et la nécrose, dans certains néoplasmes osseux.

Soit à retrancher une longueur de 12 centimètres.

Procédé. — Sur la face externe du bras, suivant une ligne qui continuerait en haut l'arête sus-épicondylienne, diviser d'abord la peau, puis l'aponévrose brachiale, dans une étendue de 14 centimètres.

Chercher l'interstice du long supinateur et du brachial antérieur d'une part, et du triceps d'autre part, et diviser le périoste petit à petit de peur d'intéresser le nerf radial ou quelqu'une de ses branches. Le nerf sort de la gouttière d'insertion, à 10 centimètres environ au-dessus de l'épicondyle.

A 1 centimètre en deçà des angles de l'incision, décoller en avant le périoste et les attaches des muscles deltoïde, brachial antérieur et coraco-brachial. Décoller en arrière la cloison intermusculaire externe et les attaches du triceps, en ayant soin de respecter le nerf radial et l'artère collatérale externe. Si l'artère est lésée, la forcipresser ou la lier.

Passer la scie à chaîne aux limites du décollement périostique, diviser la diaphyse en deux traits, et achever de dénuder le segment diaphysaire sur sa partie interne, où siègent le paquet vasculo-nerveux, (artère humérale, nerf médian), et près de lui le nerf cubital.

RÉSECTION DIAPHYSAIRE DU CUBITUS. — Mêmes indications.

Soit à retrancher une longueur de 12 centimètres.

Procédé. — La main reposant sur le bord radial, faire à fond une incision longitudinale de 14 centimètres qui commence en haut, sur le bord postérieur du cubitus, suit ce bord, et se continue en bas sur la face interne du cubitus, comme si elle devait aboutir à l'apophyse styloïde.

A 1 centimètre en deçà des angles de l'incision, décoller le périoste de la lèvre externe, puis postérieure, ainsi que les attaches : 1° de la partie inférieure de l'anconé; 2° du cubital postérieur; 3° des long abducteur, court extenseur, long extenseur du pouce et extenseur propre de l'index.

Décoller le périoste de la lèvre interne, puis antérieure, ainsi que les attaches du cubital antérieur, du fléchisseur profond des doigts, et, tout en bas, d'une partie du carré pronateur.

Passer la scie à chaîne aux limites du décollement périostique, diviser la diaphyse en deux traits, et séparer le segment diaphysaire d'avec le ligament interosseux et le reste des parties molles.

RÉSECTION DIAPHYSAIRE DU RADIUS. —Mêmes indications, même étendue de la résection.

Procédé. — La main reposant sur le bord cubital, faire une incision longitudinale de 14 centimètres, purement cutanée.

Sur la face externe du radius, *en commençant à 4 centimètres seulement de sa cupule*, pour ne pas léser la branche postérieure du nerf radial qui contourne l'os dans l'épaisseur du court supinateur. — Récliner en dehors la branche cutanée du même nerf qui contourne également l'os en bas.

Diviser l'aponévrose antibrachiale dans la même étendue que la peau. Diviser ensuite le court supinateur et le périoste.

Décoller le périoste de la lèvre antérieure de l'incision, ainsi que les attaches du rond pronateur, du long fléchisseur du pouce et du carré pronateur. Décoller le périoste de la lèvre postérieure, ainsi que les attaches radiales des long abducteur, court extenseur et long extenseur du pouce.

Le reste, comme dans le procédé précédent.

RÉSECTION DIAPHYSAIRE D'UN MÉTACARPIEN. — Indiquée dans la carie et la nécrose, dans certaines fractures par armes à feu.

Procédé. — Faire à fond une incision de 4 centimètres

sur le côté dorsal externe pour le premier métacarpien ; sur le côté dorsal interne pour le cinquième ; sur
un côté ou l'autre, pour le deuxième, le troisième et
le quatrième (fig. 180, a b).

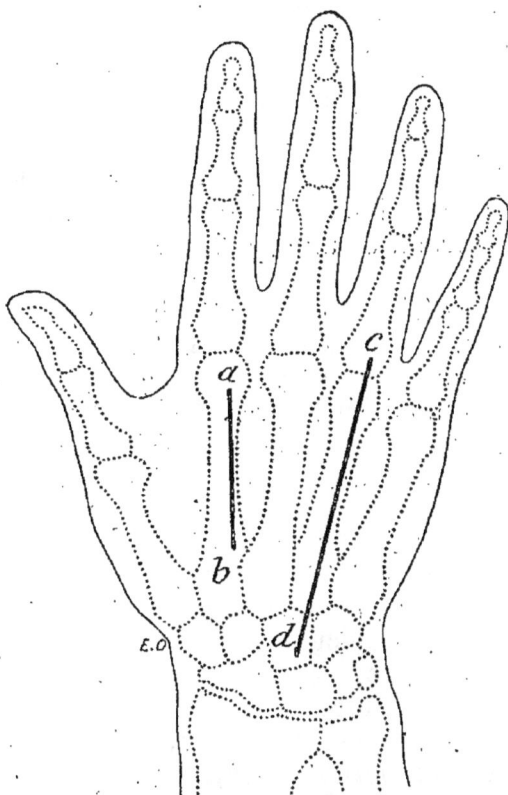

FIG. 180. — Incisions des parties molles.

ab, pour la résection diaphysaire du deuxième métacarpien ; — *cd*, pour l'énucléation d'un métacarpien, le quatrième par exemple.

A un demi-centimètre des angles de l'incision, décoller
le périoste en avant, puis en arrière de l'os, le sectionner
avec des cisailles aux limites du décollement périostique,
et achever de détacher le petit segment diaphysaire
d'avec les parties molles, toujours à la rugine.

Pour réséquer plusieurs diaphyses, on ferait autant d'incisions
respectives.

ÉNUCLÉATIONS

ÉNUCLÉATION DE LA CLAVICULE. — Indiquée le plus souvent dans la carie, la nécrose, certains néoplasmes diffus ou volumineux.

Procédé. — Faire à fond une incision qui commence sur l'extrémité interne de la clavicule, suive exactement le milieu de sa face antéro-supérieure et s'étende jusqu'à l'articulation acromio-claviculaire (fig. 177, c d). Ajouter à chaque extrémité une petite incision transversale (ef, gh).

Décoller le périoste et les attaches tendineuses de la lèvre supérieure, puis de la lèvre inférieure.

Diviser la clavicule au milieu, de haut en bas, avec une scie à dos mobile ou la scie de Larrey.

Saisir successivement chaque moitié de l'os, la dénuder au-dessous et en arrière, et la désarticuler.

ÉNUCLÉATION DE L'OMOPLATE. — Mêmes indications.

Procédé. — Faire d'abord à fond une incision qui commence à 1 centimètre en dedans de l'articulation acromioclaviculaire sur la clavicule, et se prolonge jusqu'au bord interne de l'omoplate, comme pour la résection de l'acromion et de l'épine. Faire ensuite à fond une incision qui suive le bord interne de l'omoplate, son angle inférieur et la moitié de son bord interne, comme pour la résection rétro-coraco-glénoïdienne.

Dénuder l'acromion et l'épine, et ouvrir entièrement l'articulation acromio-claviculaire.

Dénuder toute la fosse sus-épineuse, toute la fosse sous-épineuse, et détacher en dedans les insertions de l'angulaire et du rhomboïde; en dehors, de bas en haut, celles du grand rond, du petit rond et du triceps.

Abattre l'acromion au niveau de son pédicule, en faisant d'abord la voie, d'arrière en avant, avec la scie de Larrey, puis en employant les cisailles.

Reconnaître la base de l'apophyse coracoïde et la diviser d'un coup de ciseau ou de cisailles, pour laisser l'apophyse en place.

Ouvrir la capsule articulaire autour de la cavité glénoïde et détacher le long chef du biceps.

Saisir le col de la cavité glénoïde avec un davier, et, pendant qu'on renverse l'omoplate en arrière et en dedans, détacher le muscle sous-scapulaire et le grand dentelé.

Hémostase : l'artère sus-scapulaire, la scapulaire postérieure, quelques rameaux de la scapulaire inférieure.

D'après une statistique importante de Gies (*Deutsche Zeitsch f. ch.* XII, p. 551), l'énucléation est préférable à l'amputation de l'omoplate (résection au niveau du col); car sa mortalité est moins élevée.

La statistique plus récente de Poinsot (*Revue de Chirurgie,* mars 1883), fondée sur quarante-cinq cas d'extirpation totale de l'omoplate, indique une mortalité opératoire de 10 p. 100, et de bons résultats fonctionnels dans les deux tiers des cas.

ENUCLÉATION DE L'HUMÉRUS. — Mêmes indications.

Procédé. — Après avoir reconnu la tête du radius et l'épicondyle, faire d'abord une incision à fond comme pour la résection totale du coude avec section préliminaire de l'olécrâne. — Prolonger la branche verticale de l'incision jusqu'au-dessus de l'insertion du deltoïde, en agissant par plans successifs comme pour la résection diaphysaire de l'humérus.

Dénuder l'humérus d'après les règles énoncées à propos de ces deux résections, et le diviser avec la scie à chaîne, à la partie supérieure de l'incision.

Enlever le reste de l'humérus en suivant le procédé d'Ollier pour la résection de l'épaule.

C. Hueter cite deux cas de résection totale de l'humérus : le premier appartenant à un chirurgien américain, qui énucléa l'humérus pour une fracture longitudinale par arme à feu et qui obtint pour résultat, il est vrai, un cylindre de parties molles, rétracté en spirale, mais aussi une main fort utile ; le second, dû à v. Langenbeck. En réalité, ici il s'agit d'une séquestrotomie plutôt que d'une résection.

ENUCLÉATION DU CUBITUS. — Mêmes indications.

Procédé. — Faire à fond la même incision que pour la résection diaphysaire du cubitus, en la commençant en haut au milieu du sommet de l'olécrâne (ou seulement à sa base, si on veut le conserver) et en la prolongeant en bas jusqu'à 1 centimètre au-dessous de l'apophyse styloïde. A l'extrémité supérieure de l'incision, ajouter une petite incision transversale.

Décoller le périoste et les parties molles vers le milieu de l'os.

Passer à ce niveau la scie à chaîne, diviser l'os en deux moitiés, enfin dénuder et désarticuler ces moitiés l'une après l'autre.

ENUCLÉATION DU RADIUS. — Mêmes indications.

Procédé. — A la face externe du radius, faire une incision purement cutanée qui commence à l'articulation huméro-radiale et qui se prolonge jusqu'au-dessous de l'apophyse styloïde. Ecarter la branche cutanée du nerf radial.

Diviser l'aponévrose antibrachiale dans la même étendue que la peau.

Diviser le court supinateur, et, avec lui, le périoste, *dans l'étendue de 2 centimètres seulement* à partir de l'interligne huméro-radial, et ne reprendre la division du court supinateur et du périoste *que 2 centimètres plus bas*, afin de laisser la branche musculaire du nerf radial intacte dans le pont intermédiaire. En bas, ménager les tendons du long abducteur, du court et du long extenseur du pouce, ainsi que ceux des deux radiaux.

Décoller le périoste et les parties molles vers le milieu de l'os.

Scier, puis enlever isolément chaque moitié.

ENUCLÉATION DU CARPE. — Indiquée quelquefois dans les fractures par armes à feu, le plus souvent dans la carie et l'ostéo-synovite granuleuse, quand l'évidement, l'ignipuncture ont échoué.

Memento anatomique. Ce qui intéresse le chirurgien dans l'anatomie du carpe, en vue de l'extraction successive ou simultanée des os, ce sont d'abord leurs modes et moyens d'union réciproque, puis leurs connexions communes d'une part avec les extrémités inférieures du radius et du cubitus, d'autre part avec les métacarpiens (fig. 181, dos de la main). Il importe donc de rappeler ce qui suit :

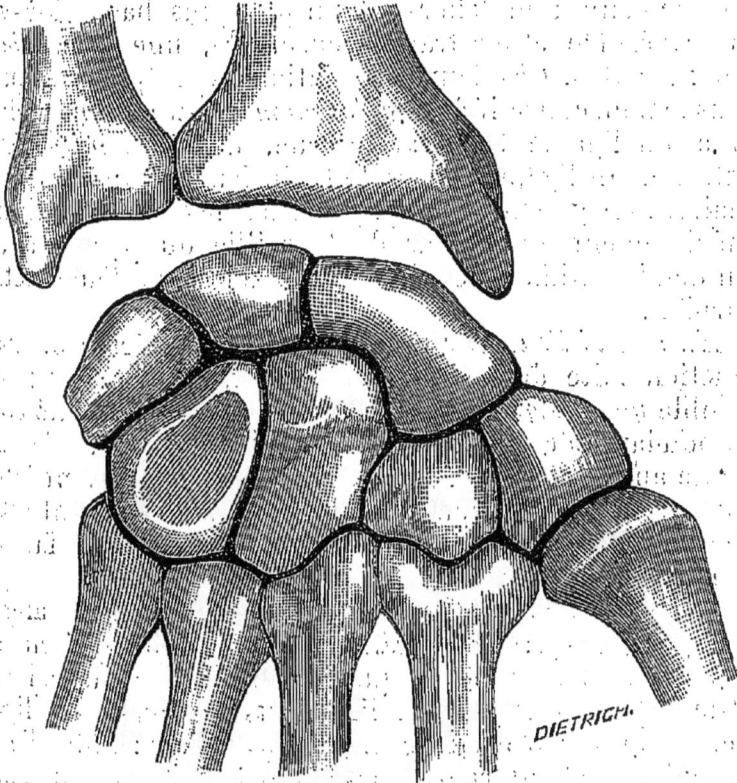

FIG. 181. — Squelette de la main ; dos du carpe.

Pour rappeler d'un coup d'œil la disposition des os carpiens entre eux, leurs rapports avec les os du métacarpe et de l'avant-bras, et les interlignes articulaires dans leur ensemble.

En premier lieu. Les os du carpe sont disposés sur deux rangées distinctes, chacune de quatre os. — Les os de chaque rangée forment entre eux des *arthrodies* ou diarthroses planes, et sont unis à chaque interligne, abstraction faite du pisiforme, par un ligament interosseux résistant, par un ligament palmaire et par un ligament

dorsal. — Les os de la rangée supérieure (scaphoïde,
semi-lunaire et pyramidal), abstraction faite du pisiforme, constituent : en dedans, vis-à-vis de l'os crochu
et du grand os ensemble une *articulation unilondy-
lienne*, parallèle et concentrique à l'articulation radio-carpienne ; en dehors, et un peu plus bas, vis-à-vis
du trapézoïde et du trapèze ensemble, une *arthrodie* à
deux facettes. Ces deux articulations sont plus connues
sous le nom collectif d'*articulation médio-carpienne ;* celle-
ci .a un ligament latéral interne, un ligament latéral
externe, un ligament dorsal et plusieurs ligaments palmaires ; on y pénètre facilement, par le côté cubital, immédiatement au-dessous de la saillie du pyramidal, à
un demi-centimètre environ derrière le cinquième métacarpien.

En second lieu. Les os de la rangée supérieure, abstraction faite du pisiforme, représentent dans leur ensemble *un condyle* qui est moulé dans la concavité correspondante des os de l'avant-bras. Ce condyle s'étend
d'une apophyse styloïde à l'autre ; il a un ligament latéral interne, un ligament latéral externe, un ligament antérieur et un ligament postérieur, ces deux derniers faibles
et lâches.

En troisième lieu. Les trois os internes de la rangée
inférieure (os crochu, grand os et trapézoïde) forment
des arthrodies avec les quatre derniers métacarpiens,
et leur sont unis par des ligaments dorsaux, des ligaments palmaires et un ligament interosseux : l'interligne
articulaire est alternativement rentrant et saillant, surtout au niveau des deuxième et troisième métacarpiens.
Pendant l'opération, on fera bien d'avoir sous les yeux
la figure du squelette de la main ou mieux le squelette
lui-même. Quant au trapèze, il s'articule : en bas avec le
premier métacarpien, *par emboîtement réciproque ;* le ligament capsulaire est lâche ; en dedans, avec le deuxième
métacarpien, par arthrodie.

Enfin, au point de vue des conséquences pathologiques
et opératoires, j'ajouterai : 1° que les synoviales médio-
carpiennes communiquent entre elles et avec celles de

toutes les arthrodies carpo-métacarpiennes; la synoviale
de l'articulation du trapèze avec le premier métacarpien,
et celle de l'articulation du pisiforme avec le pyramidal
sont seules indépendantes (fig. 182).

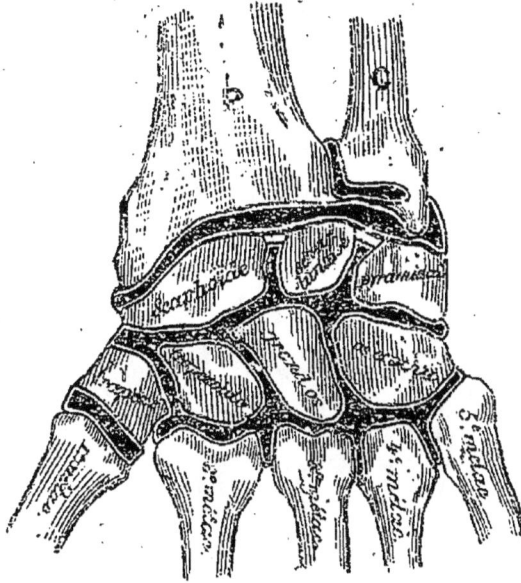

FIG. 182.

Carpe, partie supérieure du métacarpe et partie inférieure des os de l'avant-
bras (face dorsale). Pour montrer la disposition, les connexions et l'indépendance des synoviales articulaires correspondantes. R, radius ; — C, cubitus.

2° Qu'il est impossible de dénuder la face antérieure ou
gouttière du carpe sans ouvrir plus ou moins la grande
synoviale carpo-phalangienne interne, ce qui, sur le
vivant, ne doit pas être perdu de vue et qui nécessite toujours l'emploi rigoureux de la méthode antiseptique.

Procédé. — La main étant en pronation et reposant sur
un billot, faire une incision cutanée qui commence au milieu du dos du deuxième métacarpien et remonte verticalement sur le dos du radius, jusqu'à 3 centimètres au-dessus
de son apophyse styloïde (fig. 183 a b). Diviser le ligament
dorsal du carpe et la mince aponévrose dorsale de la main.

Isoler et écarter vers le bord radial le tendon du long
extenseur du pouce; puis détacher le tendon du premier

radial externe, en évitant de léser l'artère radio-dorsale par une échappée, au moment où cette artère traverse le premier espace interosseux près de ce tendon.

Isoler des parties sous-jacentes les tendons extenseurs de l'index, du médius et de l'annulaire, les écarter vers le bord

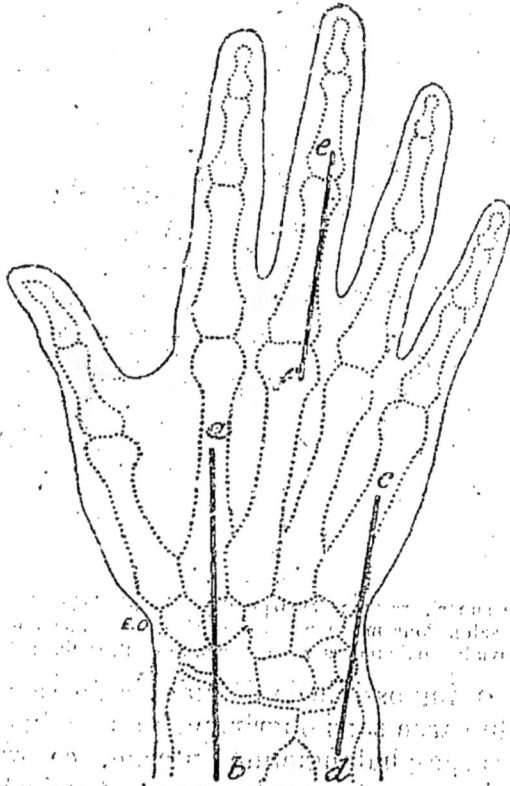

FIG. 183. — Incisions des parties molles.
ab et cd, pour l'énucléation du carpe; ef, pour l'énucléation d'une phalange, celle du médius par exemple.

cubital et détacher le tendon du second radial externe.

Faire une autre incision verticale cutanée qui commence au milieu du dos du cinquième métacarpien et remonte immédiatement derrière l'apophyse styloïde du cubitus jusqu'à 1 centimètre au dessus de cette apophyse (fig. 183, c d).

Isoler les tendons extenseurs du petit doigt. Détacher le tendon du cubital postérieur.

Attirer en bas la main, ouvrir l'articulation radio-carpienne d'une apophyse styloïde à l'autre, et sectionner les ligaments latéraux externe et interne de cette articulation tout contre le sommet des apophyses.

Fléchir fortement la main, de façon que la rangée supérieure du carpe puisse être bien abordée à travers les incisions, du côté de sa face palmaire. La dénuder aussi exactement qu'on le peut avec la rugine, et détacher le pisiforme pour le conserver.

Pénétrer dans l'articulation médio-carpienne par le bord cubital, suivre l'interligne déjà décrit jusqu'au bord radial et enlever en masse la première rangée du carpe.

Fléchir encore la main pour présenter la seconde rangée à travers les incisions. Séparer avec des cisailles le crochet de l'unciforme; dénuder la face palmaire des os, sauf celle du trapèze, si on veut le conserver; ouvrir les interlignes carpo-métacarpiens correspondants, puis celui du trapézoïde ou du trapèze et enlever en masse les trois os internes de la seconde rangée.

L'extraction du trapèze, faite isolément et en dernier lieu, quand elle est nécessaire, permet de mieux ménager la branche de l'artère radiale qui croise sa face dorsale.

Sur le vivant, s'il le fallait encore, on réséquerait avec les cisailles les extrémités métacarpiennes et avec la scie l'extrémité inférieure des os de l'avant-bras.

La conservation régulière du périoste sur le cadavre et aussi sur le vivant, dans les cas traumatiques, peut être considérée comme une illusion. Ce n'est que dans les ostéites chroniques que le périoste est assez épais pour être bien isolé. L'extraction des os est alors, elle-même, beaucoup plus facile.

ÉNUCLÉATION D'UN MÉTACARPIEN. — Indiquée dans la carie, dans la nécrose, quelquefois dans une fracture par arme à feu.

Procédé. — Faire à fond, sur une face dorso-latérale interne ou externe, une incision longitudinale, qui commence à un demi-centimètre au-dessus de l'articulation carpo-métacarpienne et qui s'arrête à un demi-centimètre au-dessous de l'articulation métacarpo-phalangienne (fig. 180 c d).

Décoller le périoste autour de l'os, vers son milieu, et le sectionner avec des cisailles.

Saisir le segment inférieur de l'os avec un davier, et le dénuder jusqu'à ce qu'il soit entièrement désarticulé.

Dénuder le segment supérieur sur les côtés et sur le dos, ouvrir avec la pointe du bistouri la ou les arthrodies intermétacarpiennes, puis l'arthrodie carpo-métacarpienne correspondante, et pour cela, être bien renseigné sur les interlignes articulaires du métacarpien qu'on veut extirper (fig. 181).

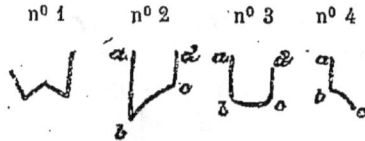

FIG. 184.

Les interlignes du deuxième métacarpien ont la forme ci-contre (fig. 184, n° 1), dont la branche externe a b) correspond au trapèze, la branche interne (c d) au troisième métacarpien et l'échancrure (b c) au trapézoïde ; au niveau du point b, sur le tubercule externe du deuxième métacarpien s'insère le premier radial externe.

Les interlignes du troisième métacarpien ont la forme ci-contre (a) (fig. 184, n° 2) dont la branche externe (a b) correspond au deuxième métacarpien, la branche interne (d c) au quatrième métacarpien et la branche inférieure (b c) au grand os ; au niveau du point b, sur l'apophyse styloïde du troisième métacarpien, s'insère le second radial externe.

Les interlignes du quatrième métacarpien ont la forme ci-contre (fig. 184, n° 3), dont la branche externe (a b) correspond au troisième métacarpien, la branche interne d c au cinquième métacarpien, et la branche b c au grand os et à l'os crochu.

Les interlignes du cinquième métacarpien ont la forme ci-contre (fig. 184, n° 4), dont la branche externe (a b) correspond au quatrième métacarpien, et la branche b c à l'os crochu ; au niveau du point c, sur l'extrémité externe du cinquième métacarpien, s'insère le cubital postérieur.

Quant à l'interligne du premier métacarpien, il est unique et à la direction commune à toutes les articulations par emboîtement réciproque. La désarticulation de ce métacarpien ne présente aucune difficulté.

Lorsque les arthrodies sont bien ouvertes sur le dos de la main, ne pas toucher avec le bistouri aux ligaments palmaires, sans quoi on risquerait fort de léser l'arcade artérielle palmaire profonde; saisir le segment osseux par son extrémité inférieure, le soulever et ruginer sa face inférieure avec précaution, jusqu'à libération complète.

Si l'on voulait, séance tenante, énucléer plusieurs métacarpiens, on ferait autant d'incisions et d'opérations isolées.

Sur le vivant, lorsqu'il n'y a pas une indication contraire formelle, il est toujours prudent de laisser en place l'extrémité postérieure de celui des quatre derniers métacarpiens qu'on réséque, afin de ne pas ouvrir le grand système des articulations carpo-métacarpiennes et médio-carpiennes.

ENUCLÉATION D'UNE PHALANGE. — Mêmes indications.

Procédé. — Faire à fond, sur une face latéro-dorsale externe ou interne, une incision longitudinale qui commence à un demi-centimètre au-dessus de l'articulation métacarpo-phalagienne et s'arrête à un demi-centimètre au-dessous de l'articulation phalango-phalanginienne (fig. 183, e f).

Décoller le périoste en arrière, sur le côté correspondant à l'incision, puis en avant; détacher le ligament latéral correspondant de l'articulation phalango-phalanginienne, attirer l'extrémité articulaire avec un davier, détacher l'autre ligament latéral, et achever la dénudation de l'os, de bas en haut, jusqu'à ce qu'il soit entièrement séparé de l'articulation métacarpo-phalagienne.

Pour l'énucléation d'une phalangine on suivrait un procédé analogue.

ENUCLÉATION D'UNE PHALANGE ET DU MÉTACARPIEN CORRESPONDANT.

Procédé. — Faire d'abord la résection du métacarpien, puis celle de la phalange d'après le manuel opératoire qui vient d'être décrit.

ENUCLÉATION D'UNE PHALANGETTE. — Indiquée dans la carie et, le plus souvent, dans la nécrose consécutive au panaris périostique.

17.

Procédé. — *Incision de Maisonneuve.* Faire à fond une incision en fer à cheval, dont les branches placées sur les bords de la phalangette dépassent un peu l'articulation phalangino-phalangettienne, et dont la convexité embrasse l'extrémité du doigt (fig. 185, a b).

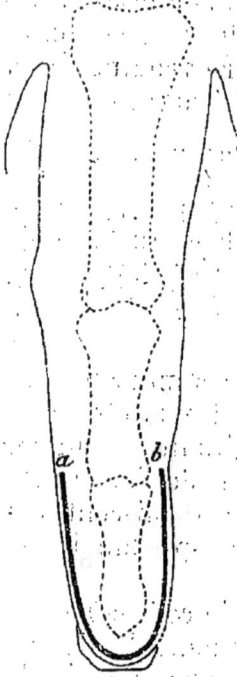

Détacher la valve inférieure, puis la valve supérieure avec la rugine, pendant que l'extrémité de l'os est saisie entre les mors d'un petit davier, et libérer l'os par la section des ligaments latéraux de son articulation.

ÉNUCLÉATION DES DEUX PHALANGES OU EXOSSATION DU POUCE.

Procédé. — Faire à fond la même incision en fer à cheval que précédemment, mais en prolongeant les branches jusqu'au-dessus de l'articulation métacarpe phalangienne.

Détacher les deux valves avec la rugine sur toute la longueur du doigt, et terminer par la section du ligament capsulaire de cette articulation.

FIG. 185. — Doigt vu par sa face palmaire.

ab, incision en fer à cheval de Maisonneuve pour l'énucléation d'une phalangette.

C. — TRONC

RÉSECTION DU STERNUM. — La résection totale du sternum est une opération irrationnelle. Je ne la décrirai pas.

La résection partielle, plus ou moins étendue, peut être indiquée dans les fractures par armes à feu, dans la carie, dans les néoplasmes bénins ou malins (ostéochondrome, sarcome, etc.).

Résection du tiers supérieur ou de la poignée. — Procédé. — Faire à fond sur le milieu du sternum une incision verticale qui commence à son bord supérieur et

se prolonge en bas dans l'étendue de 5 centimètres. Aux
extrémités de cette incision, en ajouter deux autres transversales qui aillent, la première, d'une clavicule à l'autre ;
la seconde, d'un côté du sternum à l'autre (fig. 186).

Décoller les deux lambeaux, y compris le périoste, avec la rugine.

Diviser le sternum en bas, transversalement, avec une scie à crête de coq, sans dépasser une profondeur de 8 millimètres.

Avec un fort scalpel, d'avant en arrière, diviser les cartilages costaux *au ras du sternum*, afin de ne pas léser les vaisseaux mammaires internes ; ouvrir les articulations sterno-claviculaires, puis soulever la pièce par un côté au moyen d'un crochet mousse, et achever de la libérer, toujours en rasant sa surface.

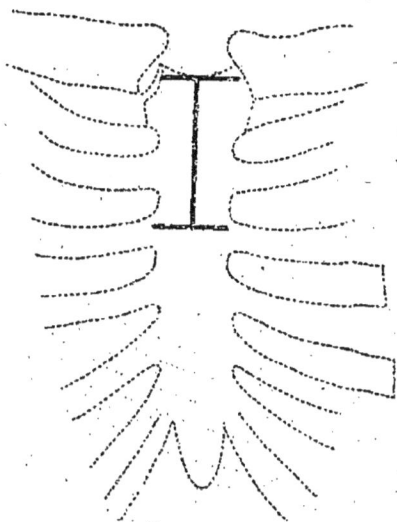

FIG. 186. — Face antérieure du sternum. Incision des parties molles pour la résection de la poignée.

Résection du tiers moyen ou du corps. — Procédé. —
Faire une incision semblable qui commence à 5 centimètres du bord supérieur du sternum et qui se termine 5 centimètres plus bas.

Après décollement des lambeaux, scier l'os en haut, puis en bas, transversalement ; diviser les cartilages costaux à droite et à gauche, soulever la pièce par un côté, et achever de la libérer.

RÉSECTION DES CÔTES. — La résection totale d'une côte n'est pas possible ; elle n'est, non plus, jamais nécessaire dans la pratique.

a. Résection partielle d'une côte sans ouverture de la plèvre. — Indiquée dans la carie et dans certains néoplasmes (ostéome, chondrome, etc.).

Procédé. — Faire à fond une incision de 8 centimètres, par exemple, qui suive le milieu de la face externe de la côte. Ajouter aux extrémités deux incisions verticales qui aillent du bord supérieur au bord inférieur de la côte (fig. 187, a b).

Décoller les deux lambeaux, y compris le périoste.

Avec la sonde-rugine d'Ollier, de bas en haut, à une extrémité de l'incision, dénuder la face postérieure de la côte, mais en usant de tous les ménagements possibles, c'est-à-dire en rasant toujours l'os, pour éviter la trouée de la plèvre, pour éviter aussi la lésion des vaisseaux intercostaux, si l'on opère sur la partie moyenne d'une côte ; puis passer la scie à chaîne et sectionner l'extrémité correspondante de l'os mis à nu, ou

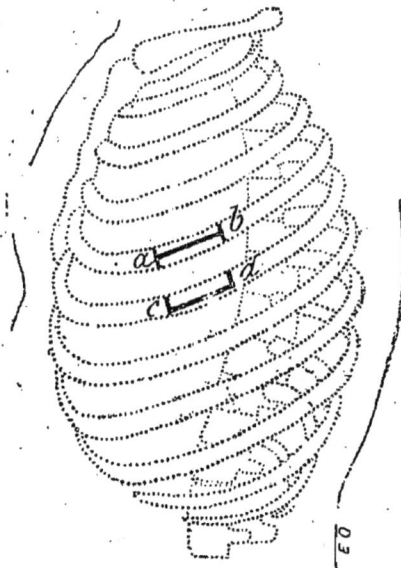

FIG. 187.—Partie latérale du thorax. Incisions des parties molles.

ab, pour la résection partielle d'une côte sans ouverture de la plèvre ; — *cd*, pour la pleurotomie costale.

bien le diviser avec une cisaille dite costotome, dont une branche très courbe, mince et mousse, ou mieux aplatie au bout, est introduite derrière la côte, et, l'autre, appliquée devant elle.

Saisir l'extrémité libre de l'os avec un davier, l'attirer à soi, ruginer sa face interne jusqu'à l'autre extrémité de l'incision, et là, diviser encore l'os avec le costotome.

b. Résection partielle d'une côte avec ouverture de la plèvre. — Indiquée dans l'empyème et la fistule pleurale intarissable, pour faciliter le drainage et assurer un libre écoulement au pus.

Afin d'exprimer son but, on pourrait l'appeler *pleurotomie costale* et la distinguer ainsi de la pleurotomie ordinaire ou *pleurotomie intercostale*. On choisit la septième côte à droite, la sixième à gauche.

Procédé. — Faire une incision de 4 centimètres qui suive le bord inférieur de la partie moyenne de la côte ; sur les extrémités de cette incision en mener deux autres verticales, faites à fond à partir du bord supérieur de la côte (fig. 187, c d).

Décoller le lambeau quadrilatère et le relever.

Inciser les parties molles jusque dans la plèvre, en rasant successivement le bord inférieur, puis le bord supérieur de la partie dénudée de l'os.

Pincer les vaisseaux intercostaux aux deux extrémités de la brèche, au moyen de pinces hémostatiques dont un mors est passé en arrière du bord inférieur de la côte, et l'autre en avant ; puis, en deçà des pinces, à droite et à gauche, diviser la côte avec des cisailles.

Au lieu de faire la pleurotomie costale complète, on pourrait n'enlever qu'une partie de la hauteur de la côte, de préférence au bord supérieur, en ajoutant la pleurotomie ordinaire.

Résection partielle de plusieurs côtes avec conservation de la plèvre costale. — *Opération dite d'Estlander (thoracoplastie), revendiquée par Létiévant* (de Lyon). — Indiquée pour permettre l'affaissement de la paroi thoracique et combler la cavité suppurante laissée par le retrait définitif du poumon, à la suite de certaines pleurésies.

Soit, comme opération typique, à réséquer les 8e, 7e, 6e, 5e et 4e côtes, du côté gauche, chacune sur une longueur de 4 centimètres ; dans le triangle limité en avant par le grand pectoral et en arrière par le grand dorsal. (Quelques chirurgiens, A. Ceccherelli entre autres, font en ellipse la résection des côtes.)

Procédé. — Diviser la peau et le tissu sous-cutané parallèlement au bord inférieur de la huitième côte et sur ce bord lui-même, dans l'étendue de 4 centimètres, sur les extrémités de l'incision horizontale, abaisser deux incisions cutanées verticales qui commencent au milieu de l'espace intercostal situé au-dessus de la huitième côte.

Disséquer et relever le lambeau ainsi délimité.

Faire à fond une incision sur le bord inférieur de la huitième côte et parallèlement à lui. Aux extrémités, ajouter deux petites incisions verticales également faites à fond, et qui commencent au bord supérieur de la même côte.

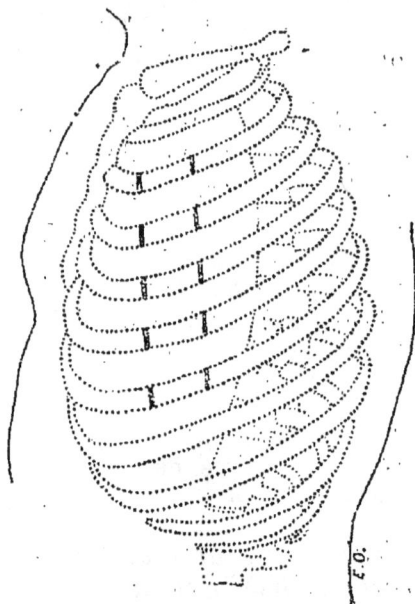

Décoller avec la rugine le petit lambeau musculo-périostique. Dénuder la face postérieure de la côte et la réséquer comme il a été dit page 300.

Prolonger les branches verticales de l'incision cutanée jusqu'au milieu de l'espace intercostal suivant, décoller encore le lambeau, faire pour la septième côte ce qu'on vient de faire pour la huitième, et ainsi de suite, jusqu'à la quatrième (fig. 188).

FIG. 188.—Opération d'Estlander. Lignes des sections osseuses.

Les résections terminées, rabattre le lambeau cutané; perforer la plèvre aux deux angles inférieurs, y placer deux drains, et suturer le lambeau.

Au lieu de conserver les parties molles, Max Schede les sacrifie (y compris la plèvre costale, en même temps que les côtes). La cavité pleurale est pansée antiseptiquement à ciel ouvert.

RÉSECTION DES CARTILAGES COSTAUX. — Indiquée dans la nécrose consécutive à une périchondrite granuleuse, dans l'ablation de certaines tumeurs communes aux cartilages et au sternum ou aux côtes. Je ne décrirai que la *résection totale d'un cartilage.*

Procédé. — Faire à fond une incision qui longe le milieu de la face antérieure du cartilage depuis la côte jusqu'au sternum. Aux extrémités de cette incision, ajouter deux incisions verticales de chacune de 2 à 2 centimètres et demi (fig. 177, i j).

Décoller les deux lambeaux, y compris le périchondre.

Couper toute l'épaisseur du cartilage au ras du sternum, avec un fort scalpel ; le couper ensuite près de la côte, mais aux deux tiers seulement, pour ne pas ouvrir la plèvre

Saisir son extrémité interne avec un davier et ruginer sa face postérieure de dedans en dehors, en le soulevant peu à peu, jusqu'à ce qu'il soit entièrement libre.

RÉSECTION DU RACHIS. — Il ne peut être question, comme opérations méthodiques et applicables au vivant, que de la résection des apophyses épineuses et de la résection totale du coccyx, petit système de vertèbres tout à fait inutile au point de vue statique. Sur le vivant, la résection des lames vertébrales, qu'on fait à la suite de fractures par armes à feu, lorsqu'il existe des troubles musculaires, est bien plutôt une simple extraction d'esquilles, une simple régularisation de la brèche vertébrale.

Résection d'une série d'apophyses épineuses.— Indiquée dans la carie, dans l'ablation de certaines tumeurs qui font corps avec elles.

Procédé.—Faire à fond sur le dos des apophyses dorsales ou lombaires une incision longitudinale de 8 centimètres, par exemple. Avec la rugine jusqu'aux lames vertébrales, dénuder les côtés des apophyses.

Diviser les ligaments sus-épineux et inter-épineux qui rattachent en haut et en bas les apophyses sacrifiées aux apophyses supposées saines.

Sectionner les apophyses, jusqu'à leur base, avec des cisailles et des tenailles incisives.

Résection totale ou énucléation du coccyx. — Indiquée dans la carie et la nécrose, dans certaines tumeurs, dans les cas rebelles de coccyodynie. C'est une opération que

les chirurgiens gynécologues ont l'occasion de faire bien
plus souvent que les autres chirurgiens.

Procédé.— Le cadavre étant couché sur le ventre, faire
à fond une incision verticale qui commence à 2 centimètres au-dessous de la crête sacrée et qui s'étende
jusqu'à la pointe du coccyx ; à l'extrémité supérieure de
l'incision, faire à fond une incision transversale qui
aille d'un bord du coccyx à l'autre (fig. 189).

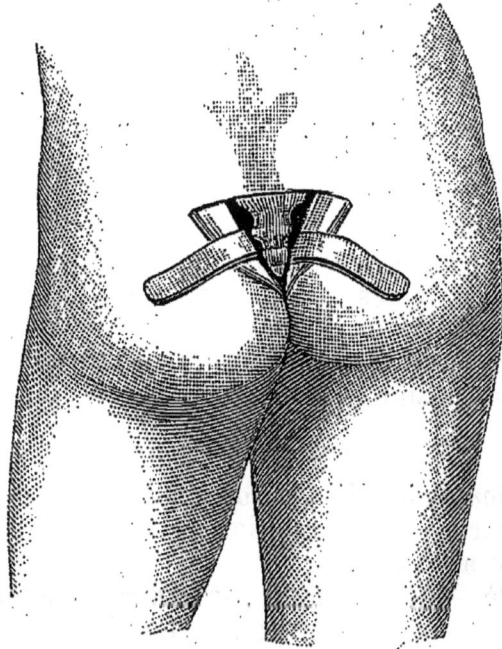

FIG. 189. — Coccyx mis à nu pour être réséqué.

Décoller les deux lambeaux, y compris le périoste,
avec la rugine.

Si l'articulation sacro-coccygienne existe encore, l'attaquer par la face postérieure avec le bistouri, en faisant
basculer le coccyx en avant; si la soudure est faite
ou s'il y a ankylose, diviser la base du coccyx avec le
ciseau.

Saisir la base du coccyx devenu libre, et pendant qu'on

la renverse de plus en plus en arrière et en bas, affranchir les bords du coccyx, puis sa pointe.

Hémostase : l'artère sacrée moyenne et les sacrées latérales inférieures.

RÉSECTION DE L'OS ILIAQUE. —Indiquée dans la carie, la nécrose, certaines tumeurs d'origine osseuse.

Je décrirai quatre types de résection partielle : la résection de la crête iliaque, celle de la symphyse pubienne, celle de la branche ischio-pubienne et celle de la tubérosité ischiatique.

Résection de la crête iliaque. — Admettons qu'il s'agisse de retrancher toute la partie de l'ilium qui est au-

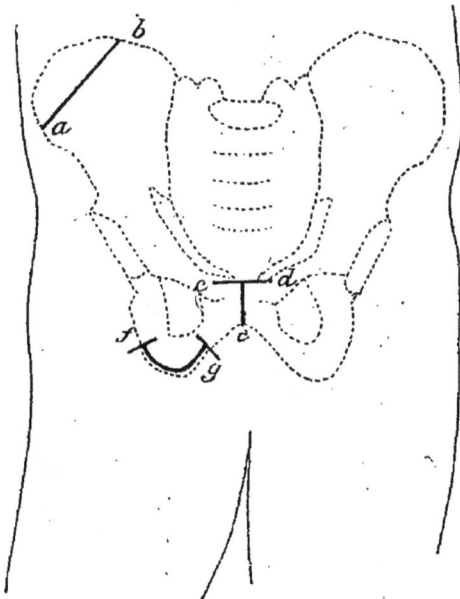

FIG. 190.

ab, ligne de diérèse osseuse dans la résection de la crête iliaque ; — *cde*, incision des parties molles pour la résection définitive de la symphyse pubienne ; — *fg*, incision des parties molles pour la résection de la tubérosité ischiatique.

dessus d'une ligne unissant l'épine iliaque antéro-supérieure à l'apophyse épineuse de la troisième vertèbre lombaire (fig. 190 ab).

Procédé. — Après avoir marqué l'épine iliaque antéro-supérieure et le point où cette ligne croise en arrière la crête iliaque, faire à fond une incision qui suive la lèvre externe de la crête depuis l'épine jusqu'à 1 centimètre en arrière du point postérieur.

Avec la rugine, dénuder la crête, la fosse iliaque interne, puis la fosse iliaque externe, jusqu'au niveau de la ligne de diérèse osseuse.

Au milieu de cette ligne térébrer l'os avec un perforateur assez large; passer la scie à chaîne, diviser la moitié antérieure de l'ilium, introduire de nouveau la scie à chaîne et diviser la moitié postérieure.

C'est là une application de la méthode que Chassaignac appelle *résection par térébration*.

Résection de la symphyse pubienne. — Elle est définitive ou temporaire; dans les deux cas, je supposerai que la résection doit avoir lieu suivant des lignes convergentes qui iraient des épines pubiennes vers le sommet de l'arcade.

a. Résection définitive. — Indiquée dans la carie, dans la nécrose, dans l'ostéo-arthrite granuleuse symphysienne, dans certaines fractures par armes à feu compliquées ou non de perforation de la vessie.

Procédé.—Après avoir rasé le mont de Vénus et la partie supérieure des bourses ou des grandes lèvres, reconnaître les épines pubiennes droite et gauche, ainsi que le bord antérieur de la symphyse pubienne. Faire une incision cutanée transversale qui longe ce bord d'une épine à l'autre, puis l'approfondir jusqu'à l'os, mais après avoir écarté les cordons spermatiques si l'opération est faite sur l'homme,

Du milieu de cette incision en abaisser une autre, mais verticale et à fond, qui passe devant la symphyse et arrive à l'arcade pubienne (fig. 190 c d e).

Décoller les deux lambeaux, y compris le périoste avec la rugine, et dénuder la partie antéro-interne du corps du pubis.

Dénuder le bord supérieur de la symphyse, d'une épine

à l'autre, puis le sommet de l'arcade, en ménageant les racines des corps caverneux.

Passer l'index derrière la symphyse, de haut en bas, et déchirer simplement le tissu cellulaire lâche rétro-pubien; la dénudation avec la rugine est ici trop difficile.

Avec l'aiguille de Cooper passée de haut en bas, derrière la symphyse, puis sous l'arcade, entraîner le fil d'une scie à chaîne, et diviser un côté de la symphyse; répéter la section de l'autre côté, et achever de libérer le segment au sommet de l'arcade pubienne, après qu'on l'a renversée en avant et en bas.

Si l'on voulait enlever une plus grande partie du corps du pubis et une partie de la branche descendante, on n'aurait qu'à prolonger l'incision transversale, et à ajouter à l'extrémité inférieure de la branche verticale deux incisions divergentes, parallèles au bord antérieur des branches mêmes de l'arcade.

b. Résection temporaire. — Indiquée pour l'ablation de certaines tumeurs rétro-pubiennes (vessie, prostate, utérus).

Procédé. — Faire une incision transversale comme dans le procédé précédent; des extrémités de cette incision conduire deux incisions un peu convergentes chacune vers la branche descendante du pubis correspondant, mais en ménageant les racines des corps caverneux.

Dénuder le bord supérieur de la symphyse; décoller le tissu cellulaire rétro-pubien; détacher avec la rugine les racines des corps caverneux au bas des incisions verticales, puis scier à droite et à gauche au moyen de la scie à chaîne, et renverser le segment osseux avec les parties molles qui le recouvrent. La charnière est placée ainsi au-dessous de la symphyse.

Hémostase : les rameaux pubiens des deux artères obturatrices et des honteuses externes supérieures droite et gauche.

Résection de la branche ischio-pubienne. — Indiquée dans la carie, la nécrose, les néoplasmes d'origine osseuse, certaines fractures par armes à feu, le cal vicieux, cause de dystocie.

Procédé. — Le bassin étant attiré à l'extrémité de la table, et les cuisses relevées et écartées comme pour l'opération de la taille périnéale, après avoir exploré les parties; faire à fond une incision qui suive le sillon fémoro-génital, mettre à nu tout le bord antérieur de la branche ischio-pubienne et descendre jusqu'au tiers antérieur de la tubérosité ischiatique; à l'extrémité inférieure de l'incision, ajouter une incision transversale de 3 centimètres.

Dénuder la face externe de la branche dans toute sa largeur, c'est-à-dire jusqu'à la membrane obturatrice.

Détacher en dedans d'abord les insertions du muscle transverse périnéal superficiel de l'ischio-caverneux et de la racine correspondante du corps caverneux ; puis, plus profondément, le ligament de Carcassonne.

Diviser la partie supérieure de la branche ischio-pubienne, en faisant la voie avec la petite scie de Shrady et en complétant la section avec le ciseau, pour ne pas léser l'artère honteuse interne qui chemine en dedans de la branche, parallèlement à elle.

Diviser ensuite, toujours de dehors en dedans, la partie antérieure de la tubérosité ischiatique.

Saisir la branche avec un davier par son bord interne, dénuder sa face interne au fur et à mesure qu'on la renverse vers la cuisse, en rasant toujours l'os, afin d'éviter l'ouverture de l'artère honteuse ; enfin dégager le bord externe d'avec la membrane obturatrice et les insertions correspondantes des muscles obturateurs.

Résection de la tubérosité ischiatique. — Mêmes indications.

Procédé. — Faire à fond une incision curviligne qui suive tout le bord inférieur et externe de la tubérosité ischiatique. Aux extrémités de cette incision ajouter deux incisions transversales de 3 centimètres, n'intéressant que les téguments. Forcipresser, si cela est nécessaire, l'artère périnéale ouverte par l'incision antérieure (fig. 190 f g).

Dénuder toute la tubérosité, à l'exception de sa face interne.

Diviser la tubérosité en haut, puis en bas, dans la moitié seulement de sa partie la plus épaisse, au moyen de la grande scie de W. Adams ou de celle de Larrey, et achever la section avec le ciseau.

Le reste, comme dans le procédé précédent.

D. — MEMBRE INFÉRIEUR

RÉSECTIONS ARTICULAIRES

ARTICULATION DE LA HANCHE. — *a. Résection totale.* La résection totale de la hanche consiste : 1° à retrancher l'extrémité supérieure du fémur soit au niveau du col, soit au-dessous du grand trochanter ; 2° à abraser le sourcil cotyloïdien et à évider la cavité cotyloïde.

Sur le vivant, lorsqu'on opère pour une coxalgie, l'opération est beaucoup plus facile que sur le cadavre ; car la capsule articulaire est plus épaisse ; le bourrelet et le ligament rond sont souvent détruits ou ramollis par les fongosités. La tête du fémur elle-même est érodée et flotte pour ainsi dire dans une vaste cavité, si même elle n'est pas déjà entièrement libre à l'état de séquestre.

L'étendue de la résection varie suivant l'étendue des lésions. La résection de la tête suffit le plus souvent ; mais, dans certains cas, on est obligé de faire porter le trait de scie plus ou moins bas entre les deux trochanters, ou même au-dessous du petit trochanter.

La résection totale est indiquée dans certaines fractures par armes à feu, dans la carie, l'arthrite granuleuse suppurée.

Procédé. — Le meilleur procédé est ici, comme pour les autres résections articulaires, celui qui permet d'arriver le plus aisément et le plus vite sur l'article, de le mettre le plus largement à découvert, de restreindre ou d'étendre la résection à volonté, d'exécuter les manœuvres opératoires avec le moins de peine, enfin de ménager les organes le mieux possible. Quant au drainage et à l'écoulement des liquides, il est toujours facile de les assurer par des ouvertures faites de part et d'autre au bas de la cavité traumatique. Voici celui que je recommande pour la résection entre les deux trochanters.

Le cadavre étant couché sur le dos et la hanche à opérer étant attirée au bord de la table, reconnaître et marquer l'épine iliaque antérieure et supérieure, puis le contour du grand trochanter.

A 1 centimètre au dehors et à 2 centimètres au-dessous de l'épine iliaque antérieure et supérieure, commencer une incision que l'on conduit d'abord verticalement jusqu'à l'angle antérieur du sommet du grand trochanter en n'intéressant que la peau, puis obliquement jusqu'au bord postérieur du trochanter, à 6 centimètres du sommet, en divisant tous les tissus à fond (fig. 191 a b c).

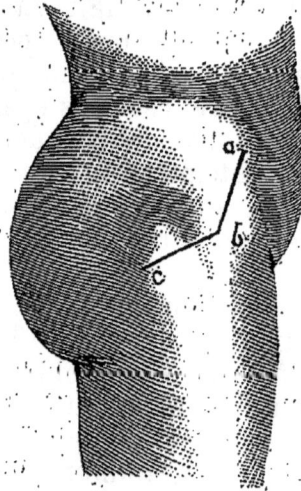

FIG. 191.

abc, incision des parties molles, pour la résection intertrochantérienne du fémur.

Revenir à la partie verticale de l'incision, et diviser successivement l'aponévrose fessière, le bord antérieur du moyen fessier et le petit fessier, dans toute l'étendue de l'incision cutanée.

Avec la rugine mousse et la rugine tranchante attaquer

la lèvre postérieure de l'incision oblique, c'est-à-dire décoller le périoste, détacher : 1° le tendon du moyen fessier qui couronne le sommet du grand trochanter ; 2° la partie correspondante du tendon du grand fessier ; 3° le carré crural ; 4° de haut en bas, les tendons de la cavité digitale (pyramidal, obturateur interne et jumeaux, obturateur externe), pendant que le fémur est porté en rotation interne et que le cadavre est incliné sur le flanc opposé.

Attaquer l'angle de la lèvre antérieure et détacher le tendon du petit fessier.

Pendant qu'un aide écarte largement les deux lèvres de l'incision verticale, reconnaître avec l'index gauche le sourcil ou plutôt le bourrelet cotyloïdien, diviser la capsule articulaire dans toute sa longueur, *y compris le bourrelet*, point capital pour faire entrer l'air dans la jointure et pouvoir ainsi désarticuler la tête du fémur ; et même diviser la capsule à droite et à gauche au ras du bourrelet, ou détacher dans une petite étendue les deux lèvres du bourrelet déjà incisé.

Décolleter le fémur avec la rugine, en dehors, en arrière et en avant, aussi loin qu'on le peut ; luxer en avant et en hors la tête du fémur, par un mouvement d'abduction et d'abaissement forcé, qu'on fait avec une main appliquée sur le genou et l'autre sur le cou-de-pied, la jambe étant déjà fléchie sur la cuisse et la cuisse sur le bassin, puis diviser le ligament rond.

Sectionner le col du fémur avec la scie à chaîne, afin de dégager le champ opératoire ; faire saillir la masse trochantérienne vers l'incision extérieure, achever de la dénuder peu à peu tout alentour, pendant que l'axe du fémur est tourné dans un sens, puis dans un autre, et scier entre les deux trochanters, à la limite du décollement périostique, toujours avec la scie à chaîne.

Enfin, pour imiter l'opération complète, faire sauter le sourcil cotyloïdien avec le ciseau, et évider la cavité avec une curette tranchante.

Si l'on veut seulement décapiter le fémur, il est inutile

de prolonger aussi bas l'incision trochantérienne. Une incision en L suffit (fig. 192).

Hémostase : quelques rameaux de la fessière supérieure, les deux circonflexes, les petites musculaires superficielles.

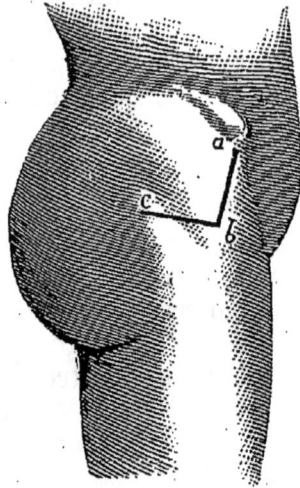

FIG. 192.

abc, incision des parties molles pour la décapitation du fémur.

b. Résection partielle. — Indiquée dans les mêmes cas que la résection totale, et, en outre, dans certaines luxations invétérées, irréductibles.

La résection se fait à peu près exclusivement du côté du fémur, et les procédés sont les mêmes que pour la résection totale.

Si l'on se propose d'enlever une plus grande étendue de l'os, on n'a qu'à ajouter une incision verticale à l'extrémité de l'incision trochantérienne oblique.

ARTICULATIONS DU GENOU. — *a. Résection totale.* Indiquée dans l'ostéo-synovite fongueuse suppurée, au delà de quinze ans ; dans certaines fractures comminutives par armes à feu, et dans l'ankylose vicieuse, seulement lorsqu'il y a encore un état inflammatoire.

Procédé. — *Incision de Mackensie.* Le membre étant mis en extension, après avoir reconnu et marqué le bord antérieur des tubérosités du fémur et la partie élevée de la tubérosité antérieure du tibia, faire à fond une incision curviligne qui joigne les trois points (fig. 193, a b c). Détacher le tendon rotulien à son insertion tibiale et relever le lambeau.

Suivant le conseil récent d'Ollier (non pas en vue de la régénération osseuse, mais pour favoriser l'ankylose et empêcher le ballottement des extrémités osseuses à la suite de l'opération), conserver les ligaments latéraux, le périoste et la capsule, en un mot, tout le mamelon fibreux périarticulaire. Pour cela, dénuder régulièrement les condyles du fémur sur les côtés ; diviser les ligaments croisés au ras de leur insertion tibiale, sans échappée aucune de peur d'ouvrir les vaisseaux poplités ; luxer en avant l'extrémité inférieure du fémur, et achever sa dénudation en arrière et sur les côtés, jusqu'au dessous du cartilage épiphysaire chez l'enfant et chez l'adolescent (résection intra-épiphysaire), plus haut chez l'adulte (résection ultra-épiphysaire).

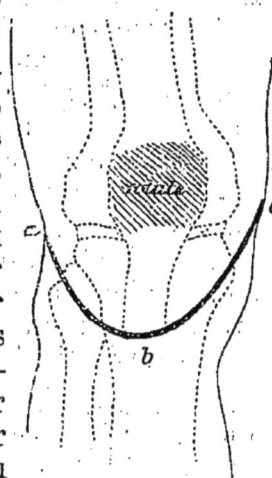

FIG. 193.

abc, incision des partie molles pour la résection totale du genou.

Diviser le fémur à ce niveau avec la scie à chaîne, dans un sens oblique en bas et en dedans, après avoir fait saisir l'espace intercondylien avec le davier de Farabeuf.

Dénuder soigneusement le plateau tibial jusqu'au niveau de la tête du péroné, et le diviser transversalement avec la scie à chaîne.

Laisser la rotule sans y toucher ; ou l'énucléer en circonscrivant sa face articulaire par une incision peu profonde et en la séparant avec la rugine des parties qui la recouvrent, ou bien abraser sa face articulaire par un trait de scie. En se comportant ainsi, on répond aux trois éventualités cliniques : l'intégrité de la rotule, son altération complète, son altération superficielle.

Laisser également le cul-de-sac synovial sous-tricipital, ou le détruire avec la curette ou le thermo-cautère, ou l'exciser régulièrement avec les ciseaux et la pince, dans la double hypothèse qu'il est sain, ou qu'il est couvert et infiltré de granulations.

Rapprocher et maintenir en présence les surfaces de section osseuses au moyen de deux broches métalliques implantées de bas en haut et d'avant en arrière à travers le tibia jusque dans le fémur.

Enfin, perforer le cul-de-sac supérieur, pour y placer un ou deux drains qui viennent ressortir à la base du lambeau ; puis, à cette même base, installer un drain transversal, et suturer le lambeau, notamment au niveau de l'insertion tibiale du tendon rotulien.

Hémostase : quelques rameaux des articulaires latérales, et les articulaires moyennes.

Sur le vivant, pour enlever une plus grande longueur du tibia, on n'aurait qu'à ajouter une ou deux incisions verticales à la convexité de l'incision précédente.

L'incision transversale de Volkmann, avec section préliminaire de la rotule, n'a aucun avantage particulier.

Quant à l'incision longitudinale interne de C. Hueter, et à l'incision longitudinale médio-rotulienne d'Ollier, créées spécialement en vue des résections traumatiques, je les considère comme une complication technique inutile. L'incision plus simple et plus avantageuse de Mackensie suffit à tous les cas.

Pour ménager le tendon rotulien et avoir en même temps une large surface d'attaque, Montaz, de Grenoble (1885), recommande une incision en H sur la face interne du genou : l'incision transversale va du bord interne du tendon rotulien au ligament latéral interne dont on conserve les fibres les plus postérieures.

b. Résection partielle. — Indiquée seulement dans le traumatisme.

Même procédé que pour la résection totale, avec cette différence que la dénudation et la section ont lieu sur l'une des extrémités articulaires.

Sous le nom d'*arthrectomie* Volkmann a décrit (28 février 1885) une opération qui consiste, dans le cas d'arthrite tuberculeuse du genou, à exciser la synoviale, à racler et à évider les surfaces articulaires, de façon à respecter tout ce qui peut être respecté, à éviter le sacrifice des cartilages de croissance, sacrifice qu'entraîne souvent la résection ordinaire du genou. Mais comme il ne s'agit pas d'une opération typique, démontrable sur le cadavre, je me dispenserai de la décrire.

ARTICULATION DU COU-DE-PIED. — *a. Résection totale.* Mêmes indications que pour la résection du genou.

Pour mettre bien à découvert l'articulation tibio-tarsienne, notamment dans les cas d'arthrite fongueuse, il n'est pas nécessaire, comme le fait C. Hueter, de couper en travers toutes les parties qui sont au-devant d'elle; il n'est pas nécessaire non plus de pratiquer la section temporaire du calcanéum à l'exemple de Busch et autres. On peut et on doit arriver à moins de frais au résultat désiré. Enfin, contrairement à P. Vogt, bien que la lésion de l'astragale et de ses articulations inférieures soit le fait ordinaire, je pense qu'il ne faut pas d'emblée, et de propos délibéré, sacrifier l'astragale. On connaît un certain nombre de cas où la conservation de cet os, avec ou sans évidement, n'a pas empêché la guérison de s'établir.

Procédé. — Faire d'abord la même incision que celle que j'ai décrite pour l'énucléation orthopédique de l'astragale. (Voy. *Ostéotomie*, p. 206)

Cette incision, sur le vivant, lorsque la tête de l'astragale est dénudée et que le pied est luxé en avant et en dehors, permettrait fort bien d'explorer la cavité articulaire, de reconnaître l'état des os, de se limiter à l'extirpation de l'astragale ou à la résection des os de la jambe ou de faire l'une et l'autre, suivant les circonstances.

La tête de l'astragale étant dénudée, l'articulation tibio-tarsienne ouverte, les ligaments péronéaux sectionnés et le pied luxé en avant et en dehors, conduire sur l'incision déjà faite une incision verticale qui commence à 1 centimètre au-dessus de la base de la malléole externe et suivre le bord postérieur du péroné

Décoller le périoste sur la face externe, sur la face antérieure, sur la face postérieure du péroné, diviser cet os horizontalement avec un petit ciseau effilé à la limite du décollement, saisir l'extrémité supérieure du segment avec un davier, la renverser en dehors et couper avec le bistouri le ligament interosseux qui l'unit encore au tibia.

Extirper l'astragale comme il est dit dans l'énucléation orthopédique.

Reproter le pied en haut et en dedans, comme pour faire saillir l'extrémité inférieure du tibia à travers la large ouverture. Dénuder cette extrémité tout alentour jusqu'au niveau de la section péronéale, et la diviser horizontalement avec la scie à chaîne.

Hémostase : l'artère calcanéenne externe, la malléolaire externe, la péronière antérieure et la malléolaire interne.

La résection peut ainsi se faire sans qu'on soit obligé de diviser des tendons, à l'exemple de Hueter (tendons extenseurs), de Reverdin (tendon d'Achille).

b. Résection partielle. — Enucléation de l'astragale. Même procédé que pour l'énucléation orthopédique.

Résection des deux os de la jambe. — Même procédé, sauf l'extirpation de l'astragale ; ou bien deux incisions verticales, l'une sur le milieu de la face externe du péroné, l'autre sur le milieu de la face interne du tibia, en commençant par la section et l'ablation du péroné, toujours d'après la méthode sous-périostée. Chaque incision s'arrête à l'extrémité ou au bord inférieur de la malléole correspondante. Seulement, aux extrémités de l'incision tibiale, vu la largeur de l'os, il est avantageux d'ajouter deux incisions transversales.

Résection isolée du tibia ou du péroné. — Même incision verticale pour chacun d'eux respectivement.

ARTICULATION MÉTATARSO-PHALANGIENNE DU GROS ORTEIL. — Les articulations métatarso-phalangiennes sont les seules articulations du pied où la résection pathologique soit rationnelle. Pour les autres, il vaut mieux s'en tenir à l'évidement igné ou sanglant, au drainage, etc., ou bien désarticuler le pied, ou faire l'opération de Mickulicz. (Voy. *Amputations.*) Aussi, ne décrirai-je que la résection des articulations métatarso-phalangiennes, en prenant comme type celle du gros orteil.

Procédé. — Faire à fond, sur la face latéro-dorsale interne du gros orteil, une incision longitudinale de

4 centimètres, dont le milieu corresponde à l'interligne articulaire.

Décoller le périoste et les tendons extenseurs sur toute la face dorsale.

Décoller le périoste ainsi que le ligament latéral, avec l'os sésamoïde correspondant sur la face interne inférieure.

Luxer en arrière et en dedans l'extrémité articulaire de la phalange, achever sa dénudation et la diviser d'un coup de cisailles.

Achever la dénudation de la tête du métatarsien, et la réséquer avec la scie à chaîne ou celle de Larrey.

Sur le vivant, s'ils étaient affectés, on enlèverait aussi les deux os sésamoïdes.

C. Hueter, Hamilton, Rose, Bardeleben ont fait plusieurs fois, avec succès, la décapitation du premier métatarsien, ou la résection totale dans des cas très douloureux de déviation externe du gros orteil même sans suppuration préalable.

RÉSECTIONS PARTIELLES NON ARTICULAIRES

RÉSECTION DIAPHYSAIRE DU FÉMUR. — Mêmes indications que pour la résection diaphysaire de l'humérus.

Soit une longueur de 15 centimètres à retrancher au-dessous du petit trochanter.

Procédé. — Sur la face antero-externe de la cuisse, faire à fond une incision de 17 centimètres.

A 1 centimètre en deçà des angles de l'incision, décoller le périoste et les attaches musculaires d'abord sur la face antéro-externe de la cuisse, puis sur sa face postéro-externe.

Passer la scie à chaîne aux limites du décollement périostique, diviser la diaphyse en deux traits et achever de dénuder le segment diaphysaire.

Hémostase : quelques branches de la grande muscutaire, l'artère nourricière de l'os, et quelques rameaux des perforantes.

18.

RÉSECTION DIAPHYSAIRE DU TIBIA. — Mêmes indications.

Soit une longueur de 15 centimètres à retrancher au-dessous de la tubérosité antérieure.

Procédé. — Sur le milieu de la face interne du tibia, faire à fond une incision longitudinale de 17 centimètres. Aux extrémités de cette incision, ajouter deux incisions transversales qui joignent le bord antérieur au bord postérieur de l'os.

Décoller le périoste du lambeau antérieur, puis dénuder la face externe de l'os jusqu'aux ligaments interosseux.

Décoller le périoste du lambeau postérieur, puis dénuder la face postérieure de l'os.

Le reste, comme dans le procédé précédent.

Sur le vivant, d'après le conseil d'Ollier, on réséquerait une égale du péroné, si l'on ne pouvait plus compter sur la régénération osseuse.

RÉSECTION DIAPHYSAIRE DU PÉRONÉ. — Mêmes indications.

Soit une longueur de 15 centimètres à retrancher, à partir de 6 centimètres au-dessous de la tête du péroné.

Procédé. — Sur la face postéro-externe du péroné, faire à fond une incision longitudinale de 17 centimètres.

Décoller le périoste et les parties adjacentes en avant, puis en arrière, le plus loin possible.

Le reste, comme précédemment.

RÉSECTION DIAPHYSAIRE D'UN MÉTATARSIEN. — Mêmes indications et même procédé que pour la résection d'un métacarpien.

ÉNUCLÉATIONS

L'énucléation du fémur et celle du tibia n'ont pas d'application sur le vivant.

ÉNUCLÉATION DE LA ROTULE. — Indiquée dans certaines fractures comminutives, la carie profonde, la nécrose totale, certains néoplasmes englobant la rotule. L'énucléation constitue nécessairement une large plaie pénétrante avec tous ses dangers ; aussi doit-on observer, en la pratiquant et après l'avoir pratiquée, toutes les règles de la méthode antiseptique.

Procédé. — Le membre étant étendu et la rotule fixée par les côtés entre le pouce et l'index de la main gauche, faire une incision verticale cutanée qui dépasse l'os de 2 centimètres en haut et en bas, et qui suive le milieu de sa face antérieure. Approfondir l'incision jusqu'à l'os.

Dénuder la rotule à droite et à gauche avec la rugine, la saisir avec un davier d'Ollier en haut ou en bas, achever de libérer sa circonférence en la renversant et l'attirant à soi peu à peu.

Hémostase : quelques rameaux du réseau prérotulien et de l'anneau périrotulien.

ENUCLÉATION DU PÉRONÉ. — Procédé : 1. *Ablation de la moitié inférieure.* — Sur la face externe du péroné, à partir de son milieu, faire une incision verticale cutanée qui s'étende jusqu'au-dessous de la pointe de la malléole externe.

Diviser l'aponévrose jambière dans la même étendue ; écarter en avant la ou les branches terminales du nerf musculo-cutané, si on les rencontre ; disséquer en haut l'interstice des péroniers latéraux et de l'extenseur commun, et diviser le périoste dans toute l'étendue de l'incision.

Décoller le périoste en avant et en arrière ; passer la scie à chaîne autour de l'os, à la limite supérieure de l'incision ; diviser l'os, puis achever de le libérer de haut en bas, après avoir saisi son extrémité libre d'abord avec un davier, puis simplement entre les doigts de la main gauche. (En bas, il faut se tenir strictement contre l'os pour ne pas ouvrir la péronière antérieure.)

2. *Ablation de la moitié supérieure.* — Sur la face postéro-externe du péroné, à partir du rebord de sa tête, faire une incision verticale cutanée qui arrive au niveau de l'extrémité inférieure du segment à enlever. Ajouter

une incision transversale de 2 centimètres sur la tête du péroné.

Diviser l'aponévrose jambière dans la même étendue.

Au-dessous de la tête, au moyen d'une sonde cannelée, dans l'étendue de 4 centimètres, diviser peu à peu les fibres du soléaire ou du long péronier latéral, jusqu'à ce qu'on voie au fond de la brèche le nerf sciatique poplité externe (ce nerf contourne la face externe du péroné à 3 ou 3 centim. et demi au-dessous de la tête). Isoler le nerf; puis, en passant au-dessous de lui, diviser le périoste à partir de la tête. Continuer à faire l'incision des parties molles jusqu'à l'extrémité inférieure du segment à enlever.

Dénuder l'os de bas en haut, détacher le tendon du biceps, et désarticuler.

Hémostase : quelques rameaux de la malléolaire externe, la nourricière, l'articulaire inféro-externe du genou.

Sur le vivant, quand on le peut, malgré la puissance de la méthode antiseptique, il est prudent de respecter la tête du péroné car son articulation communique assez souvent avec celle du genou.

ENUCLÉATION DU CALCANÉUM. — Indiquée, mais très rarement, dans les fractures comminutives, dans la carie et la nécrose.

Procédé. — Le pied gauche, par exemple, reposant sur son bord externe, faire un peu en dedans du bord interne du tendon d'Achille (pour ne pas ouvrir sa gaine), une incision cutanée de 4 centimètres, parallèle au tendon et descendant jusqu'au bord inférieur de l'insertion du tendon, c'est-à-dire jusqu'à l'union du tiers inférieur avec les deux tiers supérieurs de la face postérieure du talon (fig. 194, a b).

Le pied étant retourné sur son bord interne, faire une autre incision cutanée qui commence à l'extrémité inférieure de la précédente, suit horizontalement le bord externe du pied jusqu'à 2 centimètres en arrière et à 1 centimètre en dedans du tubercule du cinquième métatarsien (fig. 194, b c). Enfin, sur l'extrémité antérieure de l'incision horizontale, abaisser une incision cutanée qui commence à la partie antérieure du creux calcanéo-astragalien (fig. 194, c d).

Approfondir jusqu'à l'os la moitié inférieure de l'incision verticale talonnière, puis l'incision horizontale et

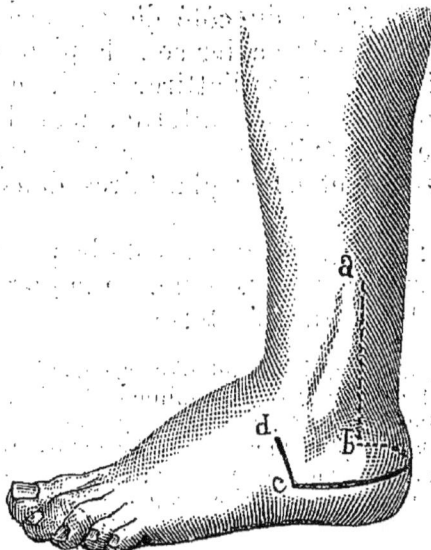

FIG. 194.

abcd, incisions des parties molles pour l'énucléation du calcanéum.

l'incision verticale antérieure en ménageant les tendons des péroniers latéraux.

Détacher le tendon d'Achille avec la rugine tranchante, et décoller le périoste ainsi que toutes les parties molles adjacentes, d'abord en avant de ce tendon, puis sur la face externe du calcanéum, jusqu'à ce que le creux calcanéo-astragalien et l'interligne astragalo-calcanéen postérieur soient à nu.

Détacher le périoste ainsi que les parties molles adjacentes sur les deux tiers externes de la face plantaire du calcanéum.

Ouvrir par le dos l'articulation calcanéo-cuboïdienne et sectionner la branche externe du ligament en γ.

Enfoncer à plat la pointe d'un fort scalpel, tranchant en arrière, dans la partie postérieure du creux calcanéo-astragalien ; en faisant pivoter la lame sur la pointe et en la conduisant horizontalement dans l'interligne, couper d'avant en arrière et de dehors en dedans le puissant ligament interosseux, clef de l'article, qui unit le calcanéum et l'astragale.

Saisir le calcanéum du côté de sa face externe, en appliquant un mors du davier sous la plante, l'autre sur la face supérieure de l'os ; l'attirer à soi, le renverser en dehors, et dénuder sa face interne, puis le reste de sa face plantaire, en évitant avec le plus grand soin de léser les vaisseaux et nerfs plantaires dans la gouttière calcanéenne.

Hémostase : quelques rameaux de la péronière postérieure, de la malléolaire externe, de la dorsale tarsienne externe et de la plantaire externe.

L'incision proposée, qui permet d'opérer par le lambeau le plus avantageux, le lambeau externe, comme celle d'Ollier, a sur cette dernière l'avantage d'épargner l'artère calcanéenne externe et de rendre la dénudation plus facile, une branche verticale étant reportée sur le bord interne du tendon d'Achille, et une autre étant ajoutée au niveau de l'articulation calcanéo-cuboïdienne.

Énucléation du calcanéum et de l'astragale. — On enlève d'abord le calcanéum, puis l'astragale par le procédé précédent, seulement en prolongeant l'incision dorsale antérieure jusque derrière la tubérosité du scaphoïde.

Énucléation d'un métatarsien. — Mêmes indications que pour l'énucléation d'un métacarpien.

Procédé. — Sur la face dorso-latérale interne ou externe, faire une incision longitudinale cutanée qui commence à 1 centimètre au-dessus de l'articulation tarsienne et qui s'arrête à 1 centimètre au-dessous de l'articulation phalangienne.

Ecarter le tendon du pédieux si l'incision en croise quelqu'un.

Approfondir l'incision jusqu'à l'os dans toute la longueur de l'ouverture cutanée.

Décoller le périoste sur la face dorsale et les deux faces latérales de la diaphyse.

Diviser la diaphyse au milieu avec les cisailles, soulever et achever de dénuder le segment antérieur jusqu'à désarticulation complète.

Dénuder la face dorsale de l'extrémité du segment postérieur; diviser le ou les ligaments interosseux, plus le ligament de Lisfranc pour le deuxième métatarsien dans l'interligne interne de la mortaise; saisir le segment par cette extrémité, et achever de le dénuder.

Hémostase : quelques rameaux de la sus-tarsienne interne pour le premier métatarsien, et la dorsale du métatarse pour les autres; pour tous, plusieurs rameaux des interosseux dorsaux et plantaires.

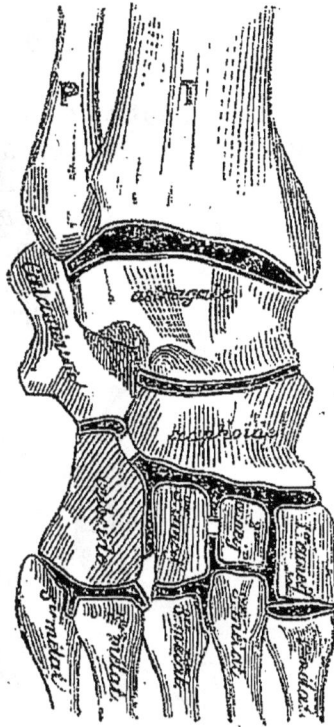

FIG. 195.

Tarse, partie postérieure du métatarse et partie inférieure des os de la jambe (face dorso-antérieure). Pour montrer la disposition, les connexions et l'indépendance des synoviales articulaires correspondantes. — T, tibia; — P, péroné.

Les articulations qui existent entre le deuxième et le troisième métatarsiens d'une part, et les cunéiformes d'autre part, communiquent avec la première articulation intercunéenne, et, par celle-ci, avec la grande articulation scaphoïdo-cunéenne (fig. 195). Aussi, sur le vivant, à moins que l'extirpation complète ne soit indispensable ou inévitable, vaut-il mieux s'en tenir à la résection de la diaphyse, sans toucher à son extrémité ~~t~~arsienne.

Art. 6. TRÉPANATION

La trépanation est une opération qui consiste à trouer un os en lui enlevant une rondelle au moyen d'une scie circulaire appelée *couronne de trépan*. C'est une vraie résection. Elle ne diffère des résections ordinaires que par la forme de l'exérèse et la constance même de cette forme.

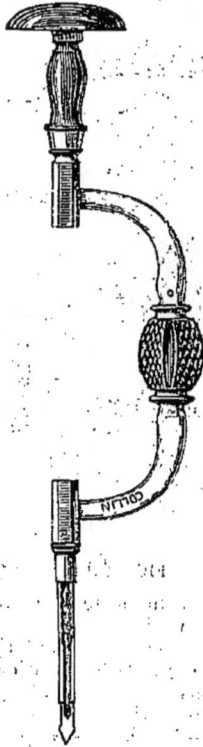

Comme la térébration, elle est tantôt *intra-osseuse*, c'est-à-dire arrêtée dans l'épaisseur d'un os ou d'une paroi osseuse, tantôt *perforante*, c'est-à-dire la traversant de part en part.

Son mode de diérèse, qui est celui de la scie ordinaire, la rend également-

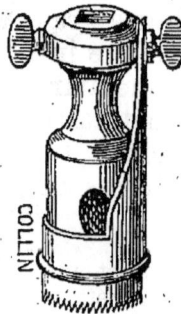
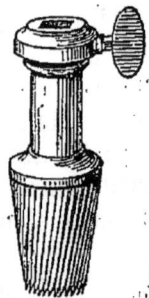

FIG. 196.   FIG. 196 *bis.*

Couronne de Charrière.   Couronne de Gall.

ment applicable à tous les os, même les plus durs ou dans les points les plus durs.

L'appareil instrumental comprend :

1. Pour la diérèse des parties molles : un bistouri droit, et un bistouri boutonné, une pince anatomique ; quelques pinces à forcipressure ; une érigne

simple ou double, deux crochets mousses; deux rugines convexes d'Ollier, l'une droite et l'autre courbe.

2. Pour la diérèse de l'os : un trépan à arbre, celui à curseur de Charrière, avec deux ou trois couronnes ayant un diamètre de 2 centimètres, 1 centimètre et demi et 1 centimètre (fig. 196 et 196 *bis*); un tire-fond; un élévatoire, un couteau lenticulaire, une petite scie de Hey et des cisailles, plus une petite brosse.

La *tréphine* ou trépan à main, bien plus usitée à l'étranger que chez nous, ne pénètre que difficilement dans le tissu compact, en exigeant une pression et un mouvement de va-et-vient assez fatigants; elle peut toujours être remplacée, avec autant, sinon plus d'avantage, par le trépan à arbre.

Le trépan ordinaire à arbre a, il est vrai, un inconvénient sérieux, lorsqu'on agit sur un os d'épaisseur inégale : c'est celui de ne pouvoir, à un moment donné, diviser plutôt ou plus d'un côté que d'un autre. On aurait peut être pu remédier à cet inconvénient en adaptant à l'arbre un chevalet ou système d'appui externe, mobile et déplaçable à volonté. La suppression du curseur et l'adoption du mécanisme de la vis, permettraient en outre l'une, de suivre mieux de l'œil la marche de la couronne; l'autre, de graduer la marche de la scie avec la plus grande régularité.

MANUEL OPÉRATOIRE

A. *Trépanation intra-osseuse*. — Indiquée le plus souvent dans la carie, la nécrose centrale, l'ostéo-myélite suppurée circonscrite ou diffuse d'un os court (calcanéum, par exemple), de l'épiphyse d'un os long ou de toute autre masse de tissu spongieux. Pour les lésions superficielles du tissu compact, il vaut mieux la remplacer par l'exfoliation ou l'évidement.

Soit une rondelle large et profonde de 1 centimètre et demi à extraire sur la tubérosité interne du tibia.

Procédé. — La jambe étant à demi-fléchie sur la cuisse, le genou étant porté en abduction et rotation externes et reposant sur sa face externe, faire à fond au devant de la tubérosité une incision longitudinale de

3 centimètres et demi ou une incision curviligne à convexité inférieure, haute et large de 3 centimètres et demi.

Décoller le périoste des lèvres de l'incision ou du lambeau.

Pendant qu'un aide écarte convenablement les parties avec deux crochets mousses ou une érigne, si l'on se sert du trépan de Charrière, relever la couronne à 5 millimètres au-dessus de la pointe de la pyramide, en relâchant sa vis, puis la fixant de nouveau à la tige de la pyramide; relever également le curseur en relâchant sa vis, puis le fixant à 1 centimètre et demi au-dessus des dents de la couronne; appliquer la pointe de la pyramide perpendiculairement au milieu de la surface mise à nu, saisir le pourtour de la plaque ou *pomme* de l'arbre entre le pouce et l'index de la main gauche, appuyer solidement sur la face supérieure de la pomme avec la symphyse du menton, saisir à pleine main droite le corps de l'arbre à rotation et exécuter de gauche à droite une série de mouvements circulaires jusqu'à ce que la couronne elle-même soit engagée de 5 millimètres.

Retirer l'instrument, nettoyer à la brosse les dents de la couronne, abaisser la couronne jusqu'à 5 millimètres au-dessous de la pointe de la pyramide, l'introduire de nouveau dans le sillon circulaire déjà créé, et exécuter encore des mouvements de rotation jusqu'à ce que le rebord du curseur touche à l'os.

Retirer définitivement l'instrument, visser le tire-fond dans le trou central de la rondelle, et évulser cette dernière par une traction directe ou latérale. Si le tire-fond seul ne réussit pas, associer ou substituer à son action celle de l'élévatoire qu'on insinue en guise de levier dans le sillon circulaire.

Enfin, si l'on veut, approfondir la brèche avec la gouge à main ou le ciseau-gouge.

B. *Trépanation perforante des cavités osseuses y compris le canal médullaire des os longs.* — Indiquée dans l'extraction d'esquilles, de corps étrangers, de séquestres invaginés, dans l'évacuation de diverses collections liquides (pus, mucus, sang, etc.), dans le drainage du canal médullaire des os longs.

a. *Crâne*. — La trépanation peut être faite sur tous les points de la voûte du crâne, excepté : 1° sur la ligne médiane (sinus longitudinal supérieur et pressoir d'Hérophile) ; 2° sur le relief transversal qui surmonte la base de l'apophyse mastoïde, et sur son prolongement jusqu'à la protubérance occipitale externe (sinus latéral) ; 3° à trois centimètres en arrière de l'apophyse orbitaire externe (artère méningée moyenne), à moins qu'on ne se décide, à l'exemple de C. Hueter, P. Vogt et autres, à rechercher directement la branche antérieure de cette artère pour en faire la filopressure au-dessous de l'hématome traumatique dû à sa lésion.

Mettant à profit les données actuelles de la science sur les localisations cérébrales, on choisira les points qui correspondent aux centres dits *excito-moteurs* de l'écorce, centres presque tous groupés autour de la scissure de Rolando, les seuls encore qui aient une signification clinique évidente et nette. On déterminera, tout d'abord, de la façon suivante, la *ligne dite rolandique* (fig. 197, A B).

Après avoir rasé toute la région fronto-pariétale du crâne, la tête étant dans un plan *parfaitement* horizontal, réunir les deux conduits auditifs au moyen d'un fil qui croise perpendiculairement la ligne médiane de la voûte, et marquer le lieu de croisement, qui porte le nom de *bregma* (c) ; le bregma est à 13 ou 14 centimètres en arrière de la racine du nez. Reconnaître ensuite l'*apophyse orbitaire externe*. L'extrémité supérieure de la scissure de Rolando est en moyenne à 45 millimètres chez la femme, à 48 millimètres chez l'homme en arrière du bregma (Broca et Féré) ; son extrémité inférieure est à 7 centimètres en arrière et à 3 centimètres au-dessus de l'apophyse orbitaire externe (Lucas-Championnière). Réunir les deux points avec l'iode ou le crayon de fuchsine pour avoir la ligne rolandique correspondante à la scissure.

Points de trépanation. Ces points sont : 1° pour le centre moteur du membre supérieur, immédiatement au-devant de l'extrémité supérieure de la ligne rolandique, et à un centimètre en dehors de la suture sagittale (afin de ne pas ouvrir le sinus veineux), (même fig. D) ;

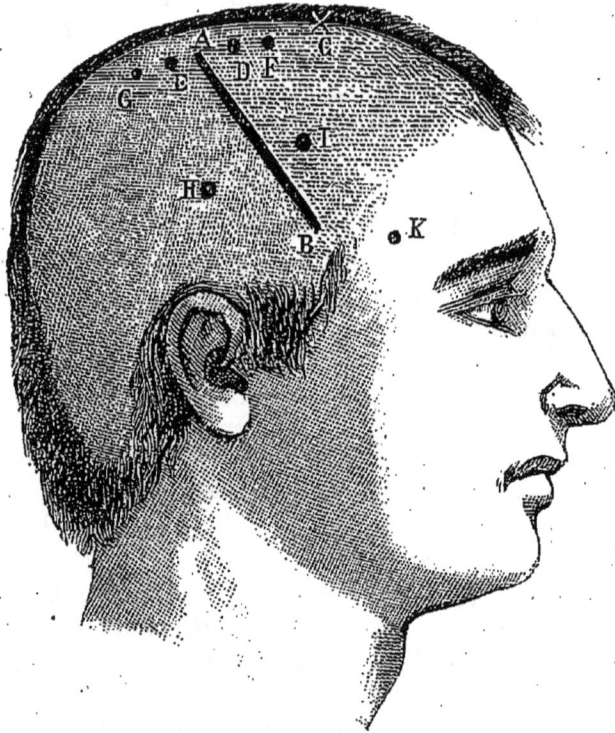

AB, ligne ro-landique ;

C, bregma ;

D, point de té-rébration pour le centre moteur du membre su-périeur gauche ;

E, id. du mem-bre inférieur gauche ;

F, id. de la rotation de la tête et du cou ;

I, id. de la face et des paupières ;

K, id. de l'a-phasie ;

H, id. des yeux.

FIG. 197. — Trépanation d'après la doctrine des localisations cérébrales.

(Les indices, points et trait, ont été placés un peu trop en avant.)

2° Pour le centre du membre inférieur, immédiatement en arrière de l'extrémité supérieure de la ligne (E) ;

3° Pour les centres des deux membres à la fois, sur l'extrémité supérieure même de la ligne (A) ;

4° Pour le centre de rotation de la tête et du cou, à 2 centimètres au-devant de l'extrémité supérieure de la ligne (F) ;

5º Pour le centre de la face et des paupières, à 2 centimètres au-devant du milieu de la ligne (ɪ) ;

6º Pour le centre du langage articulé, *centre de l'aphasie* ou *centre de Broca*, à 2 centimètres au-devant et à 1 centimètre au-dessous de l'extrémité inférieure de la ligne (ᴋ) ;

7º Pour le centre des yeux (pli courbe), à 3 centimètres en arrière du sommet de la bosse pariétale (ʜ).

Procédé. — Deux ou trois temps, suivant qu'on se propose d'arriver sur ou sous la dure-mère : 1º incision des parties molles et décollement du périoste ; 2º trépanation ; 3º incision de la dure-mère.

1. Après s'être décidé sur tel ou tel point de trépanation, — pendant qu'un aide fixe la tête à une extrémité de la table avec une main placée sous le menton et l'autre sous l'occiput, en l'inclinant du côté opposé, — diviser toutes les parties molles d'emblée jusqu'à l'os, par une incision curviligne formant lambeau, de telle sorte que la base du lambeau regarde le vertex. Ce lambeau est, par exemple, long et large de 3 centimètres.

Décoller le périoste en même temps que le lambeau avec la rugine.

2. Pendant qu'un aide relève le lambeau avec une érigne, appliquer et manœuvrer le trépan comme il vient d'être dit dans la trépanation intra-osseuse ; seulement, vu l'épaisseur inégale et fort variable de la voûte crânienne (2 à 5 millimètres), s'arrêter assez souvent pour surveiller la profondeur du sillon et pour prévenir ainsi la déchirure de la dure-mère ou même de la pulpe cérébrale.

Ce qui est encore mieux dans le même but, étant supposée telle épaisseur d'après la moyenne générale, — retirer l'instrument dès que la couronne a pénétré aux deux tiers de cette épaisseur ; évulser la rondelle avec l'élévatoire, et, s'il reste une lame ou lamelle au fond de la brèche, la scier encore avec précaution avec la couronne, ou bien la détruire soit avec le ciseau-gouge, ou

le couteau lenticulaire ou la pince-gouge de Hoffmann
(fig. 198, résultat obtenu).

La couleur blanche ou rouge de la sciure, les variations de sa
résistance à la scie, la sensation de craquement (tables) et de
frottement doux (diploé) ne sont pas des indices sûrs et constants.

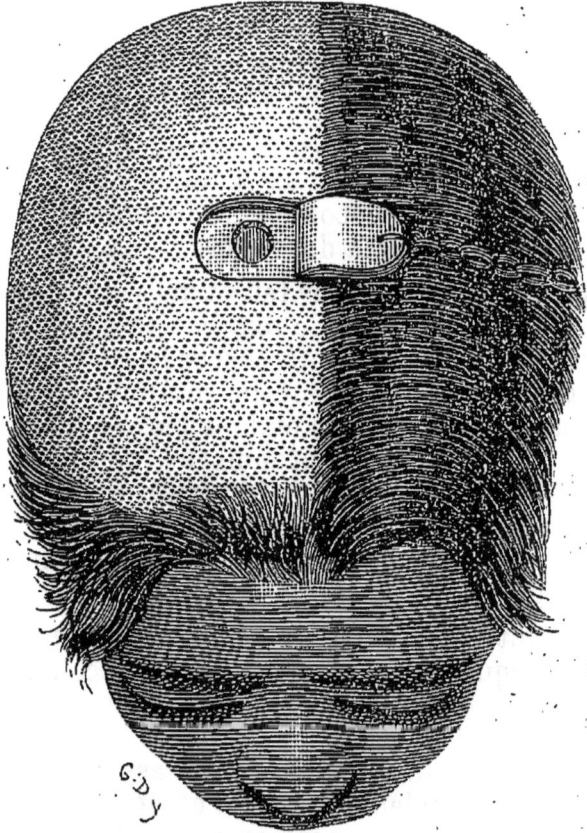

FIG. 198. — Résultat de la trépanation du crâne : un trou;
lambeau renversé et retenu par une érigne.

3. Saisir la dure-mère au milieu de la brèche à l'aide
d'une érigne, la soulever autant qu'on le peut, l'ouvrir
en dédolant sous l'origine, puis la fendre en croix à travers la petite ouverture, soit avec de petits ciseaux
mousses, soit avec la sonde et le bistouri.

L'agrandissement de la brèche se fait par l'application de plusieurs couronnes juxtaposées ou empiétant les unes sur les autres et par la section des ponts ou promontoires intermédiaires au moyen de petites scies (scie de Hey, scie en crête de coq) ou des pinces-gouges (fig. 199, deux couronnes emboîtées).

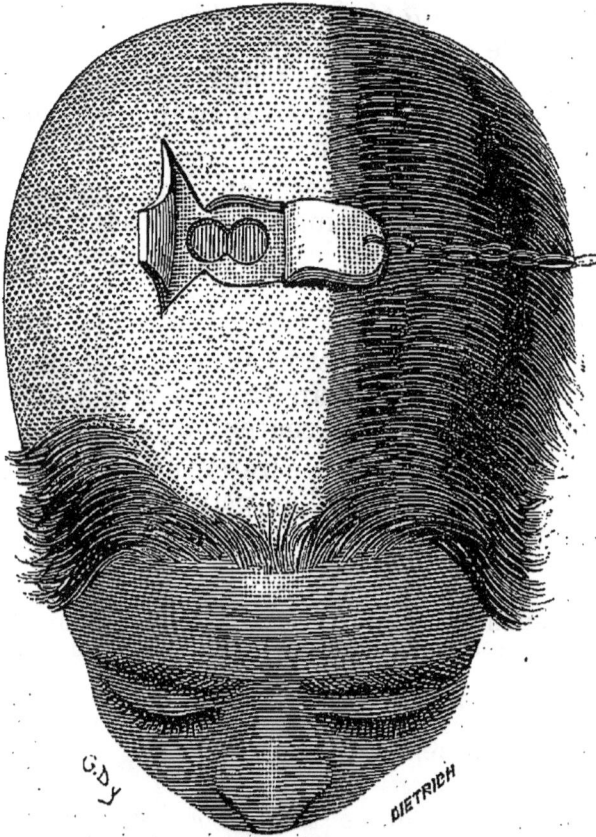

FIG 199.—Résultat de la trépanation du crâne : deux trous en 8 de chiffre ; lambeau supérieur primitif renversé et retenu par une érigne ; ambeau inférieur secondaire d'agrandissement renversé en bas.

Chez le vieillard, la dure-mère adhère presque toujours très intimement à la face interne des os ainsi qu'à la pie-mère.

b. *Sinus frontal, cellules mastoïdiennes et sinus maxillaire.* — Mêmes points d'application que pour la térébration.

c. *Rachis*. — La trépanation peut se faire sur une gouttière vertébrale ou sur les deux gouttières à la fois.

Trépanation unilatérale. Procédé. — Du côté où l'on veut ouvrir le canal rachidien, le cadavre étant couché sur le ventre, faire à fond le long des apophyses épineuses une incision de 10 centimètres au moins à cause de la profondeur de la gouttière.

Pendant qu'un aide, avec un large crochet, écarte fortement en dehors la masse des parties molles, décoller le périoste sur la ou les lames vertébrales du milieu de l'incision.

Appliquer une couronne de 1 centimètre, après avoir laissé saillir de 2 millimètres seulement la pointe de la pyramide et, après avoir arrêté le curseur à 3 millimètres au-dessus des dents de la couronne.

S'il le faut, achever la séparation de la rondelle en l'enfonçant par un coup sec d'un petit instrument mousse; puis la soulever avec l'élévatoire ou le tire-fond, et l'enlever.

Pour agrandir la brèche, on n'aurait qu'à agrandir l'incision et à ajouter au-dessus et au-dessous deux ou plusieurs applications de couronne.

Ici, on risque moins qu'au crâne de léser la substance nerveuse, parce que la moelle épinière est à une certaine distance au-dessous de la dure-mère.

Trépanation médiane bilatérale. Procédé. — Faire la même incision que pour la résection des apophyses épineuses et dénuder à droite et à gauche les apophyses et les lames vertébrales.

Réséquer trois (ou plusieurs autres) apophyses épineuses jusqu'à leur base.

Appliquer une couronne de 2 centimètres, après avoir placé la pointe de la pyramide non pas dans un intervalle ou hiatus interépineux du canal, mais sur la base même d'une apophyse réséquée; puis enlever la rondelle.

C. *Trépanation perforante des os.* — Indiquée dans le drainage transversal (épiphyses des gros os longs, certains os courts); dans la névrotomie (branche montante de la mâchoire pour le nerf dentaire inférieur); dans l'évacuation d'abcès médiastinaux et l'ouverture du péricarde (sternum), dans l'empyème (6e ou 7e côte), enfin dans l'évacuation de certains abcès par congestion ou abcès phlegmoneux de la fosse iliaque (os iliaque).

Quel que soit l'os à trépaner, le manuel opératoire reste le même dans ses temps fondamentaux.

Art. 7. ABRASION OU EXFOLIATION

RÉSECTION LONGITUDINALE

A. Sous le nom d'*abrasion* ou *exfoliation*, on doit comprendre une opération qui consiste à gratter, à ruginer, à ciseler, à enlever par lamelles ou par éclats la surface d'un ou de plusieurs os (ou cartilages) sur une étendue et dans une direction quelconques (suivant les éventualités cliniques), que cette surface soit libre ou qu'elle constitue une cavité naturelle (abrasion ou curage intra-articulaire).

Ses indications sont : la carie et la nécrose superficielles, la dénudation persistante de l'os, les périchondrômes sessiles ou pédiculés, les exostoses de croissance, certains sarcomes parostéaux.

L'appareil instrumental comprend :

1. Pour la diérèse des parties molles : tous les instruments qui servent à la résection en général.

2. Pour celle de l'os.

    a. Si le tissu compacte est épais :

      Les divers ciseaux ostéotomes et des ciseaux-gouges (fig. 200), et un maillet (fig. 201);

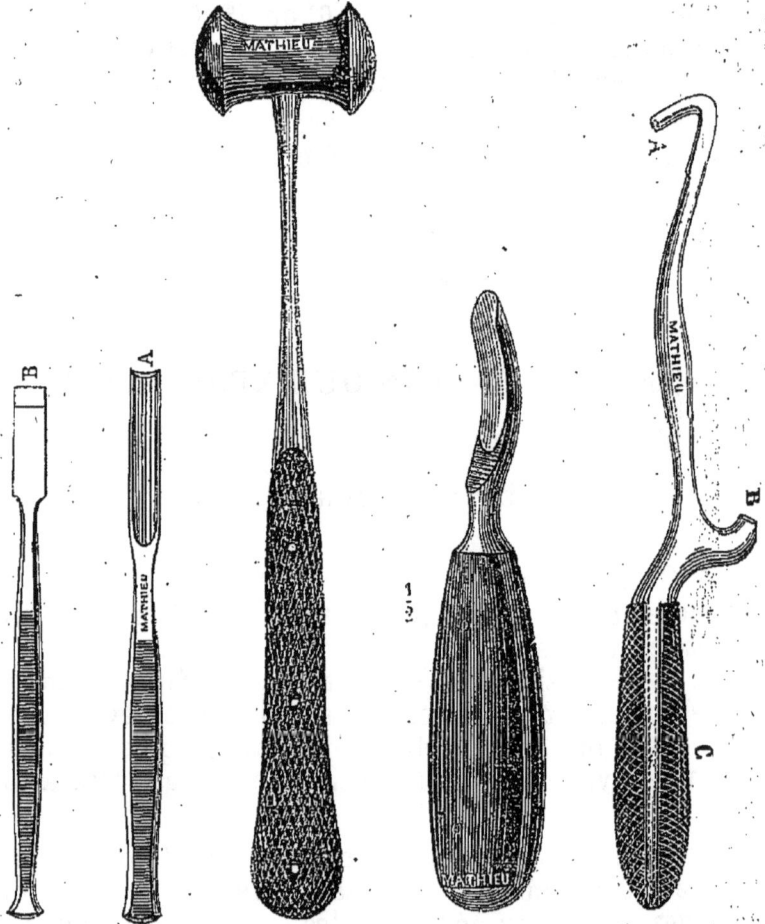

FIG. 200.   FIG. 201.   FIG. 202.   FIG. 203.

    b. Si le tissu compacte est très mince :

      La gouge de Legouest (fig. 202);
      Celle de Delore (fig. 203);

Diverses rugines;

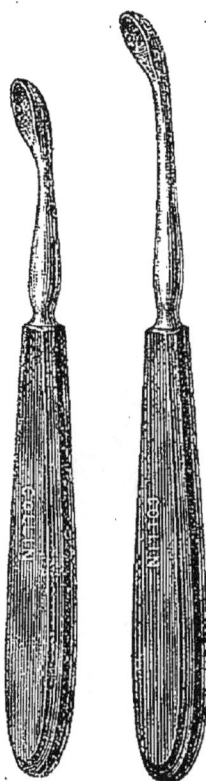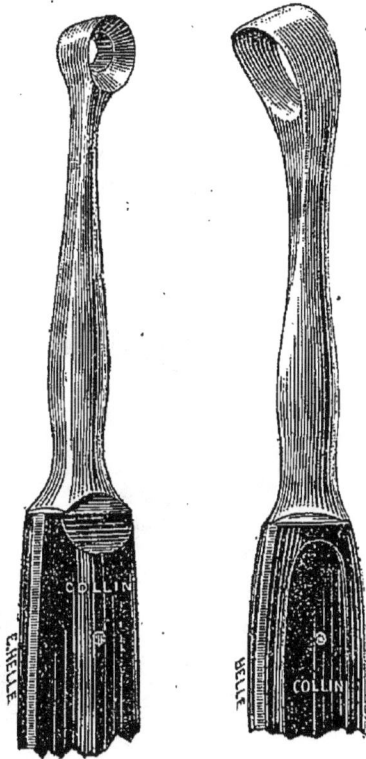

FIG. 204.   FIG. 205.

Des curettes tranchantes (fig. 204 et fig. 205);
Des pinces-gouges, celles de Nélaton, par exemple.

MANUEL OPÉRATOIRE

1. *Abrasion d'un os à tissu compacte épais.* — Les diaphyses des os longs, les os du crâne et ceux de la face
sont dans ce cas. Prenons pour type l'opération faite sur
la voûte du crâne et supposons qu'il s'agit d'abraser la
partie supérieure et moyenne d'un pariétal, le gauche par
exemple, sur une surface carrée de 4 centimètres.

Procédé. — La tête étant fixée sur le bord de la table par les mains d'un aide, et la face inclinée du côté opposé, faire à fond une incision transversale de 4 centimètres qui s'arrête sur la ligne médiane, puis une incision antéro-postérieure également longue à partir de l'extrémité externe de la première, enfin une incision transversale parallèle à la première ; en d'autres termes, faire un lambeau carré dont la base ou charnière soit placée sur la suture sagittale. Décoller le lambeau avec la rugine.

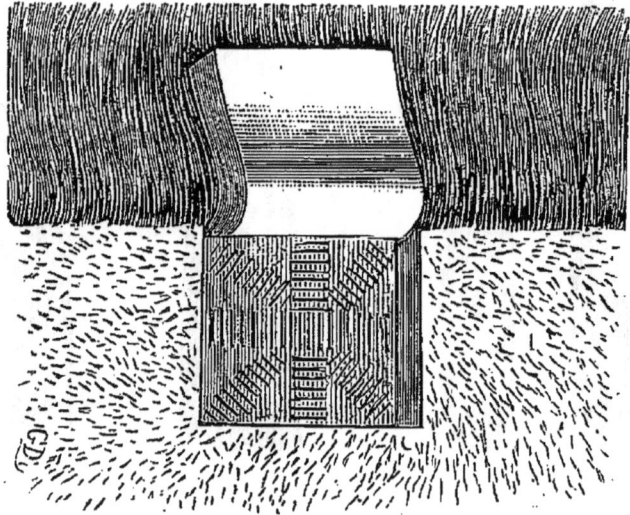

FIG. 206. — Abrasion d'un quadrilatère de la voûte du crâne.

Les raies indiquent les applications successives du ciseau.

Se servir d'un ciseau-ostéotome, le nº 3, par exemple, de Macewen, l'appliquer sur le milieu de la surface mise à nu, sous un angle de 25 à 30° seulement ; affranchir un premier éclat par un coup sec, puis agrandir la brèche en faisant sauter de même une série d'éclats d'arrière en avant, d'avant en arrière, de dehors en dedans, de dedans en dehors, et toujours à reculons (fig. 206).

Agir de la même manière si l'on emploie le ciseau à épaulement de Macewen, mais en mettant l'épaulement dessus, et avec une inclinaison moindre.

2. *Abrasion d'un os à tissu compacte très mince.* — Il s'agit, je suppose, d'abraser la poignée du sternum sur une hauteur de 3 centimètres et une largeur de 2 centimètres;

Procédé. — Faire à fond une incision en I, et décoller les deux lambeaux avec la rugine.

Saisir la gouge de Legouest, creux en avant, de telle sorte que l'extrémité de la poignée prenne appui dans la paume de la main et que l'index soit allongé sur la tige. De haut en bas ou de bas en haut, entamer la surface de l'os et l'écorcer en faisant, peu à peu, chaque fois mordre le tranchant obliquement par une impulsion brusque et énergique.

Si l'on se sert de la gouge de Delore, racler vers soi la surface osseuse, pendant qu'on exerce une certaine pression sur l'extrémité de la tige, afin de bien engager le tranchant.

Inutile de décrire maintenant l'abrasion intra-articulaire, où l'on emploie tour à tour le ciseau, la gouge, la rugine, la curette, la pince-gouge. Il en a été question déjà à propos des résections de l'épaule (cavité glénoïde) et de la hanche (cotyle).

B. Résection longitudinale ou résection en surface. — Cette résection se fait en surface comme l'abrasion, et à plat avec la scie, comme la résection ordinaire.

Les indications sont à peu près les mêmes que pour l'abrasion. Elle sert aussi quelquefois à l'avivement des os, par exemple dans l'amputation de Gritti.

L'appareil instrumental pour la diérèse osseuse consiste : 1° en un foret monté ou non sur vilebrequin ; 2° en une ou plusieurs scies : scies de Shrady, de W. Adams, de Larrey, scie à chaîne.

Soit à faire la résection longitudnale de la clavicule en son milieu, sur une étendue de 5 centimètres.

Procédé. — Sur la face antéro-supérieure de la clavicule faire à fond une incision longitudinale de 7 centi-

mètres, et décoller le périoste des deux lèvres seulement
jusqu'à la moitié postérieure de la circonférence de la
diaphyse, en commençant et s'arrêtant à 1 centimètre
en deçà des commissures.

Pendant que les lèvres sont convenablement réclinées
et protégées, térébrer la diaphyse, au milieu de la partie
dénudée, immédiatement au-dessus du bord adhérent des
lèvres ; passer la scie de Shrady, par exemple, à travers
le tunnel ainsi créé (fig. 207 a) et scier horizontalement

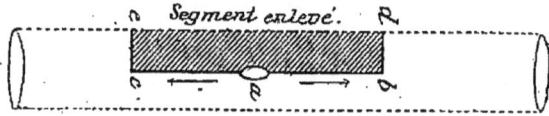

FIG. 207. — Schéma. Résection longitudinale d'un os.

a, tunnel pour le passage de la scie ; — ab, ligne de section horizontale dans
un sens ; — ac, ligne de section horizontale dans l'autre sens ; — db, ligne de
section verticale d'un côté ; — ec, ligne de section verticale de l'autre côté. —
(La partie rayée indique le segment osseux enlevé.)

la diaphyse jusqu'à une extrémité de l'incision (b) ; la
repasser dans le tunnel et scier horizontalement la diaphyse jusqu'à l'autre extrémité (c) ; puis affranchir la
moitié dénudée de la diaphyse par deux traits de scie
(bd, ce) transversaux, portés à ses extrémités de dehors en
dedans, c'est-à-dire de la surface vers le canal médullaire.

Le manuel opératoire est identique pour toutes les
autres diaphyses.

ART. 8. — ÉVIDEMENT

L'évidement, ainsi dénommé par Sédillot, qui a le mérite de l'avoir érigé en méthode spéciale d'exérèse, consiste à excaver en partie ou en totalité un os spongieux
ou l'extrémité spongieuse d'un os long à travers une
brèche artificielle ou une brèche naturelle (fistule) préalablement agrandie, et cela, en conservant une coque
périphérique osseuse ou ostéo-cartilagineuse.

Il est indiqué dans la carie et la tuberculose centrales d'un os ou d'une grosse épiphyse. On le combine souvent avec l'abrasion et l'ignipuncture.

On peut l'appliquer : 1° parmi les os courts, au calcanéum, au scaphoïde et au cuboïde ; aux corps de certaines vertèbres (J. Bœckel) ; 2° parmi les os plats, à la tubérosité ischiatique ; 3° parmi les os longs, à la tête de l'humérus, à l'extrémité supérieure du cubitus, l'extrémité inférieure du radius, au grand trochanter et aux condyles du fémur, aux deux extrémités du tibia.

L'appareil instrumental comprend :

1° Pour la diérèse des parties molles : ceux de la résection en général ;

2° Pour la diérèse et l'exérèse de l'os :

Le perforateur de Lannelongue (la plus large mèche) ;

La vrille-gouge ;

La gouge à main de Legouest ;

Le ciseau-gouge ;

Diverses curettes tranchantes ;

L'ostéotribe de Marshall (fig. 208) ;

L'évideur de Tassi (fig. 209)

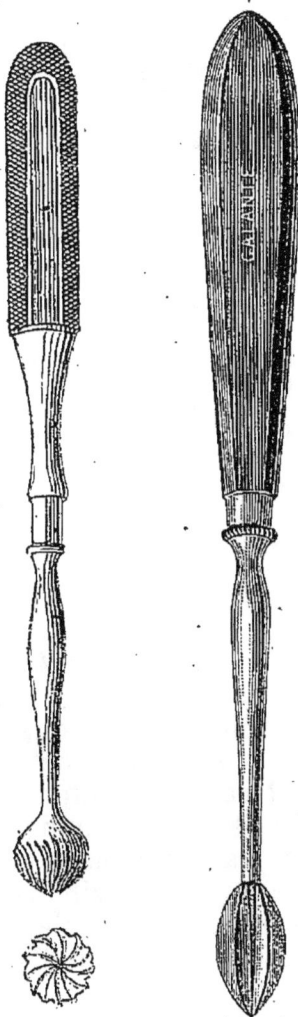

FIG. 208. FIG. 209.

MANUEL OPÉRATOIRE EN GÉNÉRAL.— Trois temps : 1. *Incision des parties molles*. La faire à fond ou couche par couche d'après les mêmes règles que pour la résection, y compris la conservation du périoste ;

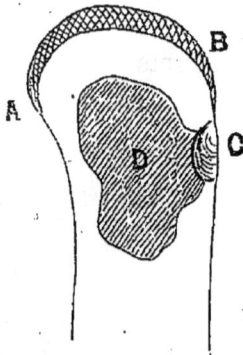

2. Brèche d'entrée ou d'attaque. — La pratiquer par les procédés déjà décrits de térébration ou de trépanation intra-osseuse ;

3. Evidement proprement dit. — Creuser le centre de l'os, en divers sens, à travers la branche d'entrée, soit en le taraudant (ostéotribes de Marshall et de Tassi ; vrille-gouge), soit en le râclant (curettes tranchantes), soit en le ciselant et l'égrugeant (ciseau-gouge ; gouge à main). Voyez le schéma ci-contre (fig. 210).

FIG. 210. — Evidement d'une épiphyse.

A B, cartilage d'encroûtement ;
C, brèche d'entrée ;
D, Excavation faite dans l'épiphyse.

Art. 9. OSTÉO-SYNTHÈSE

La *synthèse directe ou immédiate de surfaces de section osseuses*, la seule qui nous intéresse ici au point de vue technique, s'obtient soit par la suture des surfaces, soit par leur transfixion avec des tiges de nature diverse, soit par l'application de chevilles à ligature.

Elle peut être indiquée : 1° pour maintenir la coaptation des fragments dans certaines fractures (fracture chevauchante du maxillaire inférieur, fractures transversales *ouvertes* de la rotule, de l'olécrâne. etc.) ; 2° pour favoriser la formation d'une synostose après la résection du genou ou d'autres articulations, après la résection d'une pseudarthrose flottante ; 3° pour unir de nouveau des segments d'os ou des os momentanément séparés, comme cela a lieu dans les résections temporaires ou ostéoplastiques ; 4° pour souder un segment d'os ou de membre à la section d'un moignon (amputation ostéoplastiques de Pirogoff, de Gritti, de Mickulicz); 5° quelquefois pour fixer entre deux fragments un segment d'os transplanté.

MANUEL OPÉRATOIRE

A. SUTURE. — La suture osseuse se fait à points entrecoupés, d'ordinaire avec des fils métalliques (argent, fer galvanisé), quelquefois avec de la soie phéniquée. Les instruments nécessaires ou utiles sont : le foret à chas de Lannelongue, ou celui d'Hamilton, un stylet aiguillé très fin et court en argent, le tord-fil de Coghill et un coupe-net.

Prenons comme type la suture pratiquée sur la diaphyse de l'humérus, après résection cylindrique de 3 centimètres.

Procédé. — Le fragment inférieur étant luxé suffisamment et fixé en dehors de l'incision, appliquer le foret à 6 millimètres en arrière de la circonférence externe de section, sur la face antérieure de la diaphyse, et creuser à travers le périoste et le tissu compact un trajet qui se dirige obliquement jusqu'au-dessous de la circonférence interne de section. Creuser de même deux autres trajets obliques : l'une à la face externe, l'autre à la face postérieure de la diaphyse.

Le fragment supérieur étant luxé à son tour, pratiquer trois trajets qui correspondent à ceux du fragment inférieur.

Si l'on se sert du fil métallique pour la suture, après avoir fait trois anses, introduire le foret de bas en haut dans le trajet antérieur du fragment supérieur, passer dans le chas une extrémité d'une anse et l'entraîner en bas en revenant par le même chemin. Couper l'anse près du chas. Introduire le foret de bas en haut dans le trajet antérieur du fragment supérieur, passer encore dans le chas la même extrémité de l'anse, et l'entraîner en bas par le même chemin. Placer de la même façon les deux autres anses dans les deux autres trajets (fig. 211).

Les surfaces de sections une fois coaptées, passer les deux chefs de chaque anse dans les trous du tord-fil de Coghill, les tordre jusqu'à ce que les tours de spire arrivent à la ligne de réunion, puis sectionner les chefs à un demi centimètre de cette ligne avec le coupe-net.

Si l'on se sert du fil de soie, passer de même les anses, faire un double nœud avec les chefs de chacune, puis diviser les chefs au ras du nœud.

L'introduction du fil avec le stylet est beaucoup plus commode.

Sur le vivant, les points de suture métallique ou non peuvent être abandonnés dans les tissus si l'on se conforme aux règles de la méthode antiseptique.

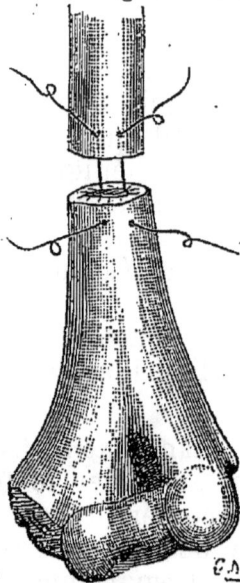

FIG. 211.—Suture osseuse à points entrecoupés.

B. ENCLOUAGE. — Je désigne ainsi la partie d'une opération qui consiste à clouer exactement les deux surfaces de section osseuse (*enclouage à contact*) ou à les clouer en présence l'une de l'autre, à une certaine distance (*enclouage à distance*).

a. Enclouage à contact. — Il est applicable aux résections et aux amputations ostéoplastiques (et aussi à des pseudarthroses, à certaines fractures en bec de flûte).

Les moyens nécessaires sont : un scalpel bitranchant (fig. 212), un trocart ordinaire ; deux crochets comme ceux à strabotomie, des clous ou des pointes d'acier à extrémité triangulaire effilée (fig. 213), de longueur et de largeur variables ; des chevilles d'ivoire ou mieux des chevilles d'os ordinaire ; un maillet d'acier, une petite

vrille simple et la mèche de 5 millimètres de Lannelongue.

Procédé. — Supposons, à titre d'exemple, qu'il
s'agisse de réunir la face articulaire de la rotule préalablement avivée à plat par un trait de scie avec
la coupe du fémur faite immédiatement au-
dessus des condyles. (Voyez *Amputation de
Gritti*).

Clou d'acier. — Le bord inférieur de la circonférence de la rotule étant adapté au bord postérieur de la circonférence du fémur, faire à
fond une ponction des téguments, soit avec le
trocart, soit avec la pointe d'un scalpel, à 6 millimètres environ du milieu du bord postérieur de
la rotule, sur la rotule même.

Engager dans le trajet un clou, puis l'enfoncer
à petits coups de maillet jusqu'à ce que sa tête
dépasse la peau d'un demi centimètre seulement,
en le dirigeant vers l'épaisseur de la circonférence du fémur.

A droite et à gauche, à 1 centimètre et demi du précédent,
placer deux autres clous de la
même manière.

Cheville osseuse. — A 1 centimètre du milieu du bord postérieur de la rotule, faire à fond
une incision transversale de 1 centimètre et détacher le périoste
des deux lèvres.

Pendant qu'un aide les écarte
avec deux crochets, tarauder la
rotule et le fémur de bas en haut
avec la mèche de Lannelongue,
puis enfoncer dans le trajet cuta-
néo-osseux une cheville qui ait une épaisseur égale
à la largeur de la mèche. Cette cheville peut suffire.

FIG. 242.   FIG. 243

Les tiges métalliques sont souvent tolérées, au moins pendant

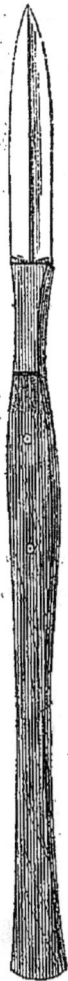

le temps nécessaire à la fusion des surface osseuses ; mais il n'est pas rare, non plus, de voir la nécrose à la suite de leur application.

Les chevilles osseuses, ainsi que l'ont démontré expérimentalement le professeur Lannelongue (de Paris) et Vignal, ont sur les tiges métalliques et même sur les tiges d'ivoire le précieux avantage d'être résobées avec le temps et, par suite, de pouvoir être toujours andonnées au milieu des tissus. Aussi, à moins de contre-indication spéciale, doit-on leur donner la préférence.

b. Enclouage à distance. — On y a recours depuis quelques années pour empêcher le déplacement des extrémités osseuses, notamment après la résection du genou. (Demons et autres chirurgiens.)

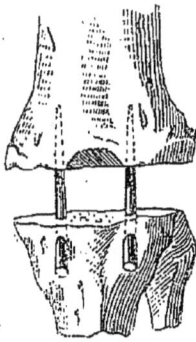

FIG. 214.
Fixation des extrémités osseuses, après la résection du genou, par des broches d'acier.

Procédé. — La résection du genou étant faite, pratiquer à fond une petite incision verticale sur un côté de la tubérosité antérieure du tibia, et détacher le périoste des deux lèvres.

Pendant qu'un aide les écarte, ouvrir la voie avec la vrille, obliquement vers la partie correspondante de la surface de section fémorale ; puis à travers le trajet déjà créé et dans le même sens, enfoncer de vive force avec le maillet une broche d'acier longue de 10 centimètres environ et large de 2 millimètres et demi à 3 millimètres, et ne s'arrêter que lorsqu'elle a pénétré suffisamment dans le fémur.

Sur l'autre côté de la tubérosité antérieure du tibia et de la même manière implanter une broche semblable (fig. 214).

C. EMBROCHAGE.— L'embrochage diffère de l'enclouage en ce sens seulement que les extrémités osseuses affrontées sont traversées de part en part. Les moyens sont les mêmes.

Procédé. — Soit une résection oblique de la diaphyse humérale, comme on est obligé parfois de la pratiquer pour le bras en fléau.

La résection une fois achevée, — pendant qu'un aide fait saillir le fragment inférieur hors de l'incision, — avec la vrille d'abord, puis avec la mèche de Lannelongue, creuser dans ce fragment, à 1 centimètre et demi de son extrémité, sur sa face antéro-externe, à travers le périoste et les fibres charnues qui le recouvrent, un trajet qui se dirige obliquement vers le point identique de la face interne du fragment supérieur. Creuser ensuite sur ce dernier fragment par sa surface de section un trajet qui continue le précédent, mais sans traverser les téguments.

Enfoncer une cheville osseuse (fig. 215) dans le trajet antérieur, puis de là dans le trajet postérieur, de façon que ses extrémités dépassent à peine les surfaces naturelles des fragments.

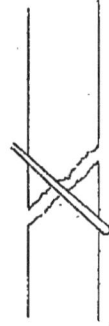

FIG. 215. Extrémités osseuses traversées par une cheville osseuse par exemple.

On pourrait combiner l'embrochage avec la suture du périoste des deux fragments, du moins dans la partie qu'on peut aborder par l'incision.

D. LIGATURE SUR CHEVILLES. — *a. Ligature circonférentielle.*

Procédé. — Soit la même résection que celle supposée pour la démonstration de l'embrochage.

Pendant qu'un aide luxe le fragment inférieur et le tourne de façon à présenter à l'opérateur sa surface de section, creuser avec la vrille à la base de cette surface un trajet qui arrive un peu obliquement en bas à la surface naturelle du fragment; puis enfoncer une petite cheville osseuse qui dépasse cette surface de 7 à 8 millimètres,

Répéter la même manœuvre et enfoncer une autre cheville à la base de la surface de section du fragment supérieur. Le trajet doit être un peu oblique en haut.

Avec une aiguille courbe, autour de la circonférence du fragment inférieur immédiatement au-dessous de la partie saillante de la cheville antérieure et, autant que possible, au ras de l'os, passer de dehors en dedans un fort fil (soie phéniquée sur le vivant) ; puis le passer de dedans en dehors, autour de la circonférence du fragment supérieur, immédiatement au-dessus de la cheville postérieure.

Tirer les deux chefs l'un vers l'autre, en les croisant, jusqu'à ce que les surfaces de section soient affrontées, les nouer et couper les fils au ras du nœud (fig. 215, schéma).

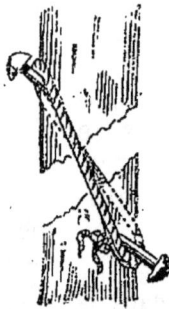

FIG. 216.—Ligature circonférentielle de deux os sur deux chevilles métalliques.

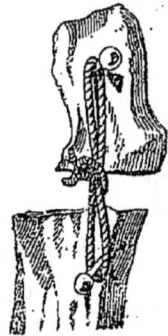

FIG. 217. — Ligature latérale de deux segments osseux sur deux chevilles métalliques.

b. Ligature latérale.

Procédé. — Admettons qu'il s'agit de réunir l'olécrâne après sa séparation temporaire. (Voy. *Résection du coude.*)

A la face postérieure de l'olécrâne, faire à fond, à 1 centimètre de sa surface de section une petite incision transversale, et détacher le périoste des deux lèvres.

Ouvrir la voie avec la vrille, un peu obliquement en bas, puis enfoncer un petit clou d'acier.

Faire une incision et un trajet analogue à la face postérieure du cubitus; seulement le trajet est un peu oblique en haut, et enfoncer un autre clou.

Relier les deux clous l'un à l'autre par un fil d'argent entortillé en 8 de chiffre, de façon que la coaptation des surfaces de section soit parfaite (fig. 217).

La ligature latérale convient également dans certaines fractures de la rotule, etc., mais elle est moins avantageuse pour les diaphyses que la ligature circonférentielle.

Je ne fais que mentionner le petit appareil à griffes de Malgaigne et celui à double vis de Langenbeck, pour dire qu'ils ne doivent plus servir à l'oséto-synthèse, le premier à cause de son action trop superficielle, le second à cause de son application difficile et surtout à cause de la gène qu'il entraîne pour une antisepsie rigoureuse.

CHAPITRE VI

OPÉRATIONS MUTILANTES

AMPUTATIONS ET DÉSARTICULATIONS DES MEMBRES

I

AMPUTATIONS ET DÉSARTICULATIONS EN GÉNÉRAL

L'*amputation* est l'ablation d'une partie de membre au moyen d'une section faite sur la *continuité* d'un ou de plusieurs os.

La *désarticulation* est l'ablation de tout un membre ou seulement d'une partie au moyen d'une section faite dans la *contiguité* des os, c'est-à-dire au niveau d'une seule ou de plusieurs jointures.

Il y a une troisième catégorie d'opérations mutilantes où la diérèse porte à la fois sur l'os et sur les liens articulaires ; on peut les nommer *amputations mixtes*. Telle est l'amputation de Pirogoff, avec ses dérivés.

Les progrès de la chirurgie conservatrice (résections, méthode antiseptique, etc.) ont singulièrement réduit la place qu'on accordait naguère aux opérations mutilantes. Néanmoins, il est encore bien des cas où le sacrifice d'un membre s'impose comme une mesure d'urgence, ou se recommande de préférence à la conservation. Les opérations mutilantes peuvent être indiquées :

1° Par une fracture comminutive, par le broiement, par la séparation incomplète d'un membre ;

2° Par les larges et profondes plaies contuses ou déchirures des parties molles ;

3° Par une luxation compliquée de fracas des extrémités osseuses, ou de dilacération, de contusion extrême des parties molles ;

4° Par la gangrène en général ; et, en particulier, par la gangrène gazeuse foudroyante ;

5° Par une gelure ou par une brûlure profonde ;

6° Par le phlegmon diffus, envahissant ou déjà compliqué de septicémie, de pyohémie ;

7° Par des maladies inflammatoires des os et des articulations, *autrement incurables;*

8° Par un anévrysme diffus, traumatique ou spontané ;

9° Par un néoplasme osseux ou périosseux ;

10° Par une difformité, acquise ou congénitale.

APPAREIL INSTRUMENTAL AVEC SES ACCESSOIRES. — Il comprend :

a. Pour l'hémostase préventive.	La bande à expression d'Esmarck et son tube d'arrêt, ou la bande à arrêt de Nicaise.
b. Pour la mensuration de l'étoffe du moignon.	Un crayon de fuchsine ; Un ruban métrique ; Un godet avec un peu d'eau.
c. Pour la diérèse des parties molles.	Quatre couteaux à manche quadrillé, à tranchant unique et légèrement convexe (fig. 128, modèles 1 et 2.) Un à lame longue de 20 c. pour la cuisse ; — 15 c. pour la jambe ; — 12 c. pour le bras et l'avant-bras ; — 8 c. pour le pied ; Un couteau interosseux (fig. 218, mod. 3); Un bistouri ou scalpel droit ; Deux érignes, l'une simple, l'autre double, fixées sur manche ; En outre, une série de rugines, si l'on veut conserver le périoste.

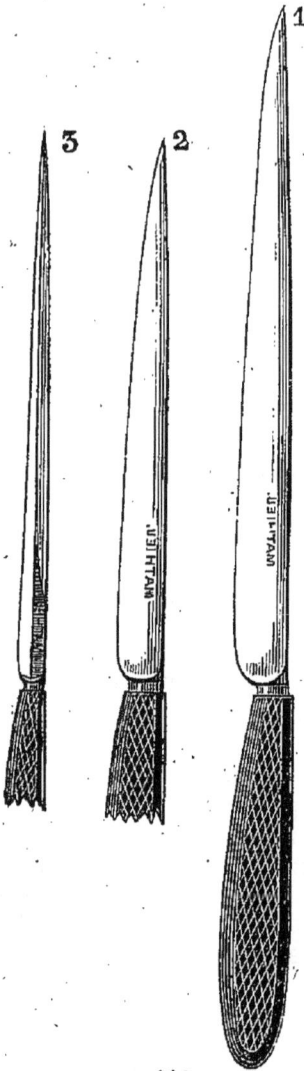

FIG. 218.

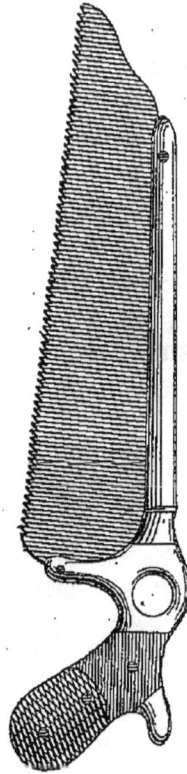

FIG. 219.

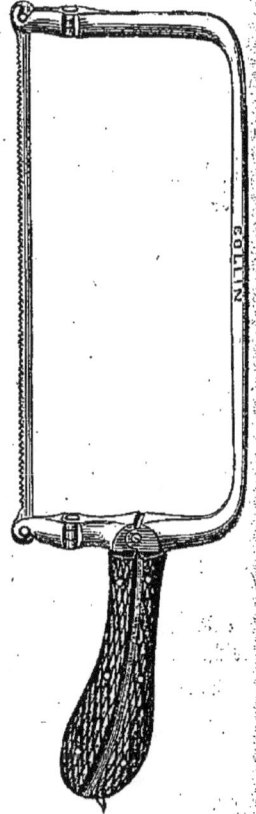

FIG. 220.

d. Pour la diérèse des parties dures.

Six compresses fendues.
- Deux, à deux chefs, pour la cuisse et le bras ;
- Deux, à trois chefs, pour la jambe et l'avant-bras;
- Une, à cinq chefs, pour le métacarpe ;
- Une, à six chefs, pour le métatarse.

Une scie à large lame, celle de Satterlee, par exemple (fig. 219);

Deux scies à dos mobile, d'inégale grandeur;

Une scie à chantourner, de Farabeuf (fig. 220) ;

Une scie de Langenbeck ;

Une scie à chaîne ;

Deux cisailles de Liston, l'une droite, l'autre coudée ;

Un coupe-net.

Deux daviers ordinaires, l'un droit, l'autre courbe ;

Deux daviers d'Ollier (ancien et nouveau modèle ;)

Un davier de Farabeuf.

e. Pour l'hémostase définitive pendant et après l'opération.

Un ténaculum (fig. 221) ;

Une sonde cannelée ;

Une pince anatomique fine ;

Une pince à ligature de Fergusson;

Une pince à torsion de Tillaux (fig. 222);

Plusieurs pinces hémostatiques de Péan ;

Des fils de soie et de catgut, longs de 30 c. environ (divers numéros);

Deux cuvettes pleines d'eau et des éponges.

f. Pour la régularisation ou toilette de la surface traumatique.

Une paire de forts ciseaux courbes ;

Des curettes tranchantes et des gouges pour l'abrasion articulaire.

g. Pour la synthèse des parties dures.

Voy. art. *Osteo-synthèse*.

h. Pour la synthèse des parties molles.

Voy. art. *Sutures*.

Plusieurs drains fenêtrés en caoutchouc rouge, en celluloïde, etc. (fig. 223).

CONDITIÓNS REQUISES POUR UN BON MOIGNON. — Avant tout, il faut que l'étoffe qui doit recouvrir la section osseuse ou la surface articulaire, soit *suffisante*, ample même, et qu'elle soit assez *vasculaire*.

Il faut ensuite choisir le procédé qui aurait sur le vivant l'avantage de se prêter à une hémostase facile et sûre, à une coaptation exacte, à un drainage réellement

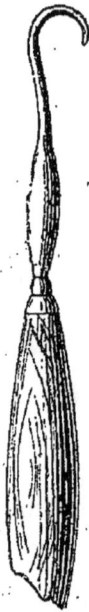 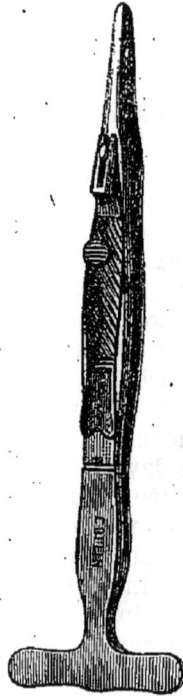 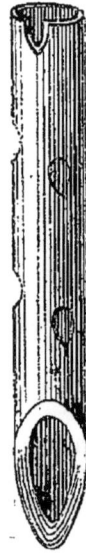

FIG. 221.   FIG. 222.   FIG. 223.

efficace, à une bonne position de la cicatrice, à l'indolence du moignon, enfin à une prothèse aussi parfaite que possible.

La position de la cicatrice doit naturellement varier suivant le point où le moignon sera le moins soumis à des pressions ou à des froissements réitérés.

Quant à la conservation du périoste, il est bon de s'y exercer, quelle que soit sa valeur clinique que je ne puis discuter ici, ne serait-ce que pour s'habituer à manier le périoste.

RÈGLES ET MANŒUVRES DE L'OPÉRATION EN GÉNÉRAL. —
Hémostase préalable. — La circulation artificielle étant
établie, on cherche à perdre le moins possible de liquide
coloré afin de se bien préparer à l'épargne du sang sur
le vivant. On arrive à ce résultat, non plus par la seule
compression digitale ou instrumentale, mais par la combinaison : 1° soit de l'expression préalable du membre
avec la bande d'arrêt (méthode d'Esmarck), soit de l'élévation préalable du membre (une à deux minutes) avec
la bande d'arrêt (méthode de Houzé de L'Aulnoit), ou
avec la compression digitale ; 2° soit de l'expression du
membre avec la ligature primitive de la ou des artères
principales, ou simplement avec leur compression digitale, élastique ou instrumentale (épaule, hanche).

La bande ou le tube d'arrêt s'applique toujours à distance au-dessus de la ligne d'amputation ou de désarticulation.

Mensuration de l'étoffe du moignon. — Après avoir
déterminé le point d'amputation ou de désarticulation,
on le marque d'un petit trait transversal avec le crayon
de fuchsine, dont la pointe est trempée dans l'eau du
godet. Il s'agit maintenant de conserver assez de peau
en longueur et en largeur pour que toutes les parties
sous-jacentes puissent être bien recouvertes après l'opération, sans que la peau soit tiraillée par les sutures. Le
simple coup d'œil ne suffit pas, à moins qu'on n'ait déjà
une grande habitude.

a. Longueur. — Avec le ruban métrique on mesure la
circonférence du membre au niveau du trait transversal,
et l'on prend le tiers de la circonférence, c'est-à-dire le
diamètre x. D'autre part, il faut tenir compte de la
rétraction de la peau, qui est très variable suivant les
régions et suivant les individus, mais qu'on peut évaluer
à 2 ou 3 centimètres en général, quand la peau est mobile et doublée de peu de graisse ou d'un mince épiderme.
Avec ces deux éléments de mensuration on a les formules

20.

suivantes pour les diverses méthodes d'amputation et de désarticulation qui seront décrites tout à l'heure.

Méth. circulaire perpendiculaire.	1/2 x + 2 à 3 c.
Méth. circulaire à inclinaison . .	{ d'un côté, 2/3 x + 2 à 3 c. du côté opposé, 1/3 x + 2 à 3 c.
— ovalaire	
— elliptique.	} x + 2 à 3 c.
— à un lambeau	
— à 2 lambeaux égaux, chac.	1/2 x + 2 à 3 c.
— à 2 lambeaux inégaux ; l'un.	2/3, ou 3/4 x + 2 à 3 c.
— — — l'autre.	1/3, ou 1/4 x + 2 à 3 c.

Ces formules signifient simplement que, outre l'indice de rétraction de la peau, quelle que soit la méthode employée, la section de la peau ou le point le plus inférieur de cette section doit correspondre à un demi diamètre, à deux tiers de diamètre, à un diamètre, etc., au-dessous du trait d'amputation ou de désarticulation.

On marque la longueur de l'étoffe par un point ou par un trait, ou encore par deux traits (méthode circulaire à inclinaison et méthode à deux lambeaux).

b. Largeur. — La largeur de chaque lambeau, quand on fait deux lambeaux, doit être égale au diamètre *dans toute sa longueur*, de sorte qu'il ait la forme d'un rectangle ou celle d'un U.

La largeur du lambeau unique doit être égale aussi, et même un peu supérieure au diamètre.

Position du cadavre, des aides et de l'opérateur. — Le cadavre est placé ou tourné de telle façon que la partie sur laquelle on opère soit bien exposée à la lumière.

Trois aides sont nécessaires : un pour passer les instruments et objets demandés ; un pour soutenir le membre au-dessous du point d'amputation ; un placé du côté de la racine du membre, pour faire la rétraction successive de la peau et des chairs, pour relever le ou les lambeaux, etc.

L'opérateur prend la position qui lui laisse le plus de

liberté dans ses mouvements, ou qui lui assure la parfaite
exécution de l'opération. Ainsi, il se met en dehors de la
cuisse et du bras pour la diérèse des parties molles, et
de l'os ; en dehors de la jambe, pour la diérèse des parties molles, en dedans pour celle des os ; en dehors de
l'avant-bras pour la diérèse des parties molles, en dehors
encore pour celle des os dans la moitié inférieure ; en
dedans dans la moitié supérieure, où le cubitus est plus
volumineux et plus fixe ; en face, vers la racine du
membre, pour la main et pour le pied.

Quant à son attitude, elle est indifférente, pourvue
qu'elle soit correcte et sans raideur.

Diérèse des parties molles. — *Méthodes et procédés
opératoires.* — La peau et les parties molles sous-
jacentes peuvent être divisées, soit suivant un *cercle perpendiculaire ou oblique* par rapport à l'os ou aux os
(fig. 224 a), soit suivant un *ovale* pur ou un V renversé
(fig. 224 b), soit suivant une *ellipse* (fig. 224 c), soit en

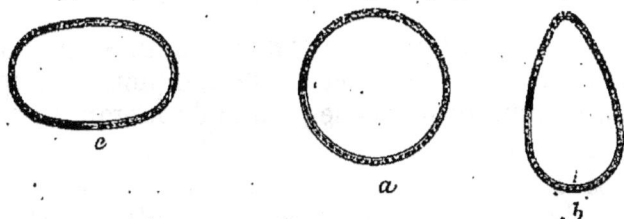

FIG. 224.

Le trait plein indique la partie vue de face, le trait pointillé indique
la partie opposée.

forme de couvercles appelés *lambeaux*, constitués par la
peau et le tissu sous-cutané seulement, ou encore par
une masse de chairs variable. Il y a ainsi quatre formes
dites méthodes de diérèse : la *méthode circulaire*, la
méthode ovalaire, la *méthode elliptique*, et la *méthode à
lambeaux*.

Chacune de ces méthodes comprend une foule de procédés typiques. Je ne décrirai que les plus perfectionnés
ou plutôt ceux dont l'application sur le vivant me paraît
le plus avantageuse. Le tableau suivant les résume :

A. Méthode circulaire.	Perpendiculaire, oblique ou à inclinaison.	a. Procédés en entonnoir	Procédé ordinaire. Proc. sous-périost. de Marc Sée).
		b. Procédés à manchette	Procédé ordinaire. Proc. sous-périost.
		c. Procédés à fente.	

B. Méthode ovalaire. { Procédé avec incision en croupière de Farabeuf.

C. Méthode elliptique. { a. Procédé à lambeau cutané ;
b. Procédé à lambeau cutanéo-musculaire ou charnu.

D. Méthode à lambeaux.	a. Procédé à un seul lambeau.	Cutané (Carden et v. Bruns).	
		Charnu.	Procédé ordinaire. Proc. sous-périost.
	b. Procédé à deux lambeaux.	Cutanés (Brünnighausen et Beck).	
		Charnus.	Procédé ordinaire. Procédé de Sédillot Procédé de Teale.

A. — MÉTHODE CIRCULAIRE

MÉTHODE CIRCULAIRE PERPENDICULAIRE. — a PROCÉDÉS EN ENTONNOIR. — Ces procédés s'appliquent plus spécialement à l'amputation des segments de membre à un seul os (bras, cuisse).

Procédé ordinaire. — Trois temps : 1° division et dissection de la peau et du tissu sous-cutané ; 2° division des muscles superficiels ou libres ; 3° division des muscles profonds ou adhérents et du périoste jusqu'à l'os.

Au niveau du trait inférieur déjà marqué, tracer un cercle qui soit perpendiculaire ou un peu oblique à l'axe du membre, suivant l'égale ou l'inégale rétraction des muscles libres. Prendre le couteau à pleine main ; et, tandis que l'autre main est appliquée autour du membre au-dessus ou au-dessous du cercle, selon le côté opéré, diviser la peau et le tissu sous-cutané jusqu'à l'aponévrose générale, d'abord dans la demi-circonférence inférieure (fig. 225), puis dans la demi-circonférence supérieure (fig. 226), ou vice versâ, au gré du chirurgien, pourvu que la section soit nette et régulière. Puis, pén-

dant que la main gauche rétracte les téguments vers la
racine du membre, les libérer sur toute la circonférence

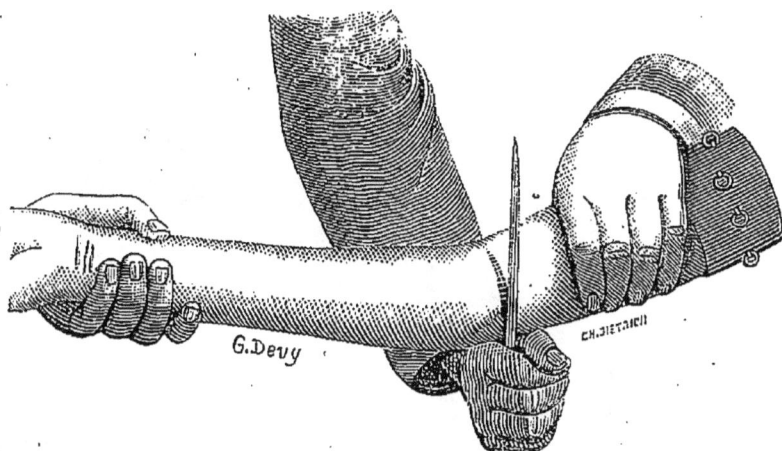

FIG. 225. — Amputation circulaire et perpendiculaire en entonnoire
de la partie inférieure du bras.

Section de la peau et du tissu sous-cutané dans la demi-circonférence inférieure
du membre.

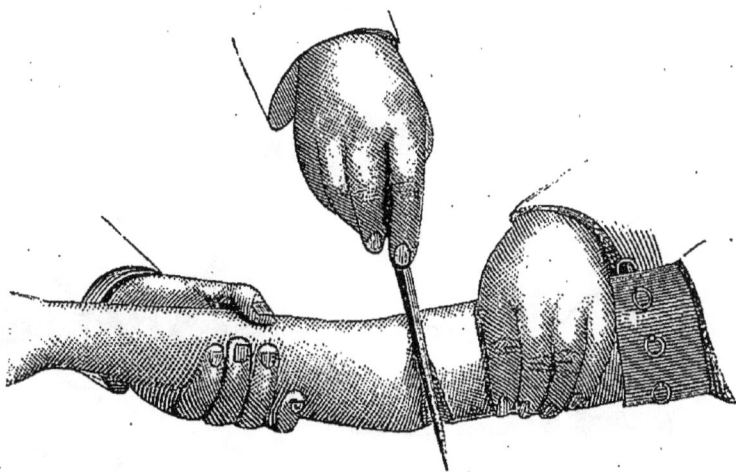

FIG. 226. — Même amputation.

Section de la peau et du tissu sous-cutané dans la demi-circonférence supérieure
du membre.

dans une hauteur de 2 à 3 trois centimètres, en divisant
les adhérences de la peau avec l'extrémité du couteau

dont le tranchant doit raser ou même mordre l'aponévrose, mais jamais être dirigé vers la peau (fig. 227).

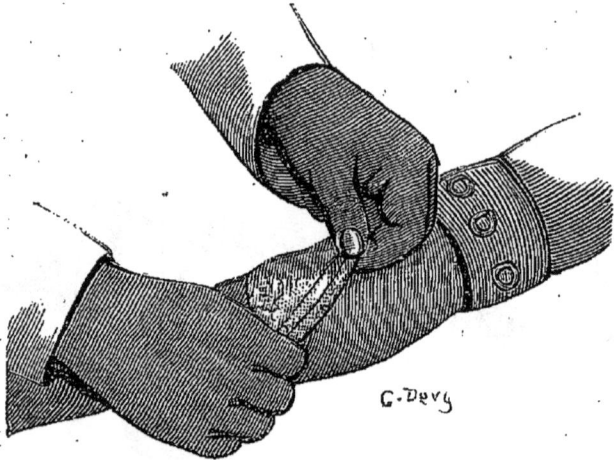

FIG. 227. — Amputation circulaire, perpendiculaire en entonnoir
de la partie inférieure du bras.

Libération de la peau et du tissu sous-cutané sur une certaine hauteur (sans
formation de manchette) par la section des brides fibreuses cellulo-aponévrotiques.

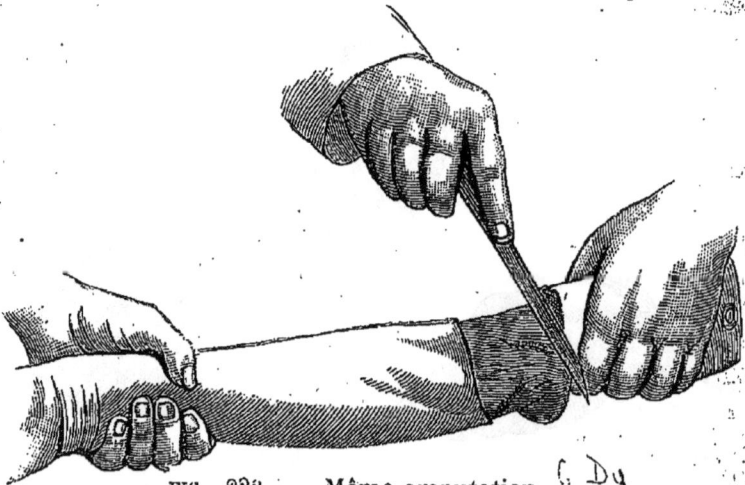

FIG. 228. — Même amputation.

Section à fond de toutes les chairs, au ras de la section de la peau, après rétraction de cette dernière.

Cette recommandation a pour but de conserver aux téguments le
plus de tissu cellulo-graisseux et, par suite, le plus de vaisseaux
possible.

Après qu'un aide a rétracté les téguments avec ses deux mains, d'une façon égale, et pendant qu'il les maintient serrés contre l'axe du membre, diviser les muscles libres au ras de la section cutanée, en un seul trait ou en plusieurs traits successifs, suivant leur volume, leur nombre ou leur position (fig. 228).

Après que le même aide a rétracté encore les téguments et les muscles coupés, jusqu'à ce que la section cutanée corresponde au point d'amputation, et que les

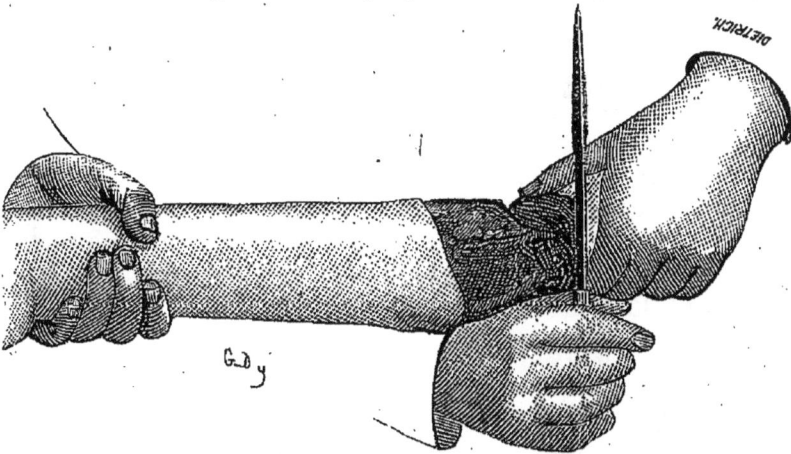

FIG. 229. — Même amputation.

Section nouvelle à fond de toutes les chairs, au ras de la peau rétractée, à la base même du cône musculaire formé par la rétraction en masse.

muscles adhérents forment avec l'os un *cône* à sommet inférieur, diviser ces muscles, le tranchant incliné vers la racine du membre, en deux traits demi-circulaires, au ras de la coupe des muscles superficiels, c'est-à-dire tout à la base du cône, et cela jusqu'à l'os (fig. 229).

Ainsi se trouve achevée la diérèse des parties molles. Celles-ci représentent un entonnoir dont la base est formée par les téguments et dont le sommet est comme bouché par l'os (fig. 230, schéma du résultat sur une coupe verticale).

Procédé *sous-périostique* de Marc Sée. — Diviser les téguments comme dans le procédé ordinaire.

Pendant qu'un aide les rétracte, diviser circulairement toutes les chairs, au ras de la section cutanée jusqu'à l'os.

Quand le cône est formé par la rétraction des chairs, faire tomber sur l'incision circulaire deux incisions verticales, placées l'une sur la face externe, l'autre sur la

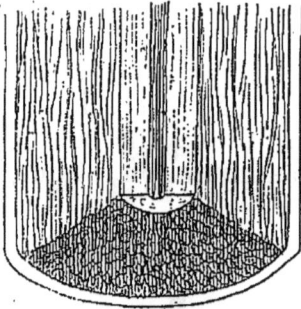

FIG. 230. — Schéma du résultat obtenu après l'amputation circulaire en entonnoir.

Moignon vu sur une coupe verticale. Os au milieu du moignon; sa section forme le sommet de l'entonnoir.

face interne de l'os, et toutes les deux commençant à la base même du cône; on a ainsi deux lambeaux musculopériostiques, l'un antérieur, l'autre postérieur.

Détacher ces lambeaux de bas en haut avec une rugine, de manière à conserver le périoste, jusqu'à ce qu'on arrive à la ligne d'amputation.

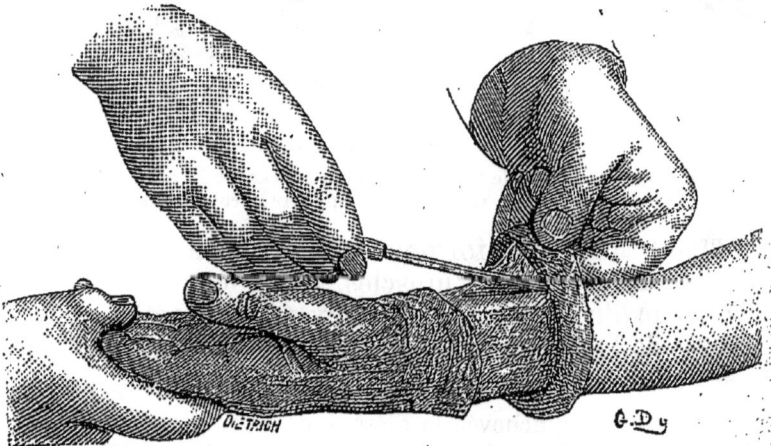

FIG. 231. — Amputation circulaire à manchette de la partie inférieure de l'avant-bras.

Retroussement et dissection simultanés de la manchette.

6. Procédés a manchette. — On les emploie particulièrement pour l'amputation de segments de membre à

deux os (avant-bras, jambe) et pour certaines désarticulations (poignet, par exemple).

Procédé ordinaire. — Deux temps : 1° division et dissection de la peau et du tissu sous-cutané, qu'on retrousse en manchette ; 2° division de tous les muscles et tendons jusqu'aux os ou jusqu'à l'interligne articulaire.

Diviser les téguments comme dans le procédé circulaire en entonncir. Cela fait, avec un bistouri ou un scalpel, disséquer la peau en rasant l'aponévrose générale et en conservant tout ce qu'on peut de tissu cel-

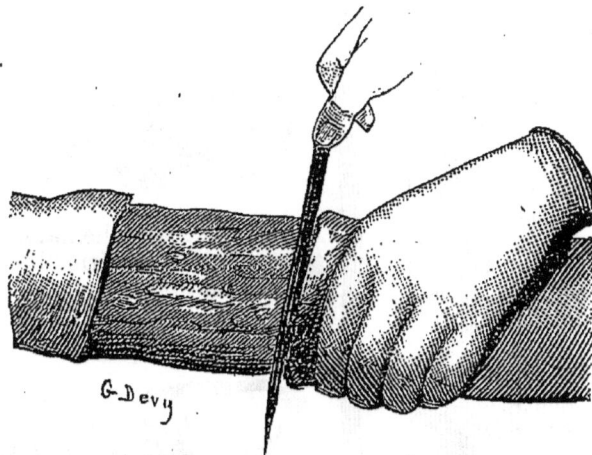

FIG. 232. — Amputation circulaire à manchette de la partie inférieure de l'avant-bras.

lulo-graisseux ; et la retourner au fur et à mesure en forme de manchette, au moyen du pouce et de l'index gauches (fig. 231), jusqu'à ce que la base de la manchette affleure la ligne d'amputation ou de désarticulation.

Pendant qu'on maintient ou fait maintenir la manchette relevée, diviser tous les muscles jusqu'aux os ou jusqu'à l'articulation, au ras de la manchette, en deux ou plusieurs traits demi-circulaires (fig. 232). Si l'on a affaire à des tendons roulants, les couper avec le couteau introduit à plat au-dessous d'eux, puis relever le tranchant en avant.

Enfin (avant-bras, jambe), diviser le ligament inter-

osseux, non plus en 8 de chiffre, avec un couteau spécial
dit *interosseux*, mais simplement en T avec le bistouri,
de façon à pouvoir passer entre les os le chef moyen de
la compresse fendue (fig. 233).

Procédé *sous-périostique* (avant-bras, jambe).—Diviser
les téguments, disséquer et relever la manchette comme
dans le procédé ordinaire.

Au ras de la manchette, couper les muscles circulairement et en travers, jusqu'au périoste seulement. Puis
les couper horizontalement de haut en bas dans l'étendue
de 3 centimètres, en rasant avec le couteau tenu à plat

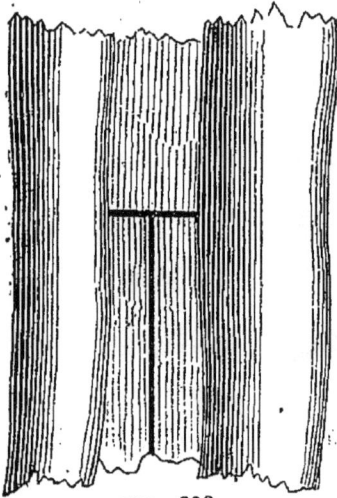

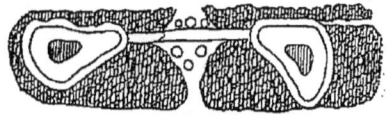

FIG. 234. — Schéma. Amputation
circulaire sous-périostique de l'a-
vant-bras.

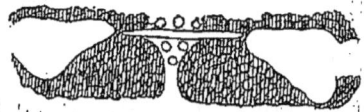

FIG. 233.

FIG. 235. — Schéma.

les faces antérieures et postérieures des deux os. On ménage ainsi les muscles ou portions de muscles, ainsi que
les artères interosseuses qui se trouvent dans les espaces
interosseux (fig. 234).

A 3 centimètres au-dessous de la base de la manchette,
diviser circulairement les muscles et le ligament interosseux jusqu'aux os ; puis sur la division circulaire faire
tomber deux incisions verticales, placées l'une sur la
face externe du radius, l'autre sur la face interne du
cubitus, commençant toutes les deux à la base de la manchette et intéressant aussi le périoste.

Enfin, avec la rugine décoller les deux cylindres périostiques, en pénétrant par leurs fentes latérales ; et refouler la petite masse musculo-périostique (fig. 235) jusqu'à la base de la manchette.

c. PROCÉDÉS A FENTE. — Fondés sur une sérieuse économie des téguments, ces procédés dont l'idée appartiendrait à Luppi me paraissent supérieurs à celui *de la croupière* qui sera bientôt décrit, et qui est lui-même meilleur que le procédé *en raquette* de Malgaigne. Ils permettent d'appliquer la méthode circulaire avec tous ses avantages à des désarticulations, quelquefois à des amputations qui autrement ne sauraient y prétendre. Sans doute, le moignon ainsi obtenu n'a pas un aspect tout à fait agréable ; mais qu'importe, pourvu que l'exécution soit facile et que le résultat définitif soit bon !

Ces procédés consistent simplement à adapter à l'incision circulaire ordinaire une incision verticale ou oblique, simple ou en T dont l'extrémité supérieure doit correspondre à la ligne de diérèse articulaire ou osseuse.

MÉTHODE CIRCULAIRE A INCLINAISON. — Elle ne diffère de la méthode ordinaire que par l'inclinaison de la section cutanée ou de la section cutanéo-musculaire par rapport à l'axe du membre. Les procédés sont absolument les mêmes.

L'inclinaison peut rendre plus commode l'exécution opératoire, en même temps qu'elle permet de placer la ligne de réunion du moignon, c'est-à-dire la cicatrice, en dehors du centre du moignon.

B. — MÉTHODE OVALAIRE

PROCÉDÉ AVEC INCISION EN CROUPIÈRE DE FARABEUF. — Après avoir déterminé le point d'amputation ou de désarticulation, mesurer la circonférence du membre à

ce niveau; marquer à un demi ou à 1 centimètre au-
dessous du point l'extrémité supérieure ou petite de
l'ovale; marquer ensuite sur la face opposée, après calcul,
l'extrémité inférieure ou grosse de l'ovale.

Cela fait, tracer encore au crayon de fuchsine une
ligne verticale, longue de 1 centim. et demi à 2 centimètres, qui tombe sur la marque supérieure, puis, à
partir de celle-ci, deux lignes divergentes et convexes en
dedans, qui contournent les parties latérales du membre
et sont réunies au niveau de la marque inférieure par une
ligne un peu convexe en bas (fig. 236, a).

Faire suivre le tracé au bistouri ou au couteau, en ne
divisant que la peau et le tissu sous-cutané.

Disséquer les deux lèvres de l'incision cutanée dans

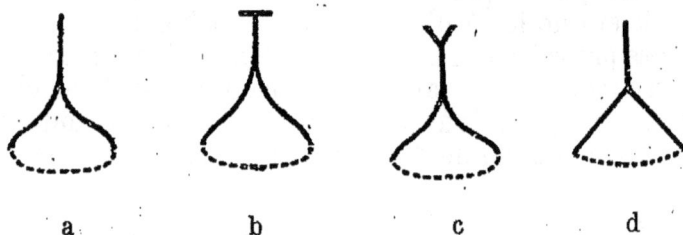

a   b   c   d

FIG. 236.

une petite étendue; puis, pendant qu'on rétracte ou fait
rétracter les téguments, diviser successivement toutes les
chairs en entonnoir la pointe de l'instrument étant dirigée vers le point d'amputation ou de désarticulation, ou
bien, s'il s'agit d'une articulation, l'ouvrir et diviser les
chairs en sortant.

Dans quelques cas, il est indispensable d'ajouter soit
une incision transversale (b, fig. 236), soit deux incisions
convergentes (c, fig. 236) à l'extrémité libre de la croupière.

La croupière de Farabeuf conserve plus d'étoffe que la raquette
à branches rectilignes de Malgaigne (d. fig. 236), et mérite, par conséquent, de lui être substituée dans tous les cas. Il y a même tout
avantage à en exagérer les courbures.

C. — MÉTHODE ELLIPTIQUE

Cette méthode s'applique plus spécialement à des désarticulations.

a. PROCÉDÉ A LAMBEAU CUTANÉ. —Après avoir déterminé le point de désarticulation, mesurer la circonférence du membre à ce niveau. Tracer à 1 ou 2 ou 3 centimètres au-dessous du point la courbe supérieure de l'ellipse, qui doit être concave en bas; tracer ensuite sur la face opposée, après calcul du futur lambeau, la courbe infé-

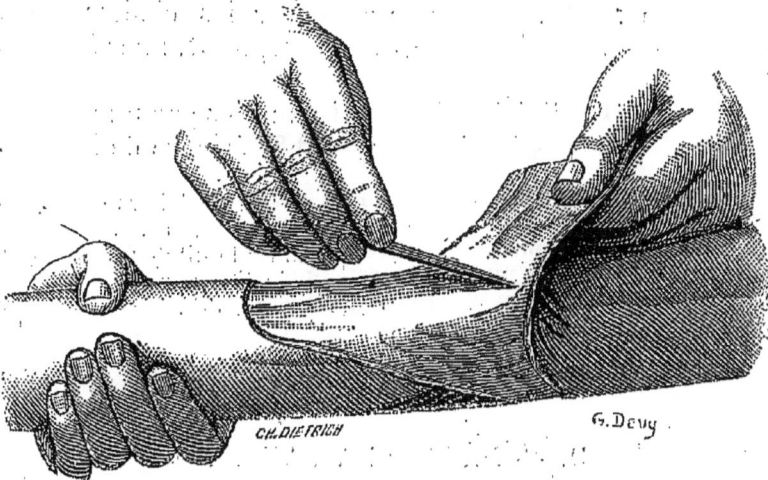

FIG. 237. — Amputation elliptique à lambeau cutané.
Relèvement et dissection simultanés du lambeau.

rieure de l'ellipse, qui doit être concave en haut. Enfin, réunir les extrémités correspondantes des deux courbes par deux tracés curvilignes ou en parenthèse.

Avec le couteau ou le bistouri suivre de la même manière le tracé de l'ellipse, en ne divisant que la peau et le tissu sous-cutané.

Disséquer la peau de bas en haut en rasant l'aponévrose, et la relever jusqu'à ce qu'on arrive au niveau de l'interligne articulaire (ou du point d'amputation) (fig. 237).

A la base du lambeau ainsi obtenu, couper circulaire-ment toutes les parties molles en deux ou plusieurs traits. Reste la désarticulation proprement dite (ou la section de l'os).

b. Procédé a lambeau cutanéo-musculaire ou charnu. — Tracer l'ellipse et diviser les téguments comme dans le procédé précédent.

Pendant qu'on soulève et fixe avec la main gauche les parties sous-jacentes au futur lambeau, attaquer les chairs de dehors en dedans en dirigeant le tranchant vers le point de désarticulation et en rasant la courbe inférieure de la peau; puis, continuer à diviser les chairs jusqu'à l'interligne articulaire, non en zigzaguant, mais à grands traits.

Terminer la division des parties molles par une section demi-circulaire qui suit la courbe supérieure de la peau.

Cette manière de tailler le lambeau charnu de dehors en dedans, c'est-à-dire de la peau vers l'axe du membre, est sans doute moins brillante et moins expéditive que la taille dite *par transfixion* ou en sens inverse; mais elle est applicable partout, donne un lambeau plus régulier, plus épais, et permet de faire l'hémostase au fur et à mesure de la section.

D. — MÉTHODE A LAMBEAUX

Cette méthode est la plus générale de toutes : elle s'applique à tous les segments de membre, pour les désarticulations comme pour les amputations simples ou mixtes.

a. Procédés a un seul lambeau. — 1. *A lambeau cutané*. Après avoir déterminé le point d'amputation ou de désar-ticulation, mesurer la circonférence du membre à ce niveau, puis marquer le point qui indique la longueur du lambeau. Tracer une ligne courbe à concavité supé-rieure dont le milieu corresponde au point inférieur

déjà marqué, et dont les extrémités rejoignent bientôt le
diamètre transverse du membre de façon que le lambeau
ait la forme d'un U.

Prolonger maintenant chacune de ces extrémités dans
le sens longitudinal jusqu'au niveau du point supérieur.
Enfin, réunir la base du futur lambeau par un trait perpendiculaire ou légèrement oblique en bas qui embrasse
la demi-circonférence opposée du membre (fig. 238).

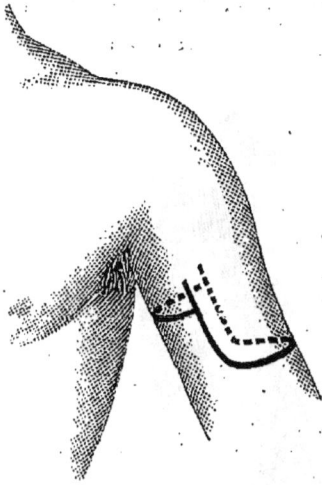

FIG. 238. — Amputation du
bras dans le tiers supérieur.
(Un lambeau).

Tracé de la division des parties
molles.

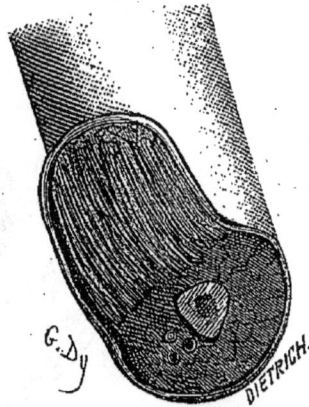

FIG. 239.—Amputation du bras
à un lambeau charnu.

Résultat ; lambeau relevé.

Avec le couteau ou le bistouri suivre le tracé du lambeau, de la base vers le sommet, d'abord d'un côté, puis
de l'autre, jusqu'au point inférieur.

Disséquer la peau de bas en haut en rasant l'aponévrose, et la relever jusqu'à ce qu'on arrive au point d'amputation ou à l'interligne articulaire.

Diviser la peau un peu au-dessus de la base du lambeau suivant le tracé demi-circulaire ; puis couper circulairement jusqu'à l'os toutes les parties molles, pendant
que le lambeau est relevé.

Avec la méthode elliptique cutanée et la méthode à lambeau cutané, on a l'hémostase plus facile et plus sûre qu'avec le lambeau charnu, les vaisseaux étant coupés en travers et non plus en bec de flûte.

2. *A lambeau charnu.* — Procédé *ordinaire*. Même tracé que dans le procédé à lambeau cutané.

Même manuel opératoire que le procédé elliptique à lambeau charnu (fig. 239, résultat).

Procédé *sous-périostique*. — Pour conserver le périoste et recouvrir avec lui la surface de section de l'os ou des

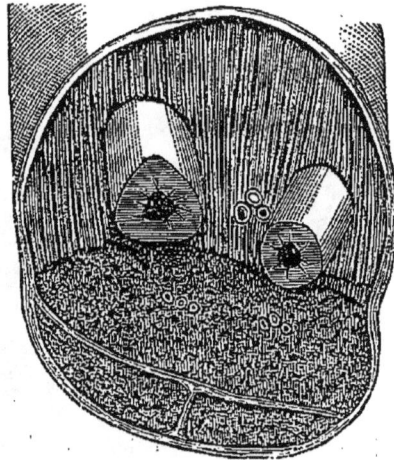

FIG. 240. — Schéma du résultat à la jambe.

os, tailler le lambeau jusqu'à 2 ou 3 centimètres du point de section osseuse.

Circonscrire avec la pointe du scalpel ou du bistouri, autour de la partie encore adhérente du lambeau, un petit lambeau périostique en forme de guêtre, s'il n'y a qu'un os (fémur, humérus), ou deux petits lambeaux périostiques, s'il y a deux os (radius et cubitus, tibia et péroné) (fig. 240).

Décoller avec la rugine les lambeaux du périoste en même temps que le reste des chairs, à la face profonde desquelles ils demeurent ainsi fixés.

Relever le lambeau musculo-périostique vers la racine du membre, et achever la section des parties molles du côté opposé par deux traits demi-circulaires successifs : le premier intéressant la peau seulement, et le second, les chairs jusqu'à l'os ou aux os.

b. Procédés a deux lambeaux.—1. *A lambeaux cutanés égaux.*—Après avoir mesuré la circonférence du membre au point de diérèse osseuse ou articulaire, et après avoir marqué la longueur de chaque lambeau, tracer les deux

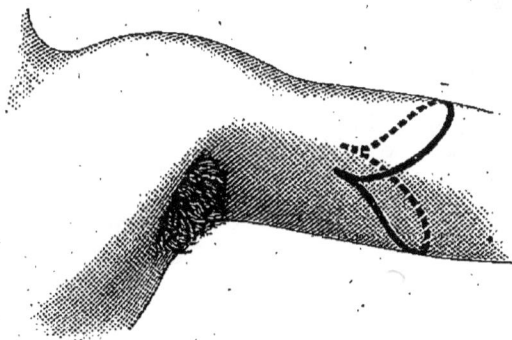

Fig. 241. — Amputation du bras à deux lambeaux égaux arrondis.
Tracé des lambeaux.

lambeaux en demi-lunes, de façon que leurs branches soient confondues, du côté de la racine du membre, sur une hauteur de 2 centimètres environ (fig. 241).

Diviser la peau et le tissu sous-cutané suivant le tracé de chaque lambeau, puis les disséquer jusqu'au point de diérèse osseuse ou articulaire.

Les lambeaux étant relevés, couper circulairement toutes les chairs jusqu'à l'os, au ras de leurs bases.

On agira d'une manière analogue pour amputer ou désarticuler avec des lambeaux inégaux.

2. *A lambeaux charnus égaux.* — Procédé ordinaire. — Même tracé que dans le procédé correspondant à lambeaux cutanés.

24.

Même taille des lambeaux que dans le procédé elliptique à lambeau charnu.

Procédé de Sédillot. — Après avoir marqué le point de diérèse osseuse et mesuré la circonférence du membre tailler les deux lambeaux par transfixion, à 2 ou 3 centimètres au-dessous de ce point, en ne laissant sous la

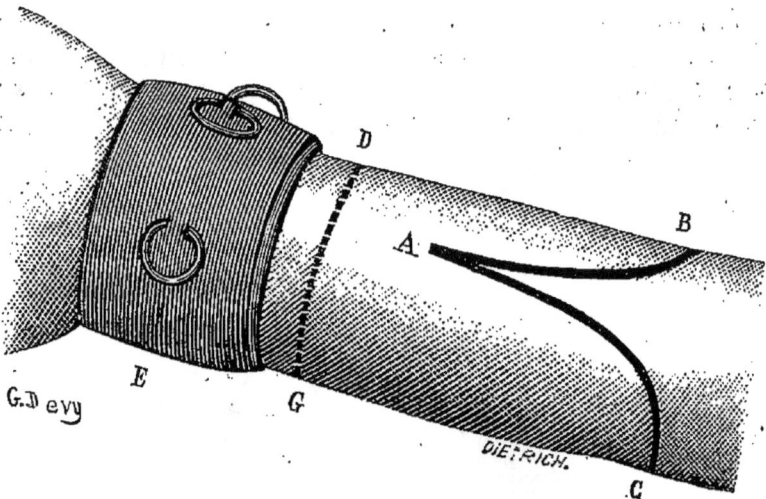

FIG. 242. — Amputation du bras par le procédé de Sédillot.
A B, A C, lambeaux ; — D C, ligne de la section osseuse ; — E, bande hémostatique de Nicaise.

peau qu'*une mince couche de muscles*, et en évitant l'artère principale, qui doit rester au-dessous du plan de section (fig. 242).

Rétracter ou faire rétracter les deux lambeaux jusqu'à la ligne d'amputation,

Pendant qu'ils sont relevés, couper ciculairement toutes les chairs jusqu'à l'os, au ras de leurs bases, le tranchant du couteau étant dirigé obliquement vers la racine du membre (fig. 243).

Tout en suivant le procédé de Sédillot, il est préférable, ici encore, de tailler les lambeaux de dehors en dedans.

3. *A lambeaux charnus inégaux.* — Procédé de Teale, modifié par J. Ashurst. — Après avoir mesuré la circon-

férence du membre au point de diérèse osseuse, tracer
un lambeau rectangulaire a b c d qui ait en longueur le

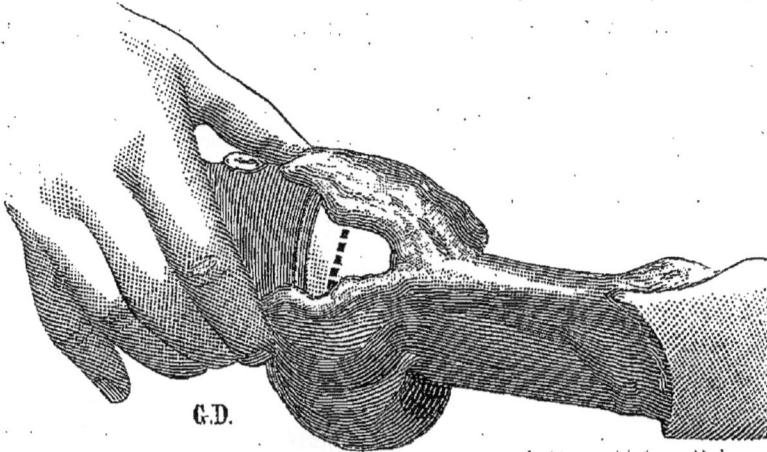

G.D.

FIG. 243. — Lambeaux relevés pour la section circulaire
des chairs à leur base.

tiers de la circonférence, et qui soit placé du côté où l'on
trouve le moins de muscles et pas de vaisseaux prin-

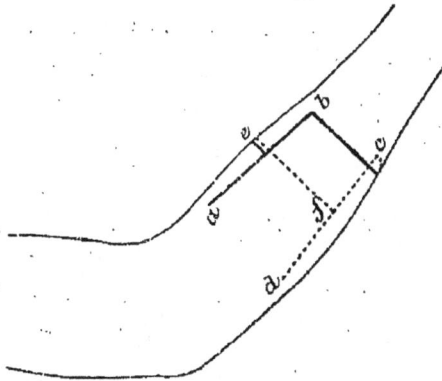

FIG. 243 *bis*. — Amputation de l'avant-bras vu par sa face externe
et postérieure (proc. de Teale-Ashurst).

cipaux. Tracer ensuite un autre lambeau rectangulaire,
du côté opposé a c f d, mais dont la longueur soit *la moitié
seulement* de celle du précédent (fig. 243 *bis*).

Suivre à fond, avec la pointe du couteau, le tracé du grand lambeau, et disséquer ce dernier, de bas en haut, en rasant le plan osseux.

En faire autant pour le petit lambeau, lequel renferme l'artère ou les artères principales.

Avec la longueur du grand lambeau (1[2 de la circonférence, contre 1[4 ou même 1[8 laissé au petit lambeau), dans le procédé primitif de Teale, on était obligé de reporter très haut la section de l'os, ce qui était un sérieux inconvénient.

DIÉRÈSE DES PARTIES DURES, SOIT DANS LA CONTINUITÉ, SOIT DANS LA CONTIGUITÉ, SOIT DANS L'UNE ET L'AUTRE.

A. AMPUTATIONS. — *a. Segments de membre à un seul os* (bras, cuisse). Quel que soit le procédé employé pour la diérèse des parties molles, la section de l'os se fait toujours de la même manière.

Pendant qu'un aide refoule et protège les chairs du futur moignon avec une compresse fendue à deux chefs, lesquelles sont croisés en cravate autour de l'os, — s'installer solidement en dehors du membre, et prendre non pas une scie à arbre, toujours plus ou moins encombrante et difficile à manier, mais une scie à large lame, celle de Satterlee par exemple, ou une scie analogue à lame triangulaire, qui a le précieux avantage de ne pas *s'engorger* ou *se pincer* pendant la section.

Appliquer les dents de la scie juste au-dessous des chairs, sur la face interne de l'os et commencer lentement à tracer la voie dans un sens perpendiculaire au grand axe de l'os, tout en empêchant, avec l'ongle du pouce gauche, la lame de s'écarter (fig. 244).

Dès que la voie est faite dans la profondeur de 3 à 4 millimètres, scier rapidement et à grands traits, toujours dans le même sens, jusqu'au quart externe de l'os.

Alors, scier de nouveau lentement, avec une pression modérée, jusqu'à division complète, pendant que les aides fixent solidement le membre sans l'infléchir ni dans un sens ni dans l'autre.

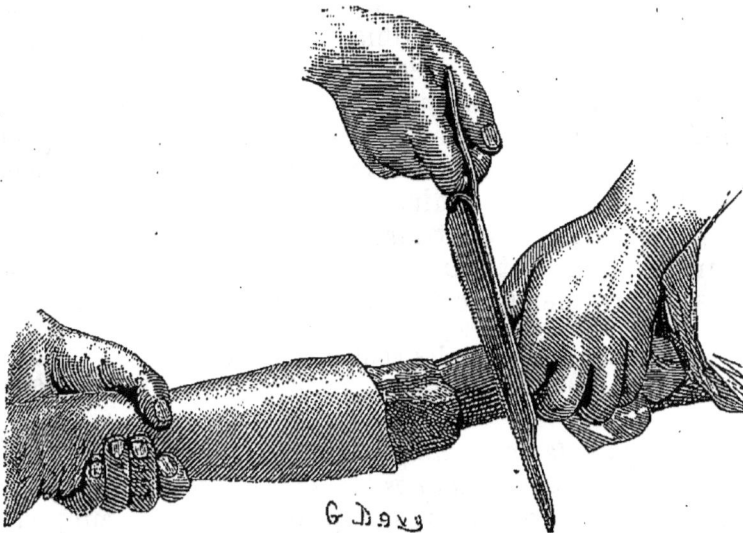

FIG. 244. — Amputation du bras au tiers inférieur.
Section de l'humérus.

Sans ces précautions, au moment des derniers traits du scie, le segment supérieur de l'os s'écaille sur une hauteur et une largeur variables, ou bien il présente une saillie qu'il faut retrancher avec une pince incisive ou égaliser avec un raspatoir. Cet accident est fréquent pour le fémur, lorsqu'on commet la faute de terminer la section au niveau de la ligne âpre.

La section de l'os peut également se faire avec la scie à chaîne, mais alors on applique les dents sur la face postérieure de l'os.

Pour l'amputation d'une phalange ou d'un orteil, la petite scie de Langenbeck est préférable.

Enfin pour un métacarpien ou un métatarsien isolé, on emploie uue cisaille droite ou courbe.

b. Segments de membre à deux os (avant-bras, jambe). Passer le chef moyen d'une compresse fendue à trois chefs à travers l'ouverture de l'espace interosseux ; croiser sur lui les deux autres derrière les os, et faire rétracter les chairs au moyen de la compresse.

S'il s'agit d'une amputation de jambe, — à n'importe quel niveau, — se placer en dedans du membre, et appliquer la scie sur les deux os à la fois, faire lentement la voie ; scier ensuite rapidement, en divisant tout à fait le péroné sans quitter le tibia ; enfin, achever lentement la section du tibia, pendant que les aides maintiennent le membre avec fermeté.

S'il s'agit d'une amputation d'avant-bras dans la moitié inférieure se placer en dehors du membre et appliquer la scie sur les deux os à la fois. Diviser complètement le cubitus avant le radius.

Se placer, au contraire, en dedans du membre, si l'amputation porte sur la moitié supérieure de l'avant-bras. Terminer la section par le cubitus.

Les saillies ou les angles sont abattus avec la pince incisive ou la scie ; les arêtes ou les aspérités sont émoussées avec le raspatoir.

c. Segments de membre à quatre os (les quatre derniers métacarpiens), ou à cinq os (tout le métacarpe, tout le métatarse). On se sert d'une compresse fendue à cinq ou six chefs pour rétracter les chairs. La section des os se fait à la fois ou successivement, avec une petite scie à dos mobile ou avec des cisailles.

B. DÉSARTICULATIONS. — Les désarticulations, comme les résections, exigent des notions anatomiques précises. C'est pour cela, il faut l'avouer, qu'elles sont, encore à l'heure actuelle, utilisées beaucoup moins souvent que les amputations dans la pratique courante ; et ainsi, que de malheureux à qui l'on eût conservé des portions de membre fort utiles, si l'on avait appris sérieusement l'anatomie à l'amphithéâtre, et si l'on s'était bien exercé à cette classe d'opérations !

Le petit tableau suivant, avec les figures schématiques qui l'accompagnent, permettra aux élèves de se remettre vite en mémoire la forme générale et les moyens d'union des articulations des membres, et rendra par conséquent facile, je le crois du moins, l'exécution du manuel opératoire. Ces articulations sont toutes des diarthroses, dont cinq genres seulement intéressent ici.

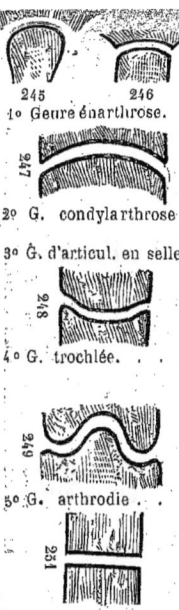

	SURFACES ARTICULAIRES	MOYENS D'UNION	ARTICULATIONS DE CHAQUE GENRE
245 246 1° Genre énarthrose.	2 segments de sphères (fig. 245).	Ligament capsulaire.	Articul. scapulo-humérale. — coxo-fémorale. — astragalo-scaphoïdienne.
247 2° G. condylarthrose.	Ou 2 segments de sphéroïdes (fig. 246) 2 segm. d'ellipsoïdes (fig. 247)	2 lig. latéraux, forts. 4 lig. { ant. post., faibles. / latéraux, forts. }	Articul. métacarpo-phalangiennes — métatarso-phalangiennes. Articul. radio-carpienne.
3° G. d'articul. en selle. 248	2 segm. de cylindres réciproquement emboîtés (fig. 248).	Lig. capsulaire.	Articul. trapézo-métacarpienne du pouce. — calcanéo-cuboïdienne.
4° G. trochlée.	2 segm. de cylindre alternativement convexes et concaves (charnière (fig. 249). mortaise (fig. 250).	2 lig. latéraux, très forts Quelquefois lig. intra-articulaires	Articul. huméro-cubitale. — fémoro-tibiale. — phalangienne des doigts et des orteils. Articul. tibio-tarsienne.
249 250 5° G. arthrodie. 251	2 surf. planes (fig. 251).	Lig. capsulaire ou plusieurs lig. périphériques Ordin. avec lig. interosseux.	Articul. tarso-métatarsienne ou articul. de Lisfranc. — carpo-métacarpienne. — intermétatarsiennes. — intermétacarpiennes. — sous-astragalienne ou articul. de Malgaigne.

Après s'être fixé sur la forme et les moyens d'union de l'articulation qu'on veut ouvrir, et après avoir bien déterminé l'interligne articulaire, les parties molles étant rétractées convenablement par un aide, tirer ou faire tirer à soi la partie du membre à sacrifier, puis attaquer l'articulation, avec le bistouri ou le couteau, sur un point quelconque de sa circonférence, si elle a un ligament capsulaire seul, ou bien sur un des ligaments périphériques puissants qui la protègent ou la serrent.

Poursuivre la section du ligament capsulaire, ou bien couper tour à tour les autres ligaments, pendant qu'on fait bâiller l'articulation par traction, par rotation, par flexion, par extension.

Les moyens d'union périphériques étant en partie ou tout à fait divisés, couper encore, s'il le faut, certains ligaments intra-articulaires (hanche), après luxation du membre.

D'autres fois, pour ouvrir complètement l'articulation, diviser, dans un temps spécial appelé *tour de maître*, un ligament interosseux qui est véritablement la *clef de l'article* (désarticulation de Malgaigne, dés. de Chopart, dés. de Lisfranc) ; puis achever la séparation des surfaces articulaires.

Il arrive exceptionnellement qu'on tombe sur des ligaments ossifiés ou crétifiés, sur un pont osseux qui va d'une surface articulaire à l'autre, ou même sur une soudure osseuse. Dans ces cas, on fait usage de la scie comme pour une amputation.

C. AMPUTATIONS MIXTES. — La diérèse des parties dures se fait ici suivant les règles et les moyens combinés des amputations et des désarticulations. Il est inutile d'insister, d'autant plus qu'elle ne se prête guère à une description générale et qu'il vaut mieux la voir pratiquée dans chaque cas particulier.

HÉMOSTASE DÉFINITIVE. — 1° *Pendant l'opération*. On oblitère les artères au fur et à mesure qu'on les intéresse, soit en les liant, soit en les tordant, soit simplement en serrant leurs extrémités béantes entre les mors de pinces à forcipressure. Quant au thermo-cautère, on sait déjà qu'il ne faut plus compter sur lui dès que le calibre des vaisseaux dépasse 2 millimètres et demi. — 2° *Après l'opération.* C'est le cas ordinaire. On étale bien au grand jour la surface traumatique, après avoir élevé convenablement le moignon. On cherche de suite l'artère ou les artères principales, qu'on reconnaît soit à la béance de leur coupe et à l'épaisseur de leurs parois, soit à leur position par rapport à la veine ou aux veines satellites. On saisit l'artère avec un ténaculum ou avec la

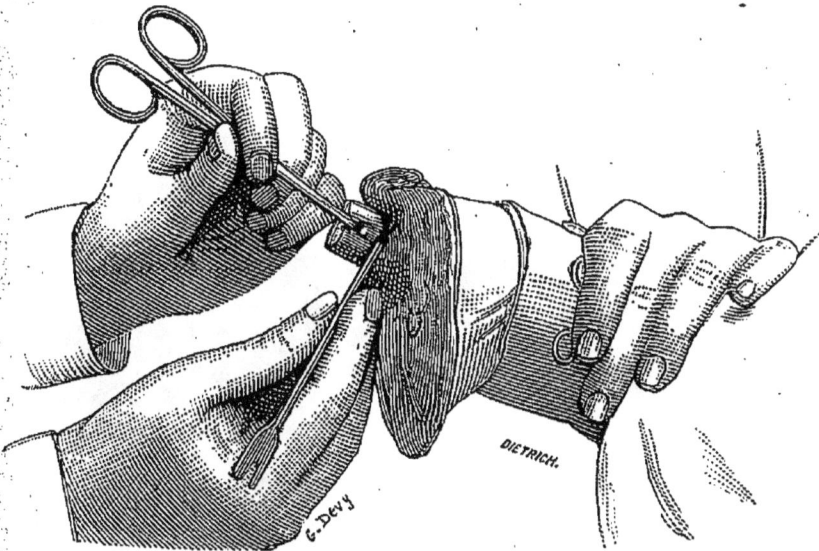

Fig. 252.—Moignon de bras. Isolement de l'artère humérale pour la lier.

Artère saisie par son extrémité avec une pince hémostatique; sonde cannelée mise en œuvre pour la dissection de l'artère.

pince de Fergusson; on l'attire doucement à soi de la main gauche, et on la sépare des organes voisins, sur une hauteur d'un demi-centimètre, avec une pince à dissection ou une sonde cannelée (fig. 252). Cela fait, un aide passe une anse de fil de soie ou de catgut assez gros au-dessus de la pince de Fergusson, fait un double nœud comme pour une ligature d'artère dans la continuité, et coupe les deux chefs ou un seul au ras du nœud.

Si l'on préfère oblitérer l'artère principale par la torsion, le procédé de Tillaux est le plus sûr, le plus pratique et en même temps le plus facile à exécuter. Il consiste à isoler l'artère dans une petite étendue, à la saisir obliquement, au-dessus de sa lumière, entre les mors de la pince dite *à palette de Tillaux*, puis à faire pivoter la pince sur place, autour de son grand axe, en tournant la palette entre les doigts de la main droite (fig. 253). La rotation est toujours continuée jusqu'à ce que le tourillon artériel se détache complètement et tombe avec sa pince.

Dès qu'on a lié ou tordu l'artère ou les artères principales, on fait relâcher tout d'un coup le tube ou la bande

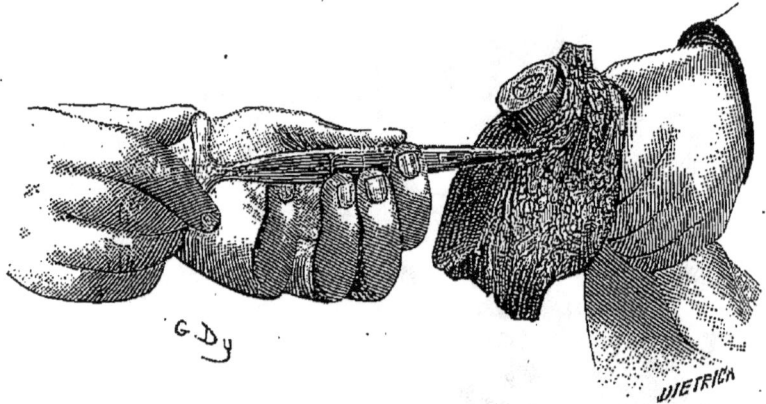

FIG. 253. — Moignon de bras.

d'arrêt. Le liquide coloré ne tarde pas à sourdre et à s'écouler en jets sur la surface traumatique. On arrête tous les jets avec une série de pinces hémostatiques (fig. 254), qu'on applique sur les extrémités des vaisseaux qui donnent; puis on lie ces derniers l'un après l'autre, ou on les tord, s'ils ont un volume plus ou moins notable, où enfin on se contente de les laisser pendant quelques minutes soumis à la constriction des pinces. L'hémostase doit être aussi complète que possible, et, pour cela, elle doit porter sur les grosses veines comme sur les artères. Les veines sont liées à part.

On termine l'hémostase ou plutôt le simulacre de l'hémostase en lavant et en essuyant la surface traumatique comme on doit faire sur le vivant.

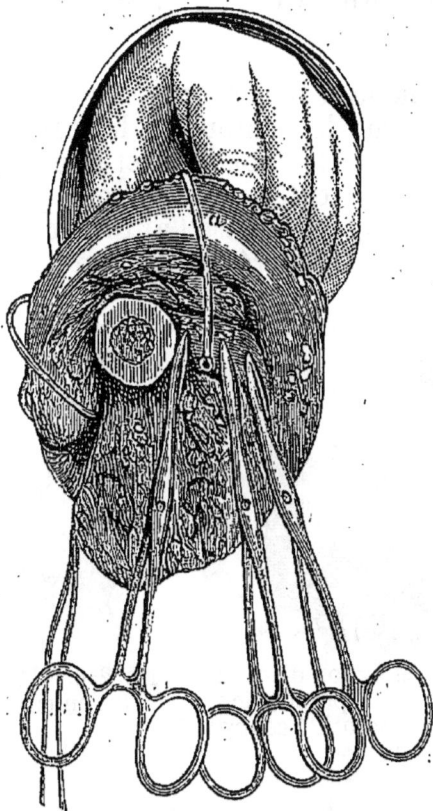

FIG. 254. — Moignon de bras. Fils à ligature sur les artères humérale (a) et collatérale externe.

Sur le vivant, l'application de la bande et surtout du tube d'arrêt s'accompagne, après l'opération, d'un suintement sanguin plus ou moins fâcheux par sa durée et par son abondance, suintement dû à la paralysie des nerfs vaso-moteurs ; de là, pour le prévenir ou le diminuer, les procédés suivants : compression de la plaie avec une éponge trempée dans une solution d'acide phénique 2 0/0 (Nicaise) ; — faradisation de la plaie (Riedinger) ; — affrontement de la plaie par des sutures profondes, pansement, élévation verticale du membre avant l'ablation du tube et maintien de l'élévation pendant une demi-heure au moins (Esmarck) ; — placement d'un tourniquet ordinaire, sans le serrer sur l'artère princi-

pale; application du tube d'Esmarck à 8 ou 10 centimètres au-
dessus du point d'amputation; dès que les principaux vaisseaux
sont liés, mise en fonction du tourniquet et ablation du tube;
enfin quand les autres vaisseaux ont été liés, les vaisseaux capil-
laires ayant recouvré leur tonicité, ablation du tourniquet lui-
même (J. Ashurst); etc., etc.

TOILETTE DE LA SURFACE TRAUMATIQUE. — On passe
d'abord en revue le contour de la surface traumatique.
On égalise, soit avec le bistouri et la pince, soit avec les
ciseaux, la section cutanée, de façon qu'elle soit nette,
sans festons, et qu'on puisse l'affronter exactement dans
toute l'étendue. Cette régularisation n'est évidemment

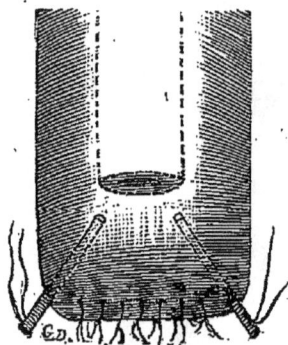

FIG. 255. — Moignon d'amputation circulaire perpendiculaire Le tube pointillé central
représente l'os.

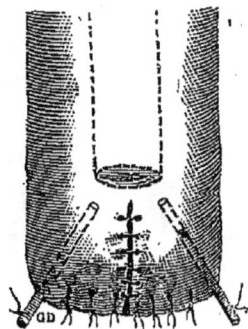

FIG. 256.—Moignon d'ampu-
tation circulaire à fente.

plus à faire, lorsqu'on a acquis un peu d'expérience et
qu'on est parvenu à bien pratiquer d'emblée le premier
temps de l'opération.

On examine ensuite le reste de la coupe. Avec la pince
et de forts ciseaux courbes, on excise les morceaux de
muscles et les tendons qui pendent hors de la surface
traumatique ou qui en dépassent le niveau. Cependant,
cela est rarement nécessaire quand on a taillé les lambeaux de dehors en dedans, ainsi que j'ai conseillé de
toujours faire de préférence à la transfixion.

En troisième lieu, et c'est une règle invariable qui

concerne spécialement la méthode ovalaire et les méthodes à lambeaux charnus, il faut exciser le plus haut possible tous les nerfs qui se montrent sur la surface traumatique.

Sans cette mesure, on risque de voir la cicatrice ou les pressions répétées irriter les névromes qui accompagnent fatalement la section des nerfs, et entraîner ainsi des phénomènes, plus ou moins graves, connus sous le nom de *Nevralgie du moignon* (Voy. Chalot, *Soc. de Chirurgie*, février 1878, et *Montpellier méd.* 1879.)

Enfin, s'il s'agit d'une désarticulation, après avoir essuyé le liquide synovial, on excise la membrane syno-

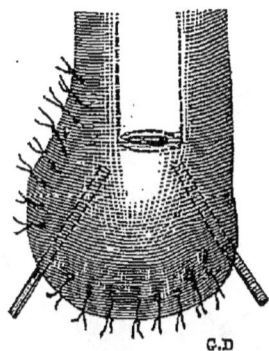

FIG. 257.— Moignon d'amputation ovalaire en croupière.

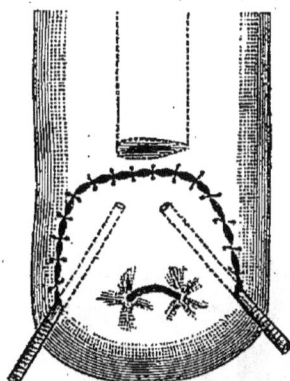

FIG. 258. — Moignon d'amputation elliptique.

viale avec la pince et le bistouri ou les ciseaux, et l'on fait l'abrasion du cartilage.

L'excision de la synoriade et l'abrasion du cartilage se recommandent, à mon avis, comme moyen de favoriser la réunion immédiate ou rapide.

SYNTHÈSE DES PARTIES DURES. — L'affrontement direct des surfaces osseuses n'est applicable qu'à quelques amputations mixtes dites *ostéoplastiques*, c'est-à-dire où des segments d'os sont conservés dans l'étoffe du moignon pour être opposés à la section osseuse d'un membre. (A. de Pirogoff, par exemple). (Voy. art. *Ostéo-Synthèse*.)

Si l'on emploie la suture, on ne fait, d'ordinaire, qu'un très petit nombre de points.

Plusieurs chirurgiens se contentent de pièces de pansement pour affronter les surfaces osseuses.

SYNTHÈSE DES PARTIES MOLLES ET DRAINAGE. — Quel que soit le procédé mis en usage, si l'on a en vue le pansement fermé, lequel est préféré par la grande majorité des chirurgiens au pansement ouvert, on doit affronter exactement entre elles les surfaces cruentées, tout en ménageant des voies d'écoulement ou de drainage au transsudat séro-sanguin des premiers jours.

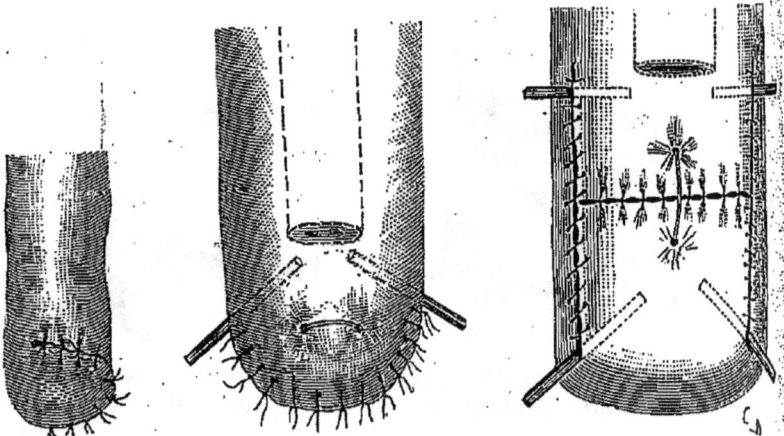

FIG. 259.—Moignon d'amputation à un lambeau.

FIG. 260. — Moignon d'amputation à deux lambeaux égaux.

FIG. 261. — Moignon de Teale.

L'affrontement se fait au moyen de points de suture entrecoupée qui comprennent les deux lèvres de la peau et du tissu sous-cutané, et souvent aussi les parties musculaires sous-jacentes. On se sert de soie, de catgut chromique, de crin de Florence, et parfois de fil d'argent ou de fil de fer galvanisé. Au-dessus de la rangée des points de suture entrecoupée, pour mieux favoriser l'agglutination des surfaces et pour obtenir la plus grande étendue possible de réunion immédiate, on est souvent obligé de traverser l'étoffe du moignon par un ou plusieurs points de suture en capiton (soie ou fil métallique).

Le drainage mérite une attention particulière. On le fait au moyen de tubes appelés *drains*, drains de caoutchouc rouge, drains de celluloïde, etc., fenêtrés d'espace en espace, coupés en bec de flûte à une extrémité, et munis à l'autre d'une anse de fil de soie qui sert à maintenir cette extrémité à fleur de peau et, plus tard, à retirer le drain. Les drains se placent aux angles de la ligne de réunion, quelquefois aussi au milieu, et doivent plonger par leur extrémité biseautée jusqu'à la surface de section osseuse. Ici, uniquement pour la démonstration, on les représente dépassant le niveau de la ligne de réunion (fig. 255 à 261).

Si, maintenant, on veut classer les amputations et les désarticulations d'après le siège de la ligne de réunion (future cicatrice, chez le vivant), on aura le tableau suivant :

1º Ligne de réunion centrale ou terminale.
- Procédé circulaire
- perpendiculaire.
  - En entonnoir.
  - A manchette.

2º Ligne de réunion centro-excentrique.
- Procédé en croupière.
- Procédé circulaire à fente.
- Procédé à deux lambeaux égaux.

3º Ligne de réunion excentrique ou latérale.
- Procédé à 1 lambeau.
- Procédé elliptique.

4º Ligne de réunion paracentrale.
- Procédé circulaire incliné.
  - En entonnoir.
  - A manchette
- Procédé à deux lambeaux inégaux[1].

---

[1] Si l'on tient seulement compte de la ligne de réunion de leurs bouts.

II

AMPUTATIONS ET DÉSARTICULATIONS

EN PARTICULIER

A. — MEMBRE SUPÉRIEUR

1° MAIN

a. Doigts. — AMPUTATION D'UN DOIGT AU NIVEAU D'UNE PHALANGE QUELCONQUE. — Procédé *circulaire à fente dorsale.* — Pendant qu'un aide maintient les autres doigts fléchis dans la paume de la main, saisir entre le pouce et l'index gauches l'extrémité du doigt à amputer, et diviser circulairement la peau et le tissu sous-cutané en deux traits, à 1 centimètre et demi ou 2 centimètres au-dessous du point de section osseuse que j'ai déjà nommé *point d'amputation.* Sur l'incision circulaire, au dos de la phalange, conduire une incision médiane verticale qui commence un peu au-dessus du point d'amputation (fig. 262, a).

Disséquer d'abord les deux lèvres de l'incision médiane puis tout le reste de la peau jusqu'à ce point, en relevant une sorte de manchette.

Là, à la base de cette dernière, diviser circulairement toutes les parties molles jusqu'à l'os, et, pendant qu'on fait rétracter l'étoffe du moignon avec une petite lanière fendue à deux chefs, scier la phalange avec la petite scie de Langenbeck.

Hémostase : une ou deux artères collatérales, rarement les quatre.

Ce procédé ne convient qu'à l'amputation au niveau des deux premières phalanges.

Procédé *à lambeau palmaire*. — Dessiner d'abord le lambeau après mensuration, puis le tailler de dehors en dedans jusqu'au point d'amputation, en y conservant le ou les tendons fléchisseurs. Réunir la base du lambeau

a, pour l'amputation circulaire à fente dorsale d'un doigt au niveau d'une phalange ;

b, pour la désarticulation interphalangienne d'un doigt ;

c, pour la désarticulation métacarpo-phalangienne d'un doigt ;

d, pour la désarticulation du pouce à lambeau externe ;

e, pour la désarticulation de deux doigts voisins.

ff, pour l'amputation des quatre derniers métacarpiens.

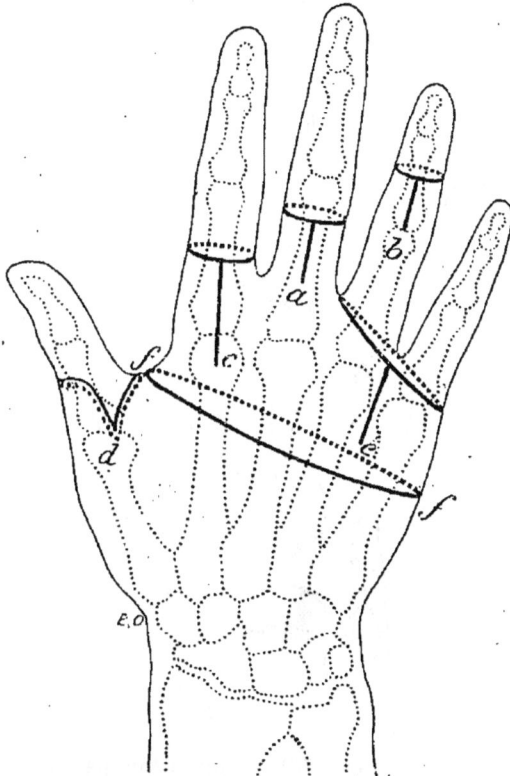

FIG. 262. — Diérèse des parties molles.

par une incision demi-circulaire qui passe sur le dos de la phalange (fig. 263, 1).

Achever circulairement la section des parties molles et diviser l'os comme dans le précédent procédé.

Ce procédé est applicable à toutes les phalanges. On pourrait aussi, suivant l'excellent conseil de Farabeuf, afin de ménager les téguments, amputer avec deux lambeaux : l'un grand, palmaire ; l'autre petit dorsal.

DÉSARTICULATIONS INTERPHALANGIENNES. — Mêmes procédés que pour l'amputation des doigts. Seulement, l'extrémité supérieure de la fente dorsale ou la base du

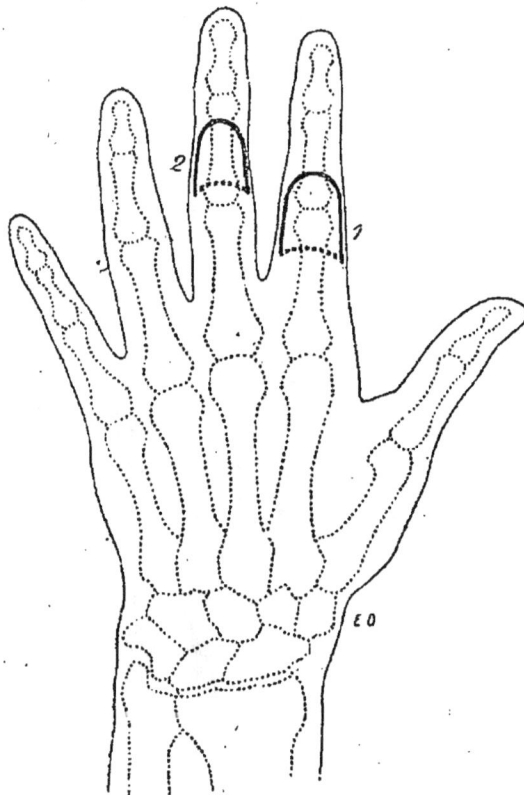

1, amputation d'un doigt au niveau d'une phalange (lambeau palmaire) ;

2, désarticulation interphalangienne d'un doigt (lambeau palmaire) ;

FIG. 263. — Main vue par la face palmaire.

lambeau doit affleurer l'interligne articulaire (fig. 262, b et fig. 263, 2).

Cet interligne (trochlée) est situé au niveau même du pli cutané palmaire correspondant pour les articulations phalango-phalanginiennes, et à 2 ou 3 millimètres au-dessous du pli inférieur analogue pour les articulations phalangino-phalangettiennes.

On ouvre l'articulation par la section d'un ligament latéral, et on termine l'opération par la section du ligament opposé.

DÉSARTICULATION MÉTACARPO-PHALANGIENNE D'UN DOIGT QUELCONQUE. — L'interligne articulaire (énarthrose) est situé à 2 centimètres au-dessus du repli palmaire interdigital, sauf pour le pouce. L'interligne, de ce dernier correspond exactement au pli palmaire qui circonscrit sa base. On peut aussi déterminer chaque interligne en cherchant par traction à disjoindre les surfaces articulaires.

Procédé *circulaire à fente dorsale*. — Diviser circulairement la peau et le tissu sous-cutané au niveau du repli interdigital ou à 2 centimètres au-dessus de l'interligne articulaire; puis, sur l'incision circulaire, faire tomber une incision médiane dorsale qui commence un peu au-dessus de l'interligne (fig. 262, c).

Disséquer les lèvres de la fente, puis le reste de la peau jusqu'à l'interligne.

Diviser sur l'interligne d'abord le tendon de l'extenseur commun, puis les tendons et ligaments latéraux, enfin les tendons des fléchisseurs.

Hémostase : quelques artères collatérales.

Ce procédé recouvre l'extrémité du métacarpien encore mieux que le procédé en croupière de Farabeuf, et surtout que la raquette de Malgaigne qui doit être abandonnée.

Procédé à *lambeau externe pour le pouce* (A. Dubrueil). — Faire une incision semi-lunaire qui commence immédiatement en dedans du tendon extenseur, se courbe à la partie moyenne et externe de la phalange et se termine, du côté palmaire, immédiatement en dedans du tendon du long fléchisseur. Disséquer le lambeau, puis réunir les côtés de sa base par une incision demi-circulaire qui rase le premier repli interdigital (fig. 262, d). Diviser alors toutes les parties molles au niveau de l'interligne articulaire, et désarticuler.

DÉSARTICULATION DE DEUX DOIGTS VOISINS A LA FOIS. —

Procédé *circulaire à fente dorsale*. — Diviser la peau et le tissu sous-cutané suivant un cercle qui embrasse la base des deux doigts au niveau même des espaces inter-digitaux. — Sur l'incision circulaire faire tomber une incision verticale qui chemine au milieu de l'espace interosseux intermédiaire et qui commence à 2 centi-mètres au-dessus des interlignes métacarpo-phalangiens (fig. 262, e).

Disséquer les lèvres de la fente jusqu'à ce que le dos des articles soit bien à découvert.

Diviser transversalement, au niveau de chaque inter-ligne, le tendon extenseur, puis les tendons et ligaments latéraux. Pendant qu'on fait basculer vers la paume les deux premières phalanges, de façon que leurs extrémités mises à nu tendent à se luxer en arrière des métacar-piens, couper en travers les tendons fléchisseurs ; enfin, diviser toutes les autres parties molles en rasant la face palmaire des phalanges jusqu'au niveau de l'incision circulaire.

DÉSARTICULATION DE TROIS DOIGTS VOISINS A LA FOIS. — Même procédé. — Seulement l'incision circulaire embrasse la base de trois doigts au lieu de deux, et la fente suit le dos du métacarpien intermédiaire, commençant à 3 cen-timètres au-dessus des interlignes articulaires.

DÉSARTICULATION DES QUATRE DERNIERS DOIGTS A LA FOIS. — Procédé, *circulaire à inclinaison*. — Diviser la peau et le tissu sous-cutané suivant un cercle qui passe du côté palmaire au niveau des rainures digito-palmaires et, du côté dorsal, à 1 centimètre seulement au-dessous des interlignes articulaires

Disséquer la lèvre dorsale, puis les commissures externe et interne de l'incision, jusqu'au niveau des interlignes articulaires.

Pendant qu'un aide rétracte les téguments sur le dos et les côtés de la main, attaquer chaque article par le tendon extenseur et achever de désarticuler avant de li-bérer les phalanges du côté palmaire, comme pour la désarticulation de deux doigts ou de trois doigts voisins à la fois.

Ce procédé évite l'inconvénient du procédé à deux lambeaux (saillie des os extrêmes), donne plus d'étoffe que le procédé elliptique et permet de désarticuler plus facilement que le procédé circulaire ordinaire.

b. **Métacarpe.** — AMPUTATION D'UN MÉTACARPIEN QUELCONQUE (par exemple à la partie moyenne). — Procédé

a, pour l'amputation d'un métacarpien ;

b, pour l'amputation de deux métacarpiens voisins.

cd, pour la désarticulation du premier métacarpien avec le pouce.

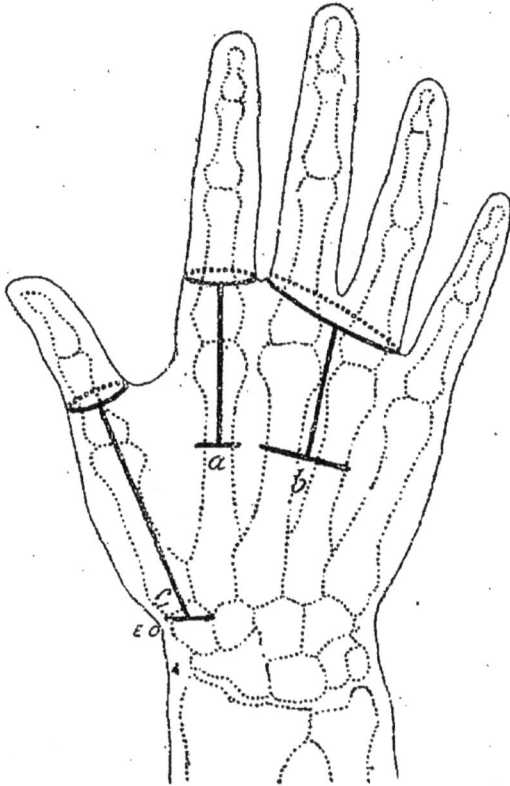

FIG. 264. — Diérèse des parties molles.

circulaire à fente dorsale en T. — Diviser circulairement la peau et le tissu sous-cutané à la base du doigt qui doit être enlevé avec la moitié du métacarpien correspondant. Sur cette incision circulaire mener une in-

22.

cision verticale qui commence au niveau du point d'amputation et qui suive le dos du métacarpien. Enfin, ajouter une incision transversale de 1 centim. et demi à l'extrémité libre de l'incision verticale (fig. 264, a).

Disséquer les deux valves de l'incision médiane, jusqu'à ce que le métacarpien soit à nu.

Avec la pointe du bistouri séparer d'avec les parties molles les flancs du métacarpien dans toute l'étendue ; puis couper en travers le ou les tendons extenseurs sur le dos du métacarpien, au point d'amputation.

Couper l'os avec une petite cisaille droite, saisir avec un davier l'extrémité du segment inférieur, et le relever peu à peu, tout en rasant avec le bistouri sa face palmaire jusqu'à ce que la moitié du métacarpien et le doigt correspondant soit entièrement détachés. C'est, en somme, une sorte d'énucléation.

On pourrait faire la même opération en conservant le périoste du métacarpien, ce qui aurait quelque avantage sur le vivant.

AMPUTATION DE DEUX MÉTACARPIENS VOISINS A LA FOIS. — Même procédé. — Seulement l'incision circulaire embrasse la base des deux doigts correspondant aux métacarpiens qu'on veut amputer; l'incision verticale suit l'espace interosseux intermédiaire, et l'incision transversale est longue de 3 centimètres (fig. 264, b).

On ne touche pas aux parties molles intermédiaires aux deux métacarpiens.

Après avoir divisé les deux métacarpiens avec la cisaille, on relève à la fois leurs deux segments inférieurs et on les détache à la fois avec les doigts correspondants.

AMPUTATION DE TROIS MÉTACARPIENS VOISINS A LA FOIS. — Même procédé. — L'incision circulaire embrasse la base des trois doigts correspondants, l'incision verticale suit le dos du métacarpien intermédiaire, et l'incision transversale est longue de 4 centim. et demi à 5 centimètres. Ablation des trois segments inférieurs des métacarpiens à la fois avec les doigts correspondants.

AMPUTATION DES QUATRE DERNIERS MÉTACARPIENS A LA FOIS (par exemple vers leur partie moyenne). — Procédé *circulaire à inclinaison*. — Diviser la peau et le tissu sous-cutané suivant un cercle dont le milieu d'une moitié passe du côté de la paume, à 1 centimètre en arrière des articulations métacarpo-phalangiennes, et le milieu de l'autre moitié du côté du dos, à 1 centimètre en avant du point d'amputation (fig. 262, ff).

Disséquer un peu la peau sur le dos et sur les côtés de la main, et la faire rétracter jusqu'au point d'amputation.

Diviser transversalement à ce niveau tous les tendons extenseurs.

Séparer d'avec les parties molles le flanc libre des métacarpiens extrêmes. Diviser avec la cisaille tous les métacarpiens ; relever leurs segments inférieurs d'abord avec le davier, puis avec les doigts de la main gauche, et couper au fur et à mesure, au-dessus d'eux, les parties molles obliquement en se dirigeant vers l'incision palmaire.

Hémostase : un nombre variable d'artères interosseuses.

Procédé *ellipsoïde à lambeau charnu palmaire*. — Diviser la peau et le tissu sous-cutané suivant une ellipse dont l'extrémité supérieure concave répond un peu au-dessous du point d'amputation sur le dos de la main, et l'extrémité inférieure convexe aux têtes des métacarpiens.

Le reste comme dans le procédé précédent. Ou bien tailler le lambeau de dehors en dedans jusqu'au point d'amputation. Sectionner circulairement toutes les parties molles au point d'amputation, ouvrir les espaces interosseux, y panser les trois chefs moyens d'une compresse fendue à cinq chefs, faire rétracter les parties molles, et diviser les métacarpiens avec la scie de Langenbeck ou une petite scie à dos mobile.

Procédé *ellipsoïde à lambeau cutané palmaire*. — Même dessin de l'ellipse, disséquer le lambeau palmaire, en rasant l'aponévrose, jusqu'au point d'amputation. Diviser circulairement toutes les parties molles au niveau du bord du lambeau, puis sectionner les métacarpiens avec la scie.

DÉSARTICULATION DU PREMIER MÉTACARPIEN AVEC LE POUCE. — L'interligne trapézo-métacarpien (art. *en selle*) est immédiatement en arrière de la saillie que présente en dehors l'extrémité supérieure du premier métacarpien, à 2 centim. et demi au-dessous du sommet de l'apophyse styloïde du radius.

Procédé *circulaire à fente dorsale en* T. — Diviser circulairement la peau et le tissu sous-cutané autour de l'articulation métacarpo-phalangienne. Sur l'incision circulaire mener le long du dos du métacarpien une incision médiane qui commence au niveau de l'interligne à ouvrir. A l'extrémité libre de cette dernière incision, faire une incision transversale de 1 centim. et demi (fig. 264, c).

Disséquer les deux valves de de l'incision médiane jusque sur les flancs du métacarpien.

Reconnaître l'interligne articulaire, porter fortement le pouce en arrière de l'index, et ouvrir l'articulation en dehors derrière le tubercule du métacarpien en divisant le ligament latéral externe et le tendon du long abducteur qui s'insère sur ce tubercule; porter le pouce vers la paume, diviser les tendons du court et long extenseurs et ouvrir l'article en arrière; porter le pouce dans l'abduction forcée et ouvrir l'article en dedans, en rasant avec la pointe du bistouri le côté même de l'extrémité métacarpienne, afin de ne pas blesser l'artère radio-dorsale qui plonge au sommet du premier espace interosseux, un peu plus rapprochée cependant de l'extrémité du deuxième métacarpien.

Saisir avec un davier l'extrémité du métacarpien, la relever vers soi, et la détacher peu à peu, ainsi que le reste du métacarpien d'avec les parties molles environnantes, jusqu'à ce qu'on arrive à l'incision circulaire. Le tranchant du bistouri doit toujours être maintenu contre le métacarpien.

Hémostase : l'artère dorsale du pouce et quelques collatérales. Si l'artère radio-dorsale a été lésée au niveau de
l'espace interosseux, il faut jeter deux ligatures, l'une
en deçà, l'autre au delà du point lésé.

Procédé à *lambeau charnu externe*. — Pendant qu'un
aide écarte les quatre derniers doigts étendus (opération
à droite), saisir le pouce avec la main gauche ; le porter
dans l'abduction forcée ; présenter perpendiculairement
le milieu du tranchant du bistouri au repli interdigital
ainsi tendu, près du pouce ; diviser directement d'avant
en arrière toutes les parties molles interosseuses, jusqu'au côté correspondant de l'extrémité supérieure du
premier métacarpien.

Tracer avec le bistouri un lambeau en U dont les
branches se confondent par leurs extrémités avec le tiers
postérieur de la précédente incision et correspondent par
leur anse à la partie moyenne de la première phalange.
Les branches doivent longer le dos et la face palmaire du
métacarpien et de la première phalange *un peu en dedans
de la ligne médiane* ; elles doivent aussi s'étendre en profondeur jusqu'au plan osseux (fig. 265, a a').

Attaquer l'article du côté de l'espace interosseux, pendant qu'on met de nouveau le pouce en abduction forcée ;
diviser les tendons périarticulaires, saisir l'extrémité métacarpienne avec le davier, enfin détacher le métacarpien
d'avec les parties molles jusqu'au sommet du lambeau.

On pourrait aussi disséquer tout d'abord le lambeau
jusqu'à l'article, et terminer par la désarticulation.

Hémostase : l'artère dorsale du pouce, quelques artères
collatérales, et, en outre, la radio-palmaire, quand elle
est développée.

DÉSARTICULATION DU CINQUIÈME MÉTACARPIEN AVEC LE
PETIT DOIGT. — L'interligne du cinquième métacarpien et
de l'os crochu (arthrodie) est à 3 centimètres au-dessous
du sommet de l'apophyse styloïde du cubitus.

Mêmes procédés de désarticulation que pour le premier
métacarpien (fig. 265, bb'b''). Seulement le lambeau est
taillé sur le côté interne ; et, pour désarticuler, il y a un

temps spécial qui consiste à diviser le ligament interosseux placé entre les extrémités des deux derniers métacarpiens en introduisant la pointe du bistouri entre ces

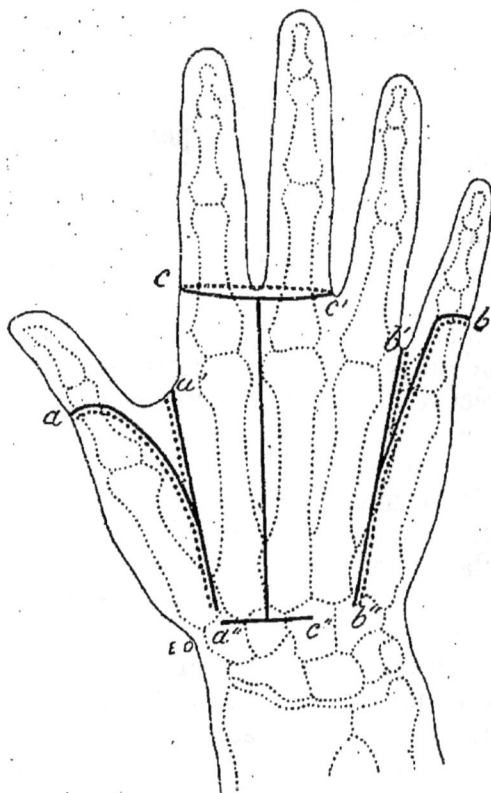

aa', pour la désarticulation du premier métacarpien avec le pouce (lambeau charnu externe);

b b' b'', pour la désarticulation du cinquième métacarpien avec le petit doigt

c c' c'' a'', pour la désarticulation de deux métacarpiens voisins avec les doigts correspondants.

FIG. 265. — Diérèse des parties molles.

extrémités et en la faisant marcher un peu obliquement en arrière vers le bord cubital de la main.

DÉSARTICULATION DU DEUXIÈME MÉTACARPIEN AVEC L'INDEX. — Pour désarticuler sûrement ce métacarpien ainsi que ceux du médius et de l'annulaire, il est indispensable de bien observer la configuration des surfaces articulaires sur la figure ou sur une main à démonstration, mi-désarticulée et préparée à la Laskowski.

Mêmes procédés de désarticulation que pour le premier métacarpien, en ajoutant la section du ligament interosseux qui unit le deuxième au troisième métacarpien.

DÉSARTICULATION DE DEUX OU DE TROIS MÉTACARPIENS A LA FOIS AVEC LES DOIGTS CORRESPONDANTS. — Procédé *circulaire à fente dorsale en* T. — On l'exécute comme pour l'amputation de deux ou de trois métacarpiens voisins

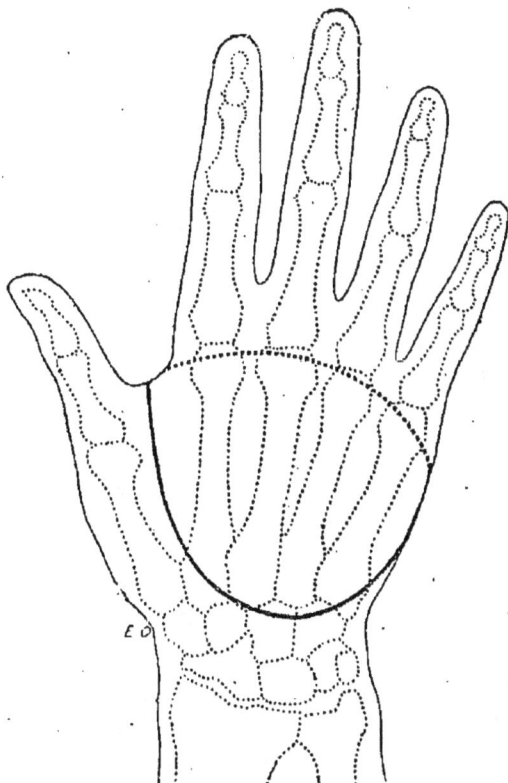

FIG. 266. — Diérèse des parties molles.
Pour la désarticulation des quatre derniers métacarpiens à la fois.

(voir plus haut), avec cette différence qu'ici l'incision médiane verticale doit s'étendre jusqu'aux articulations carpo-métacarpiennes (fig. 265, c c' c'' a'').

DÉSARTICULATION DES QUATRE DERNIERS MÉTACARPIENS A LA FOIS. — Procédé *ellipsoïde à lambeau charnu palmaire.*

— Après avoir déterminé les extrémités de la ligne articulaire, diviser la peau et le tissu sous-cutané suivant une ellipse dont l'extrémité supérieure concave répond par son milieu à la ligne articulaire, et dont l'extrémité inférieure convexe affleure par son milieu le pli cutané palmaire inférieur (fig. 266).

Attaquer les articles par le dos, puis détacher les mé-

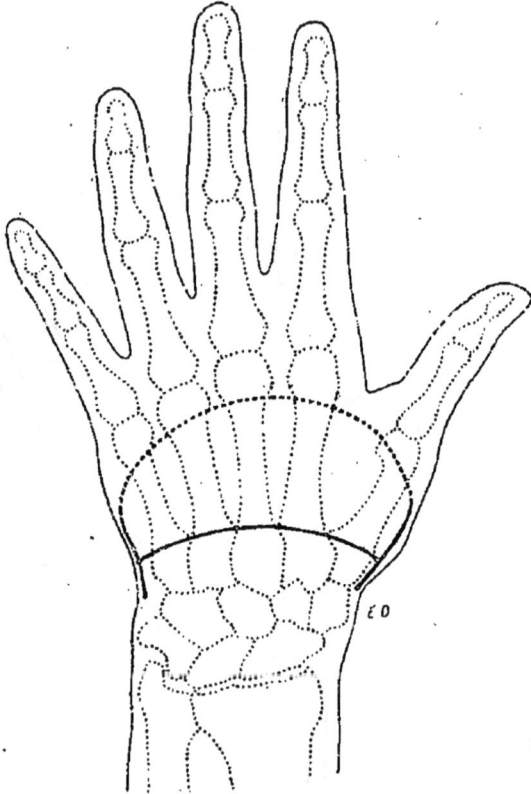

FIG. 267. — Diérèse des parties molles.

Pour la désarticulation carpo-métacarpienne. 2 lambeaux inégaux; le petit, dorsal

tacarpiens d'arrière en avant, et sortir du côté de la paume en divisant les chairs suivant le tracé du lambeau.

Hémostase : trois ou quatre artères interosseuses profondes, autant d'interosseuses superficielles, et plusieurs autres en nombre indéterminé.

DÉSARTICULATION CARPO-MÉTACARPIENNE. — Procédé *ellipsoïde à lambeau charnu palmaire*. — Le même que précédemment, avec cette seule différence que l'ellipse embrasse tous les métacarpiens.

Procédé à *deux lambeaux inégaux*. — Diviser la peau et le tissu sous-cutané sur le dos de la main, suivant une ligne convexe en bas dont les extrémités correspondent aux extrémités de la ligne articulaire et dont le milieu soit à 1 centimètre et demi de cette ligne. Faire ensuite du côté de la paume une incision semblable dont le milieu soit à 3 ou 3 centimètres et demi de la même ligne (fig. 267).

Disséquer le petit lambeau dorsal, et le reste comme dans le procédé elliptique.

Hémostase : un nombre variable, mais toujours considérable, de petites artères.

Nota. — Il ne faut pas perdre de vue qu'en désarticulant le deuxième ou le troisième métacarpien, on ouvre toujours la grande synoviale médio-carpienne. L'articulation du premier métacarpien en est, au contraire, toujours indépendante; celle des deux derniers métacarpiens l'est aussi habituellement.

DÉSARTICULATION RADIO-CARPIENNE OU DU POIGNET. — L'interligne articulaire (condylarthrose) figure un arc dont les extrémités sont déterminées par les apophyses styloïdes du cubitus et du radius, et dont la flèche, c'est-à-dire la distance entre le milieu de l'arc et sa corde, est de un demi-centimètre en général.

Procédé *circulaire à manchette*. — Après mensuration de la circonférence et calcul du rayon, diviser la peau et le tissu sous-cutané suivant un cercle incliné du dos vers la paume de la main. — Indice de rétraction en avant, 1 centimètre; en arrière, 2 centimètres (fig. 268).

Disséquer la peau, et la relever en manchette jusqu'à la partie moyenne de l'interligne, en évitant de trouer le derme au niveau de l'os pisiforme, ce qui est assez diffi-

---

[1] *Bull. acad. méd. Belg.* 1880.

cile ; si l'on réussit, la vitalité de la peau peut-être encore compromise à ce niveau. C'est pour tout cela que Guillery (de Bruxelles) a proposé de conserver le pisiforme en le détachant du pyramidal.

Attaquer l'article par le *côté externe*, en passant le tranchant du couteau sous l'apophyse styloïde.

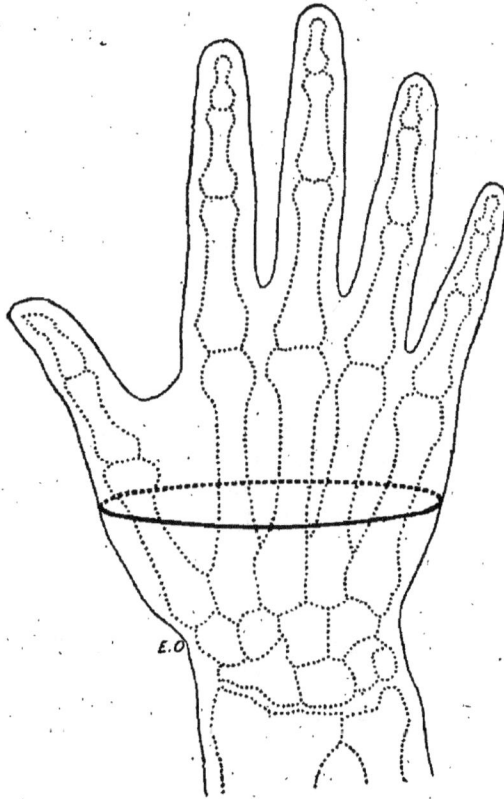

FIG. 268. — Diérèse des parties molles.

Pour la désarticulation de la main. Amp. circulaire à manchette.

Pendant qu'on écarte au fur et à mesure les surfaces articulaires, diviser toutes les parties molles en faisant marcher le couteau dans l'interligne et sortir au-dessous de l'apophyse styloïde du cubitus.

Hémostase : l'artère radiale, l'artère cubitale et quelques petites artères.

En attaquant l'article par le côté interne, on risquerait fort de s'égarer dans l'articulation médio-carpienne.

Procédé *elliptique à lambeau charnu palmaire.* — Diviser la peau et le tissu sous-cutané suivant une ellipse dont l'extrémité supérieure convexe en haut suit l'inter-ligne articulaire, à un demi-centimètre de distance, sur

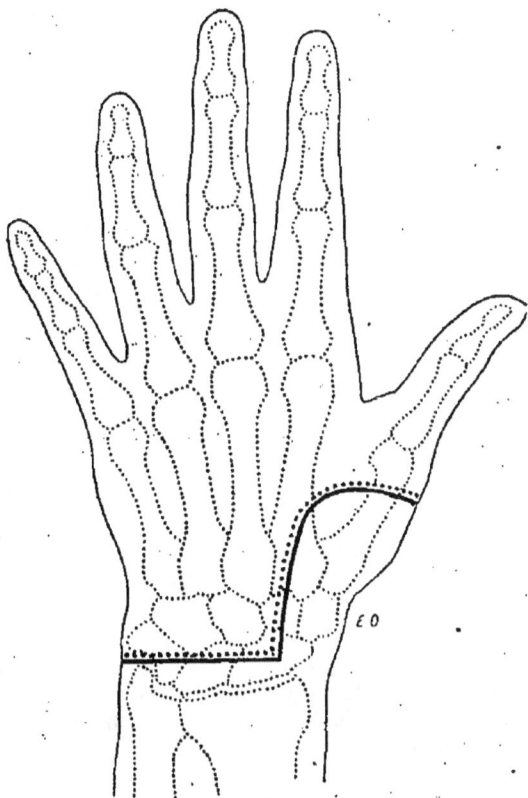

FIG. 269. — Même désarticulation.
Procédé à lambeau externe de A. Dubrueil.

le dos du poignet, et dont l'extrémité inférieure convexe en bas réponde par son milieu à un diamètre, plus 1 centi-mètre de l'interligne.

Diviser tous les tendons extenseurs au niveau de l'in-terligne, ouvrir l'article sur toute l'étendue du dos en commençant sous l'apophyse styloïde du radius, faire basculer la main de façon à passer le couteau à plat au-dessous du carpe, et diviser toutes les parties molles en sortant par l'incision palmaire. Il est plus expéditif et non moins avantageux de conserver le pisiforme dans le lambeau.

Hémostase longue et laborieuse : l'artère radio-dorsale, la cubito-dorsale, l'arcade palmaire profonde, plusieurs interosseuses.

Avec un lambeau cutané pris soit sur la paume, soit sur le dos, le procédé elliptique se prête à une hémostase aussi simple et aussi régulière que le procédé circulaire.

Procédé à *lambeau charnu externe* (A. Dubrueil). — Sur le dos du poignet, à l'union du tiers externe avec le tiers moyen, à un demi-centimètre au-dessous de l'inter-ligne, commencer une incison qu'on conduit vers le premier métacarpien, la recourber à la partie moyenne de cet os, et la diriger à travers la peau de l'éminence thénar jusqu'au point diamétralement opposé au point de départ (fig. 269).

Disséquer le lambeau en y conservant le plus de muscles possible.

Diviser circulairement les parties molles au niveau de la base du lambeau, et désarticuler.

La désarticulation du poignet a repris faveur dans la pratique, parce qu'avec la méthode antiseptique, on n'a plus à craindre autant qu'autrefois, la suppuration des gaînes et l'exfoliation des tendons. J'en ai vu de beaux résultats entre les mains du professeur Dubrueil [1].

2. AVANT-BRAS

AMPUTATION AU TIERS INFÉRIEUR. — Procédé *circulaire à manchette*. — Après mensuration de la circonférence, la main étant en demi-pronation, diviser circulairement

[1] Chalot (*Montpellier méd.* 1877), et Brus (Thèse de Montpellier, 1879.)

la peau et le tissu sous-cutané à un rayon, plus 2 centimètres du point d'amputation, suivant un plan incliné
(fig. 270, a à).

Disséquer la peau et la relever en manchette.

A la base de cette dernière, diviser toutes les chairs
d'abord circulairement, puis par transfixion dans chaque
espace interosseux.

Fendre largement le ligament interosseux par une
incision en T, y passer le chef moyen d'une compresse
à trois chefs, et, pendant qu'on fait rétracter l'étoffe du
moignon, scier les deux os en commençant et finissant
par le radius (ligne d'amputation b b'.)

Hémostase : l'artère radiale, la cubitale, l'interosseuse
antérieure, l'interosseuse postérieure et la petite artère
satellite du nerf médian.

Procédé à *deux lambeaux cutanés, le plus grand en
avant*. — A 1 centimètre au-dessous de la ligne d'amputation, tracer en avant un lambeau arrondi qui mesure
en hauteur deux tiers de diamètre, plus 3 centimètres.
Tracer en arrière un lambeau semblable, mais plus court
(un tiers de diamètre, plus 2 centimètres) (fig. 271, a a').

Diviser la peau et le tissu sous-cutané suivant la tracé.

Disséquer les deux lambeaux, puis achever l'opération
comme dans le procédé circulaire à manchette.

Procédé à *deux lambeaux charnus de Teale*. — Le
petit lambeau est taillé en avant où sont les artères principales. Inutile de décrire ici le procédé; on n'a qu'à se
reporter à la technique générale.

AMPUTATION AUX DEUX TIERS SUPÉRIEURS. — Les procédés les plus économiques et les plus avantageux sont
encore ici le procédé circulaire incliné à manchette et le
procédé à deux lambeaux inégaux (fig. 271, c c'), doublés
ou non d'une couche musculaire.

La diérèse des parties molles se fait après mensuration,
comme pour l'amputation au tiers inférieur. — Indice de
rétraction de la peau, 3 centimètres et même 4 centimètres
près du coude.

La diérèse des os commence et se termine par le cubitus (ligne d'amputation d d') (Voy. *Technique générale.*)

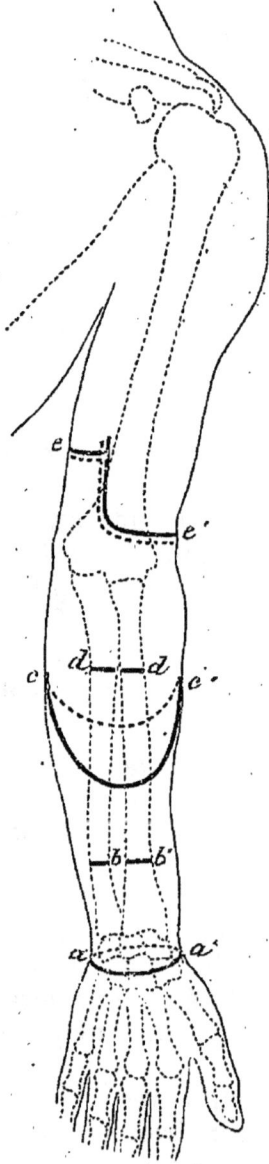

FIG. 270.

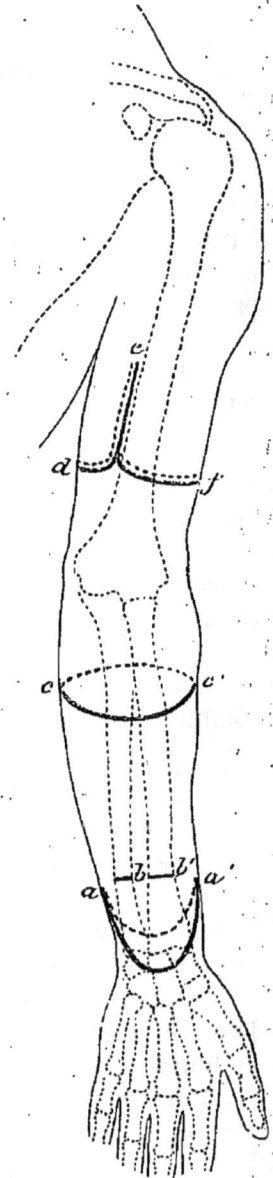

FIG. 271.

Désarticulation de l'avant-bras, désarticulation du coude ou désarticulation huméro-cubitale. — L'interligne articulaire (trochlée) répond en dedans immédiatement au-dessous de l'épitrochlée, et en dehors, à une dépression que l'on met en évidence en faisant tourner la tête du radius et qui est située entre cette tête et l'épicondyle.

Procédé *circulaire à manchette*. — Après mensuration de la circonférence et calcul du rayon, diviser circulairement la peau et le tissu sous-cutané, suivant un plan incliné. — Indice de rétraction, 3 centimètres. (fig. 271, c c').

Disséquer la peau, en conservant les veines du pli du coude, et la relever en manchette jusqu'au niveau de l'interligne,

Diviser toutes les parties molles jusqu'à l'article, à la base même de la manchette.

Attaquer l'article entre la tête du radius de l'épicondyle par la section du ligament latéral externe ; libérer entièrement le bec de l'apophyse coronoïde, et diviser le ligament latéral interne.

Dès que l'articulation est ainsi ouverte, tirer à soi l'avant-bras de façon que le sommet de l'olécrâne soit facilement accessible (fig. 272). Alors détacher le triceps en rasant avec le bistouri le sommet, puis la face postérieure de cette apophyse, sans trouer la peau. Cependant, au lieu de désarticuler l'olécrâne et de le séparer des téguments, il vaut mieux le scier transversalement à sa base et le laisser en place ; cela est aussi plus expéditif.

Hémostase : l'artère humérale, ou ses deux branches de bifurcation, et quelques petites artères (collatérale interne).

Procédé *à deux lambeaux latéraux, peu charnus, le plus grand en dehors*. — Tracer en dehors un lambeau arrondi qui mesure en hauteur deux tiers de diamètre, plus 3 centimètres. Tracer en dedans un lambeau semblable, mais plus court (un tiers de diamètre, plus 3 centimètres) (fig. 273, a b c).

Diviser la peau et le tissu sous-cutané suivant le tracé. Disséquer les deux lambeaux en y laissant adhérente une petite couche musculaire.

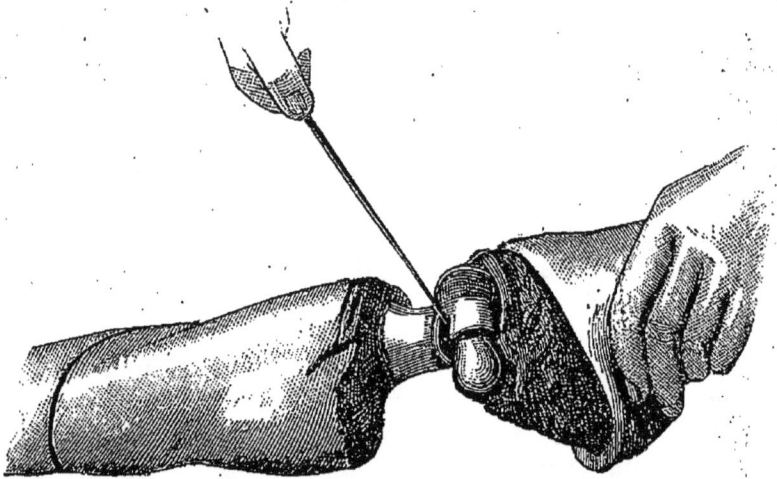

FIG. 272. — Section du tendon du triceps, après la traction de l'avant-bras en avant.

Pendant qu'on les fait rétracter, diviser au niveau de l'article toutes les parties molles; puis achever l'opération comme dans le procédé circulaire.

Quant aux procédés elliptique et à lambeau antérieur unique, ils exigent une trop grande longueur de téguments. Je conseille d'y renoncer.

3. BRAS

AMPUTATION AUX DEUX TIERS INFÉRIEURS. —. Procédé *circulaire en entonnoir*. — Après avoir pris les mesures ordinaires et tenu compte de l'indice de rétraction, 3 centimètres, diviser circulairement la peau et le tissu sous-cutané jusqu'à l'aponévrose générale (fig. 273, d e).

Disséquer la peau sur une hauteur de 2 centimètres, mais sans la retrousser.

Pendant qu'un aide rétracte fortement les téguments, diviser le muscle biceps au ras de la section cutanée.

Faire rétracter encore les parties molles superficielles jusqu'à ce que les parties profondes forment un cône à sommet inférieur, et diviser circulairement la base de ce cône jusqu'à l'os, en dirigeant obliquement le tranchant vers l'épaule.

Protéger l'étoffe du moignon avec une compresse fendue à deux chefs, après s'être assuré que le nerf radial a été bien divisé dans la gouttière de torsion. Enfin, scier l'humérus comme il a été dit dans la *Technique générale*.

Hémostase : l'artère humérale, la collatérale externe, la collatérale interne et quelques autres petites artères.

Procédé à un seul lambeau, peu charnu et antéro-externe. — Après avoir reconnu le trajet de l'artère humérale, tracer un lambeau arrondi qui longe en dedans le côté externe de l'artère, et qui mesure en hauteur un diamètre plus 3 centimètres. Réunir les deux côtés du lambeau, en arrière, en traçant, à 1 centimètre au-dessous de la base, une ligne transversale ou légèrement convexe en bas (fig. 270, e e').

Diviser la peau et le tissu sous-cutané suivant le tracé.

Tailler le lambeau de dehors en dedans en ne conservant qu'une mince couche musculaire.

Diviser toutes les parties molles, jusqu'à l'os, en deux traits demi-circulaires, l'un à la base du lambeau, l'autre au ras de la section cutanée, en arrière.

Le reste, comme dans le procédé circulaire.

Si on désirait un lambeau bien charnu, on le taillerait de même façon en rasant la face antérieure de l'os.

Le tracé des incisions serait aussi le même pour un lambeau purement cutané.

Je ne décrirai pas l'amputation ostéoplastique de Szymanowsky, calquée sur celle de Gritti, et qui consiste à adapter l'olécrâne à la surface de section de l'extrémité inférieure du cubitus, parce qu'elle me paraît être une complication inutile du manuel opératoire.

Procédé à deux lambeaux égaux peu charnus, l'un antéro-externe, l'autre postéro-interne. — Tracer deux

23.

lambeaux arrondis qui mesurent chacun un rayon de plus de 3 centimètres, et dont la limite commune corresponde au trajet de l'artère humérale (fig. 271, e d f).

Diviser la peau et le tissu sous-cutané suivant le tracé.

Tailler chaque lambeau de dehors en dedans, en ne

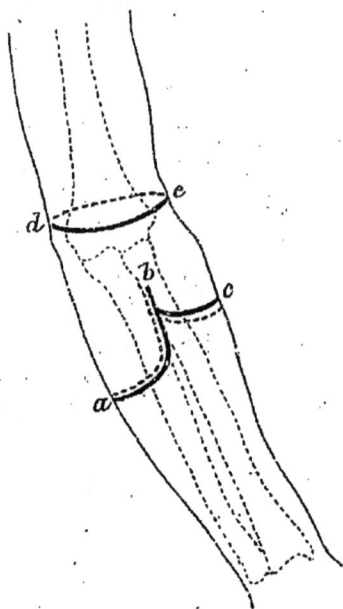

FIG. 273.

abc, tracé de deux lambeaux latéraux inégaux. pour la désarticulation de l'avant-bras ;—*de*, tracé pour l'amputation circulaire du bras au tiers inférieur.

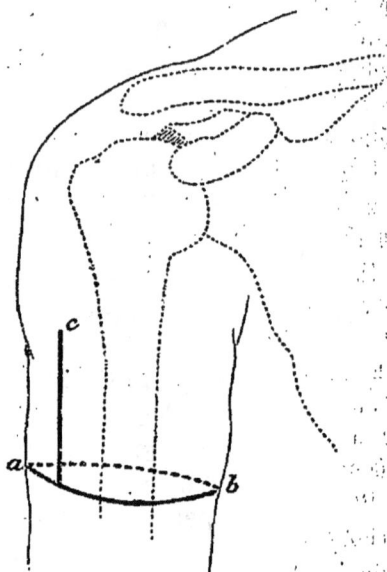

FIG. 274.

abc, tracé pour l'amputation circulaire à fente externe du bras au tiers supérieur.

conservant qu'une petite couche musculaire, et en respectant l'artère humérale.

Diviser circulairement à leur base, jusqu'à l'os, tout ce qui reste des parties molles.

On pourrait aussi amputer par deux lombeaux inégaux, celui de derrière étant le plus court (1[2 ou 1[4 seulement).

AMPUTATION AU TIERS SUPÉRIEUR OU AMPUTATION INTRADELTOÏDIENNE. — L'os est scié au niveau de la partie moyenne du deltoïde. Cette amputation est préférable à la désarticulation de l'épaule, toutes les fois qu'elle est possible.

Procédé *circulaire à fente externe*. — Le bras étant pendant, mesurer la circonférence du membre au niveau du point d'amputation, et calculer le rayon.

Faire l'anémie artificielle par le refoulement élastique ou par l'élévation verticale, et compléter l'hémostase provisoire soit par la compression digitale de l'artère axillaire contre la tête de l'humérus, soit par l'acupressure élastique, ainsi qu'elle sera décrite à propos de la désarticulation de l'épaule.

Diviser circulairement la peau et le tissu sous-cutané à un rayon plus 3 centimètres du point d'amputation. (fig. 274, a b).

Disséquer la peau sur une hauteur de 2 centimètres, sans la retrousser. Diviser d'abord le biceps, puis le reste des chairs au ras de la première coupe, jusqu'à l'os, en dirigeant le tranchant un peu vers la racine du membre.

Plonger la pointe du couteau, en dehors, au niveau du point d'amputation, jusqu'à l'os, et faire d'un seul coup, à fond, une incision verticale qui tombe sur l'incision circulaire (fig. 274, c).

Détacher l'os des parties molles environnantes en rasant toujours sa surface.

Faire rétracter l'étoffe du moignon et diviser l'os avec une scie ordinaire, ou bien faire écarter fortement les deux lèvres de la fente et diviser l'os avec une scie à chaîne.

Hémostase : l'artère humérale, la collatérale externe et quelques artérioles.

FIG. 275.

abc, tracé pour l'amput. à lambeau externe du bras au tiers supérieur.

Procédé *à lambeau charnu externe*. — Tracer un lam-

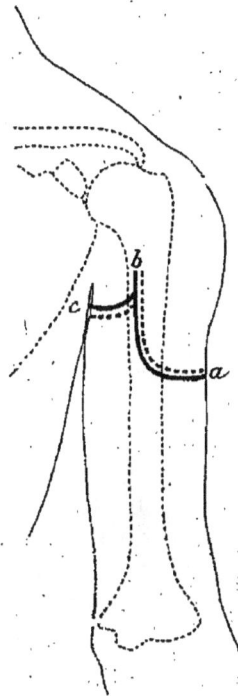

beau arrondi qui mesure un diamètre plus 3 centimètres, à partir du point d'amputation. Réunir les deux côtés du lambeau, au niveau du bord inférieur du grand pectoral, en traçant une ligne légèrement convexe en bas (fig. 275, a b c).

Diviser la peau et le tissu sous-cutané, suivant le tracé.

Tailler le lambeau de dehors en dedans, en conservant le deltoïde.

Diviser d'un trait demi-circulaire, au ras de l'incision cutanée interne, tout ce qui reste de parties molles.

Faire rétracter, et scier.

DÉSARTICULATION DU BRAS, DÉSARTICULATION DE L'ÉPAULE, OU DÉSARTICULATION SCAPULO-HUMÉRALE. — Le siège de l'articulation (*énarthrose*) est facile à reconnaître avec le doigt sous la saillie de l'acromion et en dehors du bec de l'apophyse coracoïde, pendant qu'on fait exécuter au bras des mouvements de rotation sur place.

Procédé *circulaire à fente externe*. — Acupressure élastique provisoire de l'artère axillaire.

Le bras étant pendant, mesurer la circonférence de la racine du membre contre l'acromion, et calculer le rayon.

Après avoir anémié le membre par refoulement élastique ou par élévation verticale, compléter l'hémostase provisoire, non pas par la compression de la sous-clavière sur la première côte, au-dessus de la clavicule, moyen souvent infidèle, mais de la manière suivante: introduire une broche d'acier courbe et longue de 12 centimètres, immédiatement en dedans et en dessus du bec de l'apophyse coracoïde et diriger sa pointe vers le creux de l'aisselle où elle doit sortir derrière le milieu de la région pileuse; puis serrer toutes les parties comprises dans la courbure de la broche, au moyen d'un cordon élastique (5 millimètres) entortillé sur la broche en 8 de chiffre

Diviser circulairement la peau et le tissu sous-cutané à un rayon, plus 4 centimètres, de l'acromion.

Disséquer la peau sur une hauteur de 2 centimètres, puis diviser circulairement toutes les chairs, jusqu'à l'os, en dirigeant le tranchant un peu vers l'articulation.

Plonger la pointe du couteau à 1 centimètre au-dessous de l'acromion, jusqu'à la tête de l'humérus, et fendre d'un coup peau et chairs jusqu'à l'incision circulaire (fig. 276).

Ouvrir la capsule au fond de la fente, si elle n'est pas déjà ouverte ; et détacher à droite et à gauche, avec la rugine, ou l'instrument tranchant, l'insertion humérale de la boutonnière capsulaire.

Faire porter la tête de l'humérus en rotation interne, et diviser les insertions tendineuses de la grosse tubérosité.

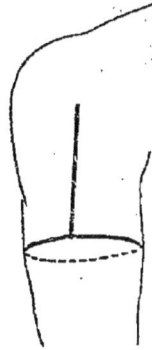

FIG. 276.

Tracé pour la désart. circulaire à fente externe du bras.

Faire porter la tête en rotation externe, diviser la longue portion du biceps, et dégager la petite tubérosité.

Luxer la tête en dehors au moyen du davier de Farabeuf, et énucléer l'humérus jusqu'à l'incision circulaire, en rasant le périoste avec l'instrument tranchant.

Hémostase définitive : l'artère humérale et les deux circonflexes.

Neurectomie : les nerfs médian, cubital et radial.

On peut désarticuler avec à peu près autant d'avantage, en suivant le procédé ovalaire de Guthrie, lequel est préférable à la raquette de D. Larrey (fig. 277).

Procédé *circulaire à fente antérieure*. — Ligature de l'artère axillaire dès le début.

Commencer l'hémostase provisoire par le refoulement ou par l'élévation, et mettre le tube ou la bande d'arrêt au milieu du bras.

Diviser circulairement la peau et le tissu sous-cutané à la distance calculée (fig. 278).

Sur cette incision, conduire une incision oblique cutanée qui commence à un travers de doigt en dedans du bec de l'apophyse coracoïde. Diviser le grand pectoral dans la même étendue, rechercher l'artère sous le petit pectoral, et la lier ainsi que sa veine satellite qui est en avant et en dedans.

Achever la section circulaire.

Approfondir la fente, jusqu'à l'os.

Le reste, comme dans le procédé précédent, si ce n'est

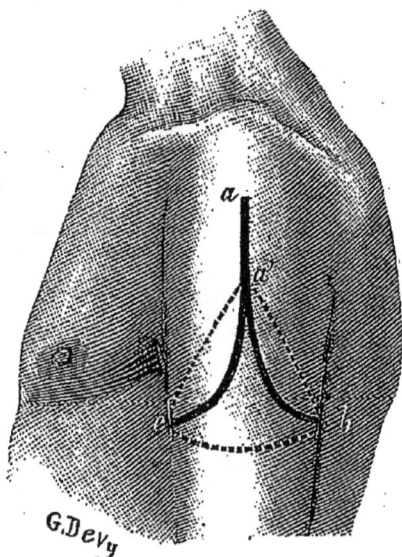

FIG. 277. — Désarticulation du bras par les procédés à raquette de Guthrie et de D. Larrey. (Comparaison.)

a'b a'c (pointillé) sont les branches rectilignes de la raquette de Larrey ; — a'b' a c (traits pleins) sont les branches curvilignes de la raquette de Guthrie.

que la capsule est ouverte en dedans et la tête luxée dans le même sens.

Procédé à *lambeau charnu externe*, dit procédé de *l'épaulette*. — Tracer un lambeau semi-lunaire dont la base corresponde par son extrémité antérieure à 1 centimètre au-dessous du bec de l'apophyse coracoïde, et par son extrémité postérieure à la partie moyenne de l'épine scapulaire, et qui mesure en hauteur un diamètre, plus 4 centimètres, à partir de l'acromion. Réunir les deux côtés du lambeau au niveau du bord inférieur du grand pectoral, en traçant à la face interne du bras une ligne convexe en bas (fig. 279).

Faire l'hémostase préalable d'emblée, comme dans le procédé circulaire à fente antérieure.

Diviser la peau et le tissu sous-cutané suivant le tracé.

Rechercher l'artère comme dans le procédé à fente antérieure, et la lier.

Tailler le lambeau de dehors en dedans, jusqu'à la

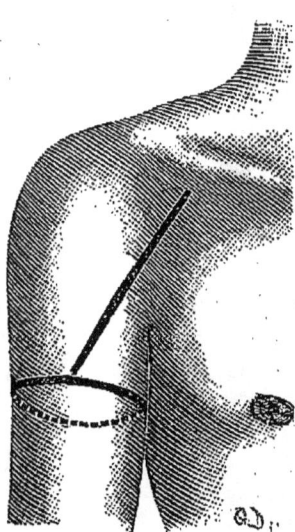

FIG. 278. — Tracé pour la désarticulation à fente antérieure du bras.

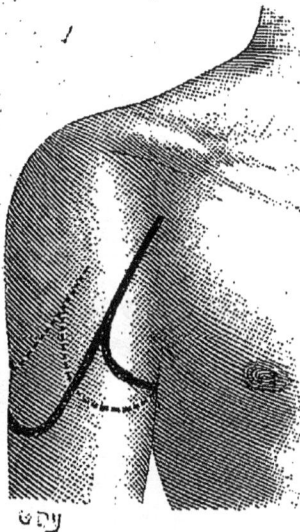

FIG. 279. — Tracé pour la désarticulation à lambeau externe du bras.

voûte acromio-coracoïdienne, en rasant la face externe de l'humérus.

Ouvrir en T la capsule articulaire; désinsérer les tendons des deux tubérosités, et luxer en avant la tête.

La saisir avec le davier de Farabeuf, puis achever de dégager l'humérus en rasant toujours sa surface avec le couteau et en sortant par l'incision cutanée interne, au ras de la peau.

Compléter l'hémostase.

ABLATION TOTALE DU MEMBRE SUPÉRIEUR AVEC L'OMOPLATE ET LA MOITIÉ EXTERNE DE LA CLAVICULE. — Cette opération a déjà été pratiquée un certain nombre de fois, soit pour traumatismes, soit pour affections pathologiques. Elle est moins grave qu'on ne l'a cru *à priori*.

1ᵉʳ temps. — Procédé *ovalaire*. — Au niveau de la partie moyenne de la clavicule, sur son bord supérieur,

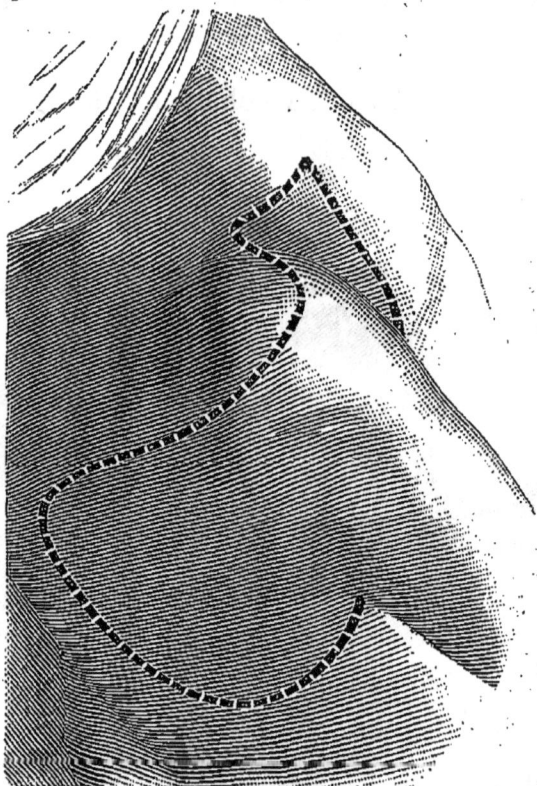

FIG. 280. — Tracé pour l'ablation totale du membre supérieur avec l'omoplate et la moitié externe de la clavicule par la méthode ovalaire. — Epaule vue en avant et surtout en arrière.

Premier temps : tracé général de l'incision.

commencer une incision seulement cutanée qui suit ce bord vers l'épaule, puis le bord interne de l'acromion, et la lèvre supérieure de l'épine scapulaire jusqu'à son tiers interne.

Là, recourber l'incision et la conduire jusqu'à un travers de doigt au-dessus de l'angle inférieur de l'omoplate, parallèlement à son bord spinal.

Recourber encore l'incision et la diriger vers le creux de l'aisselle jusqu'au bord inférieur de l'insertion humérale du grand pectoral.

Enfin, la ramener au point de départ, en croisant la face antérieure de ce muscle (fig. 280).

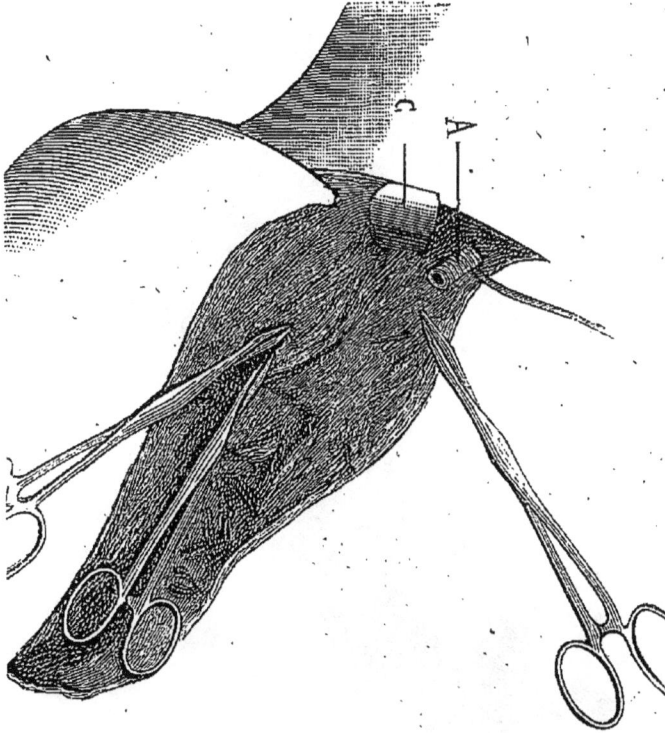

FIG. 281. — Même opération (suite). — Epaule vue par devant.
Second temps : A, artère sous-clavière, fil à ligature ; — C, clavicule sciée.

2e temps. — Scier la clavicule, à l'angle antérieur de l'incision, puis diviser à petit coups le muscle sous-clavier, tout le grand pectoral et le petit pectoral suivant la section cutanée, jusqu'à ce que le paquet vasculo-nerveux soit à découvert.

Lier l'artère et la veine sous-clavière séparément, le

plus haut possible, c'est-à-dire contre les scalènes; puis sectionner tout le paquet vasculo-nerveux à 2 centimètres au-dessous des ligatures (fig. 281).

3e temps. — Renverser l'épaule en arrière. Diviser le

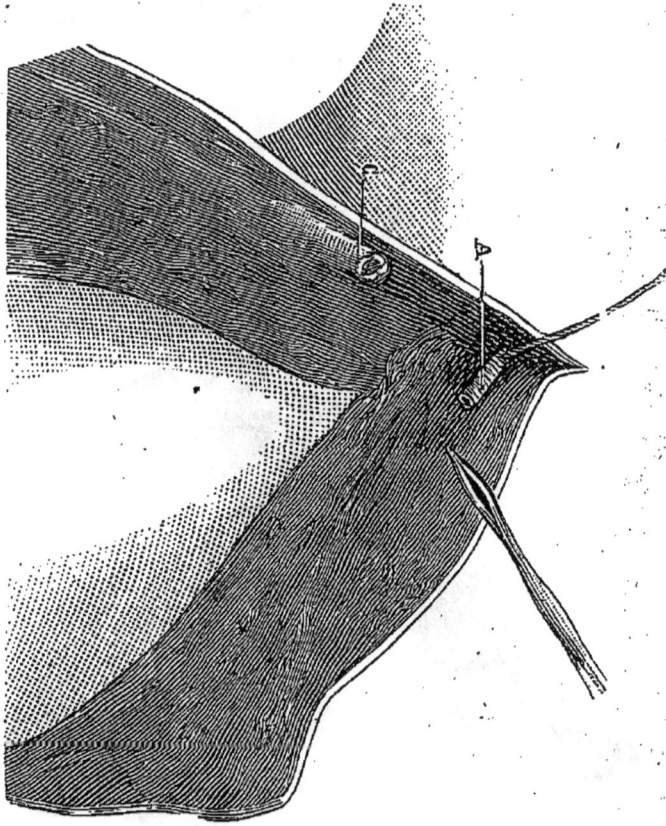

FIG. 282. — Même opération (suite). — Epaule vue par en haut. Moignon à droite de la figure.

Troisième temps : A, artère sous-clavière avec sa ligature ; — C, segment externe de la clavicule renversé en arrière.

trapèze (portion cervicale), l'omoplato-hyoïdien parallèlement à la section cutanée (fig. 282).

Diviser l'angulaire, le grand dentelé, le rhomboïde, en rasant successivement l'angle supérieur et interne de l'omoplate, puis les lèvres antérieure et postérieure de son bord spinal.

Enfin diviser le trapèze (portion dorsale et le grand dorsal au ras de la section cutanée, jusqu'à ce que l'omo-

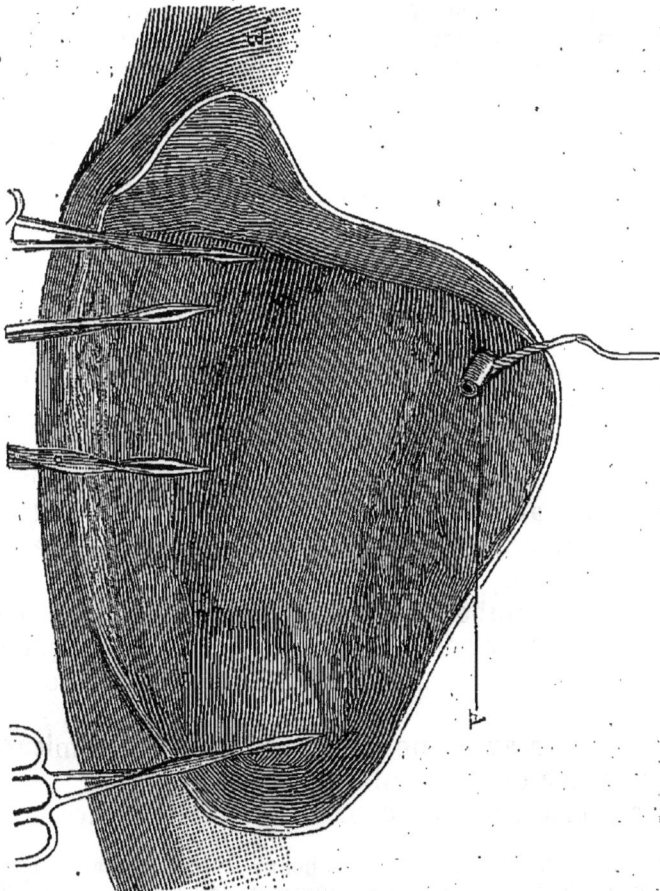

FIG. 283. — Même opération (suite). — Résultat (moignon étalé).

A, artère sous-clavière avec sa ligature; — B, partie latérale du cou.

plate avec ses masses musculaires soit entièrement détaché du tronc (résultat, fig. 283).

Suturer et drainer.

Inutile d'ajouter que, pendant la section des parties

molles, avant et après la ligature de l'artère sous-clavière,
il faut *forcipresser* toutes les artères qui donnent, et les
lier ou non, suivant leur calibre, à la fin de l'opération.

Le procédé que j'indique est parfaitement réglé ; on pourra, on
devra le modifier sur le vivant suivant les éventualités cliniques ;
mais, en tout cas, pour éviter de grands embarras, on fera acte
de sagesse en procédant dès le début, après le tracé de l'incision,
à la section de la clavicule et à la ligature des vaisseaux principaux contre les scalènes.

B. — MEMBRE INFÉRIEUR

1. Pied.

a Orteils. — Amputation du gros orteil au niveau de
la deuxième phalange. — Procédé *à lambeau plantaire.*
— Après avoir marqué le point d'amputation et mesuré
la circonférence à son niveau, tracer un lambeau arrondi
qui, par les extrémités de sa base, corresponde aux extrémités du diamètre transverse au point d'amputation et
qui ait la longueur déjà calculée, plus l'indice de rétraction de la peau, 1 centimètre et demi.

Tailler ce lambeau de dehors en dedans jusqu'au point
d'amputation, le relever, et couper circulairement toutes
les parties molles jusqu'à l'os, à la base même du lambeau.

Diviser l'os avec une cisaille de Liston, ou mieux avec
la petite scie de Langenbeck.

Hémostase : une ou deux artères collatérales.

Au lieu de tailler un seul lambeau, lequel demande beaucoup
d'étoffe d'un même côté, on pourrait faire un grand lambeau
plantaire et un petit lambeau dorsal.

Désarticulation interphalangienne du gros orteil.
L'interligne des deux phalanges (*trochlée*) siège immédiatement derrière les tubercules latéraux de la dernière
phalange, tubercules que l'on détermine par le toucher
en faisant fléchir et étendre cette phalange.

Même procédé *à lambeau plantaire* que pour l'amputation de l'orteil. Seulement la base du lambeau correspond à l'interligne. L'articulation est ouverte par la section à volonté d'un ligament latéral ou par celle du tendon fléchisseur ou extenseur.

DÉSARTICULATION MÉTATARSO - PHALANGIENNE DU GROS ORTEIL. — L'interligne (énarthrose) est facile à déterminer en plaçant la pulpe d'un index sur le dos de la première phalange, à 2 centimètres environ en arrière du pli interdigital, et en faisant exécuter à l'orteil des mouvements alternatifs de flexion et d'extension.

Ne pas perdre de vue que la tête du premier métatarsien est énorme, et qu'il faut beaucoup d'étoffe pour la couvrir convenablement.

Procédé *circulaire incliné à fente dorsale*. — Après mensuration de la circonférence au niveau de l'interligne, diviser la peau et le tissu sous-cutané à la distance calculée suivant un cercle dont la moitié dorsale soit plus rapprochée d'un tiers de l'interligne articulaire que la moitié plantaire. Sur ce cercle conduire une incision verticale qui commence à 1 centimètre en arrière de l'interligne (fig. 284, a b c). Disséquer à droite et à gauche les deux valves de l'incision dorsale.

Tirer à soi l'orteil et diviser le tendon extenseur au niveau de l'article.

Porter l'orteil en dehors, disséquer les téguments sur son côté interne et ouvrir l'article de ce même côté.

Porter l'orteil en dedans, et faire la même chose du côté externe.

Faire basculer le gros orteil en bas, et terminer par la section du tendon fléchisseur en sortant au niveau de l'incision circulaire, sans toucher aux deux os sésamoïdes qui sont sous la tête du métatarsien.

Hémostase : l'artère plantaire interne, une ou deux collatérales externes.

Procédé *à grand lambeau interne et à petit lambeau*

externe. — Tracer un lambeau dont la base très large
embrasse un peu plus que la demi-circonférence interne
de l'articulation.

Disséquer ce lambeau d'avant en arrière jusqu'à l'articulation, et le renverser.

Joindre les deux extrémités de sa base de façon à

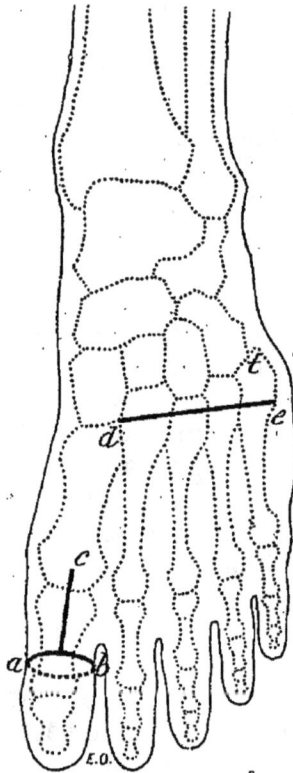

FIG. 284.

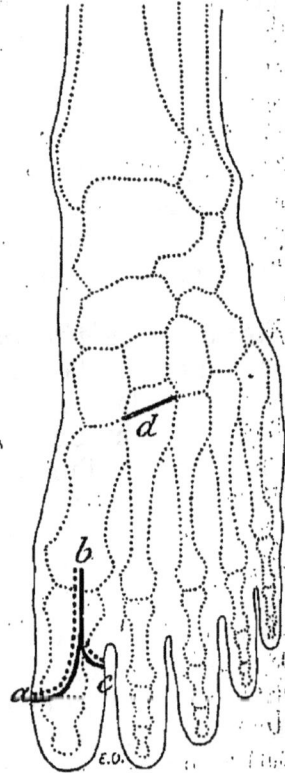

FIG. 285.

avoir un petit lambeau externe ; disséquer ce dernier,
puis désarticuler (fig. 285, a b c).

Au lieu d'un seul lambeau, on pourrait en faire deux,
l'un grand, plantaire ; l'autre petit, dorsal.

DÉSARTICULATION D'UN AUTRE ORTEIL QUELCONQUE, DE
DEUX OU TROIS ORTEILS DU MILIEU A LA FOIS. — Mêmes

procédés à fente que pour les désarticulations correspondantes des doigts.

DÉSARTICULATION DES QUATRE DERNIERS ORTEILS A LA FOIS. — Procédé *circulaire à inclinaison*. — Après avoir déterminé et marqué la ligne des articulations, diviser la peau suivant un cercle dont la moitié dorsale soit à 1 centimètre en avant des articulations, et la moitié plantaire dans la rainure digito-plantaire. L'extrémité interne du cercle doit correspondre au côté externe du gros orteil.

Disséquer la lèvre dorsale de l'incision.

Ouvrir toutes les articulations par le dos, puis faire basculer en bas les orteils, diviser toutes les parties molles en rasant leur surface plantaire et sortir à la rainure digito-plantaire.

Hémostase : un nombre variable d'artères collatérales.

DÉSARTICULATION DE TOUS LES ORTEILS A LA FOIS. — Même procédé ; seulement, d'après le conseil de A. Dubrueil, on ajoute à l'incision circulaire un lambeau interne au niveau du gros orteil (fig. 286, a b c).

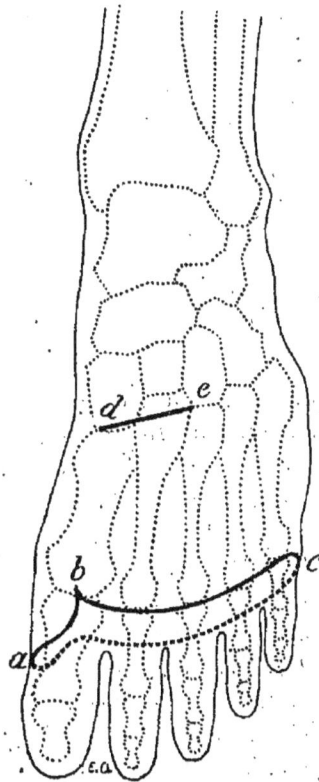

FIG. 286.

abc, désart. de tous les orteils à la fois ; proc. de A. Dubrueil ; *de*, (erratum, pas d'emploi).

b. **Métatarse.** — AMPUTATION D'UN MÉTATARSIEN QUELCONQUE, DE DEUX OU DE TROIS MÉTATARSIENS VOISINS A LA FOIS. — Mêmes procédés *à fente*, que pour les amputations correspondantes des métacarpiens.

AMPUTATION DES CINQ MÉTATARSIENS. — Mêmes procédés

(circulaire à inclinaison, elliptique à lambeau plantaire cutanéo-musculaire, elliptique à lambeau plantaire cutané) que pour l'amputation des quatre derniers métacarpiens.

DÉSARTICULATION TARSO-MÉTATARSIENNE OU DÉSARTICULATION DE LISFRANC. — L'interligne articulaire (série d'arthrodies) (fig. 287, A B), si on l'examine de dehors en

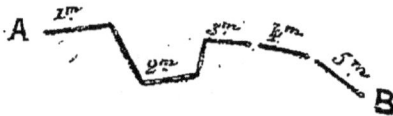

FIG. 287. — Disposition générale des interlignes articulaires dans l'articulation de Lisfranc.

dedans, est d'abord dirigé obliquement : 1° vers le côté externe de la tête du premier métatarsien, au niveau du cinquième ; 2° vers le milieu du premier métatarsien, au niveau du quatrième ; 3° vers le milieu de la première articulation cunéo-métatarsienne, au niveau du troisième métatarsien. Puis il représente une impasse ou une mortaise due à l'enfoncement du deuxième métatarsien entre le grand cunéiforme et le moyen cunéiforme, et enfin il est à peu près transversal au niveau du premier métatarsien.

La paroi interne de la mortaise, un peu oblique en arrière et en dehors, est longue de 8 à 10 millimètres; la paroi externe, un peu oblique en arrière et en dedans, est longue de 3 à 4 millimètres seulement.

Entre la paroi interne de la mortaise (premier cunéiforme) et le côté correspondant de la base du deuxième métatarsien, existe un ligament puissant, dit *ligament de Lisfranc*, qui est la clef de l'articulation.

Ces notions une fois acquises, avant d'opérer il s'agit de déterminer les extrémités de l'interligne articulaire. On recherche d'abord sur le côté externe du pied, par la vue et par le toucher, le tubercule de la base du cinquième métatarsien ; l'interligne est à quelques millimètres en avant et en dedans de ce tubercule. On recherche ensuite par le toucher, quelquefois aussi par la vue, à 3 centimètres environ en avant de la malléole interne, la tubérosité allongée que présente le bord interne du scaphoïde ; l'interligne est à 2 centimètres et demi en avant de cette tubérosité.

Procédé à *deux lambeaux inégaux ; grand lambeau plantaire*. — Le pied gauche, par exemple, étant amené sur le bord de la table, pendant qu'un aide rétracte forte-

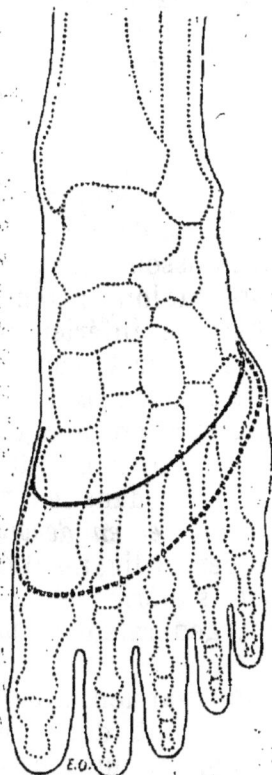

FIG. 288. — Désarticulation de Lisfranc à deux lambeaux ; le plus grand sur la plante.

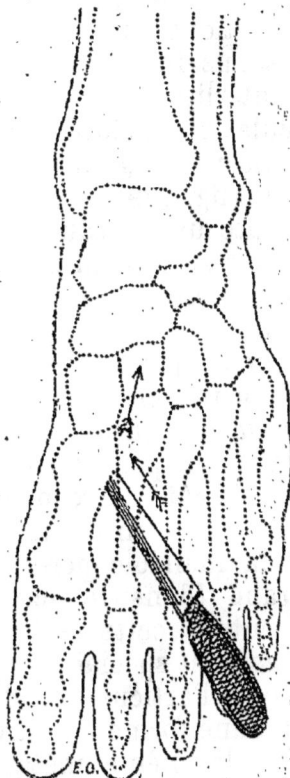

FIG. 289. — Insinuation du couteau et sa marche pour la section du ligament de Lisfranc.

ment les téguments, tracer le lambeau dorsal par une incision qui commence sur le bord interne même du pied au niveau de la première articulation cunéo-métatarsienne, longe ce bord interne dans une étendue de 2 ou 3 centimètres, puis se recourbe en arrière et en dehors, aboutit au bord externe du pied à 1 centimètre au-devant de la dernière articulation tarsométatarsienne, et enfin se prolonge sur le côté externe du tubercule métatarsien jusqu'à sa pointe (fig. 288).

Disséquer le lambeau jusqu'au niveau de la première et des trois dernières articulations métatarsiennes.

Diviser toutes les parties molles jusqu'aux jointures.

Ouvrir avec la pointe du couteau les trois dernières articulations métatarsiennes, en pénétrant en arrière et en dedans du tubercule, suivant la série des obliquités de l'interligne articulaire; ouvrir ensuite la première articulation métatarsienne.

Diviser le ligament de Lisfranc par le dit *coup de maître* (fig. 289); c'est-à-dire : 1° engager obliquement la pointe du couteau, le tranchant en haut, dans l'extrémité postérieure du premier espace interosseux, jusqu'au dessus et un peu en arrière du tendon du long péronier latéral qui vient s'insérer au tubercule inférieur et externe du premier métatarsien ; 2° relever le couteau par bascule, en dirigeant le tranchant d'abord *en arrière et en dedans* jusqu'à la première articulation métatarsienne pour pénétrer entre la base du premier métatarsien et le côté correspondant du deuxième (dans le sens de la flèche inférieure, puis en *arrière et en dehors*, vers la malléole péronière, pour couper le ligament de Lisfranc (dans le sens de la flèche supérieure). Au moment de cette section, on perçoit généralement un craquement spécial.

Ouvrir l'articulation du deuxième métatarsien avec le petit cunéiforme en divisant son ligament dorsal, et libérer le même métatarsien par rapport au moyen cunéiforme.

Faire basculer tout l'avant-pied en bas en l'empoignant avec la main gauche, et achever de diviser tous les liens articulaires qui peuvent persister, jusqu'à ce que la face plantaire de l'interligne articulaire soit bien à découvert.

À droite et à gauche, sur les bords externe et interne du pied, faire d'arrière en avant une incision horizontale qui commence aux extrémités de la première incision, et la prolonger jusqu'au niveau de la rainure digito-plantaire.

Revenir à l'interligne articulaire, et détacher le métatarse d'arrière en avant en rasant avec le couteau à plat la face inférieure des os.

S'arrêter à un moment donné, par exemple au niveau de la tête du premier métatarsien, pour reporter le lambeau plantaire contre les os à recouvrir, et pour voir si la taille du lambeau est suffisante, étant donné déjà un petit lambeau dorsal. Cette recommandation s'adresse aux débutants ; avec le temps elle devient inutile, et le simple coup d'œil suffit.

Si le lambeau n'est pas assez long, tailler encore d'arrière en avant, en passant avec ménagement *au-dessous* des os sésamoïdes du premier métartasien; puis essayer de nouveau la longueur du lambeau.

Quand la taille est suffisante, diviser l'extrémité antérieure du lambeau, avec le couteau tenu perpendiculairement la pointe en bas, suivant une courbe tout à fait parallèle à celle de la première incision.

Hémostase : l'artère pédieuse, l'artère plantaire externe, l'artère plantaire interne et un nombre variable d'interosseuses.

Procédé analogue de Marcellin Duval. — Ce procédé est plus facile que le précédent pour ceux qui n'ont pas une certaine habitude opératoire. Il est fait en sens inverse, c'est-à-dire commence par le lambeau plantaire et finit par le lambeau dorsal.

Tracer le lambeau plantaire par deux incisions latérales faites sur les bords des deux métatarsiens extrêmes et par une incision antérieure courbe qui passe un peu en arrière de la rainure digito-plantaire. Tailler ce lambeau de dehors en dedans jusque derrière la mortaise de l'interligne tarso-métatarsien.

Pendant qu'on renverse l'avant-pied, couper le tendon

du long péronier latéral tout contre le premier métatarsien.

Pénétrer avec la pointe du couteau entre le premier cunéiforme et le deuxième métatarsien et couper le ligament de Lisfranc.

Ouvrir la première articulation métatarsienne par sa face inférieure, après l'avoir reconnue en faisant mouvoir le premier métatarsien.

Tailler un lambeau dorsal semblable au lambeau plantaire, dont le bord antérieur soit à 3 centimètres de la commissure des orteils, et sous lequel on conserve les faisceaux musculo-tendineux, les nerfs et les vaisseaux. Enfin, désarticuler par la face dorsale en commençant en dehors ou en dedans suivant le pied opéré.

Le premier cunéiforme est parfois entièrement dédoublé, de sorte que le premier métatarsien est articulé avec deux cunéiformes. Le musée de notre Faculté possède un cas de ce genre.

D'autres fois, il y a fusion osseuse plus ou moins complète des surfaces articulaires au niveau des deux premiers métatarsiens, et l'on est obligé de scier les os.

AMPUTATIONS MIXTES TARSO-MÉTATARSIENNES. — Pour ces amputations, toutes plus faciles que la désarticulation de Lisfranc et avec lesquelles il faut se familiariser, on fera deux lambeaux semi-lunaires, en vue de l'application sur le vivant, comme précédemment le plus grand pris sur la plante, et l'on commencera par disséquer le lambeau dorsal ; ou bien on emploiera le procédé circulaire à inclinaison, la moitié dorsale de l'incision étant la plus rapprochée de la ligne de diérèse ostéo-articulaire.

1er cas. — Désarticulation du premier métatarsien et amputation transversale des quatre autres au même niveau, c'est-à-dire à 2 centim. et demi en avant du tubercule du cinquième métartasien. (fig. 284, d e).

2e cas. — Désarticulation du premier métatarsien et des trois derniers et amputation oblique du deuxième dont la base reste enclavée dans sa mortaise (Amputation de J. Cloquet) (fig. 285, d, ligne de section du deuxième métatarsien).

Ainsi, plus de coup de maître, et partant, plus de grande difficulté; on n'ouvre plus la grande synoviale cunéo-scaphoïdienne.

3ᵉ cas. — Désarticulation des trois derniers métatarsiens, et amputation oblique de la base du deuxième métatarsien, ainsi que du premier cunéiforme à 2 centimètres en avant de la tubérosité du scaphoïde. La section doit passer au-devant de l'insertion principale du jambier antérieur.

DÉSARTICULATION DU PREMIER MÉTATARSIEN AVEC LE GROS ORTEIL. — Procédé *circulaire à fente en* L. — La fente en L donne beaucoup de jour et de facilité pour la désarticulation; sa branche transversale doit être parallèle à l'interligne faite sur lui (fig. 290, a b c d).

Du reste, même manuel opératoire que pour la désarticulation du premier métacarpien.

DÉSARTICULATION DU CINQUIÈME MÉTATARSIEN AVEC LE DERNIER ORTEIL. — Procédé *circulaire à fente en* L. — La branche qui termine la fente doit être oblique c'est-à-dire parallèle à l'interligne articulaire, (fig. 290, e f g h).

Même manuel opératoire.

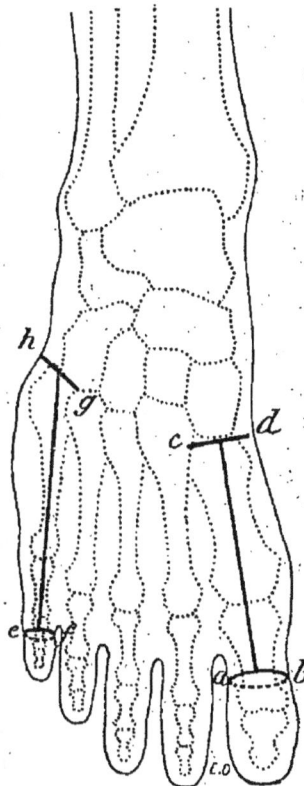

FIG. 290.

abcd, proc. circulaire à fente pour la désarticulation du premier métatarsien avec le gros orteil; — *efgh*, proc. analogue pour la désarticulation du cinquième métatarsien avec le petit doigt.

DÉSARTICULATION DES DEUX DERNIERS MÉTATARSIENS AVEC LES ORTEILS CORRESPONDANTS. — Procédé *circulaire à fente en* L. — La fente suit l'intervalle des deux métatarsiens, et sa branche terminale est faite sur l'interligne cuboïdo-métatarsien.

24.

Même manuel opératoire que pour la désarticulation des deux derniers métacarpiens.

DÉSARTICULATION DU TROISIÈME OU DU QUATRIÈME MÉTA-TARSIEN. — Procédé *circulaire à fente en* L. — Même manuel opératoire que pour les métacarpiens correspondants.

La désarticulation simultanée des deux premiers métatarsiens, celle des trois premiers, celle du deuxième et du troisième, celle des trois métatarsiens du milieu, donnant de mauvais résultats sur le vivant, au point de vue de la marche, il est inutile de les pratiquer à l'amphithéâtre.

c. **Tarse.** — **Tarse antérieur.** AMPUTATION TRANSCUNÉO-CUBOÏDIENNE. — Cette amputation consiste dans la section méthodique transversale ou oblique des trois cunéiformes et du cuboïde. Elle me paraît aussi avantageuse que la désarticulation de Lisfranc au point de vue des résultats fonctionnels, et elle est beaucoup plus facile à exécuter, pour ainsi dire à la portée du premier chirurgien.

Avec l'amputation oblique, on conserve la majeure partie de l'insertion cunéenne du jambier antérieur, ce qui est très précieux. Avec l'amputation transversale, cette insertion est sacrifiée; mais il reste une plus grande partie du cuboïde, ainsi que du puissant ligament calcanéo-cuboïdien.

1. *Amputation oblique.* Procédé *à deux lambeaux, le plus grand étant plantaire.* — Point de repère interne : le même que pour la désarticulation de Lisfranc, c'est-à-dire à 2 centimètres et demi au-devant de la tubérosité du scaphoïde. — Point de repère externe à 1 centimètre en arrière de la pointe du tubercule du cinquième métatarsien.

Après mensuration de la circonférence du pied au niveau de la ligne d'amputation, et après calcul ordinaire, tracer, puis disséquer le lambeau dorsal de dehors en dedans comme pour la désarticulation de Lisfranc, jusqu'au deux points de repère.

Diviser toutes les parties molles jusqu'aux os à la base du lambeau, sans toucher au jambier antérieur.

Tracer le lambeau plantaire, et le tailler de dehors en dedans jusqu'aux points de repère.

Faire rétracter les deux lambeaux avec une compresse fendue à deux chefs, lesquels sont croisés de préférence sur un côté du pied, et scier les os en même temps ou successivement suivant une ligne oblique (fig. 291, a b), qui commence à l'angle antéro-supérieur et interne du premier cunéiforme et aboutit sur le côté externe du cuboïde à 1 centimètre en arrière de la pointe du tubercule du cinquième métatarsien. Enfin émousser l'arête du premier cunéiforme avec la scie ou une pince incisive.

Hémostase : artères pédieuse, dorsale du tarse, plantaire interne et plantaire externe.

Procédé *incliné à manchette*. — Diviser la peau et le tissu sous-cutané suivant un cercle dont la moitié dorsale soit plus rapprochée d'un tiers de la ligne d'amputation que la moitié plantaire.

Disséquer la manchette et la relever jusqu'aux points de repère.

Diviser circulairement toutes les parties molles à la base de la manchette.

Le reste comme dans le procédé précédent.

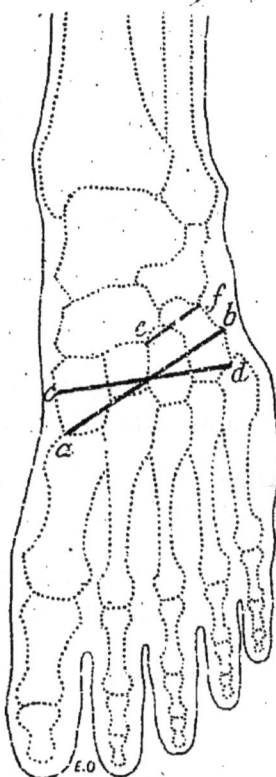

FIG. 291.

2. *Amputation transversale.* — Même procédé que pour l'amputation oblique.

Seulement le point de repère interne est à 1 centim. et demi environ au-devant de la tubérosité du scaphoïde, c'est-à-dire à la partie moyenne de la face interne du premier cunéiforme, et le point de repère externe à la pointe même du tubercule du cinquième métatarsien.

La ligne d'amputation est celle qui réunit les deux points de repère (fig. 291 c d).

On pourrait combiner les avantages de deux sortes d'amputations en sciant les os suivant deux lignes convergentes, dont le point de rencontre serait sur le troisième cunéiforme.

AMPUTATION MIXTE ANTÉ-SCAPHOÏDO CUBOÏDIENNE OU AMPUTATION DE BONA. — Cette amputation, préférable à la désarticulation de Chopart au point de vue des résultats définitifs et tout au moins aussi facile qu'elle, consiste à ouvrir la grande articulation scaphoïdo-cunéenne, et à scier le cuboïde (fig. 291, e f) au même niveau que la face articulaire du scaphoïde.

Point de repère interne : la tubérosité du scaphoïde; l'interligne scaphoïdo-cunéen (arthrodie) est immédiatement au-devant de cette tubérosité. — Point de repère externe : la pointe du tubercule du cinquième métatarsien.

Mêmes procédés à lambeaux et circulaire à inclinaison que pour l'amputation transcunéo-cuboïdienne.

DÉSARTICULATION ANTÉ-SCAPHOÏDO-CUBOÏDIENE, OU DÉSARTICULATION DE JOBERT. — Cette opération, plus avantageuse encore que l'amputation de Bona, consiste à séparer le scaphoïde des trois cunéiformes, et le cuboïde des deux derniers métatarsiens ainsi que du troisième cunéiforme.

Mêmes points de repère que pour l'amputation de Bona.

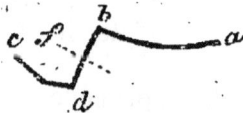

FIG. 292. — Interlignes à ouvrir. (Pied droit.)

Mêmes procédés à lambeaux et circulaire à inclinaison. Quand le moment de désarticuler est venu, on ouvre d'abord la grande articulation scaphoïdo-cunéenne (fig. 292, a b) jusqu'au cuboïde, puis l'articulation métatarso-cuboïdienne (c d), jusqu'au troisième métatarsien, et l'on termine en séparant le cuboïde du troisième cunéiforme, c'est-à-dire en sectionnant le ligament dorsal et le puissant ligament interosseux (f) qui unissent ces deux os.

L'interligne cunéo-cuboïdien (arthrodie) *b d* a une lon-gueur de 15 millimètres environ ; il est dirigé oblique-ment d'avant en arrière et de dehors en dedans vers l'angle antéro-externe du scaphoïde déjà mis à nu ou, autrement dire, vers la malléole interne.

C'est donc dans ce sens qu'il faut engager la pointe du couteau, en attaquant le ligament interosseux par le dos ou mieux par la plante du pied. Il n'est pas besoin de coup de maître.

DÉSARTICULATION ANTÉ-SCAPHOÏDO-CALCANÉENNE, OU DÉ-SARTICULATION DE LABORIE. — Cette désarticulation, éga-lement supérieure à celle de Chopart, consiste à séparer le scaphoïde des trois cunéiformes, et le cuboïde du cal-canéum ainsi que du scaphoïde. Les élèves la font souvent sans le vouloir, à l'amphithéâtre, croyant pratiquer un Chopart ou même un Lisfranc ; cela aussi est arrivé plus d'une fois sur le vivant à des maîtres.

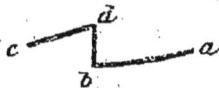

FIG. 293. — Interlignes à ouvrir. (Pied droit).

Point de repère interne : la tubérosité du scaphoïde ; l'interligne scaphoïdo-cunéen (fig. 293, a b) est immédia-tement au-devant de cette tubérosité. Point de repère externe : le tubercule du cinquième métatarsien ; l'inter-ligne calcanéo-cuboïdien (*articulation en selle*) (*c d*) est à 15 millimètres en arrière de ce tubercule.

Mêmes procédés à lambeaux et circulaire à inclinaison que pour les précédentes opérations. On ouvre d'abord la grande articulation scaphoïdo-cunéenne, puis l'articu-lation calcanéo-cuboïdienne, et l'on termine en enga-geant la pointe du couteau dans l'interligne scaphoïdo-cuboïdien (*b d*). qui est oblique en-dedans et en arrière comme l'interligne cunéo-cuboïdien qu'il prolonge. On divise aussi les ligaments dorsal, interosseux et plantaire de la petite articulation.

DÉSARTICULATION MÉDIO-TARSIENNE, OU DÉSARTICULATION
DE CHOPART. — Cette opération consiste à séparer le tarse
antérieur du tarse postérieur, c'est-à-dire à retrancher
tout ce qui est au-devant du calcanéum et de l'astragale.

L'interligne médio-tarsien représente la ligne bi-sinueuse
(fig. 294), dont la courbe interne $a\,b$, très accentuée,

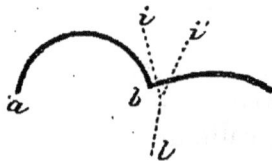

FIG. 294. — Interlignes de Chopart. (Pied droit.)

correspond à l'articulation astragalo-scaphoïdienne (*énarthrose*), et la courbe externe $b\,c$, beaucoup plus faible, à
l'articulation calcanéo-cuboïdienne (*articulation en selle*);
il en résulte que la tête de l'astragale dépasse toujours
en avant la grosse apophyse du calcanéum.

Point de repère interne : la tubérosité du scaphoïde;
l'interligne est à un demi-centimètre en arrière de cette
tubérosité. Point de repère externe : le tubercule du
cinquième métatarsien; l'interligne est à 1 centimètre et
demi en arrière de ce tubercule. Points de repère moyens:
l'arête externe et supérieure de la tête de l'astragale, et
la dépression (*creux calcanéo-astragalien*) qui se trouve
immédiatement en dehors de l'arête. On met celle-ci en
évidence en portant l'avant-pied dans l'adduction forcée.

C'est dans la dépression calcanéo-astragalienne, sur
le calcanéum, que s'insère l'extrémité postérieure d'un
ligament interosseux puissant, *ligament en* γ (l i i'), qui
est la clef de l'articulation médio-tarsienne et dont les
deux branches vont s'insérer en avant sur le scaphoïde
et le cuboïde.

Procédé *circulaire à inclinaison.* — Après mensuration
et calcul ordinaire, diviser la peau et le tissu sous-
cutané suivant un cercle dont la moitié dorsale soit plus

rapprochée d'un tiers de l'interligne médio-tarsien que
la moitié plantaire (fig. 295, a b).

Faire rétracter la peau sur le dos du pied, et diviser
toutes les parties molles jusqu'aux os, au ras de la section cutanée, puis détacher le tout
ensemble avec une rugine plate,
jusqu'à l'interligne.

Disséquer la peau du côté de la
plante, en conservant le pannicule
adipeux et, pour cela, en entamant
au besoin l'aponévrose plantaire,
jusqu'à ce qu'on arrive à l'interligne.

Faire relever la manchette ainsi
formée, et diviser transversalement jusqu'aux os les parties
molles de la plante, afin de ne pas
conserver de muscles ni de tendons
fléchisseurs dans la manchette et
de prévenir ainsi sur le vivant autant que possible l'équinisme du
moignon.

Ouvrir par le dos d'abord l'articulation astragalo-scaphoïdienne,
puis l'articulation calcanéo-cuboïdienne ; luxer en bas l'avant-pied
pour faire bâiller l'interligne, diviser le ligament en γ (ou le scier,
s'il est ossifié), et terminer par la
section des ligaments plantaires.

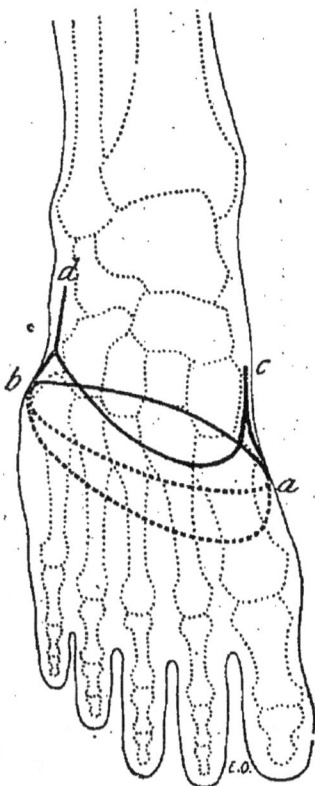

FIG. 295.

Hémostase : les artères pédieuse, péronière antérieure,
plantaire interne et plantaire externe.

Procédé *à deux lambeaux*; *grand lambeau plantaire.*—
Diviser la peau et le tissu sous-cutané par une incision
semi-lunaire qui commence à 2 centimètres au-devant de
l'extrémité interne de l'interligne médio-tarsien, à égale
distance de la plante et du dos du pied, suive le bord correspondant du pied dans l'étendue de 2 centimètres

puis se recourbe en passant à 3 centimètres au-devant du
milieu de l'interligne, rejoigne l'autre bord du pied à
2 centimètres au-devant de l'extrémité correspondante
de l'interligne, et enfin se prolonge jusqu'à cette extrémité. Le lambeau dorsal est ainsi tracé (fig. 295 c d).

Faire du côté de la plante une incision semblable qui
commence et finit à 2 centimètres en avant des extrémités de l'interligne médio-tarsien, et dont le milieu
soit à 5 ou 6 centimètres en avant du même interligne.

Pendant qu'un aide rétracte les téguments, diviser
d'un trait toutes les parties molles jusqu'aux os, en suivant exactement le tracé du lambeau dorsal; puis détacher le petit lambeau avec une rugine, comme dans le
procédé précédent jusqu'à l'interligne médio-tarsien.

Ouvrir par le dos une articulation, puis l'autre; faire
bâiller l'interligne par traction et par bascule et diviser
en travers le ligament en γ, puis les ligaments plantaires.

Enfin, passer le tranchant du couteau sous le tarse à
enlever, et tailler le lambeau plantaire d'arrière en avant
en suivant le tracé déjà fait.

On pourrait tailler d'avance les deux lambeaux, et terminer par la désarticulation.

On pourrait aussi, après avoir taillé le petit lambeau
musculo-cutané et ouvert les jointures, disséquer du
côté de la plante un lambeau exclusivement cutané et
diviser transversalement tous les muscles et tendons
fléchisseurs au-dessous de l'interligne.

Quel que soit le procédé mis en usage, il est incontestable que
le résultat immédiat ne laisse rien à désirer. Le résultat fonctionnel éloigné n'est pas moins bon pour les pieds-plats, auxquels
convient spécialement la désarticulation de Chopart; mais on ne
saurait en dire toujours autant pour les pieds cambrés. Il est
arrivé assez souvent, du moins en France, qu'après un laps de
temps variable, le talon remonte vers la face postérieure du tibia
et que le moignon s'incline plus ou moins vers le sol, d'où des
douleurs parfois intolérables, de la carie, des ulcérations, et, par
suite, l'impossibilité de marcher.

Pour empêcher l'équinisme du moignon, il faut avant tout éviter
une longue suppuration des parties, surtout du côté de la plante,
laquelle renferme des muscles fléchisseurs encore puissants; des

tendons à gaînes ouvertes et par suite susceptibles de suppurer. Il faut pratiquer une antisepsie rigoureuse, bien drainer, bien coâpter ; en d'autres termes, se mettre dans les conditions requises pour la réunion rapide ou par première intention. De plus, pendant la cicatrisation et le travail de réparation intime, on maintiendra le moignon à angle droit sur la jambe, au moyen d'une attelle plâtrée postérieure, coudée au niveau du talon; et plus tard, on ne permettra la marche qu'avec une semelle à plan incliné qui corrige l'obliquité du calcadnéum, c'est-à-dire soutienne sa grosse apophyse. — Quant à la ténotomie préventive du tendon d'Achille, on doit la considérer comme inutile, attendu que le triceps sural ne joue qu'un rôle très secondaire dans la production de l'équinisme.

Somme toute, quand on a le choix et qu'on opère sur un pied cambré, afin de s'assurer plus facilement et plus vite un bon résultat fonctionnel, il vaut mieux pratiquer une quelconque des autres opérations qui portent sur le tarse antérieur, par exemple, l'amputation transcunéo-cuboïdienne, celle de Bona ou même la désarticulation de Laborie.

DÉSARTICULATIONS LONGITUDINALES INTERNES.

1. Désarticulation du premier métatarsien et du premier cunéiforme.

Procédé *circulaire à fente en* L. — Diviser circulairement la peau autour de la base du gros orteil.

De cette incision jusqu'au niveau de la tubérosité du scaphoïde, conduire une incision qui suive le milieu du dos du premier métatarsien et du premier cunéiforme.

A l'extrémité de l'incision longitudinale, ajouter une incision transversale qui s'étende du bord interne du pied jusqu'au niveau de l'axe du deuxième métatarsien.

Disséquer dans toute l'étendue les deux valves de l'incision longitudinale.

Ouvrir par le dos et le côté interne l'articulation du premier cunéiforme avec le scaphoïde ; puis diviser par *le coup de maître*, comme dans la désarticulation de Lisfranc, le ligament interne de la mortaise cunéenne, et s'engager, sans désemparer, dans l'interligne des deux premiers cunéiformes, jusqu'au scaphoïde.

Saisir avec un davier le premier cunéiforme, le soulever, diviser son ligament plantaire et le détacher des parties molles en dedans et en arrière.

Enfin, saisir de même l'extrémité postérieure du premier métatarsien, et le détacher entièrement des parties molles à grands traits, à droite, à gauche, en arrière, jusqu'à l'incision circulaire.

2. Désarticulation des deux premiers métatarsiens et des deux premiers cunéiformes.

Procédé *circulaire à fente en* L.— L'incision circulaire embrasse la base des deux orteils correspondants ; l'incision longitudinale chemine au milieu du premier espace interosseux jusqu'à la tubérosité du scaphoïde, et l'incision transversale s'étend du bord interne du pied jusqu'au niveau de l'axe du troisième métatarsien (fig. 296, a b).

Dissection des deux valves. — Ouverture de l'articulation du scaphoïde avec les deux cunéiformes ; puis section des ligaments dorsaux au côté externe de la mortoise et à l'interligne des deux derniers cunéiformes, jusqu'au scaphoïde.

Le reste comme dans le cas précédent. Les deux colonnes osseuses sont détachées à la fois.

La désarticulation simultanée des trois premiers métatarsiens et des trois cunéiformes donne de mauvais résultats fonctionnels ; mieux vaut une désarticulation de Jobert ou une amputation de Bona.

DÉSARTICULATIONS LONGITUDINALES MOYENNES.

1. Désarticulation du deuxième métatarsien et du deuxième cunéiforme.

Même procédé que pour la désarticulation longitudinale interne n° 1.

2. Désarticulation du deuxième et du troisième métatarsiens, ainsi que du deuxième et du troisième cunéiformes.

Même procédé que pour la désarticulation longitudinale interne n° 2.

DÉSARTICULATION LONGITUDINALE EXTERNE OU CUBOÏDO-MÉTATARSIENNE. — Il s'agit d'enlever le cuboïde et les deux métatarsiens qui s'articulent avec lui.

Procédé *circulaire à fente en L.* — L'incision circulaire embrasse la base des deux derniers orteils. L'incision longitudinale suit le bord externe du quatrième métatarsien et s'étend sur le cuboïde jusqu'à 15 millimètres en arrière du tubercule du cinquième métatarsien. L'incision transversale s'étend du bord externe du pied jusqu'au niveau de l'axe du troisième métatarsien (fig. 296, c d).

Dissection des deux valves.

Ouverture de l'articulation calnéo-cuboïdienne par le côté externe et par le dos.

Ouverture de l'interligne cunéo-scaphoïdo-cuboïdien.

Enfin, détachement du cuboïde et des métatarsiens d'avec les parties molles.

Tarse postérieur. — AMPUTATION ASTRAGALO-CALCANÉENNE OU AMPUTATION DE P. Roux (de Blasius, pour les Allemands.) — Cette opération plus facile et plus rapide que la désarticulation de Chopart, consiste à amputer le pied au niveau de la tête de l'astragale et de la grosse apophyse du calcanéum. Il

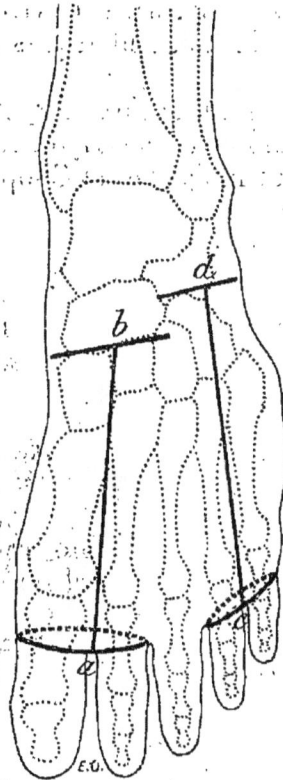

FIG. 296.

est prudent (même avec la méthode antiseptique, sur le vivant) d'arrêter la ligne de diérèse à 1 centimètre au-delà de l'interligne astragalo-scaphoïdien, afin de ne pas ouvrir l'articulation tibiotarsienne.

Point de repère interne : la tubérosité du scaphoïde; l'extrémité interne de la ligne de diérèse doit être à 15 millimètres en arrière de cette tubérosité. — Point de repère externe : le tubercule du cinquième métatarsien; l'extrémité externe de la ligne de diérèse doit être à 25 millimètres en arrière de ce tubercule.

Mêmes procédés que pour la désarticulation de Chopart. Il faut scier soit, de haut en bas, d'abord l'astragale, puis le calcanéum, soit, de dehors en dedans, les deux os à la fois, sans ouvrir l'articulation médio-tarsienne.

Mêmes remarques cliniques.

AMPUTATION MIXTE CALCANÉO-SOUS-ASTRAGALIENNE DE TRIPIER (de Lyon). — Pour prévenir l'équin-valgus du moignon de Chopart, le professeur Tripier a eu l'idée

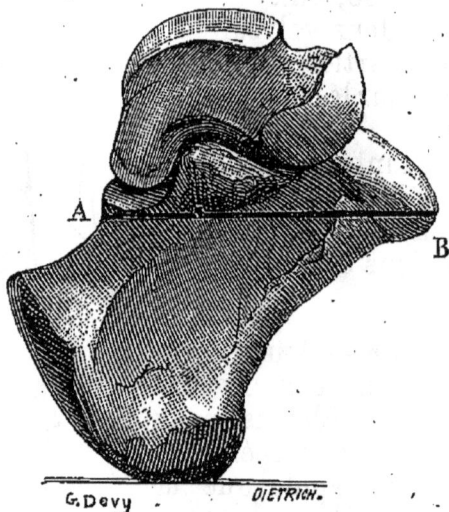

G.Devy   DIETRICH.

FIG. 297.

AB, ligne de section du calcanéum dans l'amputation de Tripier.

de scier le calcanéum au-dessous de la petite apophyse de façon que le membre repose sur un plan horizontal (fig. 297, a b) qui ne bascule dans aucun sens.

Au fond, la nouvelle opération ne diffère de la désarticulation sous-astragalienne de Malgaigne qui sera décrite à la suite que par la conservation d'un plateau osseux, et l'on peut se demander si, avec le temps, à la suite de la résorption osseuse ordinaire, le résultat ne devient pas le même ou à peu près le même que pour l'opération de Malgaigne. Ainsi me semble justifiée la dénomination que je donne à l'opération de l'habile chirurgien lyonnais, opération qui ne ressemble guère plus à celle de Chopart.

Procédé *ovalaire à raquette* (d'après le Dr Duchamp [1].) — Tracer une ligne concave par en haut et en dedans qui commence sur la partie externe du tendon d'Achille, au niveau de la malléole externe, passe à deux travers de doigt au-dessous de cette malléole, et à un travers de doigt au-dessus de la tubérosité du cinquième métatarsien, et s'arrête sur le côté interne du tendon de l'extenseur propre du gros orteil, à deux travers de doigt en avant de l'articulation médio-tarsienne. Là, commencer une autre ligne concave en arrière et en dedans, qui contourne le premier cunéiforme, prend son maximum de courbure

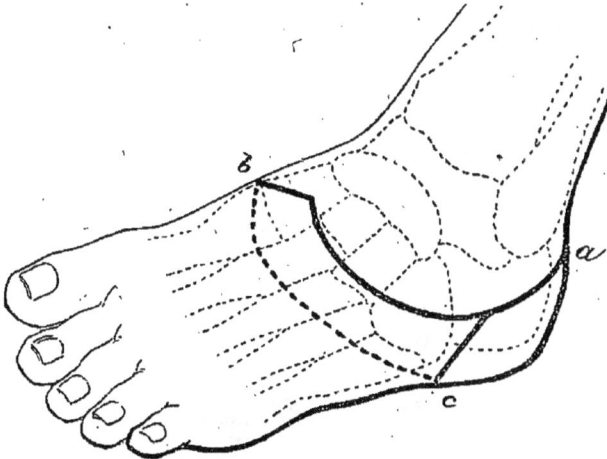

FIG. 298.

abc, tracé des incisions pour l'amputation de Tripier.

à l'union du tiers interne avec les deux tiers externes de la plante, à un travers de doigt au-devant du point d'arrêt de la première ligne, puis se prolonge en dehors et en arrière pour rejoindre cette ligne au-dessous de la malléole externe (fig. 298, abc).

Diviser la peau suivant le tracé, en commençant par l'incision dorsale.

[1] Thèse de Lyon, 1879.

Repasser de la même façon le couteau au ras de la peau jusqu'à l'aponévrose; puis, au niveau de la face dorsale, en dehors et en dedans, la disséquer dans l'étendue de 1 centimètre environ.

Couper les muscles obliquement jusqu'aux os, à la face dorsale d'abord, puis à la face plantaire.

Désarticuler le tarse comme dans l'opération de Chopart.

Avec un couteau-rugine, pour ne pas s'égarer et ne pas léser les vaisseaux plantaires dans la gouttière calcanéenne, détacher le périoste sur toute la face inférieure du calcanéum jusqu'à ce qu'on soit arrivé en dedans à la hauteur de sa petite apophyse.

Saisir avec un davier la partie postérieure du calcanéum, l'attirer en avant, et la scier de dedans en dehors immédiatement au-dessous de la petite apophyse. Enfin,

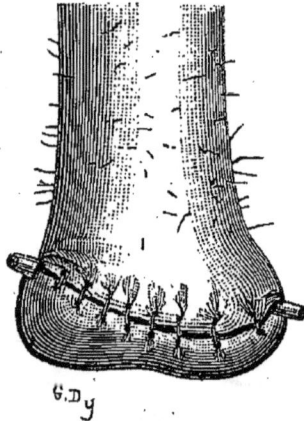

FIG. 299. — Moignon drainé et suturé après l'amp. de Tripier.

pour que les parties soient arrondies en avant, abattre d'un trait de scie l'angle que forme la surface de section avec la face cuboïdienne du calcanéum. Suture et drainage (fig. 299).

Hémostase : les artères pédieuse, dorsale du tarse, plantaire interne et plantaire externe.

Neurectomie : les nerfs pédieux, plantaire interne et plantaire externe.

L'amputation de Tripier a été faite avec un bon résultat fonctionnel, par J. Hayes (2 cas, 1881) et par J. Kellock Barton, de Dublin
(un cas, 1882).

DÉSARTICULATION SOUS-ASTRAGALIENNE OU DÉSARTICULATION
DE MALGAIGNE.—Cette opération consiste à retrancher tout
le squelette du pied, sauf l'astragale, lequel reste enclavé
dans la mortaise tibio-péronière. Il faut, par conséquent,
séparer l'astragale du scaphoïde et du calcanéum.

Point de repère interne : la tubérosité de scaphoïde ;
l'interligne astragalo-scaphoïdien (*énarthrose*) est à un
demi-centimètre en arrière de cette tubérosité. — Point
de repère externe : la malléole péronière ; le double interligne astragalo-calcanéen (*double arthrodie*) est à 1 centimètre environ au-dessous de cette malléole. — Points
de repère moyens : la saillie de la tête de l'astragale et
le creux calcanéo-astragalien.

Entre les deux articulations astragalo-calcanéennes,
existe un ligament interosseux très fort, sorte de cloison qui
commence à la partie la plus reculée du creux précité, et
qui est *la clef des articles*. On ne peut, on ne doit l'attaquer que par la face externe du pied.

Procédé *ovalaire avec la raquette de Maurice Perrin.*

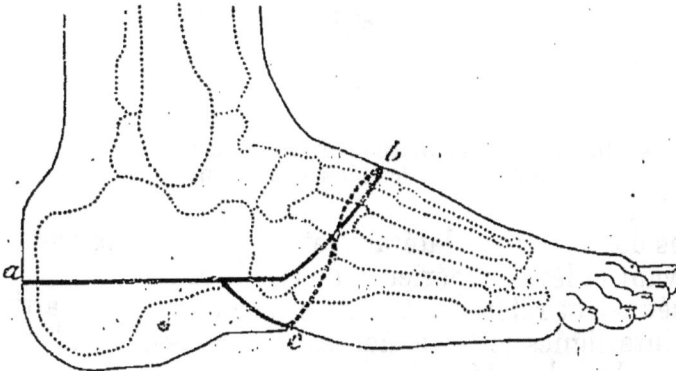

FIG. 300.

abc, raquette de M. Perrin pour la désarticulation sous-astragalienne.

— Pratiquer une incision qui commence en arrière et en
dehors au niveau de l'insertion du tendon d'Achille, se

dirige d'arrière en avant le long de la face externe du calcanéum en passant horizontalement à 3 centimètres au-dessous de la pointe de la malléole externe et aboutit à l'extrémité postérieure du cinquième métatarsien.

De ce point, conduire l'incision obliquement d'arrière en avant sur le dos du pied pour atteindre le bord plantaire interne au niveau de l'articulation du premier métatarsien avec le premier cunéiforme; lui faire traverser ensuite à fond la plante du pied pour rejoindre l'incision externe à 2 centimètres en arrière du cinquième métatarsien (fig. 300, abc).

Couper le tendon d'Achille, d'avant en arrière, à son insertion, avec la pointe du couteau. Couper ensuite les

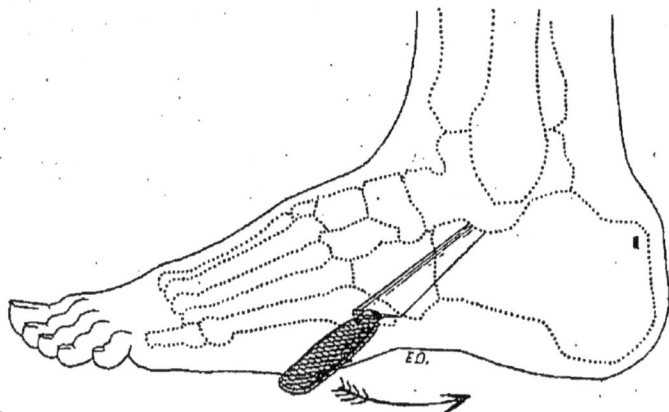

FIG. 301. — Insinuation et marche du couteau dans la section du ligament calcanéo-astragalien.

tendons des péroniers latéraux et les tendons extenseurs en suivant la lèvre supérieure de l'incision.

Disséquer et relever cette lèvre jusqu'à ce qu'on arrive sur les interlignes de l'articulation astragalo-scaphoïdienne et astragalo-calcanéenne.

Ouvrir l'articulation astragalo-scaphoïdienne sans toucher aux ligaments calcanéo-cuboïdiens.

Diviser le ligament latéral moyen ou péronéo-calcanéen de l'articulation tibio-tarsienne à un demi-centimètre au-

dessous de la malléole; puis, pendant que l'avant-pied
est tordu en dehors par le chirurgien lui-même ou par
un aide, enfoncer à plat la pointe du couteau vers la
face interne du talon, le tranchant dirigé en arrière dans
l'excavation astragalo-calcanéenne, et diviser le ligament
interosseux par une série de petits coups, en portant le
manche en arrière et en dedans et en suivant l'interligne
articulaire postérieur (fig. 304).

Achever d'énucléer le calcanéum en rasant son périoste,
puis drainer et suturer.

Hémostase : les artères pédieuse, péronière et plantaires.

Neurectomie : les nerfs plantaires.

Procédé *à deux lambeaux, dont l'un talonnier* (E. Gurlt
et autres chirurgiens allemands). — Diviser la peau et les

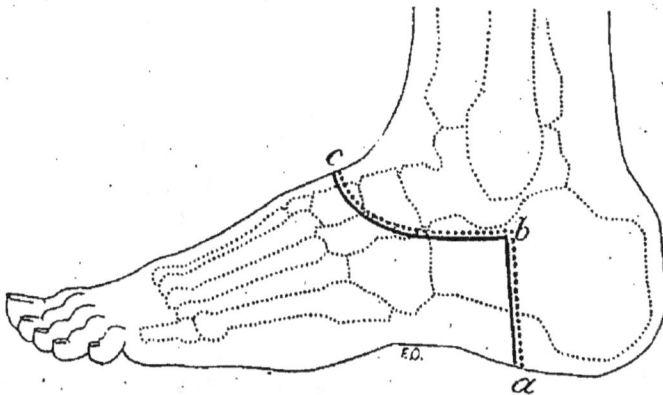

FIG. 302.

abc, tracé de deux lambeaux, l'un talonnier, pour la désart. sous-astragalienne.

parties sous-jacentes jusqu'aux os suivant une ligne
courbe et verticale (incision en sous-pied) qui commence
à 1 centimètre et demi au-dessous d'une malléole et se
termine à 1 centimètre et demi au-dessous de l'autre
malléole.

Disséquer la peau du talon jusqu'aux tubérosités calca-
néennes, en conservant le plus de parties molles possible.

Réunir les extrémités de l'incision verticale par une
autre incision, celle-ci horizontale, fortement convexe en

25.

avant, et qui dépasse l'articulation de Chopart, surtout l'articulation astragalo-scaphoïdienne, d'où un lambeau antérieur en forme de guêtre (fig. 302, a b c).

Ouvrir de suite l'articulation astragalo-scaphoïdienne, sans toucher à l'articulation calcanéo-cuboïdienne; puis pénétrer dans le creux calcanéo-astragalien, pour diviser le ligament interosseux, pendant que le pied est fortement fléchi en dedans.

L'astragale et le calcanéum une fois séparés, attirer le pied et, par suite, le calcanéum en avant; enfin, raser la surface de l'os, pour achever de le détacher des parties molles et pour sectionner le tendon d'Achille à son insertion.

Ce procédé, dérivé de celui que Syme a fait adopter pour la désarticulation du pied, permet de prendre appui sur une peau épaisse et résistante comme le procédé de Maurice Perrin.

DÉSARTICULATION TIBIO-TARSIENNE OU DÉSARTICULATION TOTALE DU PIED. — Cette opération consiste à séparer tout le pied de la jambe en ouvrant l'articulation tibio-péronéo-astragalienne, qui est une trochlée (variété mortaise).

Point de repère externe : la malléole péronière; l'articulation centrale est à 2 centimètres environ au-dessus de la pointe de cette malléole.—Point de repère interne : la malléole tibiale; l'articulation centrale est à 1 centimètre seulement au-dessus de l'extrémité de cette malléole. — Point de repère moyen : l'arête de la tête astragalienne; l'articulation centrale est à 2 centimètres au-dessus et en arrière de cette arête.

Procédé à *lambeau talonnier*; *opération de Syme.* — Faire une incision verticale en sous-pied, qui s'engage d'emblée jusqu'aux os, et dont une extrémité corresponde à la pointe de la malléole externe, et l'autre a un doigt au-dessous de la malléole interne (fig. 303, a b c).

Disséquer le lambeau talonnier, aussi loin que possible, en bas et en dehors, en engageant le pouce gauche entre les parties molles et le calcanéum et en décollant avec la rugine le périoste qu'il est utile de conserver.

Réunir les extrémités de l'incision verticale par une incision transversale qui passe sur la tête de l'astragale, et n'intéresse d'abord que la peau et le tissu sous-cutané; puis, repasser le couteau dans le même sens, au ras de la section cutanée, jusqu'aux os.

Ouvrir l'articulation tibio-tarsienne sur toute la partie antérieure; glisser la pointe du couteau, dans l'articulation même, entre l'astragale et la malléole externe, puis entre l'astragale et la malléole interne, et diviser de haut

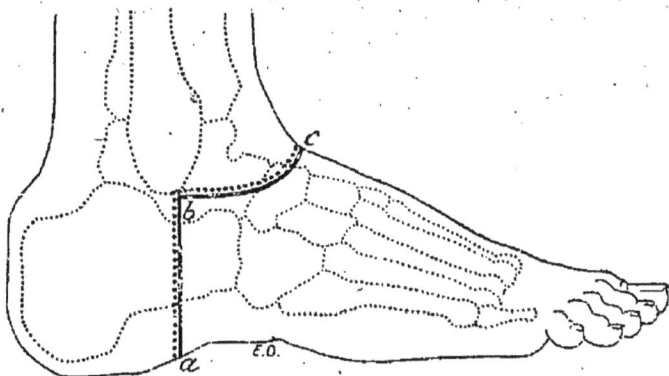

FIG. 303.

abc, désarticulation du pied; lambeau talonnier.

en bas les trois ligaments péronéaux externes et le ligament latéral interne.

Luxer le pied en avant et en dehors; et disséquer la partie interne du lambeau talonnier, en rasant exactement la gouttière calcanéenne, et mieux, en décollant le périoste, afin de ménager les vaisseaux tibiaux postérieurs et l'origine des vaisseaux plantaires.

Luxer le pied directement en avant, dégager la face supérieure et postérieure du calcanéum, détacher le tendon d'Achille, et achever, toujours avec la rugine, la dissection du lambeau talonnier.

Le pied une fois détaché, mettre à nu les deux malléoles soit avec le couteau, soit avec la rugine, jusqu'à 2 ou 3 millimètres au-dessus de la face articulaire du tibia; puis, pendant qu'on protège les parties molles au

moyen d'une compresse fendue à deux chefs, fixer successivement chaque malléoie avec un davier, et la scier
horizontalement au niveau du plateau articulaire du
tibia.

Enfin, perforer les téguments en arrière, en haut et en
dedans, pour installer un drain dans l'ouverture.

Hémostase : les artères pédieuse, péronière et plantaires.

Neurectomie : le nerf tibial postérieur.

Procédé *ovalaire ou à lambeau postéro-interne de
J. Roux*. — Faire une incision ovalaire qui commence à
l'extrémité postérieure de la face externe du calcanéum,
passe au-dessous de la malléole externe, à 1 centimètre

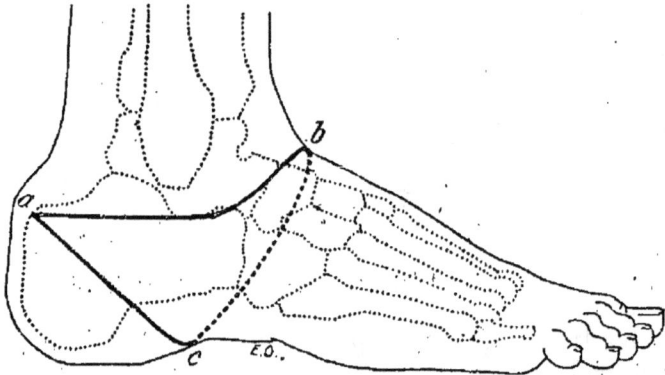

FIG. 304.

abc, désarticulation du pied ; lambeau de J. Roux.

au-devant de l'articulation tibio-tarsienne, aboutit à
quelques millimètres au-devant de la malléole interne,
puis descend transversalement au-dessous du pied, parvient à la face externe du calcanéum et remonte obliquement jusqu'au point de départ (fig. 304, abc).

Reprendre l'incision et diviser à fond, jusqu'aux os, en
suivant le bord de sa lèvre supérieure.

Le reste, comme dans le procédé précédent.

Pour désarticuler le pied, on peut utiliser encore un
procédé qui donne un très bon résultat, celui de Chauvel

(fig. 305, a b c), et qui est analogue à celui de Perrin pour la désarticulation sous-astragalienne.

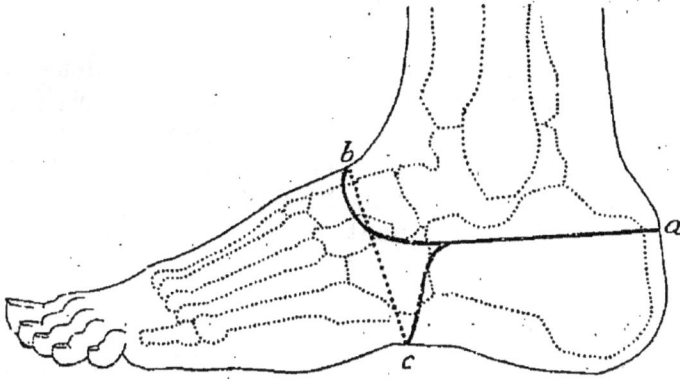

FIG. 305.

abc, désarticulation du pied; raquette de Chauvel.

AMPUTATION OSTÉOPLASTIQUE DE PIROGOFF. — L'amputation primitive ou modifiée de Pirogoff se distingue de la désarticulation tibio-tarsienne ordinaire en ce que le lambeau talonnier plus ou moins ample conserve une partie également plus ou moins grande du calcanéum.

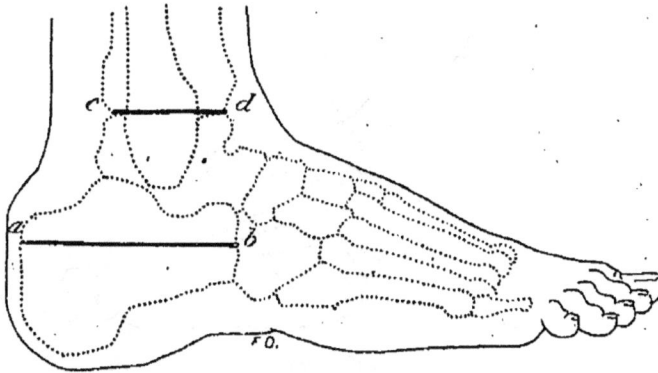

FIG. 306.

ab, ligne de section du calcanéum; — *cd*, ligne de section des os de la jambe.

Pirogoff sciait cet os verticalement derrière l'articulation astragalo-calcanéenne; mais le lambeau, entraîné par le tendon d'Achille, tendait toujours à se détacher de la surface de section horizontale tibio-péronière, et, de plus, il se sphacélait comme dans l'opération de Syme.

Sédillot et Günther ont bien cherché à remédier au premier inconvénient en sciant les os suivant deux plans parallèles obliques en bas et en avant. Mais c'est à Pasquier et à Le Fort que l'on doit le perfectionnement le mieux conçu et le plus avantageux, lequel consiste, tout en ménageant les vaisseaux tibio-plantaires, à couper le calcanéum horizontalement (fig. 306, ab), de façon à laisser au membre une large base de sustentation naturelle.

Au lieu de la double section horizontale, P. Bruns (*Langenbeck's Archiv.*, Bd. XIX, p. 656) a conseillé la section concave du calcanéum et la section convexe des os de la jambe, d'où une sorte d'emboîtement qui paraît avoir quelque avantage.

Procédé *à deux lambeaux et à raquette* (Le Fort, d'après Farabeuf). — Après avoir marqué l'interligne scapho-cunéen, faire une incision (fig. 307, *abc*) qui commence

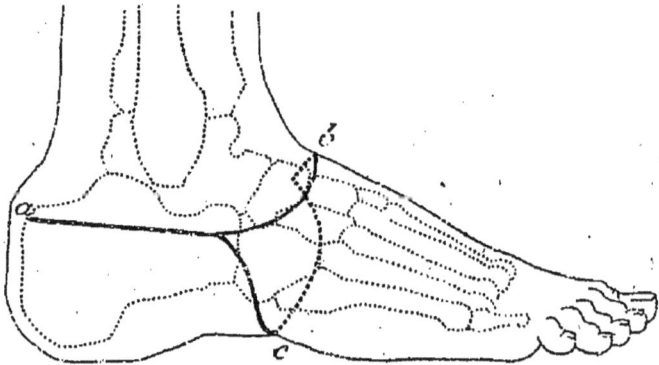

FIG. 307.

abc. diérèse des parties molles pour l'amput. de Pirogoff, (proc. de Le Fort).

(pied droit) au côté externe de la face postérieure du talon, un peu au-dessus de l'insertion du tendon d'Achille, passe à 1 centimètre au-dessous de la malléole péronière, forme guêtre sur l'articulation scapho-cunéenne et rétrograde jusqu'au tubercule du scaphoïde où elle s'arrête. C'est par ce tubercule qu'on commencerait pour le pied gauche.

Faire une autre incision convexe, en avant, correspondant au niveau de l'articulation scapho-cunéenne et rejoignant la première : en dedans, sur le tubercule scaphoïdien ; en dehors, à une très faible distance en avant et en arrière de la tubérosité du cinquième métatarsien. Approfondir les deux incisions jusqu'aux os. (Afin d'avoir plus de jour, on pourrait, à l'exemple de Pasquier, ajouter une incision verticale de 3 centimètres à l'extrémité de la raquette.)

Disséquer la lèvre supérieure de la raquette et la guêtre jusqu'à l'articulation tibio-tarsienne. Disséquer aussi un peu la lèvre inférieure, puis le lambeau plantaire jusqu'à l'articulation calcanéo-cuboïdienne.

Attaquer en dehors et ouvrir complètement l'articulation tibio-tarsienne ; bien dégager la petite apophyse du calcanéum et détacher de cet os le tendon d'Achille jusqu'à son insertion.

Saisir avec le davier de Farabeuf les faces latérales de l'astragale, renverser le tout en dehors, et, pendant que le calcanéum regarde le sol par sa face externe, le scier verticalement de dedans en dehors et d'arrière en avant, suivant un plan qui passe au-dessous même de la petite apophyse et immédiatement au-dessus de l'insertion du tendon d'Achille. Ralentir le trait de scie dès qu'on approche du cuboïde, pour ne pas faire éclater la grosse apophyse du calcanéum.

Diviser les fibres inférieures et latérales de l'articulation calcanéo-cuboïdienne. Enfin, scier les os de la jambe comme dans la désarticulation ordinaire du pied (fig. 306, c d).

Suturer et drainer.

Hémostase : les artères pédieuse, péronière antérieure, péronière postérieure, plantaire interne et plantaire externe.

La suture des os n'est pas indispensable après le procédé de Lefort ; on peut obtenir la coataption des surfaces rien qu'avec les pièces et le mode de pansement. Néanmoins, il vaut mieux la faire. Villeneuve (de Marseille) dans un cas, s'est servi de deux clous d'acier pour fixer le calcanéum au tibia.

AMPUTATION-RÉSECTION OSTÉOPLASTIQUE DE WLADIMIROFF (1872) OU DE J. MICKULICZ (1881). — Cette opération consiste à sectionner les os de la jambe (fig. 308, ab), comme dans l'amputation de Pirogoff, et à retrancher tout le tarse postérieur, plus la moitié postérieure du cuboïde et du scaphoïde (cd), tout en conservant le reste du pied pour le souder à la jambe. La marche est censée devoir se faire en pied-équin extrême sur les têtes des métatarsiens, les orteils étant en extension forcée.

Procédé de Mickulicz. — Faire à fond une incision qui commence sur le bord interne du pied, un peu au-devant de la tubérosité du scaphoïde, et s'étende transversalement en hehors jusque derrière le tubercule du cinquième métatarsien.

Sur les extrémités de cette incision, conduire de chaque côté une incision oblique qui commence sur la malléole

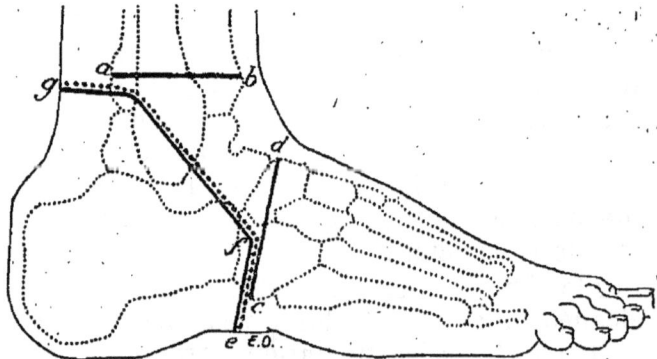

FIG. 308. — Amputation-résection ostéoplastique de Wladimiroff ou de Mickulicz.

correspondante, à la hauteur de l'interligne tibio-astragalien. Enfin, réunir les extrémités supérieures des incisions obliques par une incision en fer à cheval qui embrasse la partie postérieure de la jambe (fig. 308, e f g).

Diviser le tendon d'Achille et ouvrir par derrière l'articulation tibio-tarsienne.

Luxer le pied en arrière et en bas; détacher le tarse postérieur d'avec les parties molles en avant et sur les côtés, en conservant l'artère pédieuse; puis ouvrir complètement l'articulation de Chopart.

Scier les os de la jambe, d'arrière en avant, par un trait transversal qui passe un peu au-dessus de l'interligne tibio-astragalien; réséquer aussi d'arrière en avant la moitié postérieure du scaphoïde et du cuboïde; et enfin, suturer les os et les parties molles de l'avant-pied aux os et aux parties molles de la jambe.

Hémostase : du côté de la jambe, les artères tibiales et péronières; du côté de l'avant-pied, les artères plantaires et un nombre variable d'autres vaisseaux plus petits.

Les observations qui se rapportent à cette opération sont encore trop peu nombreuses pour qu'on puisse être fixé sur sa valeur. La statistique récente de G. Fischer compte quinze cas. (*Deutsche zeitsch. f. Chir.*, 5 décembre 1885.)

Néanmoins les résultats immédiats et définitifs sont assez bons pour permettre d'espérer qu'à l'avenir, on pourra quelquefois éviter l'amputation de la jambe et conserver une partie importante du pied.

Les indications opératoires seraient, d'après Mickulicz : 1° les cas de carie limitée au calcanéum, à l'astragale et à l'articulation tibio-tarsienne ; 2° ceux où la peau du talon et de son voisinage est détruite par un traumatisme ou par un processus pathologique; 3° certaines lésions traumatiques du talon, notamment par armes à feu.

2. JAMBE

AMPUTATION. — La jambe peut et doit être amputée à tout niveau, sur le vivant comme sur le cadavre, depuis la base des malléoles jusqu'à la partie moyenne de la tubérosité antérieure du tibia.

Une amputation plus élevée, en ouvrant la bourse séreuse située derrière le tendon rotulien, risque d'ouvrir ainsi la grande articulation du genou, laquelle communique quelquefois avec cette bourse séreuse. Cependant, il convient d'ajouter que l'éventualité d'une pareille complication a perdu sinon toute, au moins presque toute importance devant la méthode antiseptique; et peut-être, avec cette dernière, à l'occasion, vaudrait-il mieux encore amputer la jambe au-dessus de la tubérosité antérieure que désarticuler le genou.

Il n'y a, aujourd'hui, plus de *lieu d'élection;* il n'y a plus de distinction à établir entre l'amputation basse ou celle des riches, et l'amputation haute ou celle des pauvres. Grâce aux progrès de la prothèse, grâce surtout aux perfectionnements de la technique opératoire et à l'antisepsie, le chirurgien n'a plus qu'à se conformer à cette règle fondamentale des opérations militantes : *amputer le plus loin possible du tronc,* pour ménager à l'opéré le plus possible de chances de survie.

Toutes les méthodes, tous les procédés sont applicables à l'amputation de la jambe. On doit décider le choix en tenant compte d'abord du mode d'utilisation du moignon, puis de la faible vitalité des téguments et de leur tendance à la gangrène, à l'ulcération.

Si le moignon est simplement destiné à imprimer des mouvements de flexion et d'extension à une jambe artificielle, sans supporter le poids du corps, si la marche doit avoir lieu avec un pilon sous le genou plié, la position de la cicatrice est à peu près indifférente; on peut la mettre au centre, à la périphérie, sur un côté quelconque. C'est précisément pour les amputations *dans le tiers supérieur*, c'est-à-dire depuis la tubérosité antérieure jusqu'à quatre ou cinq travers de doigt au-dessous, que le chirurgien est libre de placer la cicatrice à volonté.

Pour les amputations *dans les deux tiers inférieurs*, comme il est à désirer que le moignon lui-même supporte le poids du corps en totalité, ou du moins en partie (avec l'ischion), les méthodes et procédés à cicatrice centrale ne sont plus de mise; la cicatrice doit être rejetée, quand on le peut, à la périphérie ou près de la périphérie, en avant ou en arrière.

D'autre part, il ne faut pas oublier qu'à la jambe les procédés à lambeau unique purement cutané ou à grand lambeau purement cutané exposent beaucoup à la gangrène du lambeau; il est prudent de ne pas les employer sur le vivant, et, par suite, il est inutile de les pratiquer sur le cadavre.

AMPUTATIONS DANS LE TIERS INFÉRIEUR DE LA JAMBE.

1. *Amputation intra ou transmalléolaire.* — Mêmes procédés à lambeau ou à raquette que pour la désarticulation totale du pied; seulement on fait passer l'incision

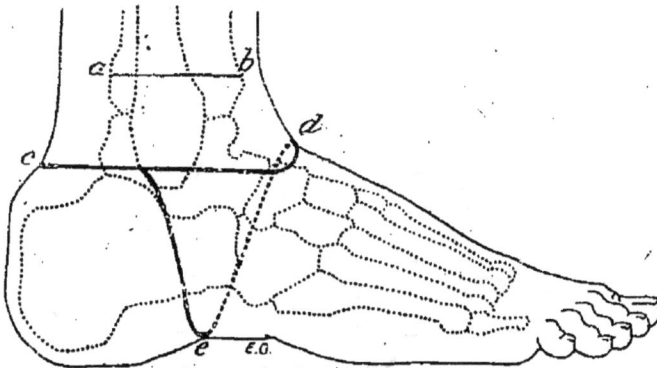

FIG. 309. — Amputation transmalléolaire.

ab, ligne d'amputation; — *cde*, raquette pour cette amputation.

supérieure ou le manche de la raquette (fig. 309, cde), un peu au-dessus de la pointe de la malléole externe.

Le trait de scie porte à 1 centim. et demi environ au-dessus de la facette articulaire du tibia.

Hémostase : les artères tibiales et péronières.

Neurectomie : le nerf tibial postérieur.

2. *Amputation sus-malléolaire.* — L'amputation a lieu à 5 centimètres au moins au-dessus du sommet de la malléole externe, et alors je conseille le procédé de F. Guyon qui est le meilleur de tous; ou bien on la pratique plus haut,

jusqu'à 10 centimètres au plus du sommet de la même malléole. Dans ces derniers cas, le procédé circulaire *à plan incliné* et le procédé à lambeau postérieur avec ou sans un petit lambeau antérieur sont ceux qui conviennent le mieux à cause de la cicatrice excentrique ou mi-excentrique qu'ils donnent.

Procédé *elliptique de F. Guyon*. — Après avoir marqué le point supérieur de l'ellipse au-devant de la base des malléoles et le point inférieur à la partie médiane la plus reculée de la face inférieure du talon, joindre les deux joints de chaque côté du pied, par une incision sigmoïde (fig. 310, a b) qui n'intéresse d'abord que la

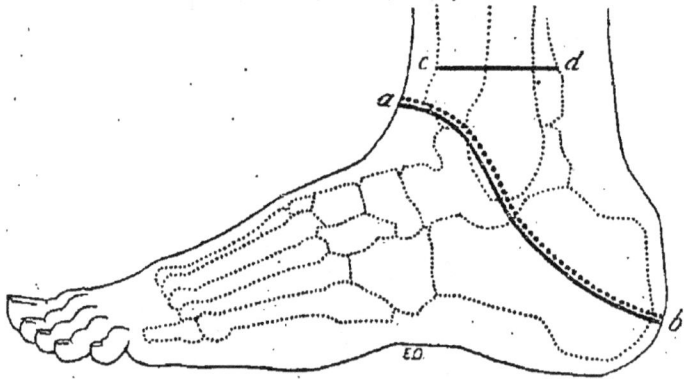

FIG. 310. — Amputation sus-malléolaire.

peau et le tissu sous-cutané, et qu'on reprend ensuite à fond au ras de la peau.

Tailler de dehors en dedans le lambeau postérieur ainsi formé, et disséquer en avant les parties molles, jusqu'à 3 centim. au-dessus de l'articulation tibio-tarsienne.

Terminer la division des parties molles par une section circulaire à la base du lambeau ; puis, pendant qu'un aide protège l'étoffe du moignon avec une compresse fendue à deux chefs, scier les os (fig., 310 ligne c d).

Hémostase et neurectomie, comme pour l'amputation intra-malléolaire.

Procédé *circulaire incliné, en entonnoir, avec fente de*

Paulet. — Après mensuration et calcul ordinaire du rayon, diviser la peau et le tissu sous-cutané suivant un cercle dont la moitié antérieure soit plus rapprochée de un tiers de la ligne de section osseuse que la moitié postérieure, sans compter l'indice de rétraction qui est de 1 centimètre en avant, de 4 centimètres en arrière (pour compenser après section du tendon d'Achille).

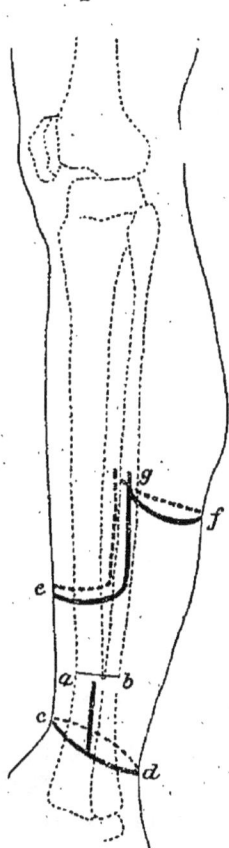

FIG. 311.

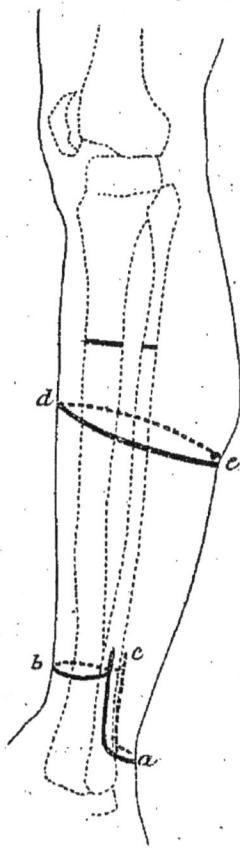

FIG. 312.

Sur l'incision circulaire conduire une incision verticale qui commence à la ligne de section osseuse et qui soit à 1 centimètre ou deux en dehors du bord antérieur du tibia (fig. 311).

Disséquer les deux lèvres de la fente aussi largement que possible, sans toucher à la peau en arrière; puis, pendant que les lèvres de la fente sont rabattues à droite et à gauche, diviser toutes les parties molles sous-cutanées *en entonnoir* jusqu'à la ligne de section osseuse.

Faire rétracter ces parties; diviser le ligament interosseux par une simple section en T, comme il a été dit à propos des amputations des segments de membre à deux os, placer une compresse fendue à trois chefs, et scier (fig. 311, ligne a b).

Hémostase : les artères tibiales et péronières. Si, ce qui est rare, on éprouve quelque peine à trouver ou à lier la tibiale antérieure, je conseille de prolonger la fente et de rechercher l'artère au-devant du ligament interosseux.

Neurectomie : le nerf tibial postérieur.

Au lieu d'une manchette musculo-cutanée, on pourrait aussi ne conserver qu'une manchette cutanée; mais alors sa nutrition est moins garantie.

Procédé *à deux lambeaux inégaux, le plus grand en arrière*. — Tracer deux lambeaux arrondis, dont l'un, antérieur, mesure seulement le tiers ou le quart de la longueur de l'autre (fig. 312, a b c).

Diviser la peau et le tissu sous-cutané suivant le tracé; puis, tailler chaque lambeau du dehors en dedans, en y comprenant muscles et tendons, jusqu'à la ligne de section osseuse.

Le reste comme dans le procédé précédent.

AMPUTATION DANS LE TIERS MOYEN DE LA JAMBE. — Soit, comme type, l'amputation faite à sept travers de doigt au-dessous de la partie moyenne de la tubérosité antérieure du tibia.

Il est facile et séduisant de tailler en arrière dans le mollet un épais et grand lambeau, ainsi que Hey le faisait. Mais ici ce lambeau, à cause de son poids, lutte sans cesse contre les sutures; et, par suite, il vaut mieux tailler le grand lambeau en avant, qu'il soit en U ou carré comme dans le procédé de Teale.

Procédé *à deux lambeaux inégaux*, *le plus grand en avant*. — Tracer deux lambeaux dont la base correspond à la ligne d'amputation, et dont l'un, antérieur, mesure en longueur les deux tiers ou les trois quarts du diamètre du membre pris à la ligne d'amputation, plus l'indice de rétraction 2 centimètres, tandis que l'autre a le tiers ou le quart de ce diamètre, plus l'indice de rétraction 4 centimètres (fig. 311, e f g).

Diviser la peau et le tissu sous-cutané suivant le tracé.

Disséquer le lambeau antérieur de dehors en dedans et de bas en haut jusqu'à la ligne d'amputation, en conservant tous les téguments des muscles antérieurs de la jambe et la partie correspondante des péroniers latéraux.

Disséquer le lambeau postérieur soit en n'y conservant que le triceps sural qu'on décolle, soit en y comprenant aussi les muscles profonds.

Pendant qu'un aide relève les deux lambeaux, achever la division des parties molles à leur base jusqu'aux os.

Diviser en T le ligament interosseux, placer la compresse fendue à trois chefs, scier les os en travers; enfin, abattre l'angle antérieur du tibia avec une scie à phalanges, après avoir décollé le périoste à ce niveau.

Hémostase : les artères tibiales et la péronière.

Neurectomie : le nerf tibial antérieur, et, si on le voit, le nerf musculo-cutané.

AMPUTATION DANS LE TIERS SUPÉRIEUR DE LA JAMBE. — Soit comme type l'amputation faite à trois ou quatre travers de doigt au-dessous de la partie moyenne de la tubérosité antérieure du tibia (ancien lieu d'élection).

Procédé *circulaire à manchette cutanée*. — Après mensuration et calcul ordinaire du rayon, tracer un cercle dont la moitié antérieure soit plus rapprochée de un tiers de la ligne d'amputation que la moitié postérieure. Indice de rétraction 1 centimètres (fig. 312 c d).

Diviser la peau et le tissu sous-cutané suivant le cercle tracé, en deux traits de couteau.

Disséquer et retrousser la manchette en avant jusqu'à la ligne d'amputation, en arrière jusqu'à un travers de doigt de cette ligne.

Diviser d'abord les muscles jumeaux au ras de la manchette, puis toutes les autres parties molles au niveau de la ligne d'amputation.

Le reste comme dans l'amputation de la jambe au tiers moyen.

Suture transversale.

Hémostase : les artères tibiale antérieure et tibio-péronière, ou à la place de cette dernière, la tibiale postérieure et la péronière.

Ici, l'inclinaison de l'incision circulaire de la peau a simplement pour but de compenser la rétraction produite par la coupe des muscles jumeaux.

Procédé *mixte à lambeaux latéraux et à manchette* Chalot). — Tracer deux lambeaux égaux arrondis (*e c d*) dont les bases correspondent en avant à la crête même du tibia *à 2 centimètres au-dessous de la ligne d'amputation a b*, et en arrière à point symétrique (fig. 313).

Diviser la peau et le tissu sous-cutané suivant le tracé.

Disséquer les deux lambeaux jusqu'à leurs bases, les relever, continuer à disséquer la peau en manchette jusqu'à la ligne d'amputation, puis couper circulairement toutes les parties molles jusqu'aux os, au ras de la petite manchette.

Le reste comme précédemment.

Avec cette manchette additionnelle on parvient à bien recouvrir l'angle antérieur du tibia, lequel, sans elle, ferait saillie entre les lambeaux, — à moins toutefois qu'on ne plaçàt l'incision antérieure en dehors du tibia.

Procédé *à lambeau musculo-cutané externe* (Farabéuf). — Après mensuration et calcul ordinaire du diamètre de la circonférence à la ligne d'amputation, tracer un lambeau en U qui ait un diamètre de longueur, dont la branche antérieure longe le côté interne de la crête du tibia, et dont la branche postérieure s'élève sur la face postérieure de la jambe, « sans atteindre tout à fait le niveau de départ ».

Diviser la peau et le tissu sous-cutané en suivant le tracé.

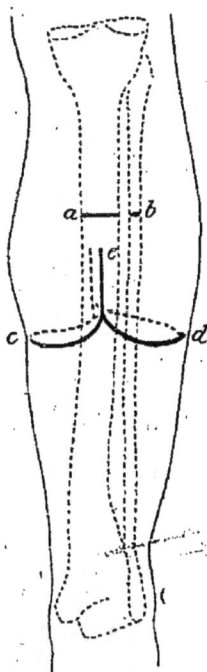

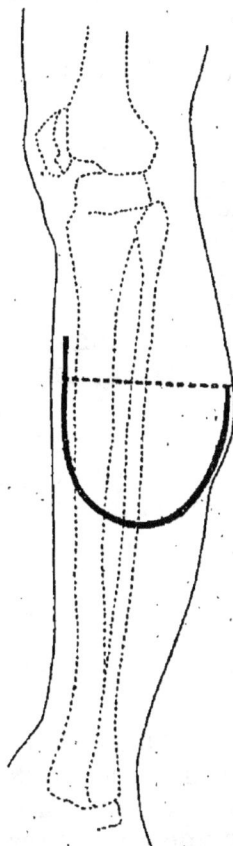

FIG. 313. — Amputation de la jambe dans le tiers supérieur.

FIG. 314. — Amputation de la jambe dans le tiers supérieur.

« Diviser en travers les téguments internes en réunissant la tête postérieure de l'U à un point situé à deux doigts au-dessous de la tête antérieure »; d'où un petit lambeau triangulaire, qu'il ne faut pas arrondir (fig. 314).

Diviser l'aponévrose jambière dans la branche antérieure de l'U jusqu'au-delà du bord antérieur du péroné;

reprendre cette incision à fond, et décoller les muscles antéro-externes, en respectant les vaisseaux, jusqu'à la ligne d'amputation.

Achever de tailler le lambeau par transfixion en engageant la pointe en dehors du péroné, dans la tête postérieure de l'U.

Le lambeau une fois relevé, couper les chairs postérieures et le périoste, au niveau de la peau rétractée, en perforant du même coup le ligament interosseux au-dessous de la base coudée du lambeau.

Refouler par le grattage le périoste de la crête, de la face interne et du bord interne du tibia, jusqu'au-dessus de la ligne d'amputation. Décoller et refouler de même avec les ongles, la pointe ou une rugine courbe, les muscles profonds postérieurs que l'aide rend abordables en fléchissant un peu la jambe et rejetant le genou en dehors.

Scier les deux os isolément en commençant ou finissant par le péroné, et en biseautant la face externe de ce dernier, la face interne du tibia.

Suture dans le sens antéro-postérieur.

Le procédé de Farabeuf est bien supérieur à celui analogue de Sédillot, non seulement par la largeur de l'étoffe, mais surtout par la régularité et la vascularité du lambeau. Il ne peut que donner de bons résultats sur le vivant.

DÉSARTICULATION DE LA JAMBE, DÉSARTICULATION DU GENOU OU DÉSARTICULATION FÉMORO-TIBIALE. — La désarticulation du genou a été et est encore considérée en France avec une grande réserve ; et même beaucoup l'ont condamnée d'une façon formelle, lui préférant l'amputation de la cuisse comme étant moins grave.

Les statistiques françaises, entre autres celles de Panas démontrent, en effet, qu'on a perdu trois opérés sur quatre, résultat qui mettrait la désarticulation du genou presque sur le même pied que la désarticulation de la cuisse, la plus grave de toutes les désarticulations.

A l'étranger, au contraire, et notamment en Amérique, la désarticulation du genou a été pratiquée assez souvent, et j'ajouterai avec assez de succès, puisque la statistique de Brinton (1876) ne donne qu'une mortalité de un sur trois opérés.

Il résulte de tout cela qu'on ne saurait porter sur cette opération un jugement définitif, surtout si l'on réfléchit que la plupart des cas opérés l'ont été sans le concours éminemment salutaire de la méthode antiseptique.

L'antisepsie est capable, à l'avenir, d'abaisser de beaucoup le taux de la mortalité même le plus favorable que nous ayons à l'heure actuelle. D'autre part, je crois qu'on peut contribuer à ce nouveau résultat en apportant quelques modification à la technique opératoire ordinaire.

Ces modifications consisteraient : 1. à remplacer le procédé elliptique de Baudens généralement usité par le procédé circulaire à fente, parce que ce dernier permet de mieux économiser les téguments et de mieux recouvrir l'énorme masse des condyles ; 2. à exciser avec soin le cul-de-sac synovial sous-tricipital, et à l'ouvrir largement au-dessus de la rotule pour installer un gros drain ; on prévient ainsi la réplétion de ce cul-de-sac par le pus, les suppurations interminables, l'infiltration du pus sous le triceps ; 3. à abraser le cartilage des condyles et celui de la rotule, afin de favoriser sa réunion immédiate ou rapide.

Quant à la cicatrice on est libre de la placer au centre aussi bien qu'en arrière, parce qu'il arrive rarement que le moignon puisse supporter le poids du corps.

L'interligne articulaire (*trochlée, var. charnière*) correspond à un doigt au-dessous du bord inférieur de la rotule, quand le membre est étendu. On le détermine encore en promenant l'index sur les côtés du genou pendant qu'on fait exécuter à la jambe des mouvements de flexion et d'extension.

Procédé *circulaire à manchette, avec fente postérieure.*
— Après avoir marqué l'interligne articulaire en avant et en arrière, diviser circulairement la peau et le tissu sous-cutané de la jambe à la distance indiquée par le calcul ordinaire ; sur l'incision circulaire, en arrière,

mener à partir de l'interligne, une incision médiane verticale (fig. 315).

Disséquer les angles des deux valves triangulaires ainsi
formées, puis en avant le plein de la manchette jusqu'à
l'insertion du tendon rotulien.

Diviser en travers ce tendon, pour pénétrer dans l'articulation; puis continuer à disséquer et à retrousser la
manchette jusqu'à l'interligne en conservant dans son
épaisseur le tendon rotulien et les ailerons ligamenteux
de la rotule.

Pendant qu'un aide fléchit la jambe, tend à la luxer
en avant et fait bâiller l'articulation, diviser les muscles
et ligaments latéraux au *ras des condyles*, afin de ne pas
laisser les ménisques articulaires; diviser ensuite d'avant
en arrière les ligaments croisés vers leur partie moyenne,
et sortir en arrière en coupant transversalement les
chairs et le paquet vasculo-nerveux.

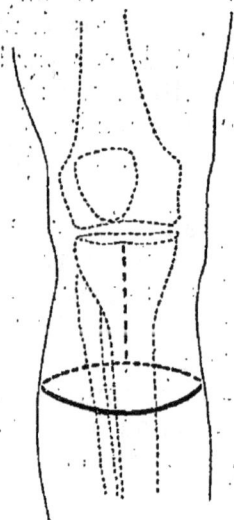

FIG. 315.　　　　　　　　FIG. 316.
Désarticulation du genou.　　　Genou vu par derrière.

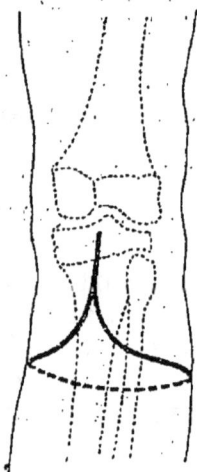

Essuyer avec un linge ou une éponge la partie restante
de l'articulation, et lier isolément l'artère et la veine
poplitées.

Exciser avec la pince à dissection et lesci seaux courbes tout le cul-de-sac sous-tricipital de la synoviale.

Abraser les cartilages fémoraux et celui de la rotule avec la gouge de Delore, des cuillers tranchantes ou d'autres instruments qui remplissent le même but.

Faire au niveau du cul-de-sac sous-tricipital, à droite et à gauche, et par son intérieur, avec un bistouri ou un trocart, deux ouvertures qui permettent l'installation transversale d'un gros drain fenêtré.

Enfin suturer la manchette dans le sens antéro-postérieur; suturer aussi la fente, excepté en bas où l'on met un ou deux drains.

On pourrait faire la même opération en utilisant le procédé ovalaire à queue postérieure de Stephen Smith, qui me paraît à peu près aussi avantageux que le procédé circulaire à fente (fig. 316).

Récemment M. Vaslin a proposé, outre l'ablation de la rotule, « de scier les condyles au niveau du fond de l'échancrure qui les sépare, c'est-à-dire dans l'étendue de 15 à 18 millimètres environ. Reste un large plateau osseux, très uni, à bords tranchants, qu'on arrondit avec un fort bistouri ». Ce n'est pas alors une désarticulation proprement dite de la jambe, mais une amputation transcondylienne de la cuisse.

3. CUISSE

AMPUTATIONS. — La cuisse peut être amputée à toute hauteur, depuis les condyles jusqu'au petit trochanter,

Toutes les méthodes, tous les procédés sont applicables ici comme à la jambe. Mais il y a également un choix à faire; et, pour le choix, on se préoccupe, en général, moins de la prothèse que des dangers immédiats ou prochains (*hémorragie primitive, hémorragie secondaire, pyohémie, septicémie*) et des dangers ultérieurs (*conicité et ulcération du moignon*).

Simple dans le tiers inférieur où l'on n'a guère à compter qu'avec l'artère poplitée, le système artériel est très développé, très complexe dans le reste de la cuisse, et il l'est d'autant plus, qu'on se rapproche davantage de l'articulation coxo-fémorale. Or, l'hémostase facile, complète et absolue d'emblée, est la première condition d'une bonne amputation. C'est pour cela, à mon avis, que, pour amputer la cuisse dans ses deux tiers supérieurs, on doit donner la préférence à la méthode circulaire ou à ses dérivés ou combinaisons (procédé de Marc Sée, procédé de Sédillot, procédé de v. Bruns).

D'autre part, comme il s'agit d'éviter autant que possible la rétention des liquides et, par suite, l'infection septique, ce serait une faute, si l'on choisit la méthode elliptique ou celle à lambeaux, de tailler l'unique lambeau ou le plus grand lambeau en arrière ; c'est en avant ou en avant et en dehors, qu'on prendra l'étoffe ou la principale étoffe du moignon, afin que, tout en tombant par son propre poids au-devant de la section de l'os, elle ne gêne point l'écoulement des liquides.

Quant à l'éventualité d'un moignon conique et ulcéré, il est certain que la technique opératoire en est responsable dans une large mesure ; on peut avoir un mauvais moignon parce qu'on a mal opéré. Mais, d'un autre côté, qu'on ne se fasse pas trop d'illusion après un beau résultat opératoire, quand l'os est bien enfoui au haut des chairs ou bien matelassé par un lambeau charnu. Avec le temps (abstraction faite de la conicité due à la croissance longitudinale de l'os), le moignon maigrit, s'atrophie, perd sa belle apparence et ses téguments se rétractent sur l'os d'autant plus que la suppuration a été plus longue, c'est-à-dire qu'il s'est créé dans les tissus plus de tissu inodulaire.

En résumé, pour prévenir la conicité, une bonne technique n'est pas tout ; il faut encore réaliser la réunion immédiate ou rapide, ce qu'on cherchera avec la méthode antiseptique.

AMPUTATIONS DANS LE TIERS INFÉRIEUR DE LA CUISSE.

1. *Amputation intra ou transcondylienne de Carden.* — Le fémur est scié à la base du tubercule d'insertion du troisième adducteur.

Procédé à deux lambeaux inégaux, le plus grand en avant. — Après mensuration de la circonférence du membre (étendu) immédiatement au-dessus de la rotule et après calcul ordinaire du diamètre, tracer en avant un lambeau semilunaire ou en U dont la base commence non pas à la ligne d'amputation, mais au niveau du bord inférieur de la rotule et qui mesure en longueur les deux tiers du diamètre, plus l'indice de rétraction, 3 centimètres. — Tracer en arrière un lambeau semblable, mais seulement long de un tiers de diamètre, plus l'indice de rétraction, 4 centimètres (fig. 317).

Diviser la peau et le tissu sous-cutané suivant le tracé.

Disséquer le lambeau antérieur, purement cutané, jusqu'au-dessus de la rotule, pendant que la jambe est fléchie.

Diviser en travers le tendon du triceps, diviser la capsule à droite et à gauche, désarticuler comme il a été dit déjà, et sortir en arrière, en taillant, suivant le tracé un petit lambeau postérieur charnu qui renferme les vaisseaux poplités.

Dénuder avec la rugine les deux condyles jusqu'à la ligne d'amputation.

Pendant qu'un aide fixe l'os au moyen d'un davier de Farabeuf appliqué sur les condyles, et qu'on rétracte les lambeaux, scier les condyles transversalement et obliquement en bas et en dedans, et émousser l'arête de section avec la scie à chantourner de Farabeuf, pour former un nouveau condyle.

Enfin exciser le cul-de-sac séreux sous-tricipital et abraser ce qui reste du cartilage.

Hémostase : l'artère et la veine poplitées (deux ligatures isolées), les artères articulaires supérieures interne et externe et la grande anastomotique.

Neurectomie : les nerfs sciatiques poplités interne et externe.

L'amputation transcondylienne donne une mortalité bien inférieure à celle de la désarticulation ordinaire du genou, en même temps que de bons résultats définitifs. Plusieurs chirurgiens, à l'étranger, préfèrent cette amputation même à celle qu'on pratique communément au-dessus des condyles.

2. *Amputation sus-condylienne ostéoplastique de Gritti.*
— Le fémur est scié immédiatement au-dessus des condyles, et la rotule, réséquée en surface (ou simplement
décortiquée par abrasion), est appliquée à la section du
fémur, afin que l'opéré puisse marcher sur la rotule soudée.

Procédé *à deux lambeaux inégaux, le plus grand en
avant.* — Après mensuration de la circonférence et calcul

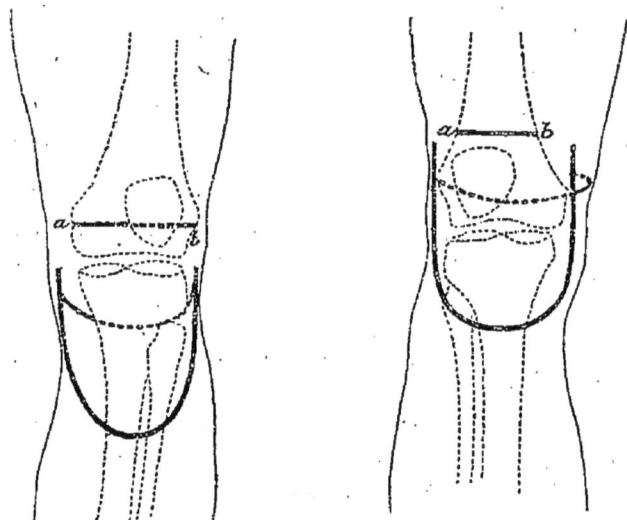

FIG. 317.—Amputation trans-   FIG. 318.—Amputation sus-condy-
  condylienne de Carden.   lienne ostéoplastique de Gritti.

du diamètre à la ligne d'amputation, tracer deux lambeaux arrondis dont la base correspond à la ligne d'amputation, et dont l'antérieur mesure en longueur les trois
quarts du diamètre, plus l'indice de rétraction, 3 centimètres, tandis que le postérieur a seulement un quart
du diamètre, sans compter l'indice de rétraction, 4 centimètres (fig. 318).

Diviser la peau et le tissu sous-cutané suivant le tracé.
Disséquer le lambeau antérieur en divisant le tendon
rotulien et en pénétrant dans l'articulation pour conserver dans le lambeau la rotule et ses ailerons ligamenteux,
mais ne pas désarticuler.

Disséquer le lambeau postérieur en y conservant toutes les parties molles avec les vaisseaux poplités.

Pendant qu'on relève les lambeaux, diviser circulairement à leur base ce qui peut rester de parties molles.

Placer une compresse fendue à deux chefs et scier transversalement *à la partie tout à fait inférieure de la diaphyse* (fig. 318 a b).

Faire une incision, sorte de tranchée, tout au tour de la rotule, jusqu'au-dessous de son cartilage; puis, pendant qu'on l'embrasse et la maintient saillante avec un davier, réséquer tout le plateau cartilagineux au moyen d'une petite scie à lame fine et étroite. (On peut aussi, au lieu de la résection, faire l'abrasion de la croûte cartilagineuse.)

Couper en travers le tendon du triceps et exciser le cul-de-sac séreux sous-tricipital.

Appliquer la rotule à la section du fémur, et suturer les bords postérieurs des deux os, au moyen, par exemple, de quelques points de fils métalliques (Paikèrt et Linhart, Mosetig., E. Albert, Ad. Bardeleben, etc.). (Voy. *Ostéo-Synthèse*).

Enfin, suturer les lambeaux eux-mêmes et drainer.

Hémostase et neurectomie, comme dans l'amputation de Carden.

L'amputation de Gritti jouit à l'étranger d'une certaine faveur, surtout depuis qu'on a ajouté la suture au procédé primitif du chirurgien italien. Ed. Albert (de Vienne), entre autres, s'en montre chaud partisan, et il fait remarquer qu'au point de vue de l'utilisation du moignon, l'opération de Gritti donne des résultats aussi bons, sinon meilleurs, que la désarticulation du genou ou l'amputation transcondylienne bien réussie.

En France, au contraire, on lui préfère la simple amputation faite à l'union du tiers inférieur avec le tiers moyen de la cuisse. On aurait à redouter, dit-on, le défaut de soudure, la soudure oblique de la rotule sur le bord antérieur du fémur, l'inflammation ou l'hygroma de la bourse séreuse prérotulienne.

De ces objections, les deux premières ne sont plus justifiées par les faits nouveaux, où l'opération et le pansement ont été bien exécutés, et la troisieme, la seule maintenant qu'on puisse présenter, ne me paraît pas suffisante pour faire proscrire encore chez nous de la pratique chirurgicale l'amputation ostéoplastique de Gritti.

3. *Amputation à l'union du tiers inférieur avec le tiers moyen de la cuisse.* — Procédé *circulaire en entonnoir.* — Après mensuration de la circonférence à la ligne d'amputation et après calcul du rayon, si l'on désire prévenir la rétraction de la cicatrice en arrière et en dedans (ce qui n'est guère qu'un avantage purement esthétique), tracer un cercle non pas transversal, mais oblique en bas et en dedans, de telle sorte que la partie antéro-externe du cercle soit à un rayon plus l'indice de rétraction, 3 centimètres de la ligne d'amputation (fig. 319, a,b) et que sa partie postéro-interne soit à un rayon, plus 8 centimètres.

Diviser la peau et le tissu sous-cutané, suivant le tracé en deux traits demi-circulaires ; faire rétracter ou rétracter soi-même la lèvre supérieure de l'incision, et la libérer sur une hauteur de 4 centimètres.

Diviser les muscles superficiels en deux traits, au ras de la peau.

Faire rétracter par un aide à pleines mains jusqu'à formation suffisante du cône ostéo-musculaire.

Diviser le cône à sa base en deux traits jusqu'à l'os.

Détacher le périoste et les parties molles avec un refouloir, si cela est encore nécessaire pour mettre à nu la ligne d'amputation.

Placer une compresse fendue à deux chefs, et scier soit carrément avec les précautions indiquées dans la technique générale, soit en chantournant aux dépens de la face antérieure et du bord postérieur du fémur, ainsi que le recommande Farabeuf.

Suturer dans le sens antéro-postérieur ou dans le sens oblique en bas et en dedans, et drainer les angles.

Hémostase : l'artère et la veine fémorales, la grande anastomotique et la terminaison de la grande musculaire.

Procédé *circulaire sous-périostique* (Marc Sée). — Ce procédé élégant et rapide a été décrit dans la technique générale ; on n'a qu'à se conformer à la description.

Neurectomie : le grand nerf sciatique.

Procédé *à deux lambeaux charnus, le plus grand en avant*. — Tracer en avant un lambeau en U dont la base corresponde à 2 centimètres environ au-dessous de la ligne d'amputation et qui mesure en longueur les deux tiers du diamètre, plus l'indice de rétraction 3 cen-

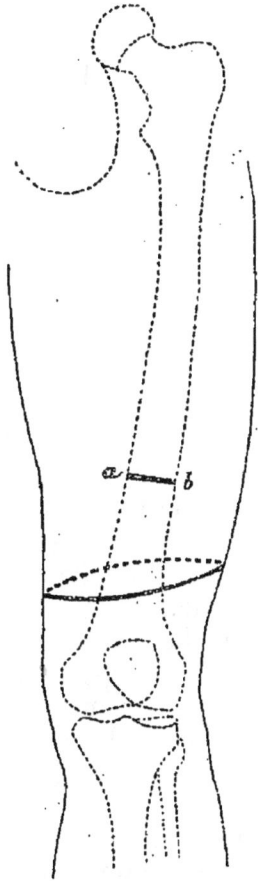
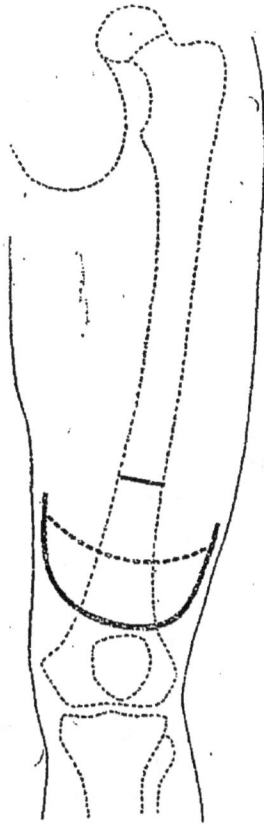

FIG. 319.   FIG. 320.

timètres. Tracer en arrière un lambeau analogue, mais qui ait seulement le tiers du diamètre, plus l'indice de rétraction, 4 à 5 centimètres (fig. 320).

Diviser la peau et le tissu sous-cutané suivant le tracé.

Tailler le lambeau antérieur de dehors en dedans jusqu'à sa base. Tailler de même le lambeau postérieur.

Faire rétracter leurs bases jusqu'à la ligne d'amputation, et diviser circulairement tout ce qui reste de parties molles, à ce niveau, jusqu'à l'os, le reste comme dans le procédé circulaire.

Si l'on veut conserver le périoste, on n'a qu'à suivre les indications données à ce sujet dans la technique générale.

AMPUTATION DANS LE TIERS MOYEN DE LA CUISSE. — Procédé *mixte à deux lambeaux peu charnus, le plus grand en avant et un peu en dehors* — Après avoir mesuré la circonférence du membre à la ligne d'amputation, calculé le diamètre et déterminé la ligne indicatrice de l'artère fémorale, tracer en avant, et un peu en dehors, un lambeau arrondi dont la base, placée à 3 centimètres au-dessous de la ligne d'amputation, confine en dedans à l'artère fémorale, et qui mesure en longueur les deux tiers du diamètre, plus l'indice de rétraction, 3 centimètres. Tracer en arrière et un peu en dedans un lambeau analogue, mais qui ait seulement le tiers du diamètre, plus 4 à 5 centimètres (fig. 321).

Diviser la peau et le tissu sous-cutané suivant le tracé.

Tailler le lambeau antérieur de dehors en dedans jusqu'à sa base, en conservant sous la peau une mince couche de muscles aux dépens du triceps et du couturier. Tailler de même le lambeau postérieur.

Faire rétracter leurs bases jusqu'à la ligne d'amputation, et diviser circulairement à ce niveau jusqu'à l'os tout ce qui reste des parties molles.

Le reste, comme dans le procédé circulaire.

Hémostase : l'artère et la veine fémorales, la perforante terminale et la grande musculaire.

Ce procédé diffère de celui de Sédillot, tout en ayant ses principaux avantages, par l'inégalité des lambeaux et par la manière de les tailler.

AMPUTATION DANS LE TIERS SUPÉRIEUR DE LA CUISSE, OU AMPUTATION SOUS-TROCHANTINIENNE. — Le fémur est scié à cinq travers de doigt au-dessous du bord supérieur du grand trochanter (c'est-à-dire à 3 centimètres environ au-dessous du petit trochanter ou trochantin).

L'hémostase provisoire se fait très bien au moyen d'un tube d'Esmarck qui embrasse la racine du membre, en passant sous la tubérosité ischiatique et dans le pli génito-crural, et qui est maintenue en dehors dans l'anse

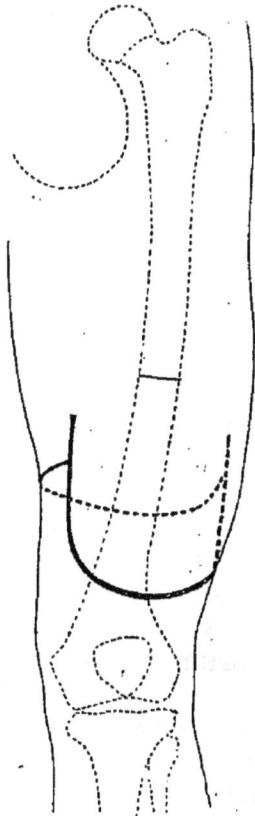

FIG. 321. — Amputation de la cuisse dans le tiers moyen.

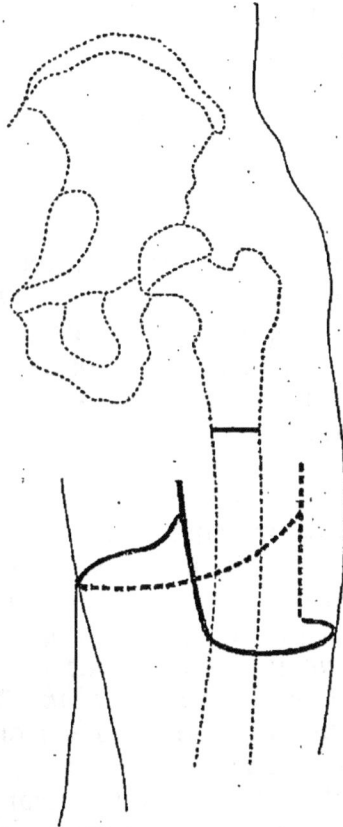

FIG. 322. — Amputation sous-trochantinienne de la cuisse.

d'une courroie ou d'une bande fixée elle-même à une ceinture abdominale quelconque. Au besoin, la compression élastique est combinée avec la compression digitale de l'artère fémorale faite sur la branche horizontale du pubis.

CHIRURGIE OPÉRATOIRE. 27

Procédé *à deux lambeaux peu charnus ou simplement cutanés, le plus grand en avant et en dehors.* — Même tracé et même *modus faciendi* que pour l'amputation dans le tiers moyen. Seulement ici le lambeau antérieur est plus externe, parce que l'artère fémorale est plus antérieure (fig. 322).

Hémostase : les deux artères et veines fémorales, la première artère perforante, et la grande musculaire.

L'amputation sous-trochantinienne doit être préférée à la désarticulation de la cuisse, toutes les fois qu'elle est possible, parce qu'elle est moins grave ; elle se prête mieux à l'hémostase, donne une surface traumatique moins étendue et expose moins à la septicémie.

DÉSARTICULATION DE LA CUISSE, DÉSARTICULATION DE LA HANCHE OU DÉSARTICULATION COXO-FÉMORALE. *Considérations préliminaires, en particulier sur l'hémostase.* — La statistique de cette désarticulation s'est incontestablement améliorée depuis quinze ans, mais dans une proportion bien moindre que celle des autres opérations mutilantes en général. C'est toujours un moyen extrême, auquel on se résout ou doit se résoudre quand il est impossible de sauver autrement la vie du malade [1].

Les principales causes de mort, en dehors du traumatique ou de la maladie qui nécessite l'intervention, c'est-à-dire les causes imputables à l'opération elle-même, sont par ordre de fréquence décroissante : 1° l'*anémie aigue* qui survient par hémorragie primitive, quelquefois consécutive ; 2° le *shok* ; 3° la *septicémie*. C'est l'anémie aiguë qui tient de beaucoup le premier rang ; et c'est par conséquent contre elle que doivent être dirigés surtout les efforts de la chirurgie actuelle.

La cuisse, au niveau de sa racine, est irriguée par deux troncs artériels. L'un, l'*artère fémorale*, se prolonge lui-même dans la cuisse, et lui fournit directement ou non, en avant, plusieurs branches ; la *fémorale profonde*, ordinairement à 3 centimètres sous l'arcade ;

Voyez Alvernhe : *De l'Hémostase dans la désarticulation coxo-fémorale.* Thèse de Montpellier, 1885.

la ou les petites musculaires ; la grande musculare ; les deux circonflexes ; les deux honteuses externes et la tégumenteuse inguino-abdominale. L'autre, l'artère hypogastrique, reste à une grande distance, dans l'excavation pelvienne, et envoie autour de l'articulation fémorale ; en dedans, l'artère obturatrice ; en arrière, l'ischiatique et des rameaux de la honteuse interne ; enfin, en dehors, l'artère fessière.

Il résulte de cette disposition que l'artère fémorale seule est naturellement à la portée du chirurgien et qu'on peut exsanguifier, du moins en partie, son territoire de distribution, soit par la compression sur le pubis ou dans un lambeau, soit par la ligature préalable. L'artère hypogastrique, au contraire, échappe à toute action directe ou immédiate, à moins qu'on ne se décide à la lier à l'exemple de Güterbock, ce qui peut aggraver beaucoup le pronostic opératoire, ou à la faire comprimer par le rectum, soit avec la main (Woodbury et Van Buren), soit avec le levier de R. Davy (de Londres). Ce levier a, paraît-il, parfaitement arrêté le sang dans les opérations où on l'a employé, mais on peut se demander si son application est exempte de dangers.

C'est précisément l'artère hypogastrique qui tue les malades par hémorragie. C'est elle surtout qu'il faut redouter : 1° à cause de ses larges et nombreuses anastomoses avec la fémorale, notamment sous le col du fémur ; 2° à cause de la difficulté incontestable qu'on éprouve à arrêter assez vite le sang qui s'échappe en abondance de toutes ses branches à la fois. On doit ne pas trop compter sur l'aide, pourtant si précieuse et si indispensable, de la forcipressure, et ne pas compter du tout sur la puissance hémostatique du thermo-cautère. La compression aortique elle-même n'empêche pas de perdre beaucoup de sang, à moins qu'on n'ait affaire à des individus maigres ou d'un enbonpoint peu considérable, à ventre plat ou assez dépressible.

Si donc l'on veut procéder en toute sûreté et avec le minimum de traumastisme chirurgical, on est amené à prendre l'un des trois partis suivants :

1° Accepter les conseils et la pratique de Verneuil, c'est-à-dire choisir un procédé à raquette antérieure, lier l'artère fémorale sous l'arcade, et enlever le membre comme on extirpe une tumeur, en divisant les chairs à petits coups, en liant les petits vaisseaux (artères et veines) au fur et à mesure de leur section, et en coupant les gros entre deux ligatures.

2° Adopter la méthode *de l'opération dédoublée* [1], préconisée également en vue de l'épargne du sang par quelques chirurgiens étrangers, entre autres Pitha, Esmarck, R. Volkmann, c'est-à-dire : *en premier lieu*, exsanguifier le membre avec la bande élastique, serrer le tube d'Esmarck autour de la racine du membre, amputer circulairement la cuisse au dessous du petit trochanter, et faire l'hémostase définitive du moignon ; *en second lieu*, après avoir enlevé le tube d'Esmarck, avec ou sans compression préalable de l'aorte, ouvrir le moignon à fond par une fente verticale qui longe la face externe du grand trochanter, énucléer le reste du fémur de bas en haut en rasant le périoste avec l'instrument tranchant ou en décollant avec la rugine, désarticuler en manœuvrant le tronçon du fémur avec un fort davier, puis faire l'hémostase définitive de la nouvelle surface traumatique. On a, en somme, désarticulé la cuisse par un *procédé circulaire à fente externe*.

3° Avant d'opérer, diviser les parties molles périarticulaires en deux zones de constriction hémostatique au moyen d'une ou de deux longues broches d'acier qui traversent la racine du membre au ras du col du fémur dans le sens horizontal ou vertical, et contre lesquelles, on serre les parties avec des tubes ou bandes élastiques (Newman, J. Spence, A. Poncet, Trendelenburg). Faire l'hémostase définitive après l'ablation totale du membre.

La méthode de Verneuil serait excellente si elle exi-

------

[1] A cette méthode se rattache celle de Furneaux Jordan qui ampute circulairement la cuisse *très bas* et énuclée ensuite le fémur par une fente externe.

geait moins de temps, et si elle ne laissait pas une plaie irrégulière, seulement faite pour le pansement ouvert, pansement qui est encore rejeté par la plupart des chirurgiens.

La méthode de l'opération dédoublée n'est pas sans valeur, il faut le reconnaître, surtout si l'on plaçait la fente *en avant*, et non en dehors, ce qui rend difficiles la dénudation et le désemboîtement du fémur. Elle représente un progrès considérable au point de vue de l'épargne du sang. Mais elle a le tort d'être d'une application restreinte, identifiée comme elle est avec un seul et toujours même manuel opératoire, lequel ne répond pas à tous les besoins éventuels de la clinique; on peut lui reprocher aussi la longueur du manuel opératoire.

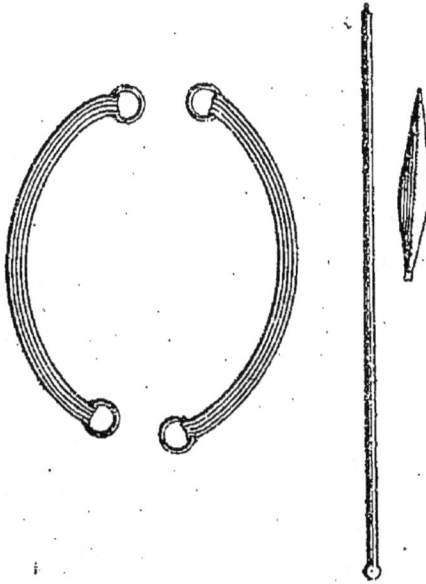

FIG. 323.

La troisième méthode, que je proposerai d'appeler la *méthode de la double acupressure élastique*, combinée ou non avec la compression de l'aorte, est celle, à mon avis, qui réalise le mieux et le plus simplement l'hémostase provisoire de tout le système périarticulaire à la fois. Elle peut être adaptée à n'importe quel procédé actuel de désarticulation, et en outre, elle permet d'attaquer hardiment les chairs, d'exécuter rapidement l'opération, et, par suite, d'abréger la durée de la narcose chloroformique : ce qui diminue les chances de cet état grave à pathogénie confuse qu'on connaît sous le nom de shock opératoire. Seulement, au lieu d'employer une seule broche comme Spence et Poncet, au lieu de mettre les deux broches parallèles comme Trendelenburg, je conseille d'utiliser deux broches à lance démontable, comme celle représentée (fig. 323) et de les croiser au-dessous du col du fémur ; on accrochera les anses élastiques à l'une, l'autre arrêtera simplement le milieu des anses et les empêchera de glisser en bas (fig. 325).

MANUEL OPÉRATOIRE

Memento anatomique. — Le bord supérieur du sourcil cotyloïdien est à 5 ou 6 centimètres au-dessous de l'épine iliaque antero-supérieure et correspond au niveau du bord supérieur du grand trochanter, à une prolondeur de 5 centimètres environ, quand le membre est en extension et position normales (*point supérieur de détermination de l'interligne articulaire*). Son bord tout à fait postérieur est au niveau de la partie moyenne du bord postérieur du grand trochanter, à une profondeur de 5 centimètres environ, sur le trajet d'une ligne verticale qui commence à trois centimètres et demi environ en arrière de l'épine iliaque antéro-supérieure (*point postérieur de détermination*). Son bord tout à fait antérieur est à un centimètre en dehors de l'artère fémorale dont il faut tracer la ligne indicatrice (voy. *Ligatures*) et à 2 centimètres au-dessous de l'arcade crurale qu'il faut également tracer (*point antérieur de détermination*). Enfin son bord inférieur est à cinq centimètres au-dessus de la partie moyenne de la tubérosité ischiatique (*point inférieur de détermination*). La tête du fémur est entre les quatre points cardinaux indiqués.

POSITION DU CADAVRE ET CIRCULATION ARTIFICIELLE. — Le cadavre est attiré à une extrémité de la table de façon que le siège déborde. Un aide soutient le membre à opérer, un autre écarte l'autre membre qui est laissé pendant. On fait commencer la circulation artificielle.

MENSURATION DE LA CIRCONFÉRENCE DU MEMBRE. — On mesure cette circonférence au niveau même du pli fessier dans une plan horizontal.

MENSURATION DE LA LONGUEUR DE L'ÉTOFFE DU MOIGNON. — On prend la mesure (rayon, diamètre) à partir du bord supérieur du grand tro-chanter, en ajoutant l'indice de rétraction qui est de 3 cen-timètres en avant et en de-hors, de 5 centimètres en arrière et en dedans.

OPÉRATION. — Procédé *cir-culaire à fente antérieure.* — Après calcul du rayon, et après addition des indices de rétraction, tracer à la dis-tance voulue un cercle obli-que en bas, en dedans et en arrière. Tracer la fente, en la faisant commencer à 1 centi-mètre au-dessus du point antérieur de détermination et en la conduisant oblique-ment en dehors vers le fémur (fig. 324, a b c).

Exsanguifier le membre soit par le refoulement avec la bande et le tube élastiques d'Esmarck, qu'on arrête à la partie moyenne de la cuisse, soit par l'élévation verticale.

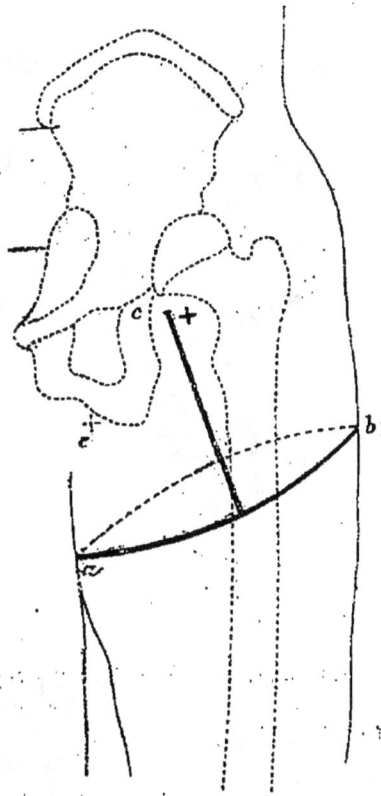

FIG. 324.
Désarticulation de la cuisse.

Transpercer la racine de la cuisse avec une broche, en la plongeant immédiatement au-dessous et en dehors du point antérieur de détermination, devant le col du fémur et en la faisant sortir en arrière de la tubérosité ischia-tique, (on dévisse la lance). Croiser cette broche par une autre qu'on introduit au-devant de la tubérosité ischiatique, qui passe sous le col du fémur et va sortir derrière le sommet du grand trochanter. Accrocher les anneaux des deux forts tubes de caoutchouc aux extrémités de la première broche, de façon que la racine du membre se trouve comprimée tout entière par deux anses élastiques. La seconde broche sert simple-

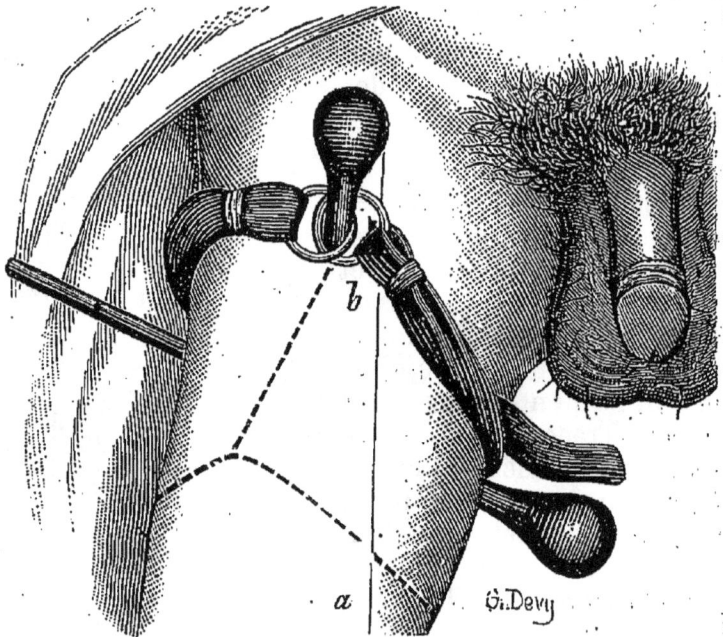

FIG. 325. — Hémostase préventive avec les broches en croix et les anses élastiques.

Le pointillé indique la ligne de diérèse des parties molles.—*a b*, ligne indicatrice de l'artère fémorale.

ment à arrêter le milieu des anses. Enfin enlever le tube d'Esmarck, si l'on a préféré le refoulement à l'élévation verticale. L'hémostase préventive est ainsi terminée (fig. 325).

Par précaution, sur le vivant (on ne saurait être trop avisé pour une opération où l'épargne du sang est si difficile et pourtant si indispensable), on mettrait en place le compresseur aortique de Lister ou mieux celui d'Esmarck, la pelote répondant à l'ombilic, et l'on se munirait d'un grand nombre de pinces hémostatiques.

Diviser la peau et le tissu sous-cutané en deux traits demi-circulaires, suivant le cercle tracé. Disséquer des téguments sur une hauteur uniforme de 3 centimètres, et les faire rétracter.

Diviser les muscles superficiels en deux traits, au bas de la section cutanée; puis diviser les muscles profonds de même manière jusqu'à l'os, au ras de la coupe les muscles superficiels, en dirigeant le tranchant un peu, vers la racine du membre.

Entamer la fente suivant le tracé, et l'approfondir à grands traits, dans toute la longueur jusqu'à ce qu'on arrive en haut sous le muscle psoas iliaque, en bas sur le fémur lui-même.

Pendant qu'un aide écarte avec les crochets les deux lèvres de la fente, et que celui qui soutient le membre le meut en divers sens, reconnaître par la vue et le toucher l'interligne articulaire, c'est-à-dire le rebord du bourrelet cotyloïdien. Fendre la capsule dans toute sa longueur, en commençant sur ce bourrelet du côté de l'éminence ilio-pectinée; puis débrider la lèvre postérieure aussi loin que possible en rasant le bord du bourrelet, d'où la forme d'ouverture 7. On pourrait aussi ouvrir la capsule par une incision en T.

Désemboiter la tête du fémur en faisant arriver l'air dans la cavité articulaire. Pour cela, empoigner le pied d'une main, le genou de l'autre, fléchir la jambe sur la cuisse et un peu la cuisse sur le bassin, puis mettre brusquement la cuisse en rotation externe et abduction en l'abaissant. La tête pourrait encore être dégagée par de fortes tractions exercées sur le col.

Diviser le ligament rond, et réséquer la tête avec une scie à chaîne appliquée sur le col, afin de déblayer le champ opératoire.

Enucléer le fémur, de haut en bas, soit en décollant le périoste et détachant les tendons avec la rugine, soit en employant le couteau et restant toujours le plus près possible de l'os.

Enfin faire l'hémostase définitive d'après les principes généraux, en parcourant avec le plus grand soin toute la surface traumatique et en oblitérant toutes les lumières de vaisseaux visibles, *artères et veines de tout calibre*, en premier lieu les vaisseaux fémoraux.

Le nombre de ligatures nécessaires varie beaucoup d'un sujet à l'autre ; il est toujours considérable.

Neurectomie : le grand nerf sciatique, après l'avoir bien isolé de son artère satellite, qu'il faut lier.

Procédé *mixte à deux lambeaux cutanés latéraux*. Après mesure de l'étoffe, tracer deux lambeaux arrondis égaux dont les bases correspondent, par leur limite antérieure, à 1 centimètre au-dessus du point de détermination antérieure, et par leur limite postérieure au-dessous de la partie moyenne de la tubérosité ischiatique (fig. 326).

Faire l'hémostase préventive comme dans le procédé précédent ; seulement la broche destinée à recevoir les anses élastiques sort en arrière entre les deux lambeaux, et la broche d'arrêt est placée dans un plan horizontal.

Diviser la peau et le tissu sous-cutané suivant le tracé.

Disséquer les deux lambeaux, purement cutanés, jusqu'à 3 centimètres des anses élastiques.

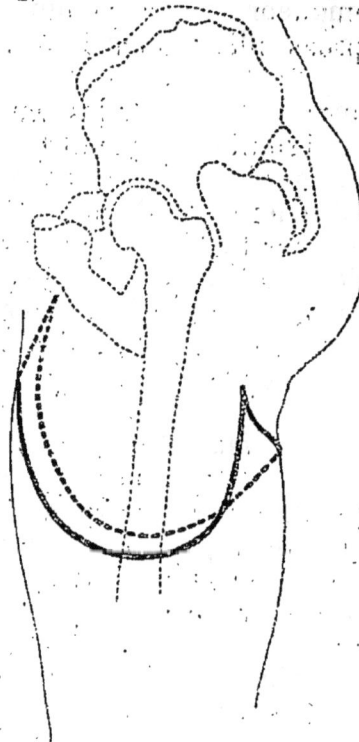

FIG. 326.
Désarticulation de la cuisse.
Proc. mixte à deux lambeaux cutanés latéraux.

Diviser toutes les chairs en demi-cercle à la base des lambeaux, jusqu'au col du fémur, en avant, en dedans, en bas, mais pas en arrière ni au-dessus du grand trochanter.

Reconnaître la tête du fémur, diviser la capsule articulaire en demi-cercle, puis luxer le fémur et couper le
ligament rond comme dans le procédé précédent.

Réséquer la tête du fémur, achever la section de la
capsule articulaire, puis, pendant qu'on attire en bas le
membre, diviser au ras de l'os tous les tendons; tous les
muscles péri-articulaires, jusqu'à ce que le membre soit
entièrement séparé.

Plusieurs chirurgiens américains, notamment Mason Warren et
Hayes Agnew, pratiquent sous le nom de méthode circulaire
modifiée une opération qui consiste à tailler de dehors en dedans
deux petits lambeaux cutanés, l'un antérieur, l'autre postérieur, et
à diviser les muscles circulairement au niveau de l'articulation.

Au lieu de lambeaux cutanés, on pourrait tailler des lambeaux
charnus, comme on l'a fait longtemps et comme le font encore un
certain nombre de chirurgiens soit en France, soit à l'étranger.
Mais l'hémostase définitive est moins facile et moins sûre qu'avec
les procédés où l'on coupe circulairement les chairs. Cette objection
s'adresse surtout au procédé de Manec, dans lequel on taille par
transfixion un long et épais lambeau sur la partie antérieure
de la cuisse. Il est à désirer qu'on l'abandonne définitivement,
d'autant plus que, quand on dispose de l'énorme quantité d'étoffe
nécessaire à ce procédé, on peut remplacer la désarticulation par
une opération moins grave, l'amputation sous-trochantinienne.

II

CHIRURGIE SPÉCIALE

CHAPITRE VII

OPÉRATIONS SUR L'APPAREIL VISUEL

ET SUR L'APPAREIL AUDITIF

I

EXTIRPATION DE LA GLANDE LACRYMALE

Par extirpation de la glande lacrymale on comprend l'énucléation de la portion principale ou orbitaire de cette glande, celle qui est placée dans la fossette lacrymale de la voûte orbitaire.

Les indications de l'extirpation, sont : l'adénome ou hypertrophie simple et les néoplasmes malins primitifs (sarcome ordinaire, *chloroma*, épithéliome) de la glande ; les fistules rebelles de la glande, et le larmoiement autrement incurable.

Appareil instrumental :

Un bistouri droit ;
Une pince anatomique fine ;
Une sonde cannelée ;
Une érigne simple ;
De petits ciseaux courbes mousses ;
Quelques pinces à forcipressure.

Procédé (*OEil gauche*).—Après avoir rasé les deux tiers
externes du sourcil, la face étant inclinée à droite,
tendre les téguments en place et faire une incision cutanée qui commence à 4 millimètres au-dessus de la
commissure palpébrale externe sur le rebord même de
l'orbite, et qui suive exactement ce rebord jusqu'à
5 millimètres en dehors de l'échancrure sus-orbitaire
(fig. 327, A B).

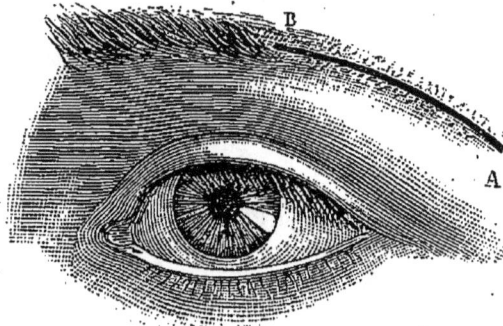

FIG. 327. — Placement de l'incision.

Diviser dans la même étendue le muscle orbiculaire
et le tissu cellulaire sous-jacent.

En rasant le rebord de l'arcade orbitaire diviser le
ligament large ou suspenseur du cartilage tarse; puis,
en rasant encore la face inférieure du rebord, fendre le
feuillet fibreux aponévrotique qui va du rebord au bulbe
et fait rideau au-devant de la glande lacrymale. La loge
de la glande est alors ouverte.

Abaisser la lèvre inférieure de l'incision, et reconnaître
la glande par la vue et le toucher à sa teinte jaune ou
gris-rougeâtre, à son état grenu, à sa forme, à sa consistance et à ses rapports.

Avec le bec de la sonde, décoller sa face supérieure ; la
saisir au moyen de l'érigne, et, pendant qu'on l'attire en
divers sens, la détacher en dedans, en bas, en dehors,
toujours par diérèse mousse. La glande ne tient plus
qu'en arrière, où se trouvent les vaisseaux et le nerf
lacrymaux.

Etreindre la pédicule en masse au moyen d'une ligature qu'on place le plus profondément possible, ou bien
simplement entre les mors d'une pince à forcipressure
qu'on laisse quelques minutes en place, et séparer la
glande d'un coup de ciseaux au-devant de la pince ou de
la ligature.

Suturer et drainer à l'angle externe de l'incision.

CATHÉTÉRISME DES CONDUITS LACRYMAUX

Le cathétérisme des conduits lacrymaux consiste à faire passer dans leur intérieur jusqu'au
sac un stylet assez fin, soit qu'on veuille seulement vérifier leur perméabilité ou leur degré de
perméabilité, soit qu'on se propose en outre de
sonder le canal nasal. Dans ce dernier cas, il ne
représente plus que le premier temps d'une opération.

On se sert généralement des stylets doubles
de Bowman (fig. 328). Le n° 1 a environ un
sixième de millimètre de diamètre ; le n° 6 mesure un millimètre comme le conduit lacrymal
lui-même à l'état normal.

Procédé (Œil droit).— a. Cathétérisme du conduit inférieur. Après s'être placé derrière la tête,
produire une éversion convenable du point lacrymal et redresser l'angle. (fig 329) que forme
l'axe de l'ampoule initiale de Sappey avec celui
du reste du conduit. Pour cela, appliquer la
pulpe du pouce gauche sur le milieu de la paupière inférieure, la faire basculer légèrement en
avant et la tendre en même temps vers la partie
inférieure et externe du rebord orbitaire, en prenant appui sur ce rebord.

Prendre un stylet de Bowman (n° 2, par
exemple), par la plaque entre le pouce et l'index

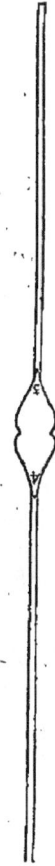

FIG. 328.

de la main droite, l'introduire dans le point lacrymal, le diriger d'abord un peu obliquement en bas et en dedans, dans la profondeur de 1 millimètre à 2 millimètres, puis *horizontalement* en dedans, et le pousser avec douceur,

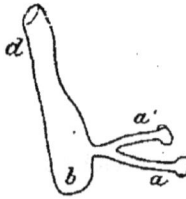

FIG. 329. — Schéma de l'appareil excréteur des larmes.
(Côté droit).

a, conduit lacrymal supérieur; — *a'* conduit lacrymal inférieur; — *b*, sac lacrymal ; — *d*, canal nasal.

dans la profondeur de 9 à 10 millimètres, jusqu'à ce qu'on le sente arrêté par la paroi interne de la gouttière lacrymale.

Lâcher la paupière inférieure, retirer le stylet.

b. Cathétérisme du conduit supérieur. Même position de l'opérateur. Renverser le bord libre de la paupière et tendre celle-ci en haut et en dehors, au moyen de l'index et du médius gauches réunis, en prenant appui sur le rebord supérieur de l'orbite.

Introduire le stylet dans le point lacrymal, le diriger d'abord un peu obliquement en haut et en dedans dans la profondeur de 1 à 2 millimètres, puis *obliquement* en bas et en dedans, jusqu'au contact de la paroi interne de la gouttière lacrymale.

Lâcher la paupière et retirer le stylet.

Pour l'œil gauche, l'opérateur se place en face et à droite du cadavre, et il manœuvre la paupière inférieure avec l'index et le médius réunis, la paupière supérieure avec le pouce de la main gauche.

DILATATION DES POINTS ET DES CONDUITS
LACRYMAUX

La dilatation des points et des conduits lacrymaux se fait progressivement et séance tenante, soit au moyen de divers stylets de Bowman, soit au moyen d'un petit instrument spécial, le dilatateur de Galezowski, par exemple (fig. 530). On y a recours dans le cas de sténose.

Procédé. — Si l'on se sert des stylets de Bowman, faire à chaque numéro comme pour le cathétérisme des conduits lacrymaux. — Si l'on emploie le dilatateur de Galezowski, l'introduire fermé dans le point et le conduire, à la manière d'un stylet, aussi loin que possible ; puis tourner la vis peu à peu, jusqu'à écartement suffisant des branches. — La dilatation faite, tourner la vis en sens inverse et retirer l'instrument. FIG. 330.

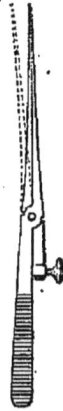

CATHÉTÉRISME ET DILATATION DU CANAL NASAL
APRÈS SECTION D'UN CONDUIT LACRYMAL

Lorsque les points et les conduits lacrymaux sont perméables, on fend de préférence le conduit supérieur, parce que le cathétérisme du canal nasal devient ainsi plus facile, vu l'obliquité de ce conduit. Si le point supérieur est oblitéré, on fend le conduit inférieur. Enfin, si les deux points sont oblitérés, on ponctionne le sac lacrymal dans le grand angle de l'œil, derrière le tendon de l'orbiculaire avec le couteau lancéolaire d'Abadie (fig. 331).

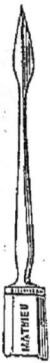

La dilatation du canal nasal est indiquée toutes les fois que le larmoiement, que le catarrhe aigu ou chronique du sac avec ou sans fistule FIG. 331. lacrymale sont dus à un rétrécissement de ce canal, ce qui est le cas de beaucoup le plus ordinaire.

Appareil instrumental : le couteau de Weber (fig. 332),

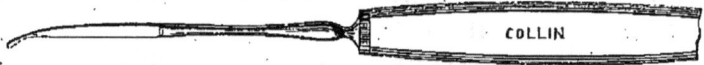

FIG. 332.

les stylets de Bowman, et la bougie biconique de Weber (fig. 333).

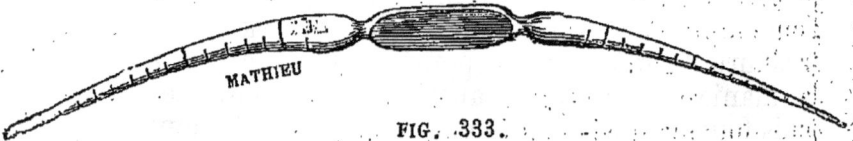

FIG. 333.

Procédé de Bowman (*dilatation lente progressive*). — Soit à opérer sur l'œil droit par le conduit lacrymal supérieur. Après s'être placé derrière la tête, tendre la paupière et introduire le couteau de Weber jusqu'à la paroi interne de la gouttière lacrymale, le tranchant dirigé en bas et en avant suivant le milieu du bord libre de la paupière. Porter le manche en avant, comme pour faire basculer l'instrument sur son bouton terminal, jusqu'à section complète de tout le conduit.

Retirer l'instrument et le remplacer par un stylet de Bowman, n° 2 par exemple, dont l'extrémité doit aller buter contre la paroi interne de la gouttière lacrymale. Alors, faire basculer le stylet en dedans, jusqu'à ce qu'il arrive à la naissance du sourcil ou mieux à 12 ou 15 millimètres en dedans de l'échancrure sus-orbitaire, dans la direction d'une ligne qui partirait de ce point et aboutirait à l'intervalle de la canine et de l'incisive voisine, ou à la canine elle-même.

Pousser doucement le stylet dans cette direction, un peu de dedans en dehors et d'avant en arrière, le canal s'ouvrant à l'union de la paroi externe des fosses nasales avec le cornet inférieur et à 3 centimètres en arrière de la narine. La longueur du trajet est de 20 à 25 millimètres.

Vérifier par l'incision des parties molles et le cisèlement de la paroi antérieure même du canal si la sonde est bien dans le canal ou si elle a fait fausse route.

Sur le vivant, on laisse le stylet en place pendant un quart d'heure. A la séance suivante, on introduit de nouveau le numéro précédent, puis on passe à un numéro plus fort. Le traitement est souvent fort long, plusieurs mois peuvent être nécessaires.

Procédé de Weber (*dilatation forcée ou immédiate progressive*). — Un conduit lacrymal ayant été incisé comme dans le procédé de Bowman, ou le sac ayant été ouvert par ponction derrière le tendon de l'orbiculaire, introduire dans le sac la partie de la bougie biconique dont l'extrémité correspond au nº 1 de Bowman; puis la pousser avec une énergie soutenue dans la direction déjà indiquée, jusqu'à ce que la bougie soit engagée de 3 centimètres.

Retirer cette partie de la bougie et passer l'autre partie, jusqu'à ce que celle-ci soit également engagée de 3 centimètres, ce qui donne une dilatation de 3 millimètres, chiffre du diamètre normal du canal.

Le procédé de Weber, comme la stricturotomie faite avec le couteau de Stilling, doit être réservé pour les cas où celui de Bowman ne peut être appliqué, soit faute de temps, soit par suite de circonstances sociales, ou bien n'a donné aucun résultat.

DACRYOCYSTOCENTÈSE

La *dacryocystocentèse* ou ouverture du sac lacrymal par ponction avec un bistouri étroit ou avec la lance d'Abadie doit se faire non plus en avant, du côté de la peau, dans le lieu opératoire de J.-L. Petit, mais dans le grand angle de l'œil, du côté de la conjonctive, derrière le tendon de l'orbiculaire entre la caroncule et la commissure interne des paupières. Il en a été question à propos du cathétérisme du canal nasal.

Le manuel opératoire ne présente aucune difficulté, la situation du sac étant connue.

DACRYOCYSTOTOMIE

COMBINÉE AVEC L'IGNIPUNCTURE ET LE RACLAGE

La *dacryocystotomie* est l'ouverture du sac par incision. On la fait du côté de la peau, immédiatement au-dessous du tendon direct de l'orbiculaire, et assez largement pour bien mettre à portée la cavité du sac. Cette cavité est traitée soit par la cautérisation, de préférence avec la pointe à ignipuncture du cautère Paquelin, soit par le râclage.

La dacryocystotomie ainsi complétée trouve son application, justifiée du reste par un grand nombre de succès, lorsque le rétrécissement du canal nasal a résisté à tous les moyens ordinaires (dilatation de Bowman, dilatation de Weber, stricturotomie). La guérison a lieu avec ou sans oblitération définitive.

Appareil instrumental :

Un petit bistouri à lame étroite ;
Une pince anatomique fine ;
Deux érignes simples ;
Le cautère Paquelin ;
Une ou deux petites curettes tranchantes ;
Plus une petite éponge, et quelques fils à ligature.

Procédé (Œil droit).— Pendant qu'un aide, placé derrière la tête, tend fortement en dehors la commissure externe des paupières avec le médius de sa main droite, reconnaître le tendon de l'orbiculaire qui fait saillie, *premier point de repère* ; reconnaître et marquer la crête osseuse qui limite en avant la gouttière lacrymale et l'orifice supérieur du canal nasal, *second point de repère*.

Après s'être placé en face et à droite du cadavre, faire une incision cutanée de 12 à 15 millimètres d'étendue qui commence sur le tendon de l'orbiculaire au niveau de la crète osseuse et qui suive cette crète en bas et en dehors (fig. 334, A B). Hémostase : la veine et l'artère angulaires.

Sur le vivant, l'application momentanée de deux pinces à forci pressure ou simplement l'attouchement et la compression avec une éponge imbibée d'eau de Léchelle suffisent pour arrêter l'hémorragie.

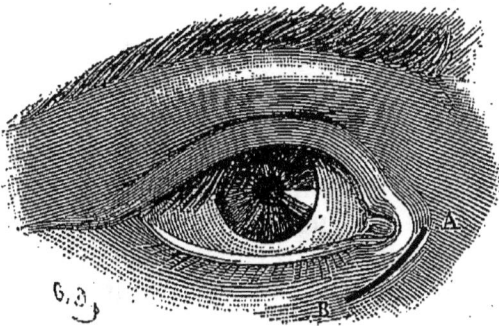

FIG. 334. — Placement de l'incision.

Reprendre l'incision immédiatement au-dessous du tendon de l'orbiculaire contre la crète osseuse, et diviser toutes les parties molles d'un seul trait, dans la profondeur de 3 millimètres environ, en rasant la crète osseuse avec la pointe du bistouri qu'on tient relevé et oblique dans la direction du canal lacrymo-nasal. Au fond de l'incision apparaît, coupée en écharpe, une cavité rougeâtre ou grisâtre, dont la face interne est régulière et humectée par les larmes.

Après avoir asséché cette cavité au moyen d'un petit morceau d'éponge, pendant que l'aide écarte et relève la lèvre externe et supérieure de l'incision avec les érignes, l'œil étant protégé par une petite lame de carton mouillé, pousser la pointe à ignipuncture du cautère Paquelin dans toute la partie supérieure du sac, sans oublier le point d'abouchement des conduits lacrymaux ; puis l'engager, de haut en bas, pendant quelques secondes, dans la partie inférieure du sac et l'origine du canal nasal.

Si l'on préfère la curette, racler avec soin toutes les parties du sac.

L'opération faite sur le vivant, on saupoudrerait la cavité avec de l'iodoforme, et l'on complèterait le pansement aseptique.

CANTHOPLASTIE EXTERNE

La canthoplastie externe consiste à agrandir l'ouverture palpébrale en fendant l'angle externe des paupières et en rendant cette fente définitive par une opération autoplastique. La simple section de l'angle ne suffit pas, elle s'accompagne toujours de récidive.

La canthoplastie est indiquée dans le blépharo-phimosis inflammatoire ou congénital quand il est compliqué d'une conjonctivite granuleuse, d'un entropion, etc.

Appareil instrumental :

Un petit bistouri droit à lame étroite ;
Une pince anatomique fine ;
Une aiguille fine et courbe, armée de fil de soie fin ;
Deux érignes simples.

Procédé de Cusco (d'après Gillette). — En tendant la peau des paupières à mesure qu'on en pratique la section, tailler, à l'aide de deux incisions qui divergent à partir de la commissure palpébrale externe, un *petit lambeau* cutané triangulaire à base tournée en dehors, à sommet interne, c'est-à-dire répondant à l'angle externe des paupières. Ces deux incisions ont chacune 1 centim. et demi à 2 centimètres de longueur, ce qui fait que la base du lambeau, qui représente un triangle isocèle, a également 2 centimètres.

A l'aide d'une pince, soulever le sommet interne du lambeau, qu'on dissèque peu à peu jusqu'à la base.

Diviser de dedans en dehors avec un bistouri boutonné le cul-de-sac externe de la conjonctive.

Enfin, fixer par un seul point de suture le sommet du lambeau au fond de la plaie, en prenant avec lui le cul-de-sac conjonctival.

Procédé de l'auteur. — La peau étant suffisamment tendue à l'angle externe des paupières, faire une incision cutanée droite, horizontale, longue de 12 à 15 millimètres, et partant de la commissure elle-même, Sur l'extrémité postérieure de cette incision faire tomber une incision également cutanée, haute de 3 millim. (fig. 335).

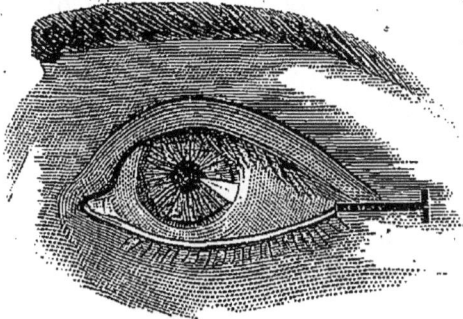

FIG. 335. — Canthoplastie externe. Incision cutanée.

Disséquer les deux lèvres de l'incision horizontale, dans toute leur longueur, chacune sur une hauteur de 1 millimètre et demi environ.

Passer un fil de dedans en dehors à travers la partie moyenne qui représente encore la commissure externe; puis, pendant qu'on écarte les petits lambeaux cutanés avec les érignes et qu'on tend au moyen du fil le pont muqueux intermédiaire, libérer ce dernier en haut et en bas depuis la commissure jusqu'à la partie la plus reculée de l'incision.

Renverser en dehors la petite languette muqueuse et la réunir avec la peau au fond de l'incision par un point de suture.

Enfin réunir par deux points de suture chacun des lambeaux cutanés à la section correspondante de la conjonctive.

Ce procédé sacrifie moins que le précédent la forme.

STRABOTOMIE

La strabotomie est une opération indiquée dans la déviation de l'œil ou strabisme et qui consiste à sectionner le tendon bulbaire d'un ou de deux muscles extrinsèques de l'œil; c'est une véritable ténotomie à ciel ouvert. Elle est tantôt simple, tantôt suivie du reculement du tendon, tantôt combinée avec l'avancement ou prorrhaphie du tendon du muscle antagoniste.

La simple ténotomie suffit pour une déviation de 2 à 4 millimètres. La ténotomie doit être accompagnée d'un large affranchissement si la déviation est de 4 à 5 millimètres. — Enfin, à 6 millimètres et au delà, il faut répartir la correction sur les deux yeux et répéter l'opération sur le muscle congénère, ou bien avancer l'antagoniste du muscle sectionné.

A. — STRABOTOMIE SIMPLE OU AVEC RECULEMENT DU TENDON

Appareil instrumental :

Un blépharostat (fig. 336) ou deux écarteurs des paupières (fig. 337);

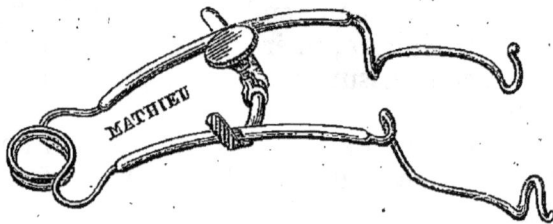

FIG. 336.

Deux pinces à griffes de Waldau ou de Grœfe (fig. 338);
Une paire de petits ciseaux courbes mousses;

Deux crochets dits à strabotomie, un grand et un
petit (fig. 339);

Une ou deux aiguilles fines, armées d'un fin fil de soie.

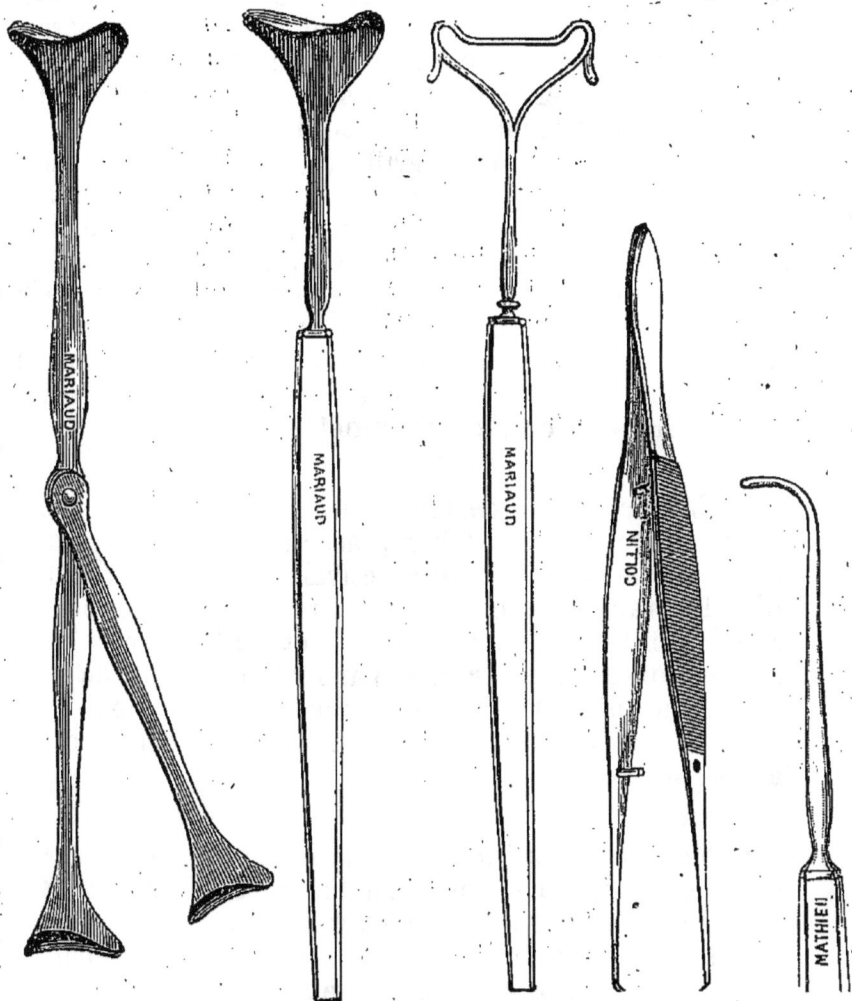

FIG. 337.   FIG. 338.   FIG. 339.

Procédé. — Soit à opérer sur le tendon du muscle
droit interne, cas du reste le plus ordinaire, vu la fréquence du strabisme convergent (œil droit).

CHIRURGIE OPÉRATOIRE.   28

1. *Incision de la conjonctive et mise à nu du tendon.* — Après s'être placé derrière la tête du cadavre, appliquer le blépharostat, saisir la conjonctive bulbaire avec une pince à griffes, tout près du bord interne de la cornée (*à 2 millimètres*), au niveau du diamètre transverse, attirer l'œil le plus en dehors possible, et confier la pince à un aide qui doit maintenir l'œil dans l'abduction.

Avec une autre pince à griffes, qu'on tient de la main gauche, saisir la conjonctive *à 5 millim. et demi* en dedans du limbe cornéal, à la même hauteur que la première pince, et soulever la muqueuse en pli horizontal.

Avec la pointe des ciseaux, qu'on tient de la main droite, faire une petite incision au pli conjonctival, du côté de la cornée; puis dégager et dénuder le tendon du muscle par diérèse mousse (extrémité fermée des ciseaux sur une hauteur de 7 à 8 millimètres).

2. *Chargement du tendon.* — Pendant que l'aide maintient l'œil tourné en dehors, écarter avec une pince la lèvre interne de la plaie conjonctivale, passer à plat l'extrémité du grand crochet mousse sous le bord supérieur ou sous le bord inférieur du tendon, et embrasser celui-ci dans la concavité du crochet par un mouvement de rotation, en usant d'une certaine force s'il le faut, mais toujours en maintenant la partie convexe du crochet contre la sclérotique.

3. *Section du tendon.* — Pendant qu'on attire en avant et qu'on soulève un peu le tendon avec le crochet, passer les ciseaux entre le crochet et l'insertion scléroticale la concavité des ciseaux étant tournée vers l'œil et diviser le tendon à petits coups au ras de la sclérotique (fig. 340). Enfin, s'assurer avec le petit crochet mousse qu'il ne reste pas de fibres tendineuses à sectionner.

Là se termine l'opération faite sur le cadavre. Mais sur le vivant, suivant le degré de la déviation, on peut être obligé ou d'atténuer ou d'augmenter les effets immédiats de la ténotomie. Dans le premier cas, on se borne strictement à la section du tendon et l'on

respecte les adhérences de la capsule de Tenon à la sclérotique ;
parfois, en outre, on réunit la plaie conjonctivale par deux points
de soie extrêmement serrés, l'un oblique en haut et en dedans,
l'autre oblique en bas et en dedans. Dans le second cas, on dénude
largement le tendon à sa surface et sur ses bords, pour l'affranchir de ses connexions avec la capsule de Tenon et pour obtenir le

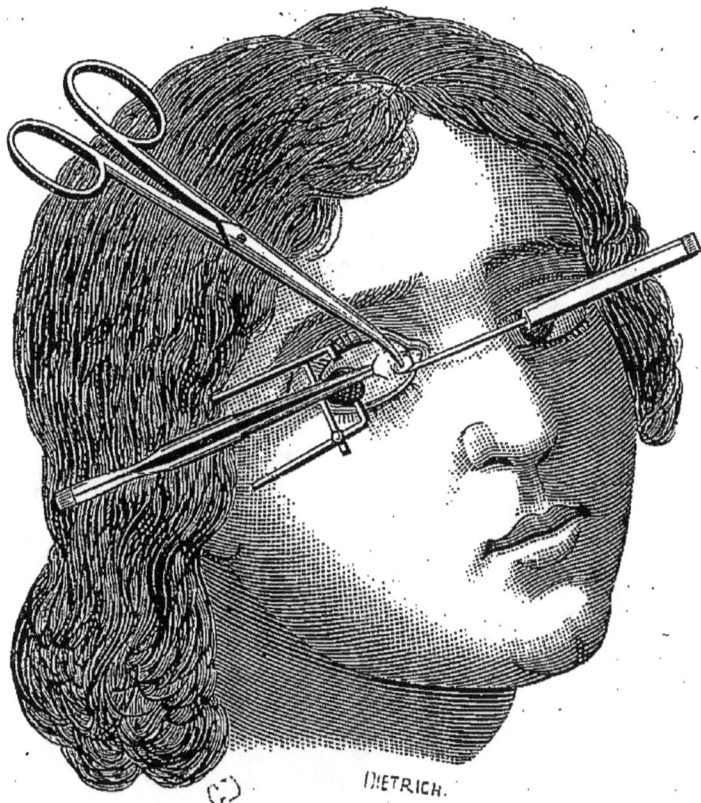

FIG. 340. — Section du tendon du muscle droit interne avec les ciseaux.

reculement convenable. Au besoin, on maintient l'œil en abduction
au moyen d'une anse de fil qui embrasse la conjonctive bulbaire
du côté externe, et l'on fixe les chefs sur la peau de la tempe avec
une bandelette collodionnée.

B. — STRABOTOMIE AVEC AVANCEMENT DU TENDON ANTAGONISTE

Supposons qu'il s'agit de remédier à un fort strabisme convergent.

Procédé d'Abadie. — Faire d'abord la ténotomie du muscle droit interne d'après le manuel opératoire sus-indiqué.

Pratiquer dans la conjonctive, sur le bord externe même de la cornée, une incision courbe, à concavité dirigée du côté du muscle (droit externe). Dès que cette

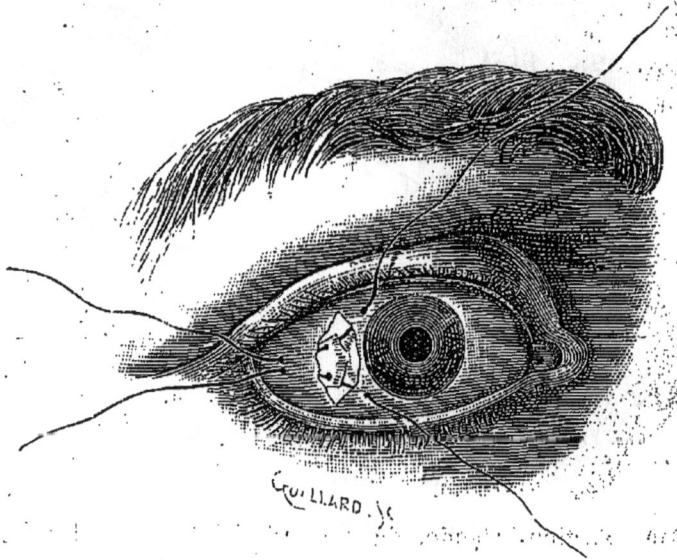

FIG. 341. — Suture du lambeau conjonctival, du tendon et du lambeau commissural. (D'après Abadie).

incision est terminée, les lèvres de la plaie conjonctivale s'entr'ouvrent, et le lambeau situé du côté de la commissure, *lambeau commissural*, s'écarte de l'autre. Saisir ce lambeau avec une pince à griffes et en exciser une portion d'environ 2 millimètres d'épaisseur.

Mettre soigneusement à nu le corps et le tendon du muscle, le dégager, le soulever avec un grand crochet mousse et le sectionner au ras de la sclérotique, mais en respectant momentanément les fibres d'insertion médianes, pour retenir le tendon à portée.

Passer les aiguilles et les fils à suture en traversant successivement le lambeau conjonctival bulbaire, le muscle saisi et soulevé par une pince, puis le lambeau commissural (fig. 341).

Saisir avec les pinces les fibres d'insertion médianes et les diviser à leur tour d'un coup de ciseau.

Enfin, pendant qu'un aide saisit vigoureusement avec deux pinces à griffes la conjonctive bulbaire au-dessus et au-dessous du diamètre vertical de la cornée et qu'il dirige fortement le globe oculaire vers la commissure externe, serrer et nouer les fils de suture. L'avancement est fait.

Pour empêcher la rétraction du muscle qui doit être avancé, de Wecker pince le tendon entre les mors d'un crochet spécial (fig. 342) avant de procéder à sa section.

NÉVROTOMIE OPTICO-CILIAIRE

Cette opération, connue également sous le nom d'énervation du globe oculaire (Dianoux), consiste à diviser les nerfs ciliaires et le nerf optique à la fois, avant leur entrée dans le bulbe. C'est Rondeau (1866) qui en a eu le premier l'idée, et c'est Boucheron qui en a le premier démontré le caractère pratique.

La névrotomie optico-ciliaire convient spécialement aux formes bénignes de l'ophthalmie sympathique, tandis qu'elle doit céder la place à l'énucléation de l'œil dans l'ophtalmie sympathique vraie, dont la marche fatale ne peut être

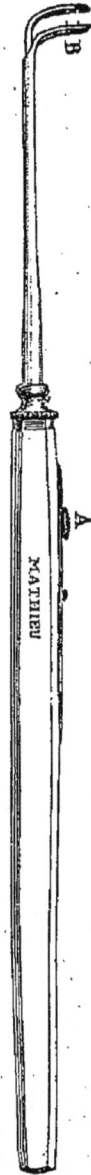

FIG. 342.

28.

arrêtée autrement (Abadie). Cependant il arrive assez souvent que les effets de la névrotomie optico-ciliaire ne sont pas durables et définitifs, comme cela se voit du reste dans la simple névrotomie en général.

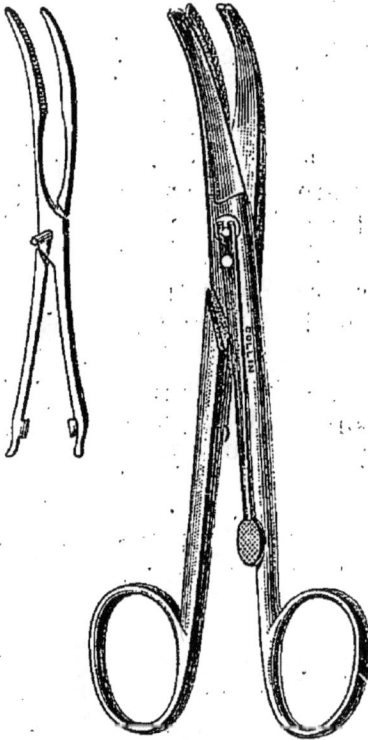

FIG. 343.

Appareil instrumental :

Deux écarteurs des paupières ;

Deux pinces de Waldau ;

Une paire de petits ciseaux mousses courbes ;

Un crochet à strabotomie ;

Les ciseaux hémostatiques de Warlomont (fig. 343) ;

Une aiguille armée d'un fil fin de catgut.

Procédé. — Les paupières étant écartées par un aide, saisir la conjonctive bulbaire avec une pince à griffes près du bord externe de la cornée, à la hauteur du diamètre transverse, et confier la pince à un autre aide qui doit attirer l'œil en dedans. Saisir la conjonctive avec une autre pince à griffes à 7 millim. et demi en dehors de la cornée, soulever la muqueuse en pli horizontal, l'inciser et procéder suivant les règles connues à la section du muscle droit externe. Puis, avec les ciseaux, agrandir de 5 millimètres environ en haut et en bas la plaie conjonctivale.

Pendant qu'on écarte la lèvre externe de la plaie et que l'aide continue à attirer l'œil en dedans, dénuder la face externe de la sclérotique jusqu'au nerf optique, qu'on reconnaît tendu comme une corde avec l'extrémité fermée des petits ciseaux mousses.

Engager les ciseaux de Warlomont jusqu'au nerf derrière la sclérotique et le diviser.

Luxer le bulbe en dehors de la cavité orbitaire, de manière à bien voir le lieu d'immersion du nerf optique et à compléter, s'il y a lieu, la section des nerfs ciliaires, qui font couronne autour du nerf.

Remettre le bulbe en place, suturer le tendon du muscle droit externe à la lèvre interne de la plaie conjonctivale, et réunir le reste de la plaie (après avoir mis un petit drain qui plonge jusqu'au fond de l'orbite).

La névrotomie optico-ciliaire ne s'accompagne presque jamais de troubles trophiques du côté des membranes de l'œil, si l'on opère avec une asepsie rigoureuse.

ÉLONGATION DU NERF OPTIQUE

On ne peut juger encore si l'élongation du nerf optique a ou non de l'avenir, si elle mérite d'être substituée à la névrotomie optico-ciliaire, quelle est sa valeur thérapeutique. Les faits sont trop peu nombreux.

Voici le procédé mis en pratique sur le vivant et décrit par de Wecker [1] :

Après avoir écarté les paupières, détacher la conjonctive tangentiellement au bord interne de la cornée, dans l'étendue de 2 centimètres.

Prendre, après avoir bien dégagé le tissu sous-conjonctival, le muscle droit interne sur l'une des branches du double crochet de de Wecker (fig. 342). Le muscle étant soigneusement détaché, passer une suture à travers son tendon ; puis, retirant le crochet dégager la capsule de Tenon et le tissu cellulaire sus-jacent au globe oculaire jusqu'au voisinage du nerf optique, au moyen d'une spatule mousse.

Saisir le nerf sur un fort crochet à strabisme, et en même temps qu'on renverse fortement en dehors le globe

[1] Ann. d'oculistique (12e série, t. V, p. 142, 1881).

oculaire (fixé près du bord externe de la cornée avec la pince à fixation), amener autant que possible, à l'aide du crochet, l'insertion oculaire du nerf vers le plan orbitaire. La traction doit être faite assez énergiquement pour que l'opérateur, après avoir remis à l'assistant la pince à fixation, puisse aisément toucher du doigt le nerf optique et se renseigner sur son implantation au globe oculaire,

Retirer le crochet et fixer le muscle droit interne à la conjonctive avec la suture qui a été préalablement placée.

L'élongation peut aussi être faite du côté externe de l'orbite comme la névrotomie optico-ciliaire.

ÉNUCLÉATION DU BULBE

Cette opération, bien réglée par Bonnet sur les données anatomiques, consiste à n'extirper que le bulbe tout seul en désinsérant les muscles et en laissant intacte la capsule de Tenon (fig. 344).

Elle est indiquée notamment dans l'ophthalmie sympathique grave, dans la panophthalmite suppurée, dans les néoplasmes du bulbe, lorsque ces néoplasmes n'ont pas franchi la coque oculaire.

Appareil instrumental :

>　Deux écarteurs des paupières ;
>　Deux pinces de Waldau ;
>　Des ciseaux courbes mousses, de moyenne grandeur ;
>　Un crochet à strabotomie.

Procédé de Tillaux. — Les paupières étant écartées et l'œil étant mis en adduction par un aide comme pour la névrotomie optico-ciliaire, diviser la conjonctive et le fascia sous-conjonctival avec les ciseaux courbes au niveau de l'attache à la sclérotique du muscle droit externe, c'est-à-dire à 7 millim. et demi de la cornée.

Charger et diviser le tendon de ce muscle, à quelque distance de la sclérotique, pour conserver son insertion.

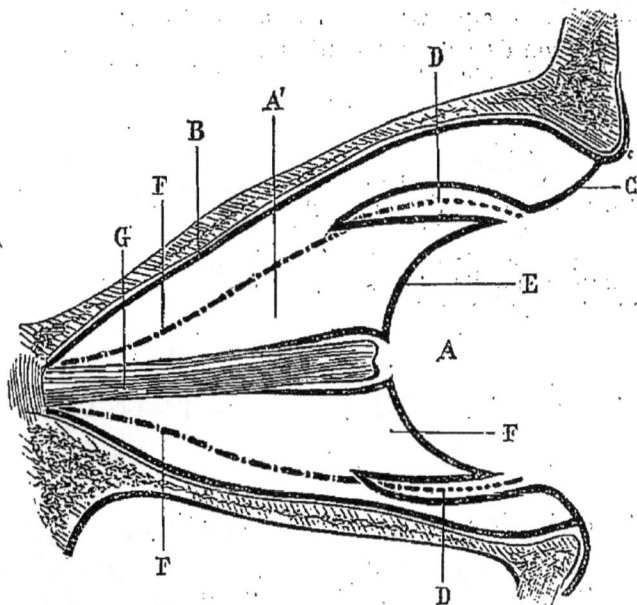

FIG. 344. — Schéma montrant la loge antérieure de l'orbite après ablation du globe de l'œil. (D'après Tillaux).

A, loge antérieure de l'orbite : — A', loge postérieure ; — B, périoste orbitaire ; — C, feuillet palpébral de l'aponévrose orbitaire ; — D D, tendons des muscles droits supérieur et inférieur ; — E E, feuillet oculaire de l'aponévrose orbitaire. (capsule de Teuron) ; — F F, muscles droits supérieur et inférieur ; — G, nerf optique.

Au lieu de continuer la section des tendons autour de la cornée, saisir le bulbe avec les pinces par l'insertion conservée, augmenter l'adduction le plus possible, et porter immédiatement les ciseaux par la boutonnière conjonctivale jusque sur le nerf optique. Le bec des ciseaux doit toujours raser la sclérotique et leur concavité être tournée vers cette membrane.

Diviser le nerf optique à son entrée dans le bulbe.

Saisir le pôle postérieur du bulbe avec une pince à griffes et l'attirer au dehors à travers la boutonnière conjonctivale ; puis, sectionner les attaches des deux obliques, celle des autres muscles droits, et le reste de la conjonctive bulbaire.

L'hémostase se fait aisément par la compression momentanée avec un tampon de gaze antiseptique.

Dès qu'elle est obtenue, on suture la conjonctive en bourse (de Wecker), ou bien, à l'exemple de Panas, après avoir lavé la loge de Tenon avec une solution de biiodure de mercure 1/25000, on réunit la conjonctive par deux points de suture, en plaçant dans l'angle de la plaie un petit drain taillé en gouttière.

Les suites de l'opération sont aujourd'hui presque constamment bonnes, grâce à l'emploi rigoureux de la méthode antiseptique. Les muscles conservés forment avec le reste des parties molles un petit moignon mobile et susceptible à son tour d'imprimer des mouvements à un œil artificiel.

AMPUTATION DU SEGMENT ANTÉRIEUR

DE L'ŒIL

Cette opération, dont l'idée appartient à Taylor, est recommandée depuis peu par un certain nombre d'oculistes comme devant remplacer l'énucléation dans la plupart des cas d'ophthalmie sympathique. Il est impossible de se prononcer encore sur le bien fondé d'une semblable prétention. Le moignon est sans doute volumineux, très mobile et répond mieux aux diverses conditions de la prothèse ; l'opération est aussi moins grave. Mais les accidents sympathiques sont-ils toujours définitivement enrayés ?

Appareil instrumental :

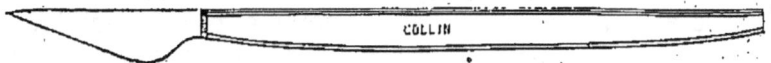

COLLIN

FIG. 345.

Un blépharostat ;
Une pince de Waldau ;
Un couteau de Beer (fig. 345).

Procédé de Gillet de Grandmont[1]. — Les paupières étant écartées au moyen du blépharostat, après s'être placé derrière la tête, saisir avec la pince fixatrice, tenue de la main gauche, un pli de la conjonctive et du tissu cellulaire sous-conjonctival à la partie inférieure du globe, renverser légèrement celui-ci en dedans, s'il s'agit de l'œil droit; en dehors, s'il s'agit de l'œil gauche.

S'armant alors du couteau de Beer, tenu de la main droite, le tranchant en haut, ponctionner l'œil au niveau du diamètre horizontal à 2 ou 3 millimètres en arrière du limbe scléro-cornéal.

La ponction faite, et après s'être assuré que le couteau est bien derrière l'iris, pousser celui-ci hardiment et faire

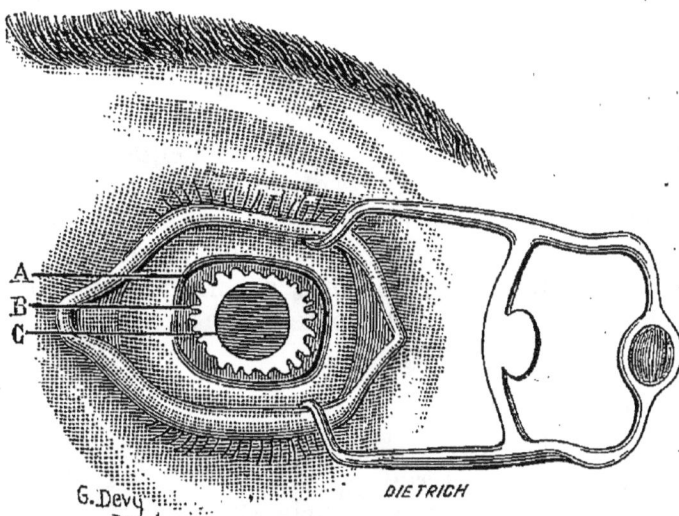

FIG. 346.

A, coupe de la sclérotique et de la conjontive bulbaire; — B, couronne ciliaire; — C, cristallin dans sa capsule.

la contreponction au point diamétralement opposé. Le couteau étant solidement maintenu dans un plan vertical, parallèle à l'iris, tailler par de petits mouvements

[1] Sabaterie. Thèse de Paris, 1883.

de va-et-vient un premier lambeau occupant la moitié de l'hémisphère antérieur du globe.

Lâcher le pli de la conjonctive, saisir avec la pince, le sommet du lambeau ainsi taillé et l'abaisser sur le lambeau inférieur (futur).

Porter alors le couteau au point d'intersection des deux lambeaux, le tranchant en bas, et tailler le lambeau inférieur par de petits mouvements de va-et-vient.

Enlever le blépharostat avec précaution, et laisser les paupières s'abattre sur le moignon pour le comprimer et l'empêcher de se vider de l'humeur vitrée. L'opération est terminée (fig. 346).

La guérison est complète en trois semaines ou un mois au plus.

EXENTÉRATION DE L'ŒIL

Encore une opération rivale de l'énucléation. Son entrée en scène est tout récente et déjà son avenir paraît assuré. On la doit à de Grœfe.

Elle consiste à amputer le segment antérieur de l'œil à 1 ou 2 millimètres en arrière du limbe scléro-cornéal et à évider la cavité oculaire de façon à ne laisser que la coque de la sclérotique.

Appareil instrumental :

Un blépharostat ;
Un couteau de Grœfe ;
Des ciseaux droits et courbes ;
Des pinces à dents de souris ;

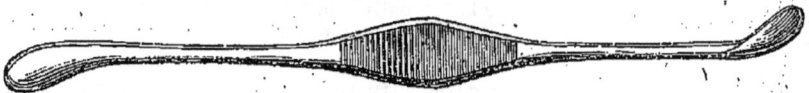

FIG. 347.

Une grosse curette tranchante de Volkmann (fig. 347) ;
Et cinq ou six aiguilles courbes armées de fin fil de soie.

Procédé. — Le blépharostat étant mis en place, disséquer la conjonctive circulairement autour de la cornée, dans une étendue de 2 à 3 millimètres, en se servant des pinces et du couteau de Græfe.

Avec ce même couteau ponctionner la sclérotique à 2 millimètres du limbe scléro-cornéal. Introduire par la petite plaie une des branches des ciseaux courbes et diviser la sclérotique circulairement, en se maintenant toujours à la même distance de la cornée.

Le segment antérieur de l'œil étant enlevé, introduire la curette de Volkmann dans la cavité; enlever le cristallin et le corps vitré, s'ils ne se sont pas déjà échappés au dehors, puis racler avec soin tout le corps ciliaire, tout le reste de la choroïde et la rétine, en ne laissant que la sclérotique.

Enfin, réunir par cinq ou six points de suture au-devant du moignon le lambeau conjonctival supérieur au lambeau conjonctival inférieur.

Le curage de l'œil étant extrêmement douloureux, l'anesthésie est indispensable.

L'opération de de Græfe donne un moignon aussi avantageux que l'opération de Taylor, et offre en même temps plus de sûreté thérapeutique. Elle expose moins aux accidents méningitiques que l'énucléation, l'espace lymphatique de Tenon et les espaces vaginaux du nerf optique étant respectés.

ÉVIDEMENT DE L'ORBITE

L'évidement de l'orbite, appelé encore *excentration* par de Arlt, consiste à extirper non seulement le bulbe, mais aussi toutes les parties molles qui l'environnent (capsule, muscles, tissu cellulo-graisseux, etc.), de façon à ne rien laisser dans la cavité orbitaire. Au besoin même, sur le vivant, on sacrifie les deux paupières.

Cette opération est indiquée lorsque le contenu de l'orbite est le siège d'un néoplasme malin trop étendu pour être attaqué par l'énucléation simple du bulbe.

CHIRURGIE OPÉRATOIRE.   29

Appareil instrumental :

Deux écarteurs des paupières ;
Un bistouri droit ;
Une paire de ciseaux courbes mousses ;
Quelques pinces à forcipressure ;
Une pince à dissection ;
Une aiguille courbe ordinaire munie d'un fort fil ciré ;
Quelques petites aiguilles courbes, munies de fil fin
de soie.

Procédé. — Fendre la commissure externe des paupières avec le bistouri jusqu'au rebord orbitaire.

Pendant que les paupières sont fortement écartées par un aide, traverser de part en part la sclérotique près du limbe cornéal avec l'aiguille armée du fil ciré, nouer les chefs du fil et se servir, avec la main gauche, de l'anse comme moyen de traction sur l'œil.

D'après le conseil de Chauvel, plonger la lame du bistouri le long de la paroi orbitaire interne, jusqu'à ce que sa pointe arrive au fond de la cavité ; détacher, en le ramenant en dehors et en rasant les parois de l'orbite, toute la demi-circonférence inférieure. Reporter l'instrument au point de départ, et détacher de même toute la demi-circonférence supérieure.

Attirer l'œil en avant, insinuer les ciseaux mousses le long de la paroi interne de l'orbite, et sectionner le pédicule au fond de la cavité.

Extirper ou achever d'enlever la glande lacrymale, aviver le bord libre des paupières, le suturer, puis installer deux drains aux deux angles de l'ancienne fente palpébrale.

L'hémorragie est presque toujours considérable ; on s'en rend maître par la forcipressure, par les irrigations d'eau phéniquée glacée ou très chaude, par le tamponnement avec de la gaze antiseptique, sèche ou imprégnée d'alcool camphré.

Si le néoplasme a envahi les parti dures, on termine la toilette du champ opératoire avec le ciseau, les rugines ou la curette de Volkmann.

PARACENTÈSE DE LA CHAMBRE ANTÉRIEURE

La paracentèse de la chambre antérieure est son ouverture par ponction. On doit la faire, non plus avec une aiguille, mais de préférence avec une lance à arrêt, dont la base mesure 3 à 4 millimètres de largeur.

Elle est indiquée : dans l'infiltration purulente de la cornée, dans l'hypopyon, dans l'ulcère de la cornée à tendance perforante, dans les cas si variés de glaucome aigu qu'on pourrait appeler *antérieur* et où il y a une tension considérable de la chambre antérieure par suite d'hypersécrétion.

Appareil instrumental :

Un blépharostat ;
Une pince fixatrice ;
Une lance à arrêt, droite ou coudée, suivant la commodité (fig. 348) :
Un petit stylet mousse ou une petite spatule d'écaille.

L'opération est faite soit sur le cadavre frais, soit sur un œil d'animal (porc, lapin), fixé dans un ophtalmofantôme (fig. 349), soit sur un animal vivant (lapin, par exemple), préalablement anesthésié avec le chloroforme.

Procédé. — Les paupières étant écartées par le blépharostat, après s'être placé derrière la tête, fixer le bulbe en saisissant la conjonctive et le tissu cellulaire sousconjonctival avec les pinces à griffes à l'extrémité supérieure du diamètre vertical, près de la cornée.

Appliquer la pointe de la lance à arrêt sous le bord inférieur de la cornée, *sur le limbe conjonctival*, en la dirigeant vers le centre de l'œil ; et la pousser par un mouvement lent et toujours continu.

Dès que la pointe apparaît dans la chambre antérieure

au-devant de l'iris, porter en arrière le manche de l'instrument et faire pénétrer la lance jusque près de l'arrêt, en la tenant bien parallèle au plan antérieur de l'iris (fig. 350).

Cela fait, retirer la lance peu à peu, mais avec la précaution de tourner la pointe vers la face postérieure de la cornée. L'humeur aqueuse s'échappe. S'il y a

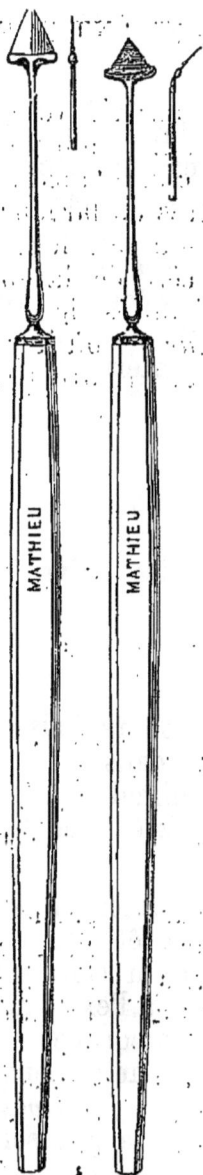

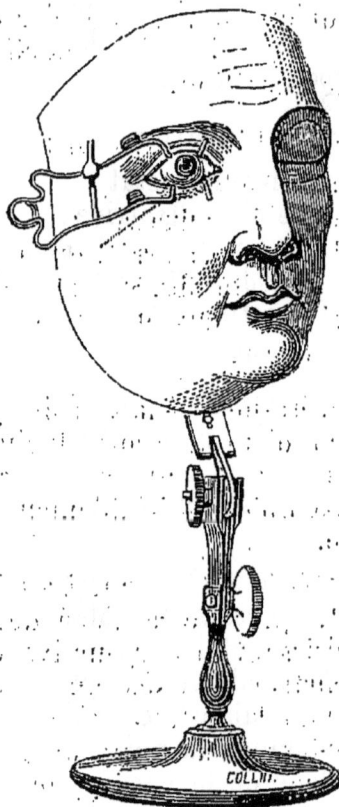

FIG. 348.   FIG. 349.

procidence de l'iris, faire la réduction avec le stylet ou la petite spatule.

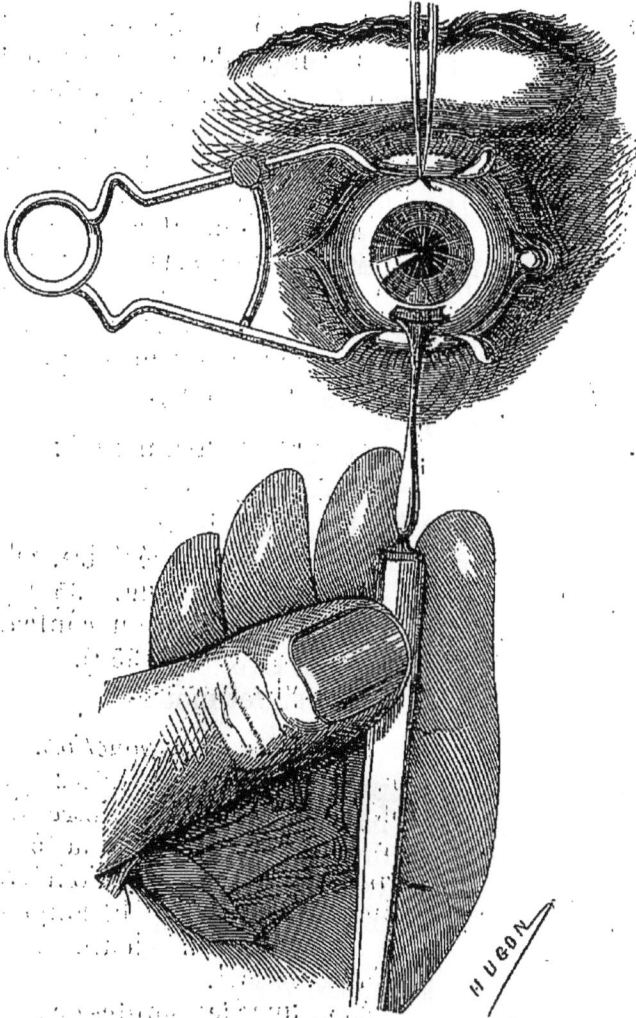

FIG. 350. — Paracentèse de la chambre antérieure (œil droit).
(D'après Abadie.)

SCLÉROTOMIE

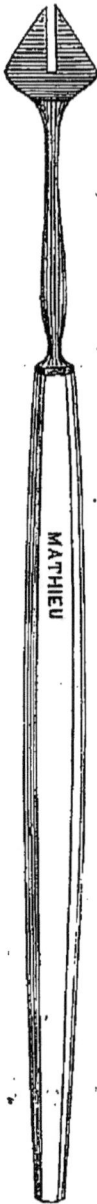

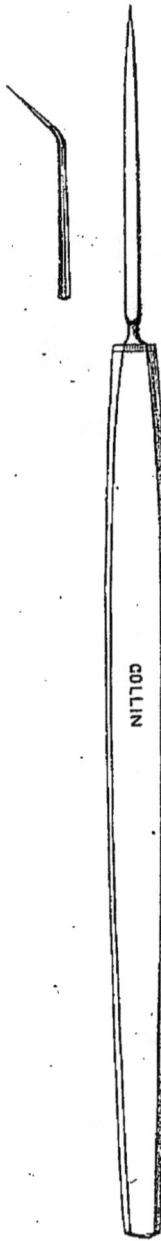

Sous le nom de *sclérotomie* on comprend le débridement du bord antérieur de la sclérotique soit par ponction avec un couteau lancéolaire, soit par incision avec le couteau de de Grœfe.

Ce débridement a pour but de faire cesser la stase de la circulation lymphatique dont la zone cilio-irienne est le siège dans le glaucome aigu ou chronique (Quaglino, de Wecker).

Appareil instrumental :

Un blépharostat ;
Une pince fixatrice ;
Un couteau lancéolaire, celui de Parenteau (fig. 351), par exemple ; ou un couteau de de Grœfe (fig. 352).
Un stylet mousse.

A. Procédé *par ponction*. — Les paupières étant écartées par le blépharostat, après s'être placé à droite ou à gauche de la tête suivant l'œil opéré, fixer l'œil avec la pince en saisissant la conjonctive à l'extrémité inférieure du diamètre vertical.

Appliquer les pointes de la lance Parenteau à 1 millimètre derrière le milieu du bord supérieur de la cornée sur la sclérotique même, et la pousser doucement en bas.

Dès que les pointes apparaissent

FIG. 351.   FIG. 352.

dans l'encoignure de la chambre antérieure, porter le manche en arrière pour les diriger vers la face postérieure de la cornée; puis continuer à pousser la lance jusqu'à ce que la brèche de la sclérotique soit aussi étendue que possible.

Alors, retirer la lame très lentement, en appuyant son plat sur l'iris pour l'empêcher de suivre l'écoulement de l'humeur aqueuse et de faire hernie dans la plaie.

La lance de Parenteau, mieux que toute autre, met à l'abri de cet accident, grâce à l'encoche médiane, large de un millimètre et demi à deux millimètres qu'elle porte, et par conséquent grâce au point conjonctivo-scléral qu'elle laisse après son retrait entre les sections produites par ses deux moitiés.

B. Procédé *par incision* (de Wecker). — L'œil étant fixé, appliquer la pointe du couteau de de Grœfe, tranchant en haut, sur la sclérotique à 1 millimètre du bord transparent de la cornée et à 2 millimètres au-dessous de la tangente au sommet de cette membrane, du côté externe, et l'engager vers le centre de la pupille (fig. 353).

Le petit cercle pointillé représente la pupille ;

Le grand cercle pointillé représente la circonférence de la cornée ;

Les deux traits pleins, avec le pont intermédiaire, représentent le mode de la section de la sclérotique.

Ponction de la cornée.

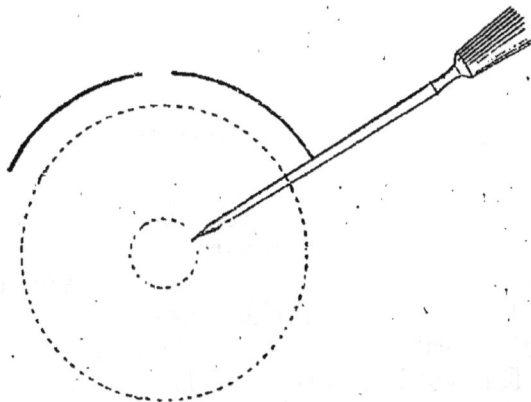

FIG. 353. — Sclérotomie avec le couteau de Grafe.

Abaisser le manche jusqu'à ce que la lame soit parfaitement horizontale, et faire ressortir la pointe par une impulsion douce et continue, au point diamétralement opposé à celui d'entrée (fig. 354).

Par de petits mouvements de va et vient, sectionner la sclérotique, jusqu'à ce qu'il reste seulement tout en haut un petit pont scléro-conjonctival long de 2 milli-

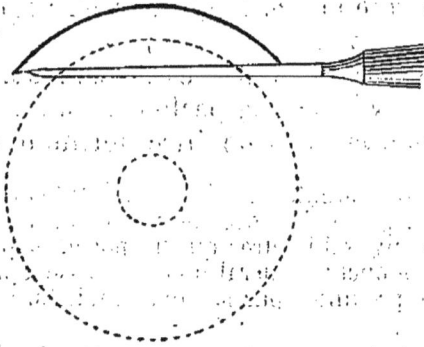

FIG. 354. — Mêmes indications que dans la figure précédente.
Contre-position de la cornée. — La section de la sclérotomie a été par erreur représentée en trait continu.

mètres, ce qui a pour but d'éviter la sortie de l'iris; enfin, retirer le couteau avec les précautions voulues.

Avant et après l'opération, on pratique des instillations d'ésérine.

IRITOMIE

L'iritomie n'est autre chose que la section simple de l'iris. On la fait généralement dans un but optique (pupille artificielle), quelquefois dans un but antiphlogistique, lorsque l'iridectomie paraît moins favorable ou qu'elle est impossible à exécuter.

Elle est indiquée dans la cataracte zonulaire, dans la luxation congénitale ou traumatique du cristallin, dans le staphylome pellucide ou opaque, et surtout dans la cataracte secondaire avec atrésie pupillaire.

Au point de vue opératoire, il faut distinguer deux cas : celui où le cristallin est en place, et celui où il est déplacé ou absent (suite d'extraction). Le premier seul nous intéresse ici, à l'amphithéâtre.

Appareil instrumental :

Un blépharostat ;
Une pince fixatrice ;
La courte lance à arrêt de
de Wecker.
Les pinces-ciseaux de de
Wecker (fig. 355).

Procédé. — Soit à placer
la pupille dans la partie inférieure et interne de l'œil
droit.

Le blépharostat étant placé, fixer le globe en saisissant
avec la pince la conjonctive
et le tissu cellulaire sous-
conjonctival sous le rayon
inféro-interne de la cornée.

Appliquer la pointe de la
lance à arrêt sur le milieu du
rayon supéro-externe (a, fig.
356), de façon que la lame
soit perpendiculaire à ce
rayon ; puis l'engager à travers la cornée, et, dès que
la pointe apparaît dans la
chambre antérieure, faire
pénétrer la lame obliqué-
ment jusqu'à l'arrêt, cette
obliquité de direction ayant
pour but d'éviter la piqûre
de l'iris et du cristallin.

Retirer doucement la lame

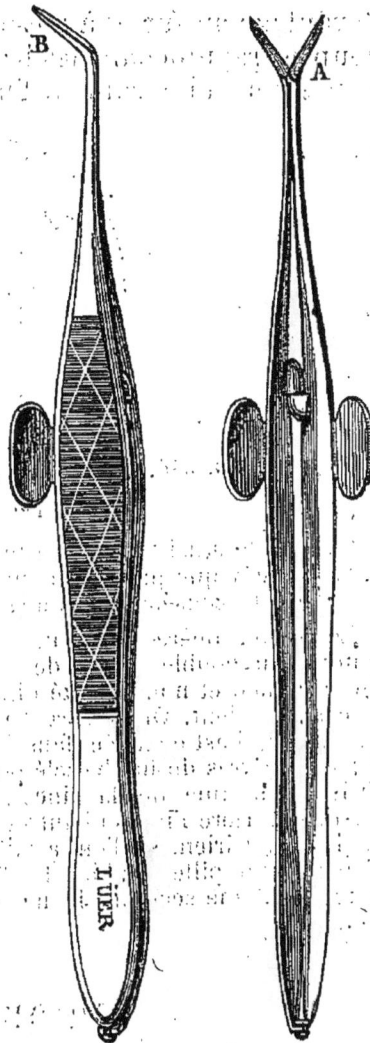

FIG. 355.

par petits mouvements de bascule. Introduire fermées
les pinces-ciseaux de de Wecker à travers la plaie cornéale
qui a 4 millimètres ; conduire leur extrémité sur le bord
pupillaire du côté opposé, les ouvrir un peu ; engager le
bord pupillaire entre les lames ; continuer à faire cheminer celle-ci vers la périphérie de la cornée en les ouvrant

29.

davantage au fur et à mesure, puis diviser l'iris d'un seul coup en rapprochant les branches par pression, et retirer doucement l'instrument fermé.

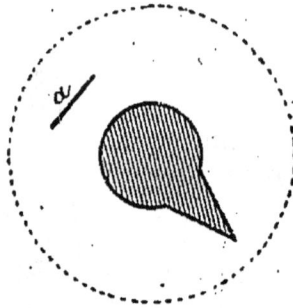

FIG. 356. — Pupille artificielle par iritomie.

a, lieu de ponction de la cornée.

La pupille ainsi obtenue reste d'abord linéaire, elle ne prend la forme d'un V que par le renouvellement de l'humeur aqueuse et l'écartement consécutif des lèvres de la plaie.

Lorsqu'on opère pour une cataracte secondaire, la section unique ou double en V de l'iris se fait sous la brèche même de la cornée et non du côté diamétralement opposé comme dans le cas précédent. On se sert de la longue lame à arrêt de de Wecker, qui est engagée dans la cornée et la chambre antérieure à 2 millimètres du lumbe scléro-coréen, et qui traverse de suite l'iris. Une lame de la pince-ciseau est introduite par la brèche irienne derrière l'iris, et l'autre au-devant de lui, et on le sectionne. Le lambeau irien, si l'on a fait deux sections, se rétracte vers l'ancienne pupille; ou bien la fente irienne s'élargit, si l'on se contente d'une section. Je ne puis entrer dans de plus longs détails.

IRIDECTOMIE

L'iridectomie est l'excision plus ou moins étendue ds l'iris. On la fait tantôt (n° 1) pour combattre certaine états inflammatoires de l'œil (*iridectomie antiphlogistique*), tantôt (n° 2) pour diminuer la tension intra-oculaire (*iridectomie antiglaucomateuse*), tantôt enfin (n° 3) pour ouvrir une pupille nouvelle (*iridectomie optique*).

Dans les trois cas, les temps essentiels de l'opération

sont les mêmes : 1. la section du limbe scléro-cornéal;
2. l'excision de l'iris. Ce qui diffère d'abord, c'est l'emplacement de la section scléro-cornéale et de l'excision
irienne : il est en *haut*, pour l'iridectomie antiphlogistique ou antiglaucomateuse ; ordinairement *en dedans*
pour l'iridectomie optique. Ce qui diffère ensuite, c'est
l'étendue de l'excision irienne : celle-ci doit être aussi
grande que possible (un quart ou un cinquième du
diaphragme) et comprendre toute la largeur, depuis le
bord pupillaire jusqu'à la région ciliaire (iridectomie
n°1 et n° 2), tandis que pour la pupille artificielle, elle
doit être étroite (3 à 4 millimètres de diamètre) et
s'étendre peu au-delà du sphincter irien.

Appareil instrumental :

Un blépharostat;
Une pince fixatrice de Waldau ;
Un couteau de de Græfe, ou un couteau lancéolaire
  droit ou coudé;

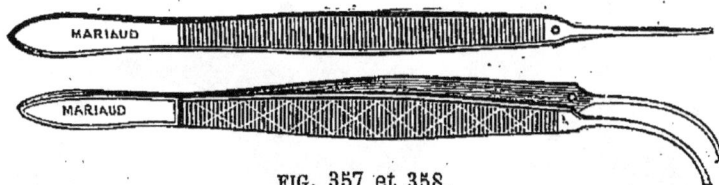

FIG. 357 et 358.

Deux pinces à iridectomie, l'une droite, l'autre
  courbe (fig. 357 et 358).
Des ciseaux-pinces;
Une petite spatule en écaille.

A. — IRIDECTOMIE N° 1 ET N° 2.

Procédé. — Après s'être placé derrière la tête si l'on
opère l'œil droit, à gauche et en avant si l'on opère
l'œil gauche, — le blépharostat étant installé, fixer le

bulbe avec la pince de Waldau en saisissant la conjonctive et le tissu conjonctif sous-jacent à l'extrémité inférieure du diamètre vertical.

Appliquer la pointe du couteau de de Grœfe sur le limbe scléro-cornéal lui-même, du côté externe, à 2 millimètres et demi au-dessous de la tangente au bord supérieur de la cornée, après s'être assuré que le tranchant est en haut. L'engager franchement à travers la cornée et, dès qu'elle apparaît dans la chambre antérieure, continuer à la pousser au-devant de l'iris dans le sens parfaitement horizontal et la faire sortir au point interne correspondant du limbe scléro-cornéal (fig. 359).

Sectionner le limbe par une série de mouvements de

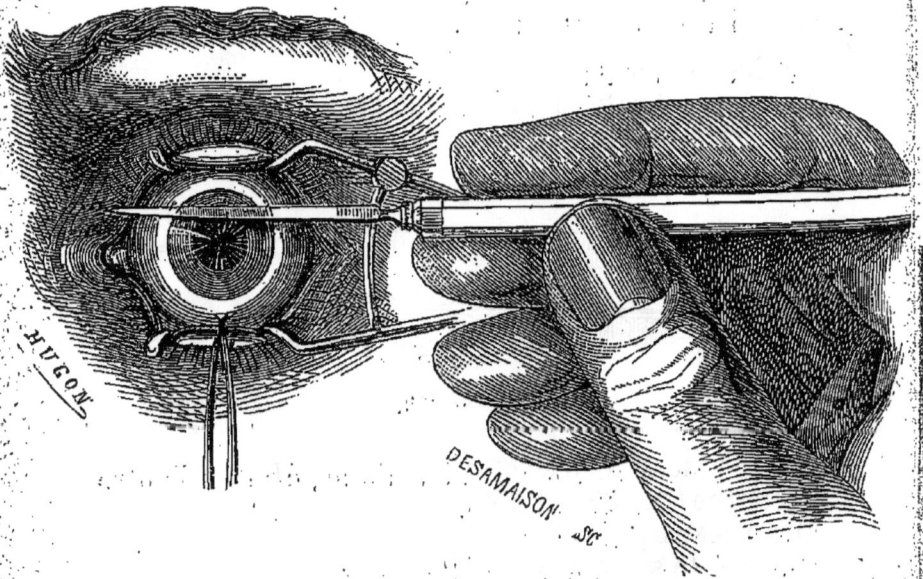

FIG. 359.—Section du limbe scléro-cornéale avec le couteau de Grafe. La ponction et la contre-ponction sont faites. (D'après Abadie).

va-et-vient, et, dès que la section va être terminée, sortir en tournant le tranchant un peu vers la cornée.

Si l'iris ne fait pas hernie, passer les pinces courbes dans la plaie, dont on déprime légèrement la lèvre postérieure avec la convexité des pinces. Lorsqu'on est arrivé près du bord pupillaire, entr'ouvir les pinces pour

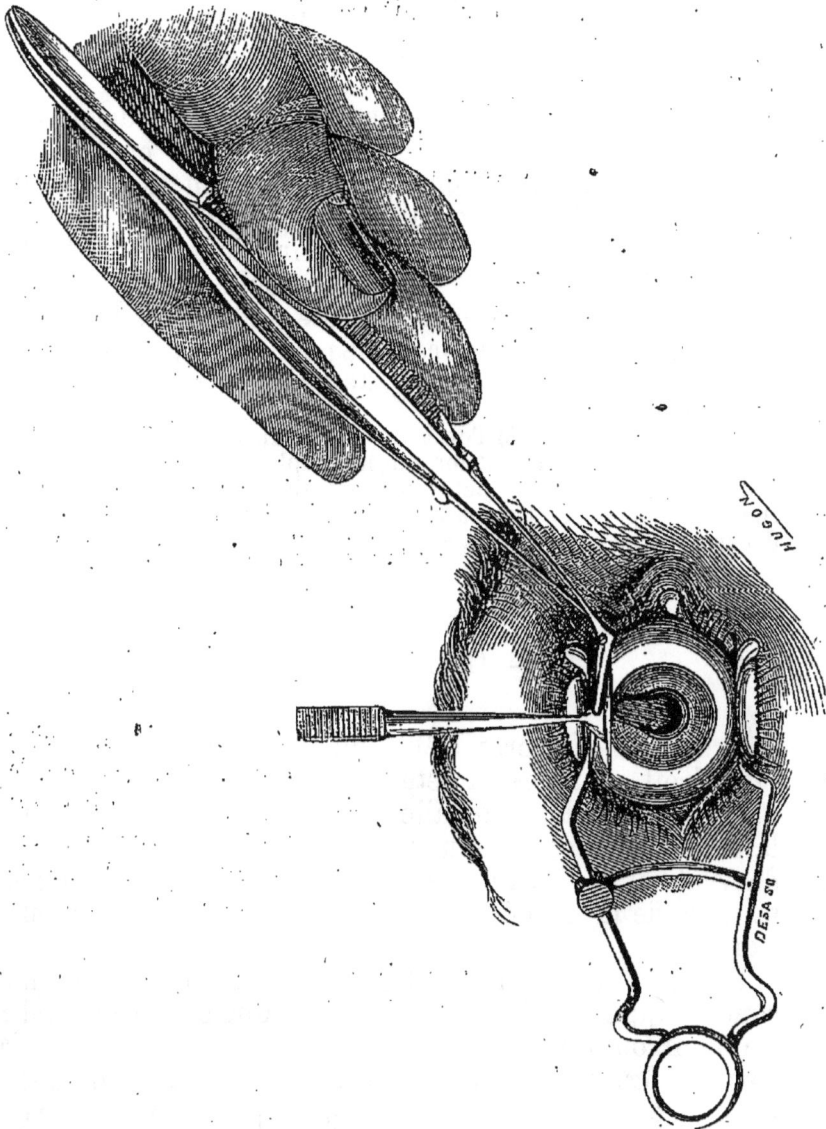

FIG. 360. — Hernie artificielle de l'iris avec une pince et section de l'iris (iridectomie). (D'après Abadie.)

recevoir l'iris qui s'engage entre leurs mors, les serrer de

nouveau et attirer l'iris au dehors avec tous les ménagements possibles. Si l'iris fait hernie, entraîné qu'il a été
par l'écoulement de l'humeur aqueuse, le saisir avec les
pinces droites.

Confier la pince fixatrice de Waldau à un aide qui doit
maintenir le globe tourné en bas sans
pression ; prendre les pinces à iridectomie de la main gauche, et avec les
ciseaux-pinces tenus de la main droite,
exciser l'iris d'un seul coup (fig. 360).

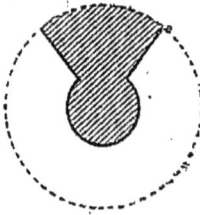

Avec la spatule, réduire les lambeaux
de l'iris comme pour empêcher tout encla-
vement (fig. 361, large excision de l'iris).

FIG. 361.—Large
excision antiphlo-
gistique de l'iris.

Si l'on a opéré sur un animal vivant, et que
la section ou la simple préhension de l'iris se
soit accompagnée d'une petite hémorragie dans la chambre antérieure, suspendre l'opération pendant quelques instants, puis
débarrasser la chambre antérieure, soit directement soit indirecte-
ment, par de douces pressions faites sur la cornée.

B. — IRIDECTOMIE N° 3

Procédé. — Après s'être placé à droite si l'on opère
l'œil droit, derrière la tête si l'on opère l'œil gauche, le
blépharostat étant installé, fixer le bulbe en saisissant
la conjonctive et le tissu sous-conjonctival avec la pince
de Waldau à l'extrémité externe du diamètre horizontal près de la cornée, et mettre l'œil en légère abduction.

Prendre de la main droite le couteau lancéolaire
coudé, appliquer la pointe sur le limbe scléro-cornéal à
un demi ou un millimètre du bord transparent de la
cornée (fig. 362, a), la pointe de la lance étant parallèle
à la face antérieure de l'iris et le petit doigt prenant
appui sur le dos du nez ; puis, la faire pénétrer par
une pression lente et continue dans la chambre antérieure.

Porter le manche un peu en arrière ; continuer à

engager la lance en glissant toujours au-devant de l'iris,
jusqu'à ce que la section extérieure du limbe mesure 7 à
8 millimètres environ ; la retirer alors, la pointe étant
inclinée vers la face postérieure de la cornée, mais en
agrandissant la partie *profonde* des
angles de la plaie par un double petit
mouvement de bascule en haut et en
bas.

Au bout de quelques instants,
attirer l'iris au dehors comme il a
été dit précédemment ; confier la
pince fixatrice à un aide, et exciser
l'iris d'un seul coup avec les ciseaux-
pinces, de façon à avoir une petite
brèche triangulaire dont la base
comprenne le sphincter pupillaire et
dont le sommet soit à quelque distance de l'insertion
ciliaire (fig. 362, b).

Réduire exactement l'iris.

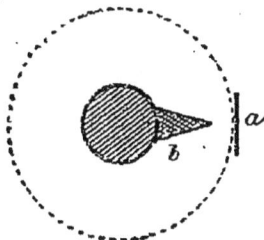

FIG. 362. — OEil droit.
b, pupille artificielle par
iridectomie ; — *a*, lieu de
ponction de la cornée.

EXTRACTION DU CRISTALLIN

L'extraction est, aujourd'hui, à peu près la seule méthode opératoire usitée pour le traitement de la cataracte.
L'abaissement est abandonné ; la discision et la succion
sont réservées, la première pour les cataractes congénitales et les cataractes molles des jeunes sujets, la seconde
pour les cataractes liquides.

L'extraction elle-même a subi d'innombrables modifications qui portent principalement soit sur la section de
la cornée et de la sclérotique, soit sur l'excision de l'iris,
sur l'étendue de cette excision ou sur son rejet absolu ou
conditionnel, soit enfin sur l'ouverture de la capsule
cristalline et sur l'extraction proprement dite du cristallin. La plupart de ces modifications sont sans valeur
réelle ou n'ont plus qu'un intérêt historique. A l'heure
actuelle, du moins en France, on emploie surtout le pro-

cédé d'extraction à petit lambeau périphérique simple ou combiné avec l'iridectomie, suivant les cas. Le procédé linéaire de de Grœfe, après un long règne, semble avoir fait son temps. Je ne décrirai ici que deux procédés, celui de de Wecker et celui d'Abadie, fondés, du reste, l'un et

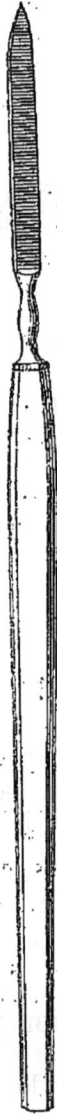

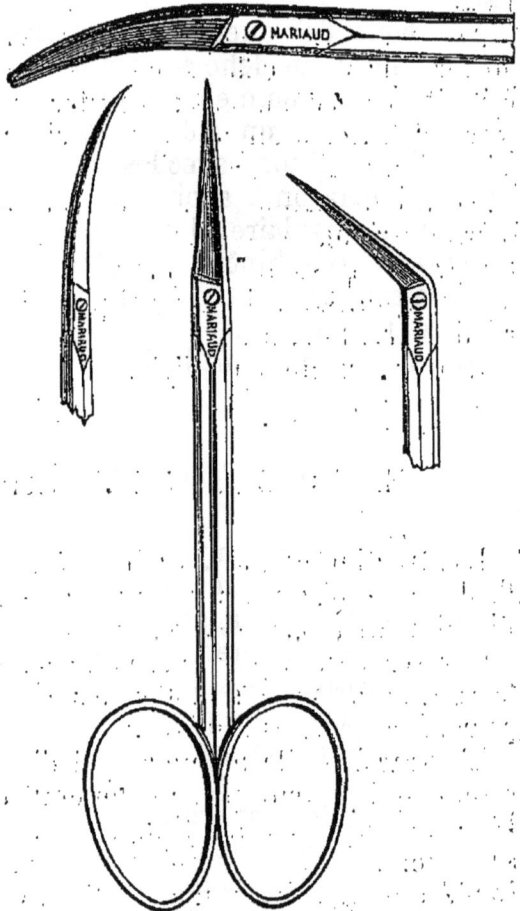

FIG. 363.   FIG. 364.

l'autre sur le même principe, qui est l'emplacement de

la section du lambeau juste dans le limbe scléro-cornéal. Leur avantage sur tous les autres procédés me paraît indiscutable.

Appareil instrumental :

Un blépharostat ou les écarteurs des paupières ;
Une pince fixatrice de Waldau ;

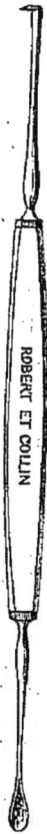
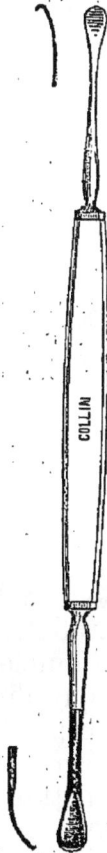
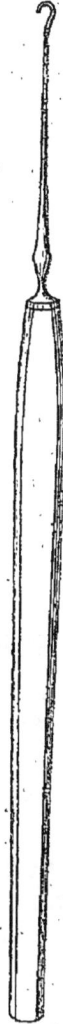

FIG. 365.   FIG. 366.   FIG. 367.

Un couteau de de Grœfe, ou celui d'Abadie qui a la

même forme, mais qui est beaucoup plus large (Mathieu, fig. 363);

Deux pinces à iridectomie, l'une droit, l'autre courbe;

Les pinces-ciseaux de Luër ou les ciseaux ordinaires à iridectomie (fig. 364);

Un kystitome-curette (fig. 365);

Une curette double (fig. 366);

Un petite spatule d'écaille ou un stylet mousse;

Un petit crochet-harpon d'Abadie (fig. 367).

Les opérations seront faites sur l'ophtalmo-fantôme, sur l'animal vivant, sur le cadavre frais.

a. Procédé de de Wecker. — 1er temps : *section du lambeau cornéen*. Après avoir place l'écarteur (blépharostat) et fixé avec soin la conjonctive et le tissu sous-conjonctival précisément au-dessous du diamètre vertical de la cornée, pratiquer la ponction dans le limbe scléro-cornéal, en enfonçant perpendiculairement le couteau de de Grœfe, à l'extrémité d'une ligne horizontale, qui passerait à 3 millimètres au-dessous du sommet de la cornée.

Cette ligne est aisément trouvée, si l'on place le couteau, qui mesure 2 millimètres, à 1 millimètre au-dessous du sommet de la cornée, de façon qu'il reste une bandelette de tissu cornéen transparent de 1 millimètre de largeur au-dessus du couteau.

Dès que la pointe a traversé la cornée, diriger *très lentement* le couteau, parallèlement à l'iris, dans le sens de la ligne sus-mentionnée, et, avant de faire la contre-ponction, s'assurer que l'instrument, son dos regardant en bas, est bien perpendiculairement situé par rapport au diamètre cornéen vertical, et que, grâce au bon emplacement de la ponction et à l'exacte direction donnée au couteau, la pointe de celui-ci ressort exactement dans le bord interne de la cornée.

Aussitôt que la contre-ponction a été pratiquée, faire subir au manche du couteau un mouvement combiné de descente et de renversement, en poussant très rapidement la pointe vers la jonction de la racine du nez avec le front, et achever la section par le simple retrait de l'instrument, mais cette fois en relevant le manche de nouveau vers la tempe.

Il faut ressortir au-devant du limbe conjonctival, afin de n'avoir pas de lambeau de la conjonctive.

2ᵉ temps. — *Excision de l'iris.* La pince à fixation ayant été confiée à l'aide, qui s'assure tout d'abord d'un point d'appui sur la joue, saisir, au moyen des pinces courbes, si l'iris n'a point fait hernie, un petit pli iridien ; et l'attirant au dehors, exciser d'un seul coup des pinces-ciseaux donné au voisinage des pinces à pupille un étroit lambeau de l'iris, en se gardant d'aller jusqu'à la périphérie de cette membrane. Si, au contraire, l'iris a fait dans la plaie un large prolapsus (ou si la cataracte n'est pas mûre), saisir un pli central de l'iris avec les pinces droites, et l'exciser par deux coups de pinces-ciseaux, voisins l'un de l'autre et dirigés en sens radié, mais sans aller jusqu'à la périphérie de l'iris.

3ᵉ temps. — *Ouverture de la capsule cristallinienne.* Reprendre la pince fixatrice ; puis, pendant que l'aide soulève l'écarteur, conduire le kystitome à plat vers le bord pupillaire inférieur, le renverser vers la capsule d'un quart de rotation, et, par une série de tractions, faire un lambeau capsulaire triangulaire que l'on agrandit en le ramenant vers la plaie.

4ᵉ temps. — *Sortie du cristallin.* Pour déterminer la sortie du cristallin, exercer avec la spatule une très légère pression sur le bord inférieur de la cornée, en y associant un refoulement de bas en haut à peine sensible.

5ᵉ temps. — *Toilette de la plaie et réduction de l'iris.* Après avoir retiré la pince à fixation et l'écarteur, faire la toilette de la plaie, c'est-à-dire enlever tous les débris de cristallin, d'abord par de douces pressions faites avec la pulpe de l'index à travers les paupières, puis, s'il le faut, avec la spatule ou la curette, et extraire avec une pince courbe les caillots de sang qui peuvent se trouver dans l'aire de la pupille, dans la chambre antérieure, sur la plaie cornéenne.

Terminer l'opération, s'il y a lieu, par la réduction parfaite de l'iris au moyen de la spatule ou du stylet mousse.

Sur le vivant, on instille ensuite quelques gouttes d'une solution d'ésérine ; on désinfecte le champ opératoire, notamment par le lavage de la chambre antérieure (Panas) avec une solution de biiodure de mercure 1/25000 qu'on y injecte doucement après l'extraction du cristallin, puis l'on applique un pansement antiseptique (à l'acide borique le plus souvent) et compressif.

b. Procédé d'Abadie. — 1. Faire la ponction avec le couteau d'Abadie juste au point de jonction de la cornée et de la sclérotique, à 1 millimètre environ au-dessus du diamètre horizontal de la cornée ; puis, poussant le couteau horizontalement dans la chambre antérieure, faire la contre-ponction dans le point symétriquement situé. Alors, imprimant les mouvements de va et vient au couteau, exécuter la section en se tenant constamment à la jonction de la cornée et de la sclérotique, de telle sorte que le couteau doit sortir à la fin tangentiellement au bord supérieur de la cornée.

2. Faire l'iridectomie comme d'habitude ; mais, une fois l'excision de l'iris terminée, enlever l'écarteur, ce qui donne plus de sécurité contre le prolapsus du corps vitré.

3. Introduire le kystitome, déchirer la capsule et retirer l'instrument en ayant toujours bien soin de le tenir rapproché de la face postérieure de la cornée.

4. Pour faire sortir le cristallin, — au lieu de presser sur l'œil avec la curette de caoutchouc, — exercer une douce compression avec le doigt par l'intermédiaire de la paupière, et, dès que le cristallin est engagé dans la plaie, le harponner avec le petit crochet et achever de le dégager. (Le harponnement n'est possible que sur le cristallin *cataracté* et non sain.)

L'extraction du cristallin, à l'amphithéâtre, à moins qu'on ne tombe sur des cataractes, est beaucoup plus difficile, d'abord parce qu'il n'y a point de *noyau*, puis parce la masse cristallinienne est transparente et qu'elle manque de cohésion.

DISCISION DE LA CAPSULE CRISTALLINIENNE

Cette opération consiste à déchirer la cristalloïde antérieure pour permettre à l'humeur aqueuse d'attaquer directement et de dissoudre la substance du cristallin. On se sert de l'aiguille de Bowman (fig. 368).

Procédé. — Après avoir instillé dans l'œil quelques gouttes d'une solution d'atropine, si l'on opère sur l'animal vivant, afin d'obtenir une large dilatation de la pupille, — le blépharostat étant placé et l'œil fixé avec la pince de Waldan près du bord supérieur et interne de la cornée, — introduire perpendiculairement l'aiguille de Bowman au milieu du rayon inférieur et externe de la cornée, le plat de l'aiguille tenu dans le plan du rayon.

Dès que la lance est arrivée dans la chambre antérieure, abaisser le manche vers la joue, et faire pénétrer l'aiguille jusqu'à son point d'arrêt, en dirigeant la lance vers le bord supérieur et interne de la pupille.

Relever maintenant le manche vers la racine du nez pour faire ainsi, avec la pointe, une petite déchirure linéaire à la cristalloïde antérieure.

Enfin, retirer l'aiguille doucement, en la faisant pivoter sur son axe, puis en remettant le plat de la lance dans le sens du rayon, lorsque la lance va sortir par la plaie.

FIG. 368.

Après l'opération, sur le vivant, on instille de nouveau quelques gouttes de la solution d'atropine, on applique un bandeau antiseptique et compressif, et l'on surveille les suites.

Il n'est pas nécessaire, il peut même être fâcheux (accidents glaucomateux) de faire à la cristalloïde une large ouverture.

Une séance suffit très rarement; plusieurs sont indispensables, à intervalles variés de un mois à un mois et demi, pour entraîner la résorption complète de la cataracte.

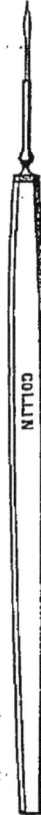

II

MYRINGOTOMIE ET MYRINGODECTOMIE

A. La myringotomie ou paracentèse de la caisse du

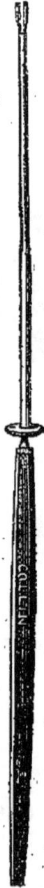

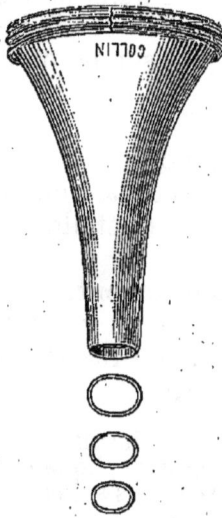

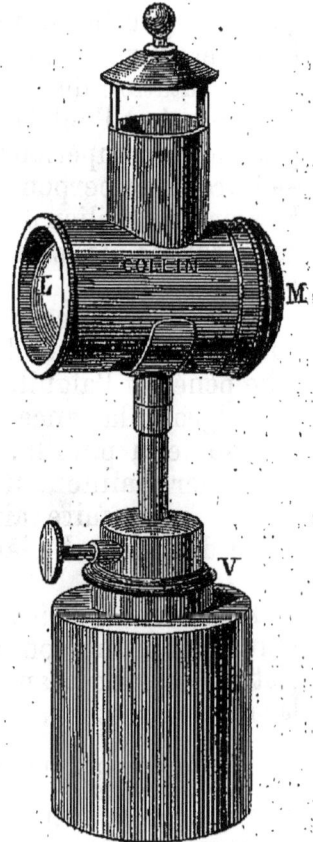

FIG. 369.   FIG. 370.   FIG. 371.

tympan consiste en la ponction ou en une petite incision de la membrane du tympan.

Elle est indiquée dans l'otite moyenne suppurée, dans l'oblitération complète et définitive de la trompe d'Eustache, dans la rigidité permanente de la membrane du tympan, quelquefois dans certains bourdonnements.

Appareil instrumental :

Une pince porte-coton (fig. 369);
Un spéculum de Toynbee (fig. 370);
Un miroir à lunettes de Duplay
Une lampe (fig. 371);
Une sorte d'aiguille à cataracte ou mieux la petite lance triangulaire de Tillaux.

Procédé. — La tête étant un peu tournée du côté opposé, — après avoir nettoyé le conduit auditif au moyen de coton, — tirer le pavillon de l'oreille en haut et en arrière; introduire dans le méat la petite extrémité du spéculum, son grand diamètre étant vertical; le pousser doucement dans le conduit auditif, en le faisant pivoter de façon que le grand diamètre devienne horizontal, et l'engager jusqu'à ce qu'on voie bien la membrane du tympan quand on y projette un faisceau de lumière naturelle ou mieux artificielle avec le miroir réflecteur.

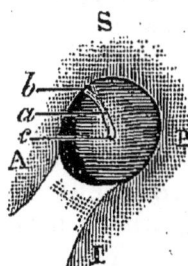

FIG. 372 (d'après Tillaux). — Membrane du tympan vue par sa face externe.

A S P I. Points cardinaux, antérieur, supérieur, postérieur, inférieur de la membrane. — a, manche du marteau; — b. apophyse externe du marteau; — c, dépression ombilicale du tympan.

La membrane est placée obliquement, formant angle aigu avec la paroi inférieure du conduit auditif. On la reconnaît outre sa direction et sa forme, à sa teinte grise blanche uniforme et à la petite ligne blanchâtre, manche du marteau, qui traverse obliquement sa moitié supérieure de haut en bas et d'avant en arrière (fig. 372).

Conduire la lance de Tillaux le long de la face inférieure du tube du spéculum, et ponctionner la membrane du tympan dans sa partie antéro-inférieure.

Retirer la lame dès que sa pénétration est arrêtée par les deux petits prolongements mousses que porte sa base.

Il sera facile de vérifier le résultat lorsque tout à l'heure on pratiquera le cathétérisme de la trompe d'Eustache et qu'on insufflera de l'air dans la trompe.

B. La myringotecdomie a pour but de créer non une simple perforation, mais une large perte de substance dans la membrane du tympan. L'ouverture de cette membrane est ainsi plus durable.

Même appareil instrumental que pour la myringotomie, si ce n'est que la lame est remplacée par une aiguille-bistouri et par une aiguille-crochet.

Procédé. — Le conduit étant nettoyé et bien éclairé, reconnaître le manche du marteau ; puis, avec l'aiguille-bistouri, enlever un lambeau triangulaire au-devant et au-dessus du manche.

Pour cela, faire trois petites incisions : une horizontale, allant de l'extrémité du manche du marteau en avant jusqu'au cadre osseux ; une verticale descendante allant encore de l'extrémité du manche au cadre osseux, et une qui rase le cadre osseux entre les deux précédentes, pendant que le lambeau est saisi avec l'aiguille-crochet.

CATHÉTÉRISME DE LA TROMPE D'EUSTACHE

Le cathétérisme de la trompe d'Eustache consiste à passer une sonde ou une bougie dans ce conduit par son orifice pharyngien ou *pavillon.*

On y a recours soit dans un but diagnostique, soit

dans un but thérapeutique (dilatation graduelle, introduction de vapeurs, de liquides, de gaz médicamenteux).
On se sert généralement de la sonde d'Itard (fig. 373).

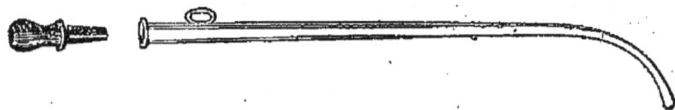

FIG. 373.

Préparation du cadavre. — Après avoir enlevé l'encé-
phale, on fend la tête en deux moitiés latérales en faisant

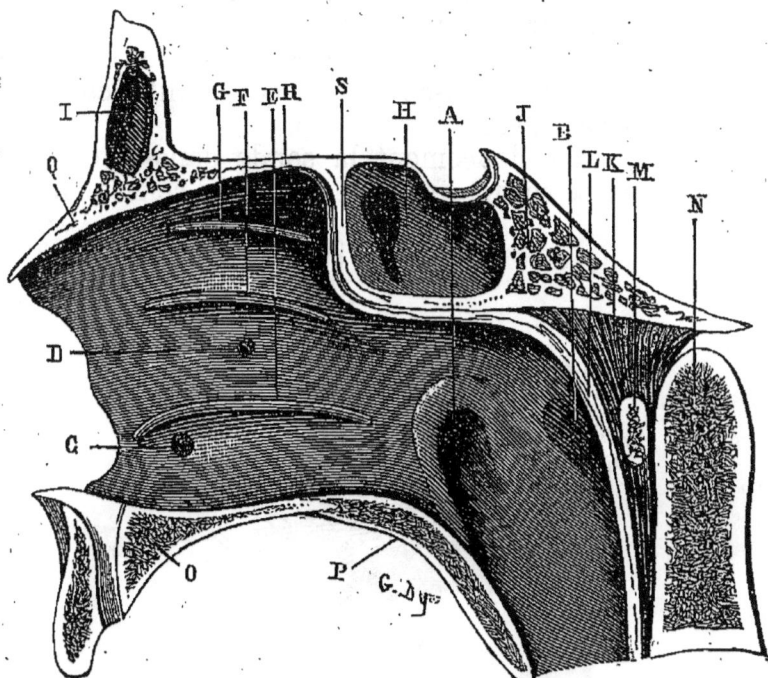

FIG. 374 (d'après Tillaux).

A, orifice pharyngien de la trompe d'Eustache ; — B, fossette de Roseumüller ;
C, orifice inférieur du canal nasal ; — E, ligne d'insertion du cornet inférieur
sur la paroi externe des fosses nasales ; — L, paroi pharyngienne ; — P, voile
du palais.

passer le trait de scie non sur la ligne médiane, mais à

côté d'elle, au niveau d'une fosse nasale, de façon à respecter la cloison des fosses nasales; puis on réunit de nouveau exactement les deux moitiés au moyen d'une petite bande de caoutchouc qui passe circulairement à l'occiput et à la racine du nez.

Procédé de Duplay. — Le cadavre étant assis, la tête soutenue par un aide, introduire dans la narine le bec de la sonde, la concavité de la courbure regardant directement en bas. En même temps qu'on pousse doucement la sonde d'avant en arrière, élever graduellement la main de manière à donner à l'instrument une direction horizontale, et, par mouvement des doigts, lui faire exécuter un quart de rotation qui porte son bec en dehors. Le bec répond alors au-dessous du cornet inférieur, excellent point de repère.

Faire glisser doucement la sonde dans la cannelure formée par ce cornet jusqu'à ce que la sensateion d'un

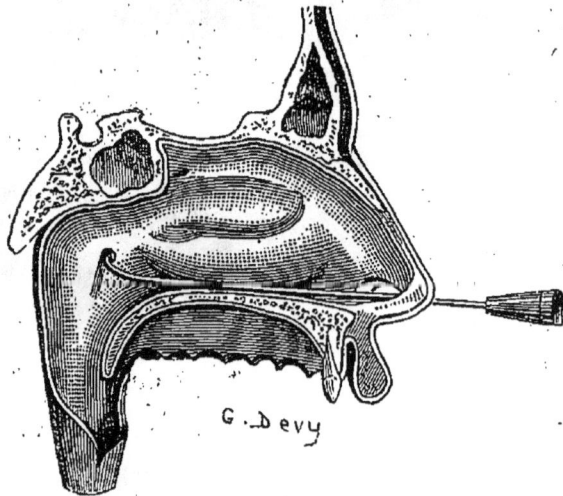

FIG. 375. — Extrémité de la sonde dans le pavillon de la trompe.

résistance vaincue indique que le bec de la sonde a dépassé l'extrémité postérieure du cornet. Le bec se trouve presque aussitôt engagé dans le pavillon de la trompe, le pavillon étant à 3 millimètres en arrière et en dehors de l'extrémité du cornet. (fig. 375).

Au moment où le bec pénètre dans la trompe, rapprocher de la cloison l'extrémité externe de l'instrument, ce qui tend à enfoncer davantage l'autre extrémité dans la trompe.

Après avoir séparé de nouveau les deux moitiés de le tête, porter son attention vers l'arrière-cavité des fosses nasales et vérifier si la sonde est bien dans la trompe. Sinon, réunir de nouveau les deux moitiés de la tête, et recommencer l'application du procédé jusqu'à succès parfait, en s'aidant des notions anatomiques et en analysant toutes les sensations qu'on éprouve pendant la marche de la sonde.

Souvent le bec s'engage dans la fossette de Rosenmüller, petite cavité ovoïde située à 8 ou 10 millimètres derrière le pavillon, près de la paroi postérieure du pharynx. On reconnaît la fausse route : 1. à ce que le bec ne se trouve pas fixé et arrêté comme il l'est dans la trompe ; 2. (Duplay) à ce que le bec, une fois dégagé de la fossette, bute immédiatement contre la paroi postérieure du pharynx, tandis qu'il aurait une excursion de 10 à 15 millimètres à faire avant d'y arriver, s'il était dans la trompe ; 3. à ce que l'air insufflé n'arrive pas dans la caisse et qu'on ne perçoit rien à l'auscultation de l'oreille et à l'inspection de la membrane du tympan.

La sonde une fois placée dans la trompe, on fera bien de s'exercer à passer des bougies fines (1 millimètre à 1 millim. et demi), dans la sonde, et, par la sonde à travers l'isthme de la trompe, jusque dans la caisse du tympan.

CHAPITRE VIII

OPÉRATIONS SUR L'APPAREIL RESPIRATOIRE

LE CORPS THYROÏDE ET LE PÉRICARDE.

THYROTOMIE

La *thyrotomie, laryngotomie thyroïdienne de Desault*, consiste à ouvrir le larynx par la section médiane et verticale du cartilage thyroïde.

Elle est indiquée à tout âge : 1. pour l'extraction de corps étrangers enclavés dans le larynx, lorsque cette extraction n'a pu réussir ou ne peut être faite par les voies naturelles (méthode dite *endo-laryngée*); 2, pour le traitement de certaines sténoses cicatricielles; 3. pour l'ablation de papillomes diffus, de tumeurs intraventriculaires et aussi de néoplasmes malins, lorsque ces derniers ne commandent pas absolument l'extirpation du larynx, opération bien plus grave.

L'appareil instrumental exigé par la thyrotomie proprement dite, comprend :

Un bistouri droit ;
Une pince anatomique ;
Une paire de ciseaux droits mousses ;
Une sonde cannelée ;
En cas d'ossification, une cisaille courbe à lames étroites ou une petite scie à lame fine et étroite;
Deux crochets mousses ;
Deux ou trois pinces à forcipressure.

MANUEL OPÉRATOIRE

DISPOSITIONS PRÉLIMINAIRES, COMMUNES A TOUTES LES OPÉRATIONS QUI SE PRATIQUENT SUR LE CONDUIT LARYNGO-TRACHÉAL. — Le cadavre étant attiré vers une extrémité de la table, on tend fortement le cou au moyen d'un billot placé sous la nuque. Un aide se place derrière la tête et la fixe avec ses deux mains appliquées à plat sur les angles de la mâchoire inférieure ; un autre se place à gauche du cadavre pour faire passer les instruments et pour éponger ; opérateur à droite. Etablissement de la circulation artificielle.

Procédé. — Après avoir reconnu et marqué les trois points de repère principaux qui sont : 1. le bord inférieur du corps de l'os hyoïde ; 2. le sommet de la pomme d'Adam ; 3. le bord supérieur de l'anneau cricoïdien, tendre les téguments entre le pouce et l'index de la main gauche et diviser la peau sur la ligne médiane, en commençant au milieu de l'espace thyro-hyoïdien et s'arrêtant au niveau de l'anneau cricoïdien.

Diviser dans la même étendue le tissu conjonctif sous-cutané et l'aponévrose cervicale superficielle. Forci-presser, au besoin, les petits vaisseaux qui donnent.

Le cartilage thyroïde une fois mis à nu dans toute sa hauteur, le diviser de haut en bas et de dehors en dedans, par petits traits successifs, avec la pointe du bistouri, en commençant dans l'échancrure qui surmonte la pomme d'Adam. Si le cartilage est résistant, ossifié, le diviser avec la scie dans le sens indiqué ; ou bien faire une petite ouverture par ponction immédiatement au-dessus du cartilage thyroïde, introduire une branche de ci-saille ou simplement de ciseaux mousses, et sectionner le cartilage sur la ligne médiane en un ou deux coups.

Toujours avec la pointe du bistouri, transversalement, sur une étendue de 1 centimètre à 1 centimètre et demi, diviser jusque dans le larynx les ligaments et autres

30.

parties molles qui se fixent au bord supérieur et au bord inférieur du cartilage thyroïde. On a ainsi un écartement plus facile et plus considérable.

Enfin, pendant que l'opérateur récline avec un crochet mousse la moitié gauche du cartilage et qu'un aide récline l'autre moitié avec un autre crochet mousse, réunir les deux incisions transversales par une incision verticale, exactement médiane, et qui passe entre les deux cordes vocales, en cemmençant en haut, ce qui permet de voir le point de jonction des cordes avant de le diviser, d'où une incision finale en I (fig. 376).

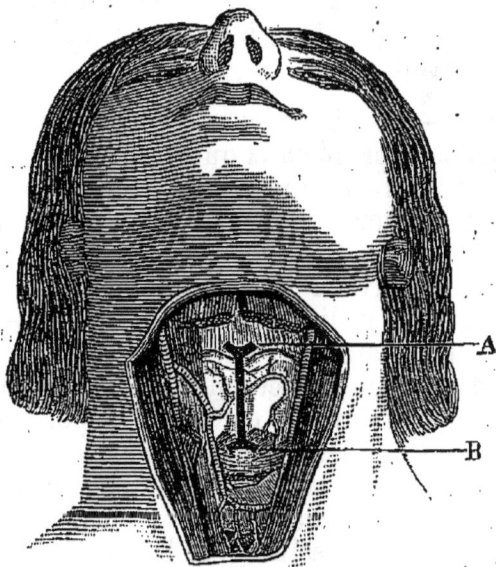

FIG. 376.

A B, section médiane du cartilage thyroïde.

Sur le vivant, après l'acte fondamental qui est le but même de a thyrotomie, on procède à la réunion des parties par la suture des téguments.

La suture du cartilage est inutile.

Avant la thyrotomie, dans bien des circonstances, il est nécessaire de pratiquer la trachéotomie et d'installer la canule-tampon de Trendelenburg.

LARYNGOTOMIE INTER-CRICO-THYROÏDIENNE

Cette opération, justement réhabilitée par Krishaber, Verneuil, Richelot, etc., consiste à créer une ouverture dans l'espace intermédiaire au cartilage thyroïde et à l'anneau cricoïdien.

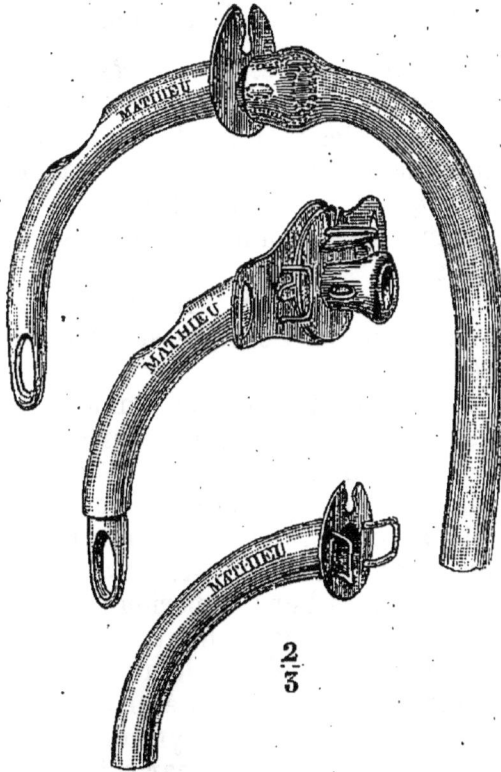

$\frac{2}{3}$

FIG. 377.

Elle est indiquée chez l'adulte, mais chez l'aldute seulement, toutes les fois que, par une canule placée à ce niveau, on peut rétablir la circulation de l'air et le jeu normal de la respiration. Chez l'enfant, l'espace crico-thyroïdien est trop étroit pour être utilisé tout seul.

L'appareil instrumental comprend :

1. Un bistouri droit;

   Une pince anatomique ;
   Une sonde cannelée ;
   Deux érignes ;
   Deux pinces à forcipressure
   Ou un couteau Paquelin ;

2. Une canule à bec de Krishaber (fig. 377).

A. Procédé *au bistouri*. — Après avoir reconnu et marqué le bord supérieur de l'anneau cricoidien, le larynx étant fixé et les téguments tendus entre les doigts de la main gauche, faire sur la ligne médiane une incision cutanée qui commence à 1 centimètre et demi au-dessus de l'anneau cricoidien et qui se termine à son bord inférieur.

Diviser le tissu conjonctif sous-cutané et l'aponévrose dans la même étendue. Forcipresser, au besoin, les vaisseaux qui donnent.

Mobiliser avec le bec de la sonde la pyramide de Lalouette si on la rencontre, et l'écarter.

Après avoir reconnu par la vue et le toucher l'espace crico-thyroïdien et le ligament conoïde, diviser à la fois ce ligament, la membrane crico-thyroïdienne et la muqueuse sous-jacente en rasant transversalement, avec la pointe du bistouri, le bord supérieur de l'anneau cricoidien ; puis, fendre de bas en haut, sur la ligne médiane, jusqu'au cartilage thyroide, la lèvre supérieure de l'incision transversale, sans s'inquiéter de la blessure de la petite arcade artérielle crico-thyroidienne qui passe au-devant du ligament conoide, car cette arcade a un très petit calibre. L'incision totale a la forme d'un ⌐ renversé (fig. 378).

Pendant que les bords de la plaie sont écartés avec les érignes, introduire horizontalement dans l'ouverture le canule externe de Krishaber (canule d'adulte, 12 millimètres), pourvue de la canule-mandrin à bec, et l'engager de plus en plus dans la trachée en relevant

le pavillon de la canule au fur et à mesure qu'elle descend par son extrémité. Enfin, le pavillon une fois bien
adapté au-devant de la brèche laryngienne, remplacer la

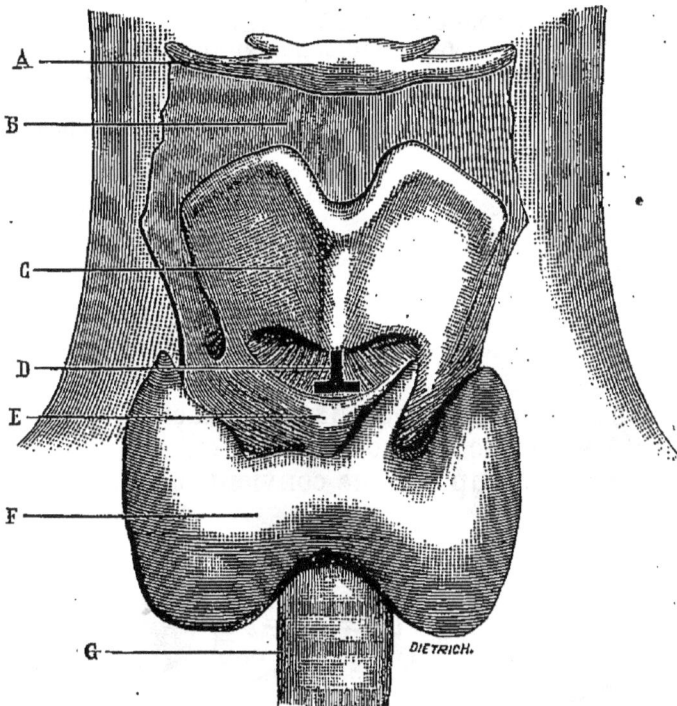

FIG. 378.

A, os hyoïde ; — B, membrane thyro-hyoïdienne ; — C, cartilage thyroïde ; —
D, lucision en ⊥ de la membrane crico-thyroïdienne ; — E, anneau cricoïdien ;
— F, corps thyroïde avec sa pyramide ; — G, trachée.

canule-mandrin par la canule interne et fixer la canule
externe par ses œillettes au moyen d'un lien qu'on noue
derrière la nuque.

B. Procédé *au thermo-cautère.* — Les temps de l'opération sont les mêmes qu'avec le bistouri.

Seulement, pour assurer l'hémostase et en même temps
pour éviter la formation de larges eschares, il faut manier le couteau Paquelin au rouge sombre, par petits

coups et rapidement, l'éloigner après chaque ponctuation, et surtout éponger chaque fois la graisse en fusion.

L'emploi du thermo-cautère n'est pas indispensable dans la laryngotomie inter-crico-thyroïdienne, vu que les vaisseaux de l'espace crico-thyroïdien sont sans importance, et qu'on n'a pas à craindre spécialement l'hémorragie. Si l'on a recours au thermo-cautère, de préférence au bistouri, ce ne doit être que chez l'adulte maigre.

CRICO-TRACHÉOTOMIE

La crico-trachéotomie, introduite par Boyer dans la pratique, consiste à ouvrir le conduit laryngo-trachéal par la section médiane et verticale de l'anneau cricoïdien et des deux premiers cerceaux de la trachée.

C'est l'opération de choix chez l'enfant, notamment dans le cas de croup. Elle ne convient plus chez l'adulte,

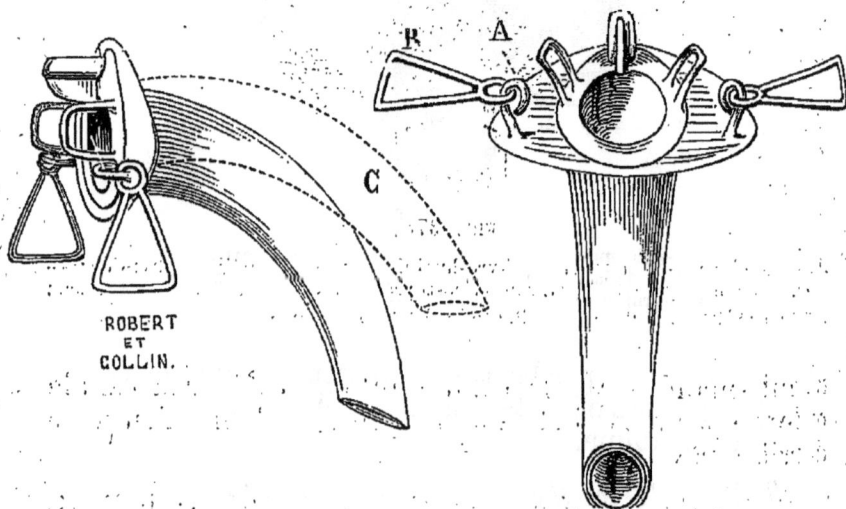

ROBERT
ET
COLLIN.

FIG. 379.   FIG. 380.

à cause du peu de flexibilité du cartilage cricoïde, à moins qu'on ne se décide, suivant le conseil de Nélaton, à exciser l'anneau cricoïdien au lieu de le diviser simplement.

Même appareil instrumental que pour la laryngotomie inter-crico-thyroïdienne, sauf le thermo-cautère. Si, au lieu de la canule de Krishaber, on veut employer celle de Robert et Collin (fig. 379), ou celle de H. Roger (fig. 380), il faut se procurer encore un dilatateur de Laborde (fig. 381) ou une sonde en gomme élastique percée près de son extrémité et qui servira de mandrin. Canule d'enfant de un à dix ans : 6 à 8 millimètres.

Procédé. — Après avoir reconnu et marqué le milieu de l'anneau cricoïdien ainsi que le milieu de la fourchette sternale, fixer la partie inférieure du larynx en embrassant les côtés du cricoïde entre le pouce et le médius gauches, et faire une incision cutanée de 3 centimètres, *exactement médiane*.

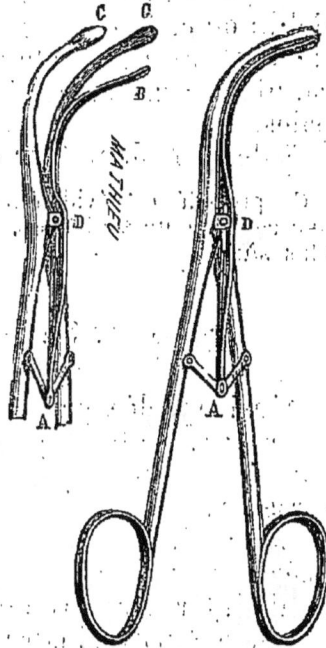

FIG. 381.

dont le milieu corresponde un peu au-dessous du cricoïde.

Diviser dans la même étendue le tissu cellulo-graisseux et la ligne blanche ; puis, avec la sonde ou avec le bec de la sonde, détruire l'interstice celluleux des muscles cléido-hoïdien et sterno-thyroïdien.

Ecarter, s'il le faut, la pyramide de Lalouette ; mettre à nu le cricoïde et les deux premiers cerceaux de la trachée. Forcipresser, lier ou tordre tous les vaisseaux qui donnent ; en un mot, faire l'hémostase absolue avant d'ouvrir les voies respiratoires.

Après avoir reconnu de nouveau l'anneau cricoïdien, ponctionner la membrane crico-thyroïdienne immédiatement au-dessus de lui, et diviser par de petits mouvements de scie l'anneau, puis les deux premiers cerceaux, pendant qu'un aide abaisse, au besoin, avec un crochet, l'isthme du corps thyroïde.

Placer la canule de Krishaber comme il a été dit précédemment. Si l'on expérimente la canule de Robert et Collin ou celle de Roger, ouvrir la boutonnière laryngo-trachéale avec le dilatateur de Laborde et faire glisser la canule sur sa convexité entre ses deux branches principales.

Enlever le dilatateur et assujetir la canule.

Ce procédé est évidemment moins brillant et moins expéditif que celui en un seul temps de M. de Saint-Germain ; mais il est plus sûr.

TRACHÉOTOMIE SUPÉRIEURE

Ainsi appelée par opposition à la trachéotomie dite *inférieure*, cette opération consiste à ouvrir la trachée par la section médiane et verticale des trois premiers cerceaux.

Elle est indiquée chez l'adulte toutes les fois que le but opératoire ne peut être atteint au moyen de la laryngo-tomie inter-crico-thyroïdienne.

Même appareil instrumental que pour la crico-trachéo-tomie et la laryngotomie inter-crico-thyroïdienne.

A. Procédé *au bistouri*. — Mêmes points de repère et même mode de fixation que dans l'opération précédente. Faire une incision cutanée de 4 centimètres, dont le milieu corresponde à 1 centimètre au-dessous de l'anneau cricoïdien.

Diviser le tissu cellulo-graisseux sous-cutané, la ligne blanche, l'interstice des muscles cléido-hyoïdien et sterno-thyroïdien ou ces muscles eux-mêmes, aussi près que possible de la ligne médiane. Hémostase.

Pendant qu'un aide écarte les lèvres de l'incision, reconnaître par la vue et le toucher l'anneau cricoïdien et les trois premiers cerceaux de la trachée. Si l'isthme du corps thyroïde recouvre ces derniers, suivre le conseil de Bose, c'est-à-dire diviser en travers, immédiatement au-dessus de l'isthme, la lame aponévrotique qui la fixe au larynx, et l'abaisser le plus possible une fois qu'il est ainsi mobilisé ; ou bien, à l'exemple de Roser, diviser l'isthme entre deux ligatures (perdues) qu'on a passées avec une aiguille de Cooper. Hémostase complète.

Ponctionner la trachée immédiatement au-dessous de l'anneau cricoïdien et diviser les trois premiers cerceaux par de petits mouvements de scie. Le reste comme précédemment.

B. Procédé *au thermo-cautère et au bistouri*.— Diviser toutes les parties molles jusqu'à la trachée, avec le couteau Paquelin, en se conformant aux règles déjà données pour le procédé analogue de laryngotomie inter-crico-thyroïdienne, puis ouvrir la trachée avec le bistouri.

Le thermo-cautère est encore ici extrêmement précieux ; il permet d'opérer à sec ou avec une petite perte de sang.

La trachéotomie inférieure, opération où la trachée est ouverte très bas, entre le troisième et le septième cerceau, est de plus en plus abandonnée aujourd'hui et mérite de l'être, malgré les avantages du reste limités du thermo-cautère, à cause de ses difficultés, à cause surtout du nombre, du développement et des anomalies des vaisseaux placés dans le champ ou près du champ opératoire. Je ne la décrirai pas.

EXTIRPATION DU LARYNX

L'extirpation totale du larynx, envisagée dans son type, consiste à énucléer le squelette fibro-cartilagineux de cet organe avec ses muscles intrinsèques et à le séparer : en bas de la trachée, au-dessous du cricoïde ; en haut, de l'appareil hyo-lingual, au-dessous de l'os hyoïde; en arrière de l'extrémité inférieure du pharynx. Sur le vivant, on est assez souvent obligé d'empiéter sur les parties voisines pour enlever ce qui est malade ou suspect. C'est Watson (d'Edimbourg) qui aurait pratiqué le premier cette opération (1866) ; mais c'est à Billroth qu'on doit son perfectionnement technique et son introduction dans la pratique. L'avenir apprendra si elle représente une conquête définitive.

Ses indications sont : le carcinome et l'épithéliome, le sarcome, le tubercule, les sténoses cicatricielles et les néoplasmes bénins, lorsque la thyrotomie seule ne permet pas d'extirper tout le mal.

L'appareil instrumental comprend :

Un bistouri ou un scalpel droit ;
Des ciseaux droits mousses ;
Une pince anatomique ;
Une sonde cannelée ;
Des rugines plates ;
Des crochets mousses et une érigne double ;
Plusieurs pinces à forcipressure ;
Un ténaculum ;
Une pince de Tillaux ;
Une pince porte-aiguille ;
Des aiguilles à suture ;
La canule-tampon de Trendelenburg, ou une canule ordinaire à trachéotomie ;
Des fils à ligature et des éponges.

Procédé. — Après avoir ouvert la trachée et placé la canule-tampon de Trendelenburg, ou après avoir mis la tête pendante (Rose et Thiersch) et placé une canule ordinaire à trachéotomie, reconnaître et marquer le milieu du corps de l'os hyoïde, le sommet de la pomme d'Adam et le milieu de l'anneau cricoïdien ; faire établir la circulation artificielle, et procéder à l'opération de la manière suivante :

Diviser la peau et le tissu conjonctif sous-cutané, sur la ligne médiane depuis le corps de l'os hyoïde jusqu'au bord inférieur de l'anneau cricoïdien ; ajouter à l'extrémité supérieure une incision cutanée transversale qui joigne les deux sterno-mastoïdiens, et à l'extrémité infé-

rieure une incision analogue. Hémostase : *veine jugulaire antérieure* (fig. 382).

Diviser dans le même sens l'aponévrose cervicale
superficielle ; désinsérer avec une rugine l'attache hyoïdienne des muscles cléido-hyoïdiens et thyro-hyoïdiens,

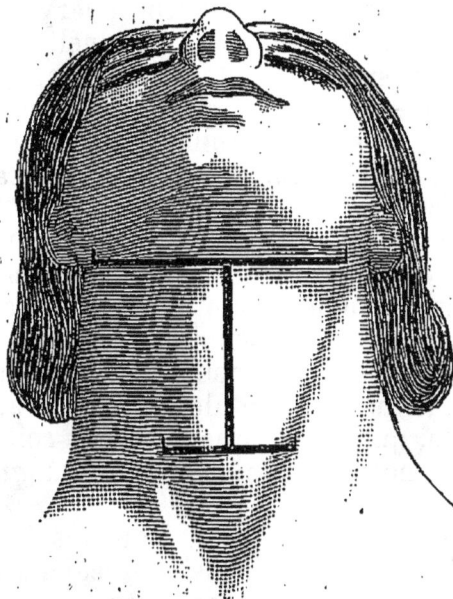

FIG. 382. — Incisions pour l'extirpation du larynx.

et dénuder, comme d'après la méthode sous-périchon-
drale, les deux faces du cartilage thyroïde jusqu'aux bords
postérieurs, pendant qu'un aide écarte les parties molles
avec des crochets mousses. Hémostase : *quelques rameaux
des artères laryngées supérieures.*

Mettre à découvert l'anneau cricoïdien, en avant et sur
les côtés, tout en respectant les articulations cérato-
cricoïdiennes ; accrocher avec une érigne le bord inférieur
de l'anneau cricoïdien ; puis, pendant qu'on attire le
larynx en avant et en haut, diviser transversalement la
portion cartilagineuse de la trachée au-dessus ou au-
dessous du premier cerceau. et, en second lieu, à petits
coups, la portion membraneuse sans dépasser ses limites.

Hémostase : *artères crico-thyroïdiennes et divers rameaux des artères thyroïdiennes inférieures.*

Relever de plus en plus le larynx par son extrémité inférieure ; sectionner les récurrents d'un coup de ciseaux, boucher la trachée avec une éponge ; décoller le chaton cricoïdien d'avec la paroi pharyngienne correspondante à l'aide du manche du scalpel. tout en divisant au fur et à mesure, à droite et à gauche, les attaches crico-thyroïdiennes du muscle constricteur inférieur du pharynx et, plus haut, celles des stylo-pharyngiens. Hémostase : *artères laryngées postérieures, et quelques vaisseaux du plexus veineux pharyngien).*

Attirer le larynx en avant ; lier les artères laryngées supérieures qu'on recherche et reconnaît au-dessous des nerfs du même nom, puis diviser successivement et horizontalement au-dessous de l'os hyoïde, la membrane thyro-hyoïdienne, les ligaments thyro-hyoïdiens médians et latéraux, la masse glandulo-graisseuse préépiglottique et l'épiglotte ; jusqu'à ce que le larynx soit entièrement détaché. Hémostase complémentaire : *quelques petits vaisseaux.*

Suturer les lambeaux au niveau des incisions transversales ; laisser libre l'incision médiane (comme pour remplir la brèche avec un tampon antiseptique, de préférence iodoformé), et fixer la trachée par deux points latéraux de suture à l'extrémité inférieure de l'incision médiane.

Sur le vivant, pour éviter la broncho-pneumonie septique (*Schluck-pneumonie*, pneumonie de déglutition de quelques chirurgiens allemands), cause si fréquente de mort après l'opération, on laisse pendant quelque temps la canule-tampon ou la canule à trachéotomie, on met à demeure une sonde œsophagienne, et l'on désinfecte sans cesse les liquides intra-buccaux. Plus tard, quand le travail de cicatrisation paraît convenablement avancé, on applique un larynx artificiel ; les meilleurs, du moins à ma connaissance, sont celui de P. Brüns (*Langenbeck's Arch.*, Bd. XXVI, hft. 3, p. 780, 1881, taf. XII) et celui de E. Hahn (*ibid.*, Bd. XXXI, hft 1, p. 171, 1884).

Avant de procéder d'emblée à l'extirpation totale, il faut toujours faire la thyrotomie et voir si cette dernière, complétée par le curage ou par toute autre opération radicale, ne serait pas suffisante.

Quant à l'extirpation hémilatérale du larynx, laquelle a donné de bons résultats entre les mains de Billroth, de Hahn, de Küster, etc., comme elle ne présente pas de particularité technique notable, je me contente de la mentionner.

THYROÏDECTOMIE

L'extirpation totale du corps thyroïde normal, bien que ne rappelant que de loin les difficultés et l'imp évu de l'extirpation du goître sur le vivant, mérite d'être pratiquée sur le cadavre, à titre d'exercice préparatoire. Cet exercice est des plus intructifs, on le conçoit, si le cadavre qu'on a sous la main est précisément porteur d'un goître.

La thyroïdectomie a repris faveur depuis quelques années, surtout en Allemagne et en Suisse. Elle est indiquée : 1. D'urgence, lorsque le goître menace de tuer par suffocation; 2. Le plutôt possible, lorsque le goître s'accompagne de symptômes extrêmement pénibles (dyspnée, dysphagie, etc.) et qu'il a résisté à tout traitement hygiénique et pharmaceutique (le goître exophthalmique y compris). Ce ne doit jamais être une opération de complaisance, on ne doit jamais la faire dans un but purement esthétique, en dehors de tout danger immédiat ou prochain ; car c'est une opération toujours grave, dont on ne peut garantir absolument le résultat, puisque la statistique de ces dernières années (Rotter, *Langenbeck's Archiv*, Bd. XXXI, heft. 4, 1885), malgré tous les perfectionnements actuels de la technique et des pansements, présente une mortalité de 10 p. 100.

L'appareil instrumental comprend :

    Un bistouri droit et un bistouri boutonné ;
    Une pince anatomique ;
    Une sonde cannelée ;
    Une paire de ciseaux mousses, droits ou courbes;
    Deux crochets mousses et une érigne double ;
    Une aiguille de Cooper;

Un grand nombre de fils à ligature et de pinces à forcipressure ;

Des aiguilles à suture ;

Deux drains et des éponges.

A. THYROÏDECTOMIE EN DEUX MOITIÉS. — Procédé. —
La circulation artificielle étant établie et le cou mis en
extension, faire une incision cutanée curviligne dont les
branches, à partir du niveau du bord supérieur du cartilage thyroïde, suivent le bord interne des muscles sterno-
cléido-mastoïdiens et dont le sommet arrondi corresponde
à 1 centimètre au-dessus de la fourchette sternale
(fig. 383, A B C).

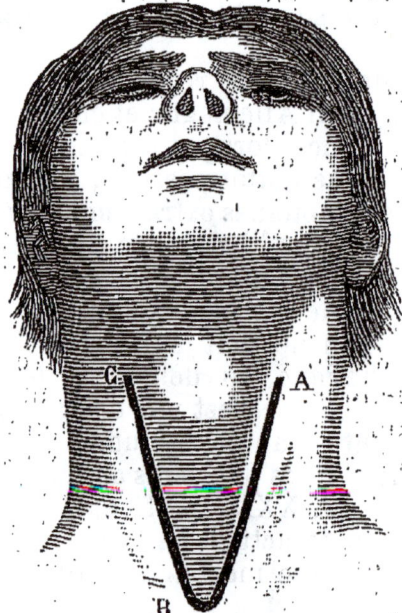

FIG. 383.

A B C, incision curviligne ou angulaire pour la thyroïdectomie.

Disséquer de bas en haut le lambeau triangulaire ainsi
limité, de façon à mettre à découvert toute la région
sous-hoïdienne. Hémostase (*veines jugulaires antérieures*).

Séparer les muscles cléido-hoïdien et sterno-thyroïdien d'un côté d'avec ceux de l'autre côté, puis les divi-

ser en travers, à petits coups, d'avant en arrière, à la hauteur de l'anneau cricoïdien.

Pendant qu'un aide récline au fur et à mesure, au moyen d'une érigne, leur partie inférieure, dénuder avec le doigt et le bec de la sonde la face antéro-externe et l'isthme du corps thyroïde.

Avec le bec de la sonde, en usant des plus grandes précautions, mettre en évidence les vaisseaux qui cheminent au-devant de la trachée, immédiatement au-dessous de l'isthme (*plexus veineux sous-thyroïdien*, *et quelquefois artère de Neubauer*). Les diviser isolément ou par faisceaux entre deux ligatures perdues qu'on a passées avec l'aiguille de Cooper. Puis, diviser l'isthme entre deux ligatures, à l'exemple de Roser.

Décoller peu à peu, avec le doigt ou le bec de la sonde, la face postéro-interne du lobe gauche, par exemple, pendant qu'on renverse ce lobe avec un crochet mousse. Hémostase (*artère crico-thyroïdienne*, qu'on voit en travers dans l'espace de même nom).

Rechercher le tronc de l'artère thyroïdienne inférieure au-dessous de l'extrémité inférieure et externe du lobe, et le diviser entre deux ligatures le plus bas possible. Il faut, alors, prendre garde de léser le nerf récurrent, qui est ici placé en avant de l'œsophage, sur le côté de la trachée (car sa section, sa distension et même sa simple dénudation peuvent donner lieu sur le vivant à des troubles plus ou moins graves de la phonation, heureusement temporaires, il est vrai, dans la plupart des cas). Diviser, aussi, entre deux ligatures la veine thyroïdienne correspondante.

Rechercher la veine thyroïdienne moyenne et latérale vers le milieu du bord externe du lobe et la diviser, si elle existe, entre deux ligatures.

Rechercher enfin les vaisseaux thyroïdiens supérieurs, artère et veine, au-dessus de l'extrémité supérieure du lobe, et les diviser également entre deux ligatures.

Le lobe gauche une fois enlevé, répéter les mêmes manœuvres d'isolement et d'hémostase pour l'ablation du lobe droit.

Après avoir fait une hémostase complète, suturer les muscles, rabattre le lambeau et le suturer sur les côtés en laissant en bas un espace pour le passage de deux drains divergents qui montent sur les côtés de la trachée et du larynx.

Sur le vivant, si la suffocation est extrême, on ouvre la trachée dès le début de l'opération, après section de l'isthme, et l'on place une canule. On agit de même après l'opération, lorsque la trachée ramollie, aplatie en forme de fourreau de sabre, cède sous la pression atmosphérique à la moindre inspiration ; ou bien on maintient ses parois écartées en les suturant avec du Catgut aux lèvres de la plaie.

B. THYROÏDECTOMIE EN BLOC. — Procédé. — Mettre à nu toute la face antéro-externe du corps thyroïde, comme dans le procédé précédent.

Rechercher les vaisseaux thyroïdiens supérieurs à droite et à gauche, et les diviser entre deux ligatures. En faire autant pour les veines thyroïdiennes moyennes latérales.

Décoller la face postérieure de la moitié supérieure de chaque lobe.

Rechercher les vaisseaux thyroïdiens inférieurs latéraux (artère et veine) ; les diviser entre deux ligatures, puis décoller la face postérieure de la moitié inférieure de chaque lobe. Le corps thyroïde ne tient plus à la trachée et au larynx qu'au niveau de son isthme (pédicule).

Pendant qu'il est attiré doucement en haut, isoler et lier les vaisseaux sous-isthmiques ; diviser transversalement avec le bec de la sonde le fascia qui rattache le bord supérieur de l'isthme à la trachée et à l'anneau crocoïdien, et séparer par diérèse mousse d'avec la trachée la face postérieure de l'isthme.

Le reste comme dans le procédé précédent.

PLEUROTOMIE

La *pleurotomie* dite encore *opération de l'empyème*, consiste à ouvrir la plèvre par une incision dans un espace intercostal donné. Le lieu d'élection est, comme pour la *thoracentèse* ou ponction de la plèvre, à droite le sixième espace intercostal, à gauche le septième espace, sur le trajet de la ligne axillaire, les espaces étant comptés de haut en bas.

La pleurotomie est indiquée principalement dans la pleurésie purulente avec épanchement. Ses autres applications, peu nombreuses du reste, sont encore mal déterminées.

L'appareil instrumental comprend :

Un bistouri ;
Une pince anatomique ;
Une sonde cannelée ;
Deux crochets mousses ;
Une érigne simple ou un ténaculum ;
Et quelques pinces à forcipressure.

Procédé. — Soit à opérer sur le côté droit. Le cadavre étant couché et maintenu sur le côté gauche, le bras droit écarté, après avoir tracé la ligne verticale dite *axillaire* du milieu de l'aisselle jusqu'au rebord des fausses côtes, reconnaître le sixième espace intercostal et marquer le point d'intersection de la ligne axillaire avec le bord supérieur de la septième côte.

Tendre les téguments entre les doigts de la main gauche, et diviser la peau, puis le tissu graisseux sous-cutané, le long du bord supérieur de la septième côte, dans une étendue de 5 centimètres de façon que le milieu de l'incision corresponde au point d'intersection (fig. 384, AB).

Diviser l'aponévrose superficielle, la couche musculaire sous-jacente (grand dentelé et grand oblique), et reconnaître encore le bord supérieur de la septième côte.

Tout en rasant ce bord supérieur, diviser successivement *en entonnoir* le feuillet aponévrotique du muscle intercostal externe, ce muscle lui-même, le tissu conjonctif lâche intermédiaire aux muscles intercostaux, le muscle intercostal interne, son feuillet aponévrotique et le tissu cellulaire sous-pleural, de telle sorte que la

31.

plèvre, qu'on reconnaît à sa densité, à sa blancheur et
à son état lisse, soit mise à nu sur une longueur de 2 centimètres seulement.

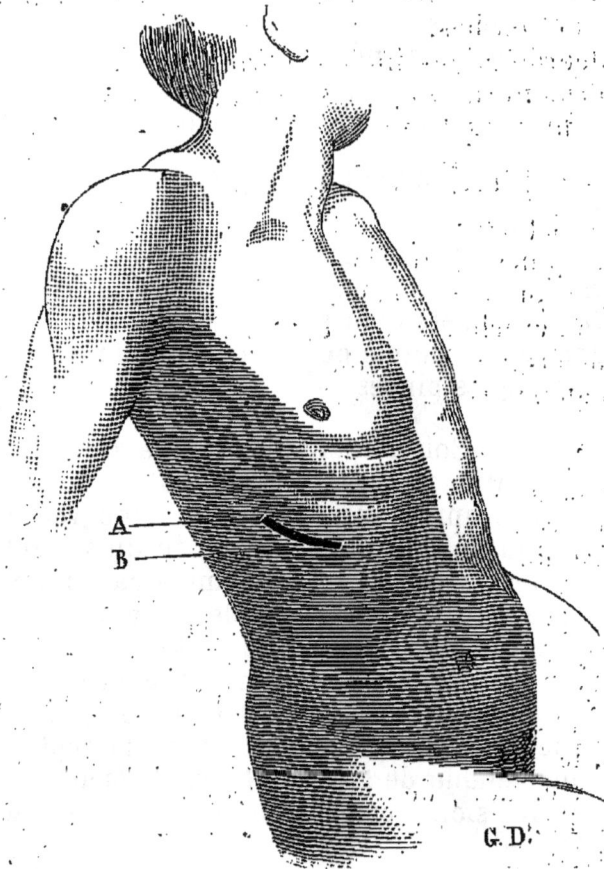

FIG. 384.

AB, incision pour la pleurotomie intercostale.

Avec une érigne saisir la plèvre; la piquer au-dessous
de l'érigne avec la pointe du bistouri, puis l'inciser sur
la sonde. L'entrée brusque de l'air et l'affaissement du
poumon (s'il n'est pas adhérent) ou les caractères physiques de la surface de ce viscère démontrent qu'on est
bien dans la cavité pleurale.

Sur le vivant, après que la cavité est ouverte, on assujetit dans la plaie un drain simple ou double, *non en caoutchouc mou*, à cause de l'affaissement ultérieur des côtes et du pincement inévitable du drain, mais en celluloïde, ou en caoutchouc durci ou en métal nickelé; puis on fait des lavages antiseptiques (acide borique, chlorure de zinc, acide salicylique, thymol). L'emploi d'une canule rigide peut dispenser de la résection partielle de la côte inférieure, que quelques chirurgiens ont recommandée.

PÉRICARDOTOMIE

La *péricardotomie* ou ouverture du péricarde par incision est souvent préférable à la ponction, parce qu'elle permet d'arriver dans cette séreuse avec toute la sécurité voulue et de s'arrêter à temps en cas d'erreur de diagnostic (dilatation ventriculaire, par exemple, prise pour un épanchement du péricarde).

Elle est indiquée, à titre palliatif ou curatif, avec l'aide indispensable de la méthode antiseptique; 1, dans l'épanchement séreux, séro-fibrineux ou purulent du péricarde; 2, peut-être, à l'avenir, dans l'épanchement sanguin d'origine traumatique, et dans le traitement des plaies du cœur par suture ou par tamponnement.

Même appareil instrumental que pour la pleurotomie, plus une paire de ciseaux droits mousses.

Procédé. — Après avoir déterminé le bord gauche du sternum entre la cinquième et la sixième côte, faire une incision cutanée transversale de 5 centimètres qui commence sur le sternum lui-même et qui s'étende du côté gauche au milieu du cinquième espace, *lieu d'élection* (fig. 385, a b).

Diviser dans la même étendue, toutes les parties sous-jacentes, couche par couche, jusqu'à ce qu'on arrive sur les vaisseaux mammaires internes, situés à 6-8 millimètres du sternum au-devant du muscle triangulaire.

Diviser les vaisseaux entre deux ligatures; puis, à petits coups, le muscle triangulaire, jusqu'à ce qu'on tombe sur un tissu conjonctif lâche jaunâtre, qui est le

tissu de remplissage du médiastin antérieur et le tissu
sous-pleural.

Avec un crochet mousse, ou le manche du bistouri,

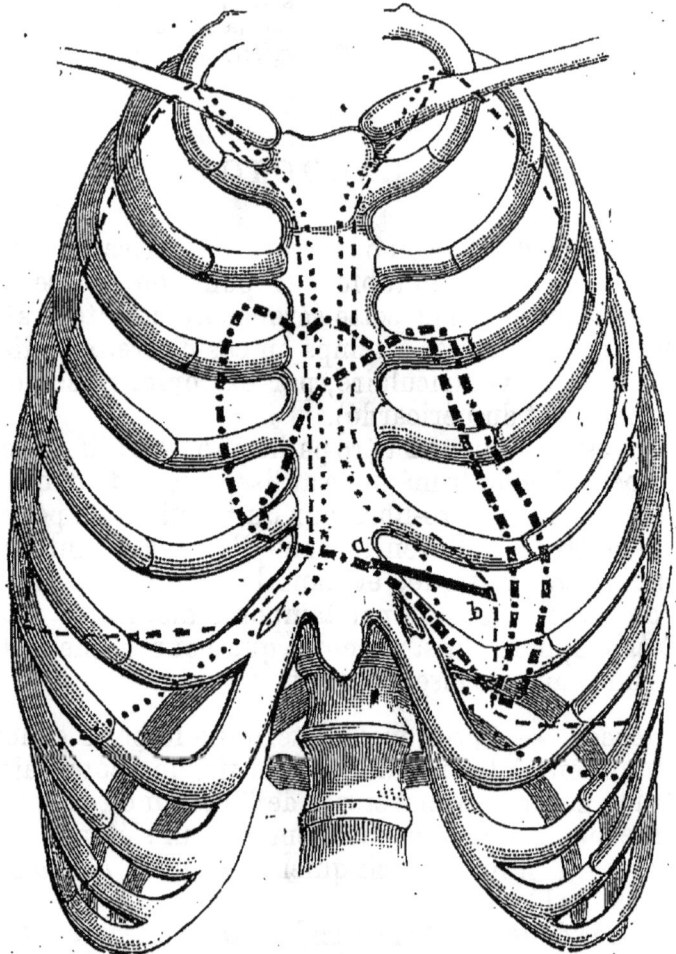

FIG. 385. — Schéma des rapports des poumons et des plèvres avec
le péricarde.

-.-.-.-.   péricarde.
....   plèvres.
———————   poumons.

Le trait horizontal plein *ab* indique
l'incision pour la péricardotomie.

refouler en dehors le cul-de-sac antérieur de la plèvre et
le bord correspondant du poumon.

Reconnaître le péricarde à la densité, à la résistance et à l'aspect blanc mat de son feuillet pariétal ; le saisir et l'attirer en avant avec une érigne, enfin le piquer avec le bistouri, puis l'ouvrir largement au moyen de ciseaux mousses.

A l'état normal, le péricarde dépasse peu le sternum à gauche sans être recouvert par le cul-de-sac antérieur de la plèvre gauche, ainsi qu'on peut s'en convaincre en jetant un coup d'œil sur la figure schématique ci-jointe 385, où les lignes uniquement pointillées représentent les plèvres médiastinales, et il est assez éloigné de la paroi thoracique. Mais lorsqu'il est le siège d'un épanchement, il refoule plus ou moins à gauche le cul-de-sac pleural, et il peut s'être avancé jusque immédiatement en arrière de la paroi thoracique, ce qui rend son ouverture beaucoup moins délicate et laborieuse.

On pourrait arriver facilement au péricarde en réséquant le sixième cartilage costal. Dans ces dernières années, la péricardotomie a été faite quelquefois et avec succès, notamment par Rosenstein et par West.

CHAPITRE IX

OPÉRATIONS SUR L'APPAREIL DIGESTIF

ET SES ANNEXES

I

EXTRACTION DES DENTS

Les élèves ne doivent pas manquer de profiter du temps qu'ils passent à l'amphithéâtre pour s'exercer à l'extraction des dents. Tous les ans, depuis que je dirige les travaux pratiques de médecine opératoire, je consacre avec empressement une ou deux séances à cette partie de la chirurgie dentaire, On aurait tort de la négliger et surtout de la dédaigner. Les jeunes confrères qui quittent les bancs de l'école et qui vont s'établir dans la campagne, dans de petites localités, sont obligés de savoir extraire les dents, quels que soient leur état et leur degré d'altération : le refus d'opérer, une maladresse, une faute opératoire peuvent amoindrir et même ruiner leur considération, compromettre plus ou moins leur avenir. Les chirurgiens de profession eux-mêmes, dans certaines circonstances, se trouvent forcés d'enlever une ou plusieurs dents au cours d'une opération. La connaissance de cette partie au moins de la technique dentaire nous est, par conséquent, utile ; et il est temps qu'on cesse de la considérer comme indigne de notre art.

L'extraction est indiquée, d'après Magitot :

1° Lorsqu'une dent surnuméraire déviée ou normale détermine par sa présence une irrégularité de l'arcade dentaire, et que cette irrégularité échappe aux moyens thérapeutiques ;

2° Lorsqu'une dent frappée d'altération avancée cause des désordres de voisinage, phlegmons périostiques graves, abcès de la gencive ou de la joue, fistule, etc.;

3° Lorsque par suite d'une affection aiguë ou chronique de l'alvéole, des gencives et des maxillaires, une dent sera ébranlée à un point qui ne permette plus d'espérer sa consolidation et sa conservation ;

4° Lorsqu'on se trouve en présence de certaines odontalgies qui résistent à tous les topiques et à la cautérisation.

J'ajouterai à ces indications la constriction des mâchoires due à la déviation ou à l'altération de la dent de sagesse.

Les règles fondamentales du manuel opératoire sont les suivantes :

1° Saisir la dent au delà du collet, le plus près possible de l'origine des racines ou à leur origine ;

2° Ne faire jamais aucun mouvement de rotation suivant le grand axe de la dent, sous peine de la briser ou d'ébranler les dents voisines;

3° Avant de la tirer à soi, mobiliser la dent vers une de ses faces libres, puis vers l'autre, et jamais vers les dents collatérales ;

4° Borner le traumatisme à la rupture des connexions fibro-vasculaires et nerveuses qui fixent la dent à la gencive, au périoste alvéolo-dentaire et au fond de l'alvéole ;

5° Enlever la dent en totalité et d'un seul coup ;

6° Opérer sûrement, et avec le plus de rapidité possible.

Les instruments dont on se sert le plus aujourd'hui,
même en France, pour l'extraction des dents sont
les *daviers anglo-américains,*
dont les mors ont une forme
appropriée à celle des dents.
Cependant la *clef de Garengeot* et le levier dit *langue de
carpe* peuvent parfois être
utiles ; aussi faut-il s'exercer
à leur maniement comme à
celui des daviers.

A. EXTRACTION AVEC LES
DAVIERS. — Le nombre des
daviers imaginés et mis en
vente est très considérable.

FIG. 386.

Je ne signalerai que les types principaux, ceux qui peuvent suffire à la pratique ordinaire. Ce sont pour les deux
mâchoires :

1° Un davier à mors droits, égaux,
disposés en cuiller, l'un large, l'autre
étroit. Il sert à l'extraction des incisives et des canines. Le mors large se
place en avant (fig. 386 et 386 *bis*).

2° Un davier à mors courbes, un peu
plus évasés que ceux du précédent. Il
sert à l'extraction des petites molaires,
et aussi à celle des dents de sagesse,
dont les racines sont ordinairement
réunies en une masse conique (fig. 387,
en 10).

3° Deux daviers à mors courbes, larges, minces, dont l'un est simplement
concave et dont l'autre, celui qui se
place toujours en dehors (mors externe),

(FIG. 386 (*bis*)

présente deux concavités séparées par une arête.
Ces deux daviers servent l'un à l'extraction des grosses
molaires supérieures gauches, l'autre à l'extraction des

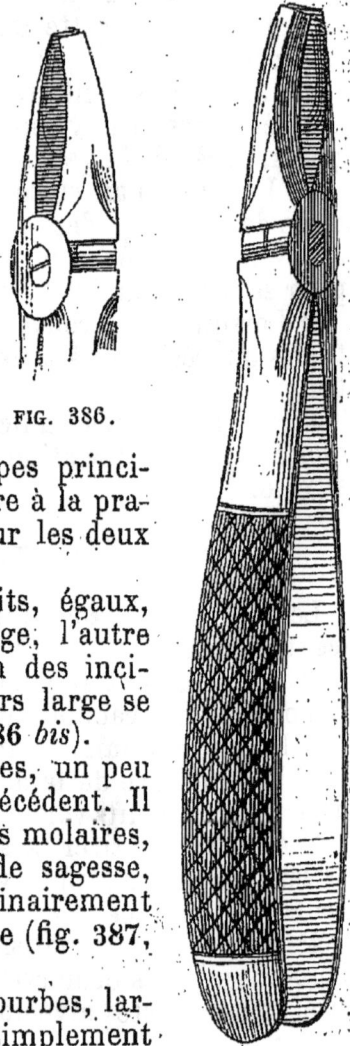

grosses molaires supérieures droites. Le mors simplement concave s'applique sur la racine qui est en dedans, et le mors doublement concave sur les deux racines qui sont en dehors, l'arête répondant à leur intervalle (n° 7 et n° 8).

4° Un davier à mors courbes, et qui tous les deux sont construits comme le mors externe des daviers précédents

7   **8**   **9**   **10**

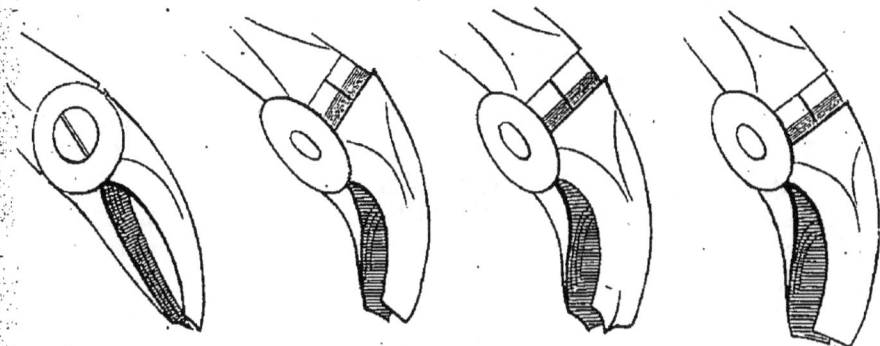

H. GUÉRIDE à PARIS
FIG. 387.

(n° 9). Il sert à l'extraction des grosses molaires inférieures. Les racines sont disposées en deux faisceaux situés l'un devant l'autre et séparés par un sillon. De là la forme identique des deux mors.

En tout, cinq daviers.

Manuel opératoire en général.—Trois temps : 1. *Application des mors* et *prise de la dent.* Quelle que soit la dent à extraire, après s'être bien édifié sur l'état d'altération et, par suite, sur le degré de résistance de la couronne, après s'être remémoré la forme ordinaire de la racine ou des racines, — la tête étant un peu relevée et bien fixée par un aide,— entr'ouvrir les mors, les glisser presque à frottement sur les faces libres de la couronne, et *engager profondément leurs extrémités entre le collet et la gencive*, comme si l'on voulait arriver dans l'alvéole même.

Cette manœuvre dispense du déchaussement préalable ; elle est absolument nécessaire pour le succès de l'opération. Que les commençants surtout ne l'oublient pas.

Les mors une fois appliqués autant que possible sur l'origine de la ou des racines, les serrer assez solidement pour avoir bonne prise, mais pas assez pour risquer de l'écraser ou de casser la dent au point d'application ; de là, le conseil donné de placer le petit doigt, comme moyen de contre-pression entre les deux branches de la poignée.

2. *Affranchissement de la dent par mobilisation en sens opposés.* Afin de rompre les adhérences de la dent, l'incliner alternativement vers une face libre. puis vers l'autre, jamais vers les dents collatérales, sans toutefois aller trop loin ; sinon, on s'exposerait à casser la dent ou à fracturer l'alvéole. Il y a là une mesure qu'on apprend seulement par le fait lui-même et par l'observation personnelle ;

3. *Entraînement de la dent hors de l'alvéole.* Dès qu'on sent la dent libérée, l'entraîner hors de l'alvéole en la tirant à soi suivant son grand axe.

B. EXTRACTION AVEC LA CLEF DE GARENGEOT. — Cette clef (fig. 388), qui a été l'objet d'une foule de modifications plus ou moins utiles, se compose essentiellement : d'une poignée ; d'une tige droite d'acier, fixée d'un côté à la poignée, et terminée de l'autre côté par une partie élargie, le *panneton*. Celui-ci porte au milieu de son bord libre une échancrure où l'on visse un *crochet* à bec bifide. Le crochet a une épaisseur et une courbure plus ou moins grandes suivant la molaire à extraire. La clef n'est applicable ni aux incisives ni aux canines ni aux dents de sagesse.

Manuel opératoire. — Après avoir déterminé la dent qu'on veut enlever, tourner le crochet à droite ou à gauche, selon que la dent siège à la mâchoire supérieure ou à la mâchoire inférieure, au côté droit ou au côté gauche ; puis, enrouler du coton et de la gaze autour du panneton, pour le coussiner, et pour empêcher ainsi une contusion trop grande de son point d'application.

La bouche étant ouverte et la commissure ou la lèvre correspondante étant convenablement réclinée avec l'index gauche, introduire la clef ; appliquer un peu au-dessous du collet de la dent (côté interne pour les dents de la mâchoire inférieure, côté externe pour celles de

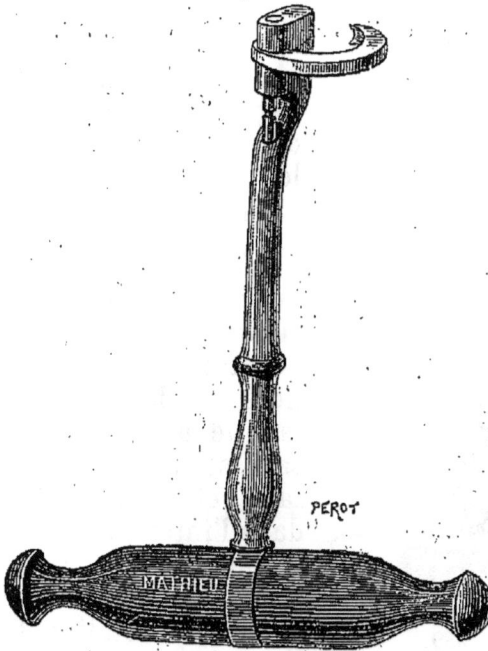

FIG. 388.

la mâchoire supérieure) la face du panneton qui regarde la concavité du crochet ; embrasser la dent dans la concavité du crochet, de telle sorte que le bec se trouve appliqué contre le collet de la dent du côté opposé au panneton ; et, après s'être assuré que le bec est bien placé et que la prise est bonne, — au besoin, pendant qu'on maintient le crochet avec l'index gauche placé sur sa convexité, — imprimer un brusque et énergique mouvement de rotation à la tige de la clef. L'évulsion de la dent est faite. Au besoin, on achève l'évulsion avec le davier dès que la dent est détachée.

La clef de Garengeot expose parfois à certains accidents de contusion et souvent à la fracture plus ou moins étendue d'une ou des deux parois alvéolaires. C'est pour ce double motif qu'on lui préfère de plus en plus le davier.

C. EVULSION AVEC LA LANGUE DE CARPE. — On se sert quelquefois de cet instrument (fig. 389) pour enlever une dent de sagesse, mais à condition que les deux molaires qui le précèdent soient intactes.

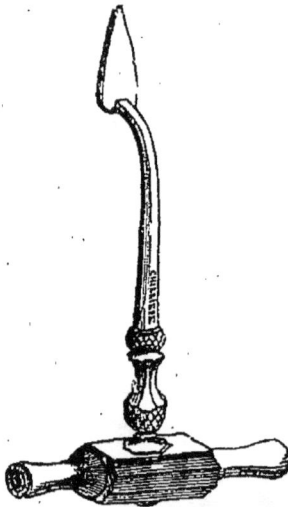

FIG. 389.

Manuel opératoire. — Soit à évulser une dent de sagesse inférieure.

Introduire de champ et de dehors en dedans la pointe de la langue de carpe entre la dent de sagesse et l'avant-dernière molaire, et l'engager le plus possible dans l'intervalle.

Faire exécuter à l'instrument, suivant son grand axe, un mouvement de rotation ferme et continu, de telle sorte que la langue prenne une direction oblique suivant son petit axe, que son bord supérieur s'appuie sur la couronne de l'avant-dernière molaire et que son bord inférieur agisse sur le collet de la dent de sagesse en la détachant par soulèvement,

Continuer le mouvement de rotation jusqu'à ce que la dent soit entièrement libre.

Magitot recommande de faire le soulèvement d'*arrière en avant* pour les dents de sagesse inférieures, et d'*avant en arrière* pour les dents de sagesse supérieures, c'est-à-dire suivant la direction normale de leur axe.

Quant à l'extraction de racines et de débris de dents, on peut bien s'y exercer à l'amphithéâtre au moyen des nombreux instruments que la chirurgie dentaire possède dans ce but (pieds de biche français, anglais, américains ; daviers à bec de corbeau, etc.); les occasions ne manquent pas. Mais il ne s'agit plus d'opérations réglées ou susceptibles d'être réglées, vu l'infinie variété des cas qui se présentent.

EXTIRPATION DE LA GLANDE SOUS-MAXILLAIRE

L'extirpation de la glande sous-maxillaire est une opération que l'on est quelquefois obligé de faire quand la glande est le siège d'un néoplasme bénin ou malin (fibrome, adénome, chondrome, épithéliome, etc.).

Appareil instrumental :

Un bistouri droit ;
Une pince à dissection ;
Une érigne double ;
Une sonde cannelée ;
Des ciseaux courbes et mousses ;
Une aiguille de Deschamps, et des fils à ligature ;
Une série de pinces à forcipressure.

Procédé de Verneuil. — La tête étant tournée vers l'autre côté et le menton relevé un peu en haut et en arrière, la circulation artificielle une fois établie, faire une incision curviligne à convexité inférieure, moulée en quelque sorte sur la courbure de la région sous-maxillaire, et s'arrêtant par ses extrémités au bord inférieur de la mâchoire. On divise lentement la peau, le fascia superficiel, le peaucier et l'aponévrose cervicale (fig. 391).

Dès qu'on arrive à la coque fibreuse de la glande, l'attaquer avec beaucoup de ménagements par la partie supérieure à petits coups de bistouri ; couper l'artère faciale entre deux ligatures, près du bord de la mâchoire ; en faire autant pour la veine faciale ; puis énucléer la glande et les ganglions sous-maxillaires de haut en bas par diérèse mousse avec les doigts ou la sonde cannelée, en pratiquant l'hémostase au fur et à mesure.

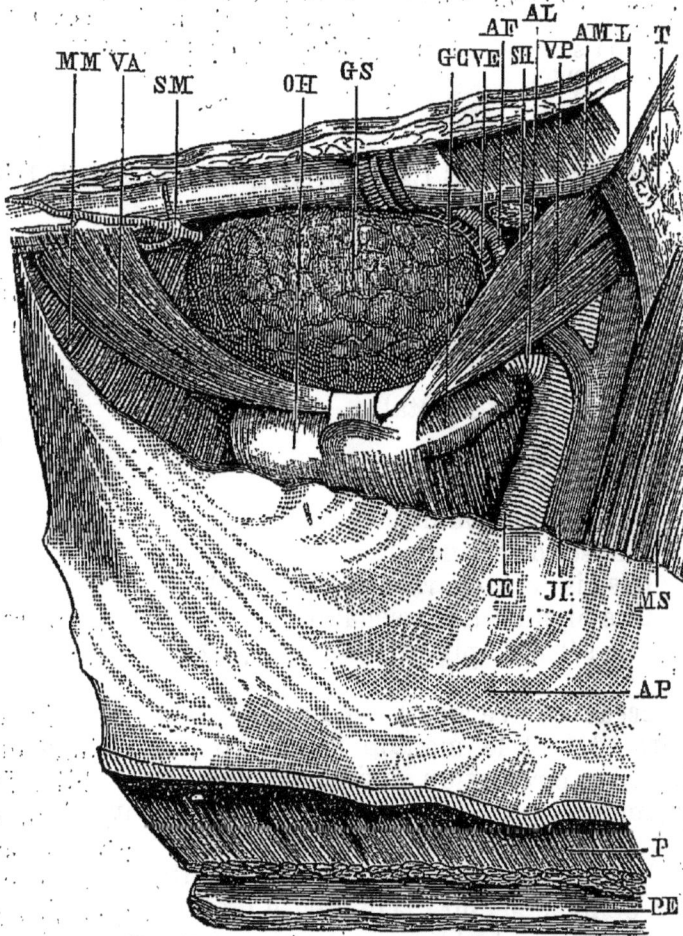

FIG. 390. — Région sus-hyoïdienne latérale (d'après Tillaux).

A F, artère faciale ;
A L, artère linguale;
A M, angle de la mâchoire ;
A P, aponévrose cervicale superficielle;
C E, artère carotide externe ;
G C, grande corne de l'os hyoïde ;
G S, glande sous-maxillaire ;
J I, muscle mylo-hyoïdien ;
O H, os hyoïde ;

P, muscle peaucier ;
S H, muscle stylo-hyoïdien
S M, artère sous-mentale ;
VA, ventre antérieur du muscle digastrique ;
V E, veine faciale ;
V P, ventre postérieur du muscle digastrique.

Renverser la glande en arrière, après avoir ménagé le nerf grand hypoglosse sur la face externe du muscle hyoglosse; serrer doublement en masse son pédicule,

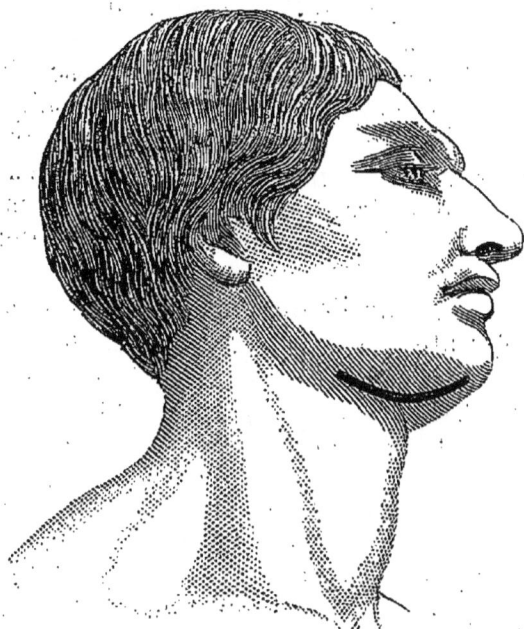

FIG. 391. — Incision de Verneuil pour l'extirpation de la glande sous-maxillaire.

composé de tissu fibreux et des vaisseaux faciaux à leur arrivée sur la glande, et le diviser entre les deux ligatures.

Je ne décris point l'extirpation de la parotide, parce qu'elle est extrêmement difficile à exécuter, et que je la considère comme n'étant jamais indiquée sur le vivant.

AMPUTATION DE LA LANGUE

L'amputation de la langue est une de ces opérations auxquelles il faut bien s'exercer sur le cadavre, à cause des occasions malheureusement fréquentes qu'on a de la pratiquer sur le vivant (épithéliome, quelquefois macroglossie). Il ne peut être question ici encore, on le comprend, que d'opérations typiques, fondées sur des principes généraux.

L'amputation est tantôt *partielle*, ne portant, par exemple, que sur la moitié antérieure ou sur une moitié latérale; tantôt *totale*, et alors elle sacrifie soit la langue seule, soit la langue et le plancher buccal, soit ces parties et la partie moyenne de la mâchoire inférieure. Telles sont les distinctions diverses qu'on peut admettre, au point de vue opératoire, comme calquées sur les principales éventualités cliniques, suivant l'étendue du mal.

C'est toujours naturellement par la cavité buccale que se fait l'amputation semi-antérieure de la langue. Au contraire, suivant les cas, et aussi, il faut bien le dire, suivant les habitudes ou la prédilection de chaque chirurgien, l'amputation semi-latérale et l'amputation totale seule ou avec le plancher se pratiquent soit par la cavité buccale (*voie buccale*), soit par la région sus-hyoïdienne (*voie sus-hyoïdienne*), soit à travers une simple section symphysienne (Roux, Sédillot, etc.) ou latérale (v. Langenbeck), ou à travers une résection temporaire (Billroth, Bœckel, Albert). On pourrait appeler *maxillaire* cette dernière voie. Aujourd'hui, on opère surtout par la bouche ou par la région sus-hyoïdienne, et ce n'est que rarement qu'on se décide à diviser le maxillaire, car il est prouvé que l'ostéotomie aggrave beaucoup le pronostic opératoire, et même alors on ne fait plus que la simple section, de préférence à la symphyse.

Les trois points de mire de la chirurgie actuelle sont : 1° l'épargne du sang aussi complète que possible et l'hémostase définitive d'emblée ; 2° l'extirpation généreuse non seulement du néoplasme apparent, mais des parties voisines et des parties infectées à distance (*ganglions et glandes sous-maxillaires*); 3° la protection de la plaie et des voies respiratoires contre l'infection septique. Je devrais ajouter l'alimentation artificielle et le gavage au moyen de la sonde œsophagienne à demeure, suivant la pratique de Boyer, naguère remise en honneur par

par Krishaber, Verneuil et autres chirurgiens. Aussi, depuis une dizaine d'années, le pronostic opératoire de l'amputation de la langue est-il devenu très rassurant, et sa valeur thérapeutique s'est-elle sensiblement manifestée.

Quant aux moyens de diérèse, presque tous les chirurgiens ont abandonné ceux qui agissent avec lenteur et qui laissent dans la bouche des parties sphacélées, notamment la ligature, même élastique, parce qu'ils exposent beaucoup à la septicémie. Ce sont l'instrument tranchant (bistouri, ciseaux) et la diérèse mousse vive (doigts, sonde cannelée, etc.) qui jouissent de la faveur générale; on voit mieux ainsi ce qu'on fait, on enlève mieux tout ce qui est suspect. L'écraseur linéaire, le thermo-cautère, l'anse galvano-caustique sont bien encore usités; mais on ne compte plus autant sur eux pour l'hémostase, au moins pour celle des deux artères linguales qu'on préfère assurer par la ligature, celle-ci faite d'avance ou dans le cours de l'opération.

Appareil instrumental, dans son ensemble :

Un bistouri droit;
Une pince à dissection ;
Une sonde cannelée;
Une paire de fort ciseaux mousses, courbes;

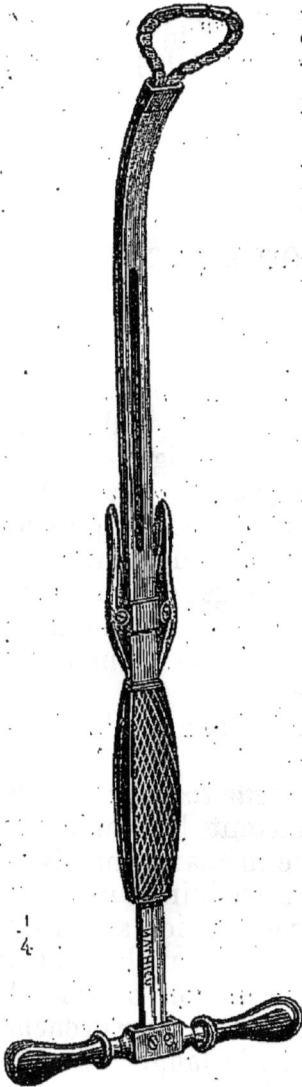

FIG. 392.

Une série de pinces à forcipressure;
Une érigne double;

Une pince de Museux ;

Une aiguille de Cooper et des fils à ligature ;

Un stylet aiguillé ;

Un écraseur linéaire courbe de Chassaignac (fig. 392) et de longues aiguilles droite et courbe pour passer la chaîne ;

Un thermo-cautère ;

Un ouvre-bouche.

A. — AMPUTATION DE LA MOITIÉ ANTÉRIEURE

DE LA LANGUE

a. Section transversale avec l'instrument tranchant. — Procédé. — La circulation artificielle étant établie, lier les deux artères linguales près de leur origine, c'est-à-dire derrière le tendon digastrique. (Voy. *Ligatures.*)

Appliquer l'ouvre-bouche du côté de la commissure gauche des lèvres, saisir la pointe de la langue avec une pince de Museux qu'on tient de la main gauche, attirer la langue en avant, la traverser de bas en haut, au milieu avec le bistouri et diviser transversalement une de ses moitiés, puis l'autre.

Si l'on se sert de ciseaux, diviser la langue d'un bord à l'autre par quelques coups vigoureux.

b. Section transversale avec l'écraseur linéaire. — Procédé. — La langue étant attirée en avant, la ponctionner avec le bistouri en bas, sur la ligne médiane, au niveau de la future surface de section, introduire une sonde cannelée, la faire sortir après contre-ponction sur la face dorsale de la langue, glisser dans la cannelure de la la sonde un stylet aiguillé armé d'un fil qui entraîne la chaîne de l'écraseur, retirer la sonde, et fermer la chaîne de l'écraseur autour d'une moitié de la langue en montant sur l'instrument son extrémité libre.

Maintenir l'instrument avec la main gauche appliquée au-dessous des cliquets, saisir la poignée de la main droite, et lui faire exécuter une série de mouvements de bascule en sens inverse, jusqu'à ce que la section de la moitié de la langue soit terminée. Pour avoir une hémostase parfaite, il faut que chaque maillon rentre *très lentement* et qu'il y ait une pause d'au moins une demi-minute après la rentrée de chaque maillon.

Appliquer la chaîne sur l'autre moitié de la langue, et a manœuvrer de même.

Pour introduire la chaîne, au lieu de la sonde et du style aiguillé, on pourrait employer avec avantage une longue et forte aiguille.

c. *Section en* Λ (Boyer). — Procédé. — La langue étant attirée en avant, plonger le bistouri de bas en haut, au milieu de la langue, et la diviser obliquement d'arrière en haut et de dedans en dehors, d'abord d'un côté, puis de l'autre.

Rapprocher et réunir par la suture les deux surfaces cruentées, ce qui reconstitue la langue, mais sous une forme réduite.

Ce genre d'opération est très rarement applicable sur le vivant.

B. — AMPUTATION D'UNE MOITIÉ LATÉRALE

DE LA LANGUE

a. VOIE BUCCALE. — *Instrument tranchant*. — Procédé de Hueter. — Après la ligature de l'artère correspondante (Weichselbaum recommande de toujours lier les deux artères linguales, à cause des anastomoses qui existent entre les artères dorsales de la langue), les arcades dentaires étant écartées avec le spéculum de Heister, et la langue étant attirée en avant avec une pince de Lüer, couper transversalement la base de la langue, d'un vigoureux coup de ciseaux, près du pilier antérieur du voile du palais.

Cette première section intéressant le nerf lingual rend moins douloureuses les sections ultérieures de l'organe.

Faire la deuxième section à partir de la pointe de la langue jusqu'à l'extrémité interne de la première, avec laquelle elle forme un angle droit.

En deux ou trois coups, détacher la langue du plancher buccal.

Il y a d'ordinaire en ce moment une certaine hémorragie qu'on arrête en comprimant la surface traumatique avec le doigt, ou un tampon de coton ou en faisant rincer la bouche avec de l'eau glacée.

Enfin, suturer la moitié restante de la langue avec la surface de section postérieure, après l'avoir infléchie vers le côté opéré, d'où formation d'une nouvelle langue.

La voie buccale met moins sûrement à l'abri de la récidive que la voie sus-hyoïdienne, laquelle permet l'extirpation des foyers secondaires, glande et ganglions sous-maxillaires. Les résultats que cette dernière a donnés entre les mains de Kocher, de Verneuil, etc. sont des plus encourageants.

b. Voie sus-hyoïdienne. — *Moyens de diérèse combinés.* — Procédé de Verneuil. — Faire une incision qui aille de la symphyse à l'angle de la mâchoire, le long du bord inférieur de l'os.

Rechercher l'artère faciale devant le masséter, la couper entre deux ligatures, puis extirper la glande et les ganglions sous-maxillaires, comme il a été dit plus haut, suivant le procédé du même chirurgien.

Rechercher la grande corne de l'os hyoïde, et lier l'artère linguale.

La langue étant attirée avec une pince de Museux, passer la chaîne de l'écraseur à travers la langue, en arrière, sur la ligne médiane, et la diviser en deux moitiés.

Par diérèse mousse (doigts, etc.), détacher les insertions et adhérences de la langue à la face postérieure correspondante de la mâchoire.

Enfin, la langue ne tenant plus que par ses connexions avec l'os hyoïde, avec l'épiglotte et avec le pilier correspondant du voile palatin, l'attirer à l'aide d'une pince par dessous la mâchoire, à travers la plaie sus-hyoidienne, et la sectionner à sa base avec n'importe quel moyen de diérèse (écraseur, thermo-cautère, anse galvano-caustique, ciseaux ou bistouri), puisqu'il n'y a plus d'hémorragie à craindre. — Drainage.

Kocher, qui opère aussi par la voie sus-hyoidienne et d'après le même principe fondamental (extirpation large, radicale), au lieu d'une plaie linéaire, fait un lambeau cutané triangulaire à sommet inféro-postérieur et dont la base correspond au bord inférieur de la mâchoire. — Pour éviter l'entrée du sang dans le larynx ainsi que les complications pulmonaires dues à la déglutition de matières septiques, il place la canule de Trendelenburg avant l'opération, et il bouche l'orifice supérieur du larynx pendant l'opération avec une éponge, après l'opération avec de la gaze antiseptique. Alimentation avec la sonde œsophagienne.

C. — AMPUTATION TOTALE DE LA LANGUE SEULE

OU DE LA LANGUE ET DU PLANCHER BUCCAL

a. VOIE BUCCALE. — *Instrument tranchant.* — Procédé de Billroth. — Après ligature des deux artères linguales, les arcades dentaires étant écartées avec le dilatateur de Heister, les commissures fortement tirées en arrière avec deux doubles crochets mousses et la lèvre inférieure abaissée avec un troisième crochet, saisir au moyen d'une pince de Museux la partie antérieure de la langue, l'attirer en dehors et de côté, et confier la pince à un aide.

Affranchir d'abord la langue en divisant avec des ciseaux courbes et excavés la muqueuse du bord ou du frein ; ce qui permet de l'attirer autant que cela est nécessaire, et d'arriver très facilement avec les ciseaux sous son point d'implantation.

Puis, en donnant une série de coups de ciseaux vigoureux séparer la langue de l'épiglotte et de toutes ses attaches au plancher buccal.

L'hémorragie est insignifiante. L'application d'eau glacée, la compression prolongée avec une éponge, au besoin quelques pinces à forcipressure en ont raison sans peine. Drainage soigné

32.

et cautérisation de toute la surface traumatique avec du perman-ganate de potasse (poudre ou solution d'une demi-cuillerée à café de poudre avec deux cuillerées à café d'eau).

b. VOIE SUS-HYOÏDIENNE. — *Moyens de diérèse combinés.* — Procédé de Verneuil. — On fait des deux côtés les mêmes manœuvres que celles décrites pour l'amputation d'une moitié latérale de la langue. L'incision s'étend d'un masséter à l'autre le long du bord inférieur de la mâchoire. Ligature et section des deux faciales ; énucléation de la glande et des ganglions sous-maxillaires des deux côtés ; ligature des deux linguales ; section des muscles génio-glosses et génio-hyoïdiens contre le maxillaire ; détachement de la muqueuse sur la face interne du maxillaire ; attraction rapide de la langue à travers la plaie sus-hyoïdienne, enfin séparation de la langue avec le thermo-cautère, le bistouri et les ciseaux.

c. VOIE MAXILLAIRE. — *Section symphysienne de Sédillot.* — On combine la précédente incision avec l'incision verticale et médiane de la lèvre inférieure et la section en < de la mâchoire. (Voy. *Ostéotomie préliminaire de Sédillot.*)

D. AMPUTATION DE LA LANGUE ET DU PLANCHER

AVEC RÉSECTION

DE LA PARTIE MOYENNE DE LA MÂCHOIRE INFÉRIEURE

Procédé. — Comme Verneuil, faire une incision parallèle au bord inférieur de la mâchoire, lier et diviser les faciales, extirper les glandes et les ganglions sous-maxillaires, et lier les deux linguales.

Extraire les premières molaires droite et gauche, par exemple, et faire à ce niveau la section du maxillaire. (Voy. *Résection.*)

Attirer le segment osseux et la langue à travers la plaie sus-hyoïdienne ; enfin séparer la langue avec les divers

moyens de diérèse, de préférence le bistouri et les ciseaux.
La lèvre respectée relie les deux moitiés du maxillaire.

Cette opération, la plus grave de toutes, n'est justifiée que dans
les cas où l'épithéliome a envahi le corps du maxillaire et où l'on
peut espérer encore aller au-delà des limites du mal.

PHARYNGOTOMIE SOUS-HYOIDIENNE

La pharyngotomie sous-hyoïdienne ainsi dénommée
par Richet et non par v. Langenbeck, comme le préten-
dent quelques auteurs allemands, consiste à ouvrir le
pharynx en faisant une plaie pénétrante transversale
(plus ou moins étendue suivant le but) dans l'espace
thyro-hyoïdien. C'est Malgaigne qui a le premier décrit et recommandé cette opération sous le nom de *laryngotomie sous-hyoïdienne* ; et, si d'autres chirurgiens, notamment Langenbeck, y ont apporté quelques modifications, s'ils ont étendu le cercle de ses applications, l'idée
et l'exécution premières n'en appartiennent pas moins à
Malgaigne.

La pharyngotomie sous-hyoïdienne donne libre accès
dans le vestibule de la glotte et sur l'épiglotte, dans la
partie inférieure du pharynx (sur les côtés et en arrière)
et dans l'entrée de l'œsophage. Elle peut par conséquent,
être indiquée pour l'extraction de corps étrangers, pour
l'extirpation partielle ou totale de néoplasmes situés en
ces divers points, lorsque l'intervention chirurgicale a
échoué ou ne peut avoir lieu par les voies naturelles.
Récemment, Axel Iversen [1] a publié une statistique de
18 cas qui se rapportent à cette opération, en même temps
qu'il s'est attaché à en faire ressortir la portée pratique.

Appareil instrumental :

Un bistouri droit;
Une pince à dissection;

[1] *Langenbeck's Arch.*, Bd. XXXI, heft. 1, 1884, p. 610.

Une sonde cannelée ;

Une érigne simple ;

Deux écarteurs fenêtrés mousses ;

Quelques pinces à forcipressure.

Procédé. — La tête étant fortement étendue par un aide sur un billot, — après avoir reconnu le bord inférieur de l'os hyoïde,— se placer à gauche, fixer les téguments avec les doigts de la main gauche, et diviser transversalement la peau et le muscle peaucier, sur une étendue de 5 à 6 centimètres, le long du bord inférieur de l'os hyoïde, de façon que le milieu de l'incision corresponde au milieu du corps de cet os. Forcipresser les quelques veinules qui peuvent donner.

Diviser à petits coups dans la même étendue et au ras de l'os hyoïde l'aponévrose cervicale, puis les muscles omo-hyoïdiens et sterno-hyoïdiens, puis les muscles thyro-hyoïdiens, jusqu'à ce que la membrane thyro-hyoïdienne soit à nu.

Diriger maintenant la pointe du bistouri en haut, derrière le corps de l'os hyoïde, dans l'espace séreux qui est entre lui et la membrane thyro-hyoïdienne, et diviser successivement, toujours dans le sens transversal, cette membrane, le tissu glandulo-graisseux sous-jacent, enfin la muqueuse, de façon à arriver au-devant de l'épiglotte, à son union avec la face dorsale de la langue.

Agrandir encore à droite et à gauche, jusqu'à la grande corne du cartilage thyroïde, la partie profonde de la plaie; enfin attirer en avant l'épiglotte au moyen d'une érigne. On voit ainsi très bien l'entrée du larynx, celle de l'œsophage et la partie inférieure du pharynx.

Sur le vivant, lorsque l'opération finale (cancer du pharynx, par exemple) doit s'accompagner d'une perte de sang plus ou moins considérable, on place la canule tampon de Trendelenburg avant de faire la pharyngotomie.

EXTIRPATION DU PHARYNX

L'extirpation méthodique du pharynx, qu'on doit à v. Langenbeck, — seule, accompagnée ou précédée de l'extirpation de la langue, du larynx, — est une de ces opérations plus propres à mettre le chirurgien en évidence qu'à être réellement utiles au malade. Jusqu'à présent, du moins, ses résultats me paraissent peu encourageants. Aussi me contenterai-je de la mentionner, en attendant que l'avenir prononce sur son sort.

CATHÉTÉRISME DE L'OESOPHAGE

GAVAGE ET LAVAGE DE L'ESTOMAC

Le cathétérisme de l'œsophage consiste à passer dans ce conduit une bougie ou une sonde rigide ou molle, de forme, de grosseur et de longueur spéciales.

Il sert soit à explorer le conduit, à vérifier sa perméabilité ou son degré de perméabilité, à constater la présence et le siège d'un corps étranger (*rôle diagnostique*), soit à dilater un rétrécissement, si celui-ci est franchissable, à alimenter un malade ou un opéré, à introduire dans l'estomac un surcroît d'aliments (*suralimentation ou gavage*, de phtisiques par exemple), à laver et à vider l'estomac dans les cas de dilatation et autres affections chroniques de cet organe, ainsi que dans certains empoisonnements (rôle thérapeutique). Il ne peut être question ici que du cathétérisme de l'œsophage sain et avec la sonde, celui qui se rapporte à l'alimentation, au gavage, au lavage de l'estomac.

Le cathétérisme se fait ordinairement par la bouche, quelquefois par le nez. La voie nasale est réservée pour les cas où l'on doit laisser la sonde à demeure, où le malade ne veut pas ou ne peut pas ouvrir la bouche (aliénés, trismus, certains resserrements cicatriciels des mâchoires, etc.) et où le chirugien lui-même ne peut réussir à écarter les mâchoires.

Les instruments qu'on emploie sont :

1° *La sonde* dite *œsophagienne*, (fig, 393) tube rigide en gomme élastique long de 48 à 50 centimètres et large

de 10 à 12 millimètres, mousse et muni d'un œil terminal ou d'un œil latéral à son extrémité stomacale, un
peu évasé en entonnoir à son extrémité externe;

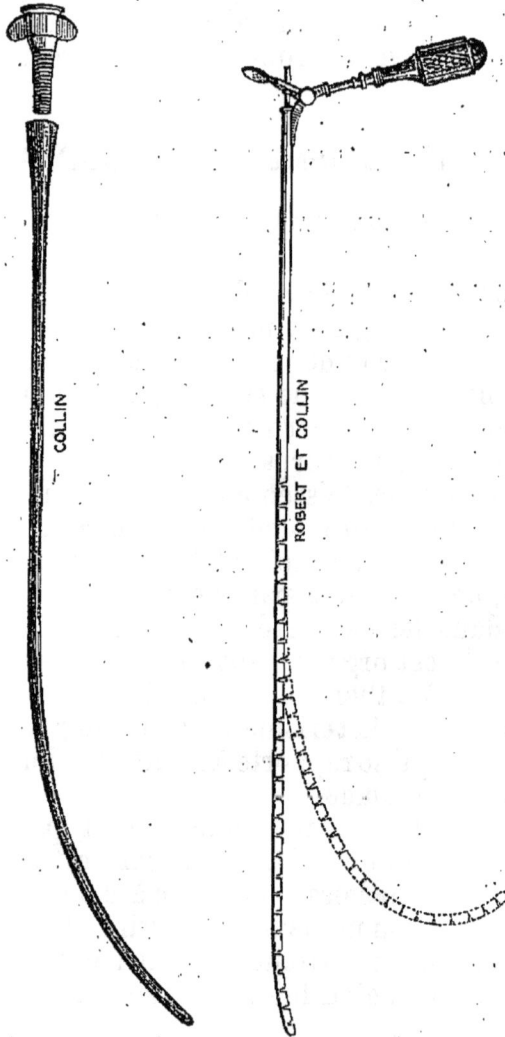

FIG. 393.

2° Une longue sonde molle en caoutchouc rouge, à
mandrin, large de 8 à 10 millimètres;

3º *Le siphon de Debove* (fig. 394), lequel est également à mandrin et se compose de deux tubes en caoutchouc réunis par un ajutage. A l'extrémité libre du tube externe s'adapte un entonnoir en verre.

4º *La sonde gastrique à double courant d'Audhoui*, composée de deux tubes de caoutchouc anglais. Ces tubes sont soudés ensemble au niveau de la partie de leur longueur qui doit pénétrer dans les voies digestives, et séparés dans la partie qui doit rester au dehors; d'où la forme d'un λ. A

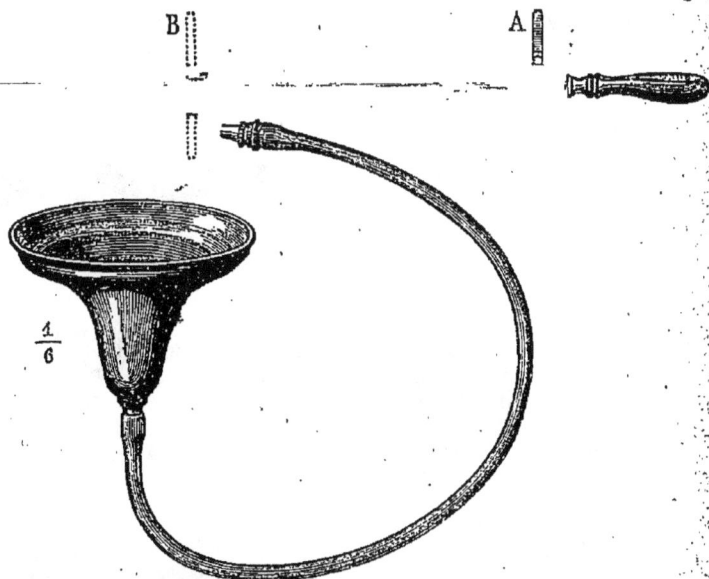

FIG. 394.

l'extrémité stomacale, le tube efférent ou gros tube dépasse de 10 centimètres le tube efférent ou petit tube. L'extrémité externe du petit tube est adapté à un réservoir d'eau quelconque qu'on suspend à une certaine hauteur; l'extrémité externe du gros tube plonge dans un vase à côté.

5º Le tube en caoutchouc rouge de Faucher (fig, 395), long de 1ᵐ,50, large de 8 à 12 millimètres percé, de deux orifices à l'extrémité stomacale, et muni à l'extrémité externe d'un entonnoir en verre. Il porte à 50 centimètres de son extrémité stomacale un trait circulaire qui indique la longueur à introduire dans les voies digestives à partir des arcades dentaires.

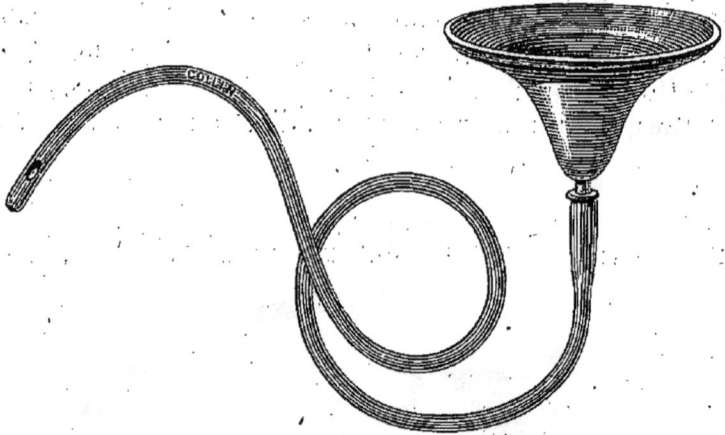

FIG. 395.

Malheureusement cet appareil si simple et si commode ne peut être expérimenté sur le cadavre, parce qu'il exige à un moment donné l'intervention du sujet lui-même, c'est-à-dire l'accomplissement d'une série de mouvements de déglutition, dès que l'extrémité stomacale a été portée à l'entrée de l'œsophage. Le malade *avale* sa sonde.

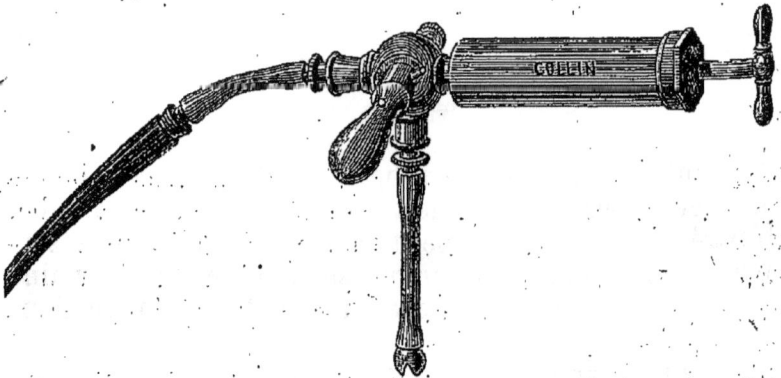

FIG. 396.

6° La pompe de Kussmaul, modèle Collin (fig. 396).

pour aspirer les liquides et les résidus d'aliments solides contenus dans l'estomac. La pompe est adaptée à l'extrémité d'une sonde œsophagienne.

L'aspiration a perdu beaucoup de partisans depuis le récent avènement du lavage et de l'irrigation de l'estomac.

7° L'ouvre-bouche de Larrey (fig, 397) ou celui de Heister;

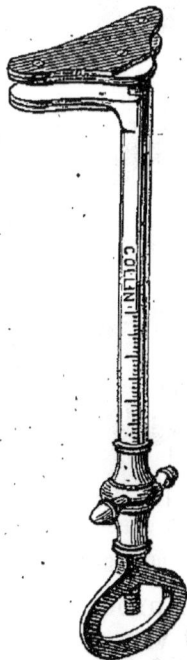

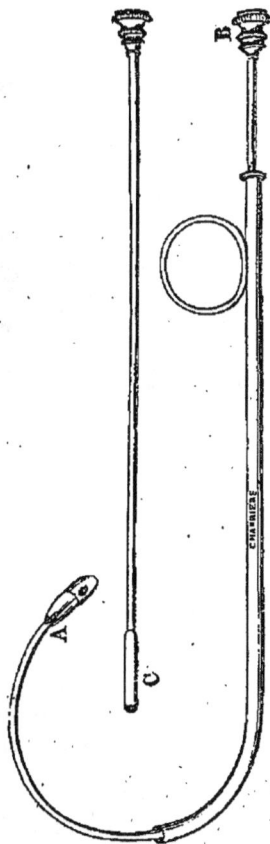

FIG. 397.   FIG. 398.

8° Enfin, quelquefois, la sonde de Belloc (fig. 398) pour faire passer l'extrémité externe de la sonde de la bouche dans le nez.

CATHÉTÉRISME PAR LA BOUCHE. — 1° *Avec la sonde œso-phagienne*. — Procédé. — Le cadavre étant assis, la tête fortement renversée en arrière et la bouche large-ment ouverte — après s'être placé à droite — introduire l'index gauche dans la cavité buccale, et faire glisser la pulpe sur le dos de la langue jusqu'à ce que l'extrémité arrive devant l'épiglotte, près du repli glosso-épiglottique

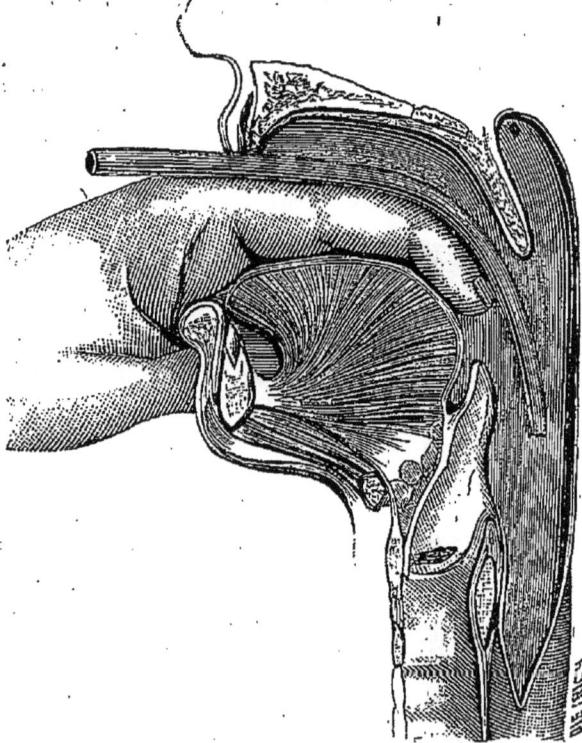

FIG. 399. — Cathétérisme de l'œsophage.
Sonde introduite sur le dos de l'index gauche.

médian ; puis là, avec le doigt recourbé en crochet, re-fouler la langue d'arrière en avant vers la concavité du corps de la mâchoire, ce qui permet de détacher le chaton cricoïdien d'avec la colonne vertébrale à l'entrée même de l'œsophage, c'est-à-dire de lever l'unique obstacle (Hueter).

Prendre de la main droite, comme une plume à écrire

l'extrémité stomacale de la sonde, préalablement enduite d'huile; la conduire sur le dos de l'index gauche (fig. 399), et, quand le bout est arrivé profondément dans le pharynx, la pousser contre sa paroi postérieure, doucement et peu à peu jusqu'à ce qu'on la sente bien engagée dans l'œsophage.

Retirer l'index gauche, et continuer à pousser la sonde jusqu'à ce que la partie engagée au delà de l'arcade dentaire supérieure mesure 45 centimètres. Le bout de la sonde est alors sûrement dans l'estomac.

Vérifier, si l'on veut, l'exactitude de ce chiffre en ouvrant l'épigastre sur la ligne blanche ou en rabattant la paroi abdominale par une incision courbe à concavité inférieure.

Sur le vivant, on est averti de la pénétration de la sonde dans le larynx par un violent accès de toux et de suffocation.

2° *Avec le tube de Debove.* — Procédé. — La langue étant abaissée, introduire d'emblée derrière le chaton cricoïdien le tube de caoutchouc pourvu de son mandrin, lequel est recourbé à son extrémité.

Le tube une fois arrivé dans l'entrée de l'œsophage, maintenir le mandrin immobile avec la main gauche, pendant qu'avec la main droite, doucement et peu à peu, on fait glisser le tube sur ce conducteur.

Quand le tube est parvenu dans l'estomac, retirer le mandrin et fixer l'autre tube au premier à l'aide de l'ajutage.

Remplir l'entonnoir de liquide en l'élevant à une certaine hauteur, le liquide descend rapidement dans l'estomac. Dès que l'entonnoir est *presque* vide, l'abaisser rapidement au-dessous du niveau de l'estomac : alors le liquide revient chargé de mucosités et de résidus alimentaires.

Sur le vivant, on répète plusieurs fois cette petite opération, ordinairement avec une eau alcaline ou alcalinisée (bicarbonate de soude), jusqu'à ce que cinq à huit litres aient passé par l'estomac.

CATHÉTÉRISME PAR LE NEZ. — 1° *Bouche fermée*. — Procédé. — La tête étant aussi fortement que possible renversée en arrière — après avoir choisi une sonde en caoutchouc rouge qu'on munit d'un mandrin—lui donner une courbure sigmoïde de façon que le bout se relève un peu en arrière, l'enduire d'huile, l'introduire dans la narine droite par exemple, la faire glisser rapidement sur le plancher nasal contre la cloison, et la conduire qu'au contact du bout avec la paroi postérieure du pharynx.

A ce moment la pousser doucement et peu à peu, en s'assurant sans cesse, autant que possible, par la sensation du contact, que le bout de la sonde descend à frottement contre le plan résistant de la colonne vertébrale, retirer le mandrin dès qu'on le présume engagé dans l'œsophage. Le reste de l'opération ne présente rien de spécial.

Le cathétérisme ainsi fait bouche fermée est difficile à réussir sur le cadavre, parce qu'il n'y a plus ces mouvements réflexes, indices précieux qu'on observe sur le vivant dès que la sonde se fourvoie dans le vestibule de la glotte. Si on le réussit, c'est souvent une affaire de hasard plutôt que de dextérité.

Le double mandrin de Baillarger et le mandrin à pièces articulées de Blanche, usités dans les asiles d'aliénés, n'empêchent pas toujours davantage la sonde de faire fausse route à la partie inférieure du pharynx.

2° *Bouche ouverte*. — Procédé. — Même attitude de la tête ; même manière d'introduire la sonde jusque dans le pharynx.

Alors, pendant que la langue est attirée en avant par un aide qui pince sa pointe, porter derrière le voile du palais l'extrémité d'une aiguille de Deschamps, la convexité de son arc tournée en haut et un peu en avant, et faire glisser la sonde dans sa concavité, entre l'arc et la paroi postérieure du pharynx.

Dès qu'on a lieu de présumer par le trajet parcouru et la mobilité moindre que l'extrémité de la sonde commence à s'engager dans l'œsophage, déposer l'aiguille de Deschamps, vérifier avec l'index gauche l'engagement de la sonde (ce qui doit se faire rapidement sur le vivant), retirer le mandrin, puis pousser la sonde comme il a été dit, jusqu'à ce que son extrémité soit parvenue dans l'estomac.

La sonde en caoutchouc rouge peut rester des semaines et des mois à demeure sans déterminer d'accidents et sans s'altérer elle-même.

Au lieu de faire passer d'emblée la sonde par le nez, quelques chirurgiens préfèrent d'abord l'introduire par la bouche, puis, à l'exemple de Boyer, amener son extrémité supérieure dans le nez. Ils se servent pour cela d'une sonde de Belloc (fig. 398), qui est introduite d'avant en arrière ; quand le ressort de cette sonde s'est dégagé sous le voile du palais, ils l'arment d'un fort fil, ils attachent à ce fil le pavillon de la sonde œsophagienne, ils refoulent celle-ci derrière le voile du palais, enfin ils l'entraînent dans la fosse nasale en tirant à soi le fil de la sonde de Belloc. Ce procédé est plus compliqué et beaucoup moins aisé que celui déjà décrit.

ŒSOPHAGOTOMIE EXTERNE

ET ŒSOPHAGOSTOMIE

L'œsophagotomie externe consiste à ouvrir l'œsophage dans sa portion cervicale, de préférence au-dessous de l'anneau cricoïdien. L'ouverture ainsi faite est tantôt purement temporaire (*œsophagotomie proprement dite*), tantôt maintenue d'une façon définitive (*œsophagostomie*).

L'œsophagotomie est indiquée 1° pour l'extraction de corps étrangers qui se trouvent solidement enclavés dans la portion cervicale de l'œsophage et même à quelque distance au-delà, corps étrangers qu'on ne peut ni enlever par la bouche, ni propulser vers l'estomac (taille œsophagienne); 2° pour le traitement de certains diverticules œsophagiens (inversion, extirpation); 3° pour le traitement de rétrécissements fibreux ou cicatriciels qui siègent au niveau ou au-dessous de la plaie opératoire (œsophagotomie interne, dilatation). L'œsophagostomie a pour but l'alimentation, lorsque l'ingestion naturelle des aliments est empêchée ou extrêmement réduite par une cicatrice étendue, par un néoplasme inopérable, par un goître volumineux, qui occupe ou comprime le pharynx ou la partie supérieure de l'œsophage.

Cette opération, bien qu'elle ait depuis longtemps son droit de cité dans la pratique, n'a pas encore été faite souvent, vu la rareté des indications; c'est à peine si à l'heure actuelle on en recueillerait une soixantaine de cas, dont la plupart se rapportent à l'extraction de corps étrangers.

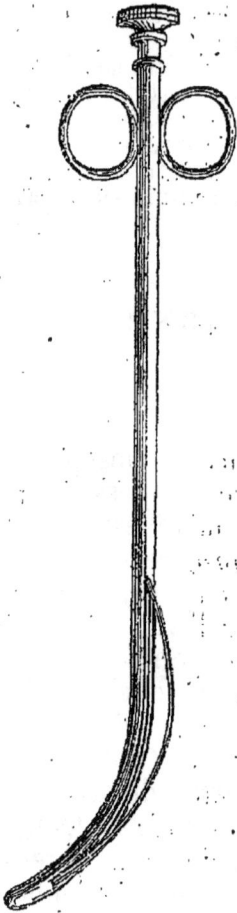

Appareil instrumental :

Un bistouri droit ;
Une sonde cannelée ;
Une pince à dissection ;
Deux écarteurs mousses fenêtrés ;
Une érigne simple ;
Des ciseaux mousses courbes ;
Plusieurs pinces à forcipressure et des fils à ligature ;
Un conducteur dit *sonde* ou *ecto-pœsophage de Vacca*, modèle Charrière (fig. 400) ;

Au besoin, on peut remplacer ce conducteur par un cathéter uréthral, par une pince œsophagienne, etc...

Procédé. — La circulation artificielle étant établie sur la carotide primitive droite, — la tête étendue et la face tournée à droite — après avoir déterminé l'anneau cricoïdien et le bord antérieur du sterno-mastoïdien gauche, se placer à gauche et faire une incision cutanée qui commence un peu au-dessus de l'extrémité interne de la clavicule, monte un peu en avant du bord antérieur du sterno-mastoïdien, parallèlement à lui, et s'arrête au niveau du bord supérieur du cartilage thyroïde (fig. 401).

FIG. 400.

Diviser la partie correspondante du peaucier et l'apo-

névrose cervicale superficielle, en liant ou en forcipres-
sant, s'il le faut, quelques petites veines.

Faire reporter en dehors le sterno-mastoïdien, pénétrer avec le bec de la sonde dans l'intervalle qui existe
entre les sterno-hyoïdien et sterno-thyroïdien d'une part
et l'omoplat-hoïdien de l'autre, reconnaître le lobe
gauche du corps tyroïde et le faire écarter du côté droit.

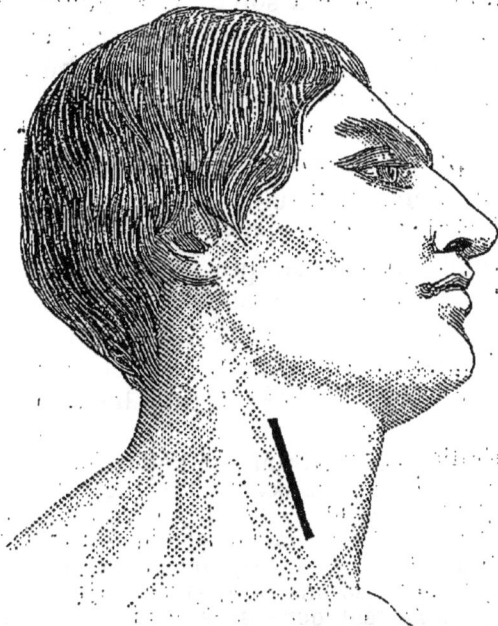

FIG. 401. — Osophagotomie externe. Incision indiquée par erreur
à droite.

Reconnaître la trachée par le toucher et par la vue ;
puis, pendant qu'on écarte en dehors le paquet vasculo-
nerveux (carotide primitive, jugulaire interne et nerf
vague), reconnaître aussi l'œsophage, que l'on trouve
immédiatement derrière la trachée et qui déborde un peu
cette dernière sous la forme d'un tube aplati, à bord
mousse, consistant, blanc-jaunâtre ou rouge-jaunâtre,
(charnu sur le vivant) et strié dans le sens longitudiual.

Si l'on veut ouvrir l'œsophage sans conducteur, saisir
son bord avec une érigne, le soulever un peu, le ponc-

tionner de dehors en dedans dans une profondeur de 3 millimètres, puis agrandir l'ouverture de haut en bas, *le long du bord*, dans une étendue de 2 centim. et demi environ, avec le bistouri et la sonde cannelée ou avec les ciseaux, en s'assurant que la muqueuse, qui cède souvent devant le bistouri à cause de la laxité du tissu conjonctif sous-jacent, est fendue en même temps que la tunique musculaire; sinon la fendre à son tour. Pendant ce temps de l'opération, éviter la lésion du nerf récurrent qui repose au-devant de l'œsophage contre la trachée, et, si on la voit sur le passage de l'instrument tranchant, diviser l'artère thyroïdienne inférieure entre deux ligatures.

Si l'on emploie le conducteur, l'introduire comme une sonde à mandrin, insinuer son extrémité derrière le chaton cricoïdien, sa convexité en arrière, puis le retourner sur place de façon que la convexité appuie sur le bord gauche de l'œsophage et pousser le bouton du mandrin pour faire saillir ce dernier et pour tendre le bord correspondant de l'œsophage. Ponctionner et inciser l'œsophage, comme il a été dit plus haut.

Après l'opération sur le vivant, s'il s'agit d'une œsophagotomie proprement dite, on suture non la tunique musculaire, mais la tunique muqueuse seulement (Colin, Terrier, Cazin, Gross) avec du catgut chromique ou de la soie phéniquée; on suture aussi le reste de la plaie, mais en ménageant en bas une place pour un drain. Si l'on se propose une œsophagostomie, on laisse au contraire la plaie largement ouverte, et même quelquefois on suture la paroi de l'œsophage aux téguments externes.

RÉSECTION DE L'ŒSOPHAGE

La résection de l'œsophage ne se fait naturellement que dans la portion cervicale. C'est Billroth qui l'a expérimentée d'abord sur l'animal, et c'est Czerny qui l'a pratiquée le premier sur l'homme pour un carcinome avec succès, j'entends du moins succès opératoire.

Le manuel opératoire ne diffère de celui de l'œsophagotomie que par l'isolement nécessaire de l'œsophage en avant et en arrière, par sa double section en haut et en bas, et par la suture du bout stomacal avec les lèvres cutanées de la plaie.

LAPAROTOMIE

Sous le nom de *laparotomie* on comprend aujourd'hui l'ouverture de l'abdomen par une incision sur un point et sur une étendue quelconques. La laparotomie, en effet, suivant les cas, se pratique dans les neuf régions conventionnelles de la paroi antéro-latérale de l'abdomen (épigastre, hypogastre, flancs droit et gauche, etc.), tantôt limitée à l'une d'elles, tantôt empiétant sur plusieurs à la fois ; et la longueur de l'incision peut varier de 3 centimètres à 25 centimètres et au-delà.

Elle est dite *incomplète* quand l'incision s'arrête au tissu conjonctif sous-péritonéal, *complète* quand l'incision intéresse toute l'épaisseur de la paroi abdominale, y compris le péritoine : distinction essentiellement pratique ; car le pronostic opératoire est plus grave ou, si l'on veut, plus aléatoire dans le dernier cas, même avec l'application sérieuse de la méthode antiseptique.

La laparotomie incomplète est usitée dans certaines opérations qu'on fait d'après la méthode *sous-péritonéale* par décollement du péritoine : ligature des artères iliaques ; évacuation large et drainage antiseptique de phlegmons sous-séreux, etc. La laparotomie complète a des applications infiniment plus nombreuses : elle est tantôt *exploratrice*, tantôt *finale*, c'est-à-dire suffisant par elle-même au but thérapeutique, tantôt simplement *préliminaire*, c'est-à-dire constituant la première partie indispensable d'une opération intra-abdominale ou intra-pelvienne.

La laparotomie exploratrice est aujourd'hui généralement acceptée : elle permet de juger directement l'opérabilité d'un cas donné, d'une tumeur par ex., et, si celle-ci est opérable, de décider le meilleur mode opératoire.

La laparotomie finale, analogue à la pleurotomie,

33.

s'est employée de temps à autre pour le traitement de la péritonite purulente enkystée, de l'empyème abdominal : Albert (de Vienne), complétant la statistique de Kaiser, mentionne vingt cas d'opérations de ce genre parmi lesquels un seul mort. Mais c'est surtout depuis deux ans, sous l'impulsion de Lawson Tait, de Treves et de quelques autres chirurgiens, que la laparotomie tend à prendre une extension plus grande : elle s'adresse à la péritonite aiguë généralisée, suppurée ou non. Cette application, quoique rationnelle et appuyée déjà sur un certain nombre de faits favorables, est encore trop récente pour qu'on puisse juger sa véritable portée.

Enfin la laparotomie préliminaire, la plus commune de toutes, a une foule d'applications qu'il m'est impossible d'énumérer dans cet ouvrage : suture de l'intestin, de l'estomac, de la vessie, de la vésicule biliaire, dans les cas de contusions profondes de l'abdomen, gastrotomie, gastrectomie, hystérectomie, taille hypogastrique, etc., etc.

Appareil instrumental pour la laparotomie proprement dite :

> Un rasoir ;
> Un bistouri droit et un bistouri boutonné ;
> Une pince à dissection ;
> Une pince à griffes ;
> Une sonde cannelée ;
> Des ciseaux mousses, les uns droits, les autres courbes sur le plat ;
> Quelques pinces à forcipressure ;
> Des aiguilles demi-courbes ordinaires armées de soie ou de catgut ou les aiguilles de Reverdin, de P. Bruns.

Procédé. — Soit, comme type, la laparotomie faite sur la ligne médiane entre l'ombilic et la symphyse pubienne.

La circulation artificielle étant établie et le cadavre étendu sur le dos, — après s'être placé à droite, — raser la région hypogastrique et une partie du mont de Vénus ; reconnaître et marquer le milieu du bord supérieur de la symphyse pubienne , puis tracer une ligne qui joigne ce point au milieu de la cicatrice ombilicale.

Pendant que l'on tend les téguments avec les doigts de la main gauche sans les déplacer; diviser la peau sur

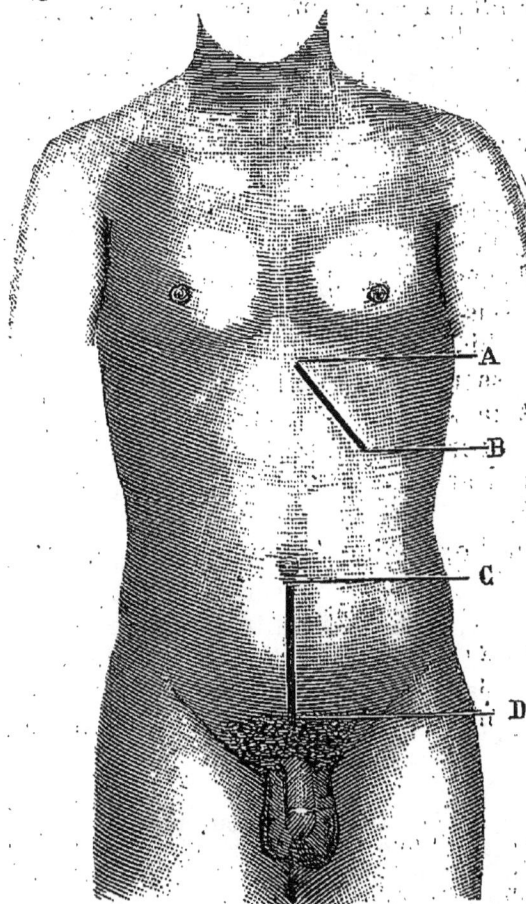

FIG. 402.

A B, incision pour la gastrostomie ; — C D, incision pour la laparotomie sous-ombilicale.

et suivant la ligne tracée, en commençant, par exemple, à 2 centimètres au-dessous de la cicatrice ombilicale et en s'arrêtant à 2 centim. et demi ou 3 centimètres au-dessus de la symphyse pubienne (fig. 402, C D). Diviser ensuite à longs traits le tissu cellulo-graisseux sous-jacent, qui est plus ou moins épais, et, si cela est nécessaire, faire l'hémostase des quelques petits vaisseaux qui donnent.

La ligne blanche une fois reconnue, la diviser à petits traits successifs de haut en bas, jusqu'à ce qu'elle soit ouverte dans toute l'étendue de la plaie cutanée, et qu'on distingue bien le tissu conjonctif jaunâtre sous-séreux.

Déchirer ce tissu dans le sens vertical avec une pince anatomique et le bec d'une sonde cannelée.

Saisir le péritoine avec une pince à griffes, au milieu de la plaie, l'ouvrir en dédolant avec le bistouri droit, puis introduire le bec de la sonde dans la petite ouverture et le diviser successivement vers le haut et vers le bas avec un bistouri boutonné. Le bec de la sonde doit toujours glisser exactement sur la face profonde de la séreuse, et la sonde elle-même ne doit pas être trop écartée de la séreuse pendant la marche du bistouri, sans quoi le grand épiploon ou l'intestin pourrait s'interposer et être lésé.

Le but de l'opération étant censé accompli, fermer la plaie abdominale par trois séries de suture entrecoupée : une au catgut, pour l'affrontement par adossement des euillets séreux droit et gauche ; une de détente, à travers la peau et les muscles droits, et une autre de réunion immédiate pour les lèvres cutanées : les deux dernières à la soie.

Sur le vivant, si l'on se propose ou que l'on reconnaisse indispensable le drainage de la cavité péritonale, on laisse une ouverture suffisante à la partie inférieure de la plaie abdominale, pour y placer un ou deux drains.

D'autre fois, avant la fermeture complète de la plaie, on amène à son angle inférieur le pédicule d'un organe ou d'une tumeur qu'on vient d'extirper ou d'amputer (*traitement externe du pédicule*).

D'autres fois enfin, on suture les lèvres de la plaie abdominale non plus entre elles, mais avec les parois d'un kyste ou d'un reste de kyste qui n'a pu être enlevé à cause de la multiplicité, de la solidité et du danger de ses adhérences ou connexions. Le kyste dont les exsudats peuvent ainsi s'écouler au dehors, est traité antiseptiquement comme un plaie cavitaire.

GASTROTOMIE ET GASTROSTOMIE

Sous le nom de *gastrotomie* on doit comprendre l'ouverture temporaire de l'estomac, et sous celui de *gastrostomie*, son ouverture permanente par l'établissement d'une fistule ou bouche à l'épigastre.

La première est indiquée pour l'extraction des corps étrangers (*taille stomacale* de Verneuil) ; Loreta (de Bologne, la préconise pour faire la dilatation digitale du pylore cancéreux, au lieu de la résection pratiquée par Péan, Billroth et plusieurs autres chirurgiens étrangers. — A la seconde, on a souvent recours, depuis quelques années, dans les cas de rétrécissement cancéreux ou cicatriciel infranchissable de la portion thoracique de l'œsophage, quelquefois de sa portion cervicale inférieure. C'est à Sédillot que revient l'honneur d'avoir fait sur l'homme la première opération de ce genre (1849), d'en avoir indiqué la portée et d'avoir établi les premières règles du manuel opératoire.

Appareil instrumental :
Un bistouri droit ;
Une pince anatomique et une pince à griffes ;
Une sonde cannelée ;
Deux écarteurs fenêtrés mousses ;

FIG. 403.

Une paire de ciseaux courbes mousses ;
Une série de pinces hémostatiques ordinaires de Péan ;

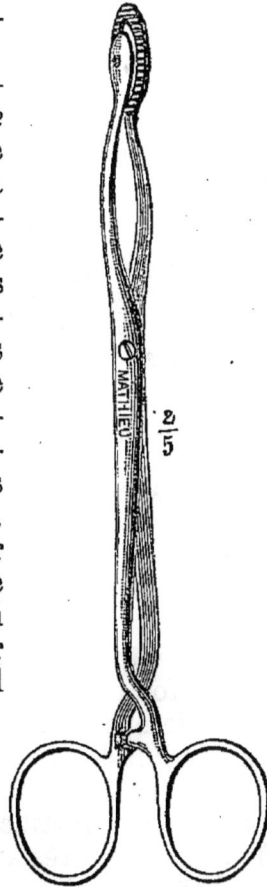

Une pince à plateau rond de Nélaton, comme celle qui sert à l'ovariotomie (fig. 403).

Une série d'aiguilles droites et demi-courbes ; les unes rondes et fines, pour la suture de l'estomac, les autres bitranchantes, pour la suture de la paroi abdominale ; on les arme de fils de soie et de catgut de différentes grosseurs.

MANUEL OPÉRATOIRE

Que l'estomac ait conservé son amplitude ordinaire, ou qu'il soit ratatiné à un point extrême, comme cela se voit par suite de l'inanition prolongée, dans le rétrécissement de l'œsophage, *le vrai, le seul point de repère constant pour trouver l'estomac est le bord antérieur du foie.* C'est au foie qu'il faut aller de suite après l'ouverture de l'abdomen, et c'est immédiatement au-dessous de lui, vers le côté gauche, qu'on doit chercher l'estomac.

D'autre part, ce dernier est dirigé, non pas horizontalement, ainsi qu'on l'enseigne dans la plupart de nos ouvrages classiques, mais dans un sens vertical ou très oblique, si bien que le pylore se trouve sur la ligne médiane ou sur le prolongement du bord droit du sternum, et que l'estomac siège tout entier, ou à peu près, à gauche.

Au début de l'opération, le manuel de la gastrotomie se confond avec celui de la gastrostomie : les deux premiers temps sont les mêmes. Les autres ne se ressemblent pas ; le but de l'opération étant lui-même différent.

Procédé. — 1er temps. *Incision de la paroi abdominale.* La circulation artificielle étant établie, — après s'être placé à droite et après avoir reconnu la pointe de l'appendice xyphoïde ainsi que le rebord des fausses côtes gauches, — faire une incision cutanée de 6 à 8 centimètres, qui commence à un travers de doigt au-dessous de l'appendice xyphoïde, à un travers de doigt en dedans du rebord costal gauche, et qui se prolonge en bas et à gauche parallèlement à ce rebord (fig. 402, A B).

Diviser dans la même étendue et à petits traits : 1° le tissu conjonctif sous-cutané et le fascia superficialis ; 2° le feuillet antérieur de la gaîne du muscle grand droit, l'aponévrose d'insertion du muscle grand oblique et ce muscle lui-même ; 3° le muscle grand droit, l'aponévrose d'insertion du muscle petit oblique et ce muscle lui-même ; 4° le feuillet postérieur de la gaîne du muscle grand droit, l'aponévrose d'insertion du muscle transverse et ce muscle lui-même. — Hémostase au fur et à mesure.

Une fois arrivé sur le péritoine, soulever ce dernier au milieu avec la pince à griffes, l'ouvrir en dédolant, passer exactement la sonde cannelée sous la face profonde de la séreuse et agrandir l'ouverture vers le haut et vers le bas.

2e temps. *Recherche et attraction de l'estomac.* — Pendant qu'un aide, placé à gauche, écarte les deux lèvres de la plaie abdominale avec les crochets mousses, reconnaître le bord antérieur du foie ; abaisser, s'il le faut, le colon transverse qu'on distingue à ses bosselures, à ses bandelettes et à ses appendices épiploiques ; rechercher, *sous le foie* et à gauche, avec l'index gauche, la petite courbure de l'estomac et la face antérieure de sa grosse tubérosité, saisir cette face au milieu avec la pince de Nélaton, et attirer l'estomac dans la plaie abdominale.

GASTROTOMIE. — 3e temps. *Ouverture de l'estomac.* — Passer deux forts fils en anse, avec l'aiguille, à travers la paroi antérieure de l'estomac, l'un du côté de la lèvre gauche, l'autre du côté de la lèvre droite de la plaie, afin de maintenir la paroi en place ; retirer la pince de Nélaton ; saisir de nouveau la paroi, au moyen d'une petite pince à griffes, entre les deux anses de fil, et ouvrir l'estomac avec les ciseaux sur une longueur de 2 à 3 centimètres, dans le sens de la plaie.

4e temps. *Fermeture de l'estomac.* — L'extraction d'un corps étranger, but ordinaire, étant supposée faite, fermer l'estomac, en adossant les surfaces séreuses (principe de Jobert) par la suture entrecoupée de Lembert (fig. 404

et 405). Les points sont placés à 4 millimètres les uns des autres, le premier au milieu de la plaie. Pour chaque point : 1º on enfonce l'aiguille à 8 millimètres du bord de la plaie, on la fait passer dans l'épaisseur de la tunique musculaire, on la fait ressortir à 2 millimètres du bord de la plaie, et l'on tire le fil ; 2º on enfonce l'aiguille de l'autre côté à 2 millimètres du bord de la plaie,

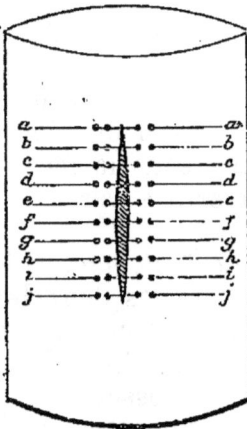

FIG. 404. — Suture de Lembert sur un segment de cylindre intestinal vu par sa surface externe ou séreuse.

Plaie longitudinale. — Placement des fils.

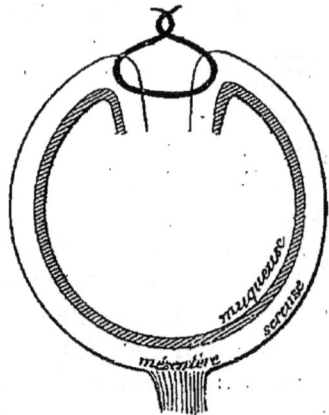

FIG. 405. — Suture de Lembert sur une coupe transversale du précédent cylindre au niveau d'un point de suture, pour montrer l'adossement des feuillets séreux par ce point.

on la fait passer dans l'épaisseur de la tunique musculaire, on la fait ressortir à 8 millimètres du bord de la plaie, et l'on tire le fil. Quand tous les fils sont placés, on les serre et on les noue doublement l'un après l'autre. Les chefs sont coupés au ras du nœud.

5ᵉ temps. *Fermeture de l'abdomen.* — Après avoir refoulé dans l'abdomen la paroi antérieure de l'estomac, réunir les deux lèvres de la plaie abdominale par deux plans de suture : sutures profondes au catgut comprenant le péritoine, sutures superficielles à la soie comprenant les autres parties de la paroi. (Pas de drainage).

GASTROTOMIE. — 3ᵉ temps. *Fixation de la paroi anté-rieure de l'estomac dans la plaie abdominale.* — Faire au niveau de chaque extrémité de la plaie un point de suture comprenant la paroi abdominale et la paroi gastrique ; puis, à 4 millimètres les uns des autres, appliquer, à droite et à gauche, une série d'autres points de suture comprenant également la paroi abdomi-nale et la paroi gastrique (fig. 406). Les fils ne doivent pas pénétrer dans la cavité de l'estomac, mais à travers la paroi, dans la tunique musculaire.

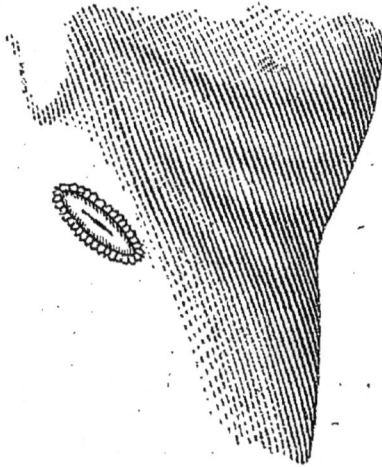

4ᵉ temps. *Ouverture de l'estomac.* — Au milieu de la paroi gastrique qu'on soulève avec une pince à griffes, faire avec les ciseaux une ouverture longitudinale de 1 centimètre seulement ; puis introduire une grosse

FIG. 406.—Estomac fixé et ouvert dans la plaie abdominale.

sonde en caoutchouc rouge que l'on fixe au bord de la plaie par une suture d'argent et qu'on bouche avec un fausset (Verneuil).

Beaucoup de chirurgiens à l'étranger, avec d'assez nombreuses variantes, il est vrai, préfèrent l'opération de la gastrostomie en deux temps, afin d'éviter sûrement l'infection du péritoine et la péritonite par épanchement; ils n'ouvrent l'estomac qu'après avoir permis aux adhérences séro-séreuses de s'établir et de fixer l'estomac à la paroi abdominale. Cette méthode, qu'on attribue à Howse, avait déjà été décrite par Nélaton en 1854. Je n'en vois pas les avantages depuis les perfectionnements que Verneuil a apportés à l'opération.

La gastrostomie, dans le cas de rétrécissement cicatriciel de l'œsophage, permet non seulement d'alimenter le malade, mais encore de tenter la cure radicale du rétrécissement par le cathé-térisme rétrograde. Ce cathétérisme dont mon savant ami, L.-H. Petit a eu le premier l'idée, compte déjà quelques succès.

PYLORECTOMIE. — GASTRECTOMIE

I. La résection du pylore, expérimentée sur les animaux d'abord par un médecin de Philadelphie et par Merrem (1810), puis, de nos jours, par Gussenbauer et v. Winiwarter, a été pratiquée pour la première fois sur l'homme par Péan, le 9 avril 1879. Il s'agissait d'un carcinome du pylore avec dilatation extrême de l'estomac. L'opéré est mort le cinquième jour dans le collapsus. Depuis cette époque, à peu près exclusivement en Autriche et en Allemagne, une série d'opérations analogues ont été faites : jusqu'à la fin de 1883, j'en ai recueilli 38 cas, dont 35 pour carcinome et 3 pour ulcère simple suivi de sténose. C'est surtout à Billroth et à son élève A. Wölfler qu'on doit la plus grande somme de perfectionnements techniques.

Cependant, malgré les progrès du diagnostic (gastroscopie), malgré les avantages de l'incision exploratrice, malgré la précision croissante du manuel opératoire, la pylorectomie est encore loin d'entrer dans la pratique générale. La chirurgie française du moins ne semble pas disposée à l'accepter, d'abord à cause de sa gravité (76 p. 100 [1] de mortalité opératoire), puis parce qu'elle considère comme illusoire sa puissance curative, s'il s'agit d'un carcinome, le diagnostic étant toujours trop tardif, ou parce que le diagnostic est trop incertain, souvent même impossible, s'il s'agit d'un ulcère simple accompagné d'un rétrécissement.

Pour ces raisons, jusqu'à nouvel ordre, il me paraît inutile d'indiquer le manuel opératoire de la pylorectomie. Peut-être celle-ci cèdera-t-elle la place soit à la divulsion digitale de Loréta (33,4 p. 100 de mortalité opératoire) soit à une autre opération qui sera décrite tout à l'heure et que pour mon compte je trouve plus accep-

[1] Statistique de R. Winslow, 1 fév. 1885 : 61 cas (*Amer. J. of med. sc.*, june).

table que la pylorectomie la *gastro-entérostomie*, cette dernière palliative, il est vrai, pour le carcinome ; mais la résection peut-elle se flatter d'être autre chose ?

II. On a aussi songé, depuis quelques années, à faire de la résection totale de l'estomac une opération chirurgicale applicable au cancer plus ou moins diffus de cet organe. Kaiser et Wehr ont expérimenté sur le chien ; Albert (de Vienne) sur le cadavre (1880). Enfin (décembre 1883), Connor (de Cincinnati) a pratiqué l'opération sur le vivant ; son opéré est mort de shock sur la table.

Les raisons qui m'ont fait passer sous silence le manuel opératoire de la pylorectomie m'engagent également à ne pas insister sur la gastrectomie totale.

GASTRO-ENTÉROSTOMIE

OU OPÉRATION DE WÖLFLER

Cette opération, que Wölfler (de Vienne) a été le premier à faire (1881) sur la proposition de Nicoladoni qui l'assistait et qui peut-être se souvenait d'une opération analogue de Maisonneuve, cette opération consiste à aboucher une anse d'intestin grêle avec la paroi antérieure de l'estomac près de la grande courbure, de manière à rétablir le cours des matières dans le cas de sténose cancéreuse du pylore où ce dernier ne peut pas être réséqué. Ne devrait-on pas la substituer *dans tous les cas* à la pylorectomie, qui est d'une exécution beaucoup plus longue (deux à cinq heures, trois heures en moyenne) et plus difficile ? Sa gravité est en outre un peu moindre que celle de la pylorectomie (69,3 p. 100 de mortalité d'après 13 cas connus au 1er février 1885).

Appareil instrumental : le même que pour la gastrotomie et la gastrotomie ; plus un thermo-cautère.

Procédé combiné d'après les indications principales de Wölfler. — **1er temps.** *Incision de la paroi abdominale sur la ligne blanche.* — La circulation artificielle étant établie, — après s'être placé à droite, — faire une incision cutanée suivant la ligne blanche, depuis l'appendice xyphoïde jusqu'à l'ombilic.

Diviser le tissu conjonctif sous-cutané, le fascia superficiel, puis le raphé fibreux à petits traits, jusqu'à ce qu'on arrive au tissu conjonctif sous-péritonéal.

Pincer et ouvrir en dédolant le péritoine vers le milieu de la plaie, puis agrandir sur la sonde l'ouverture du péritoine vers le haut et vers le bas, en s'assurant toujours auparavant que le bec de la sonde glisse *immédiatement* sur la face profonde du feuillet séreux.

2° temps. *Recherche et attraction d'une anse de l'intestin grêle ; rétrécissement de sa branche droite ou ascendante.*—Pendant qu'un aide placé à gauche écarte les lèvres de la plaie avec les crochets mousses, soulever la partie gauche du colon transverse pour rechercher le repli juéno-duodénal d'où sort le jéjunum, dont les attaches sont très courtes à l'origine ; choisir l'anse intestinale qui se trouve à 40 ou 50 centimètres du repli, parce qu'elle a un long mésentère (Wölfler), et l'attirer vers la plaie abdominale où l'on peut la maintenir par un fort fil de soie passé au travers de son insertion mésentérique. Rétrécir la branche droite ou ascendante de l'anse, au moyen de trois sutures de Lembert qui traversent la séreuse et la musculaire en deux points distants de 1 centimètre et formeront ainsi un pli saillant dans l'ouverture de l'intestin.

3e temps. *Recherche, attraction et ouverture de l'estomac.* — Rabattre, s'il le faut, le colon transverse et le grand épiploon en bas et à droite ; rechercher la grande courbure de l'estomac que l'on reconnaît à sa forme et aux vaisseaux de la face antérieure de l'estomac qui y viennent ou qui en partent, saisir la paroi gastrique avec la pince de Nélaton, l'attirer, la maintenir dans la plaie abdominale et l'ouvrir à petits coups de thermocautère à un travers de doigt au-dessus de l'insertion du

grand épiploon, dans le sens horizontal et sur une longueur de 4 centimètres.

Eponger l'intérieur de l'estomac. (Sur le vivant, avant
l'opération, il est largement irrigué avec une solution
antiseptique).

4ᵉ temps. *Ouverture de l'intestin et abouchement des
deux ouvertures par la suture.* — Ouvrir encore à petits
coups de thermo-cautère le milieu de la surface libre de

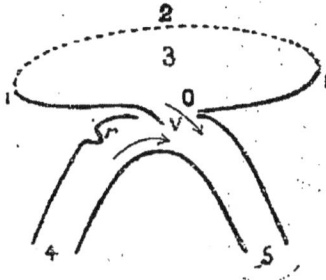

FIG. 407. — Schéma de l'abouchement gastro-intestinal. (Coupe
horizontale au niveau de cet abouchement.)

1 1, paroi antérieure de l'estomac; — 2, paroi postérieure de l'estomac; —
3, sa cavité; — 4, branche ascendante de l'angle intestinale avec son rétrécissement valvulaire artificiel; — 5, sa branche descendante; — O, orifice
gastro-intestinal; — V, valvule formée par la paroi stomacale.

La flèche qui passe dans l'orifice gastro-intestinal indique le cours des
matières de l'estomac vers la branche descendante de l'anse. L'autre flèche
indique le cours de la bile vers cette même branche.

l'anse intestinale, à gauche du rétrécissement déjà produit sur une longueur de 5 centimètres; et éponger soigneusement l'intérieur de l'intestin et toute la surface
traumatique.

Aboucher maintenant les deux ouvertures, de telle
sorte, d'après le conseil de Wölfler, que les bords qui répondent à la partie droite de l'ouverture intestinale
soient suturés à la paroi stomacale intacte, tandis qu'aux
bords de l'ouverture stomacale on n'insère que les bords
correspondant à la partie gauche de l'ouverture intestinale.

Il se forme ainsi au-dessus de la partie droite de l'ouverture intestinale une valvule formée par la paroi stomacale et qui, aidée déjà par le rétrécissement artificiel, s'oppose au passage de de la bile dans l'estomac et au passage du couteau de l'estomac dans la branche ascendante de l'anse intestinale (fig. 407).

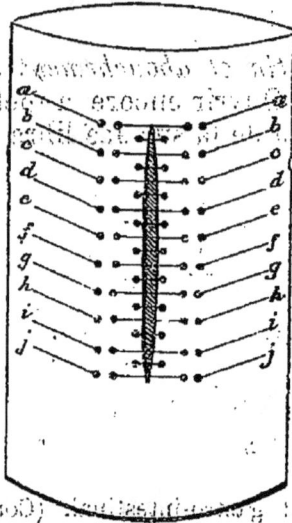

FIG. 408. — Suture double de Czerny sur un segment de cylindre intestinal vu par sa surface externe ou séreuse.

Plaie longitudinale. — Placement des fils.

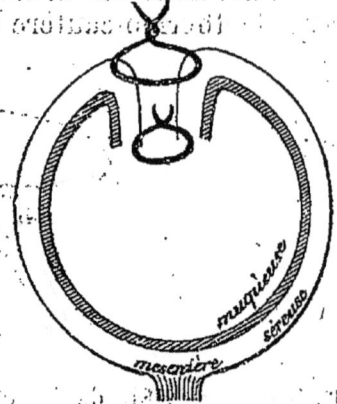

FIG. 409. — Suture de Czerny sur une coupe transversale du précédent cylindre au niveau d'un double point de suture, pour montrer l'adossement des feuillets séreux par les deux points.

On se sert de la suture de Lembert, ou mieux de la suture entrecoupée double de Czerny qui est plus solide et assure mieux la réunion primitive des surfaces séreuses (fig. 408 et 409).

5e temps. *Fermeture de l'abdomen*. — Après avoir fait la toilette du champ opératoire, réunir les deux lèvres de la plaie abdominale par un double plan de sutures, comme il a été dit à propos de la gastrotomie.

Si l'on veut éviter la formation d'une valvule, Völfer conseille de sectionner complètement l'anse intestinale, d'aboucher la branche gauche ou descendante de l'anse avec l'ouverture stomacale, puis de rétrécir la branche droite ou ascendante et l'anastomoser avec la branche gauche à quelque distance de l'estomac.

ENTÉROTOMIE ET ENTÉROSTOMIE

L'*entérotomie* est l'ouverture temporaire d'une anse de l'intestin grêle ; l'*entérostomie* est son ouverture permanente, *bouche* ou *anus*, suivant que cette ouverture siège à la partie supérieure (moins le duodénum[1]) ou à la partie inférieure de l'intestin, pouvant encore servir à l'ingestion des substances alimentaires dans le premier cas, ou servant à l'élimination du résidu digestif dans le second cas.

L'entérotomie est très rarement indiquée : elle ne l'est guère que lorsqu'on observe des phénomènes d'occlusion intestinale et que, la laparotomie faite, on se trouve en présence d'un obstacle dû à un corps étranger, à un entérolithe, à un rétrécissement fibreux qu'on veut dilater.

L'entérostomie haute peut trouver sa place dans le traitement du cancer de l'estomac, du pylore, de la tête du pancréas, du duodénum, à titre d'opération palliative, c'est-à-dire parce qu'elle permet l'alimentation. L'entérostomie basse (anus artificiel) se pratiquait souvent jusqu'en ces dernières années d'après la doctrine et les règles opératoires de Nélaton, dans les cas d'étranglement interne : sans se préoccuper de la nature et du siège de l'obstacle, on admettait qu'en ouvrant à la région iliaque droite ou gauche la première anse qui se présente distendue par des gaz, on reste toujours au-dessus de la cause de l'étranglement. Cela n'est pas toujours exact, et de plus, objection capitale, l'opération est simplement palliative. Aujourd'hui, à la faveur de la méthode antiseptique, on préfère de plus en plus la *laparotomie*, la recherche et l'abord direct de l'obstacle, quitte à attirer et à ouvrir une anse inférieure de l'iléon au bas de la plaie abdominale si les recherches sont restées infruc-

[1] La duodénostomie a été faite 3 fois (Langenbeck, Robertson, Southam), et trois fois elle s'est accompagnée de mort.

tueuses ou que la situation ne comporte pas d'autre solution. Néanmoins, je décrirai l'opération de Nélaton ne
fût-ce que comme type de l'entérostomie faite d'emblée.

Enfin l'entérostomie, quel que soit son siège, constitue
souvent un temps nécessaire de l'intervention chirurgicale, dans l'opération de la hernie étranglée (gangrène
de l'intestin confirmée, douteuse ou possible), dans certaines contusions et plaies contuses de l'intestin.

Appareil instrumental :

Un bistouri droit ;
Une pince anatomique ;
Une petite pince à griffes ;
Une sonde cannelée ;
Une paire de ciseaux courbes mousses ;
Deux écarteurs fenêtrés mousses ;
Quelques pinces à forcipressure ;
Des aiguilles droites, rondes et fines ;
Des aiguilles courbes et demi-courbes, bitranchantes,
  avec soie et catgut.

MANUEL OPÉRATOIRE

L'entérotomie a les mêmes temps que la gastrotomie
et un manuel opératoire analogue. Il est inutile de lui
consacrer une description spéciale.

La technique de l'entérostomie est également semblable à celle de la gastrostomie. Ses particularités tiennent uniquement au siège de l'incision abdominale et à
la partie du tube digestif qui est ouverte et va servir
d'anus.

Opération de Nélaton. — Procédé. — 1er temps. *Incision de la paroi abdominale.* La circulation artificielle
étant établie, le cadavre étendu sur le dos, — après
s'être placé à droite — faire une incision cutanée de 7
centimètres parallèle à l'arcade crurale, commençant à
un doigt en dedans de l'épine iliaque antéro-supérieure,

et restant toujours à 2 centimètres au-dessus de l'arcade.

Diviser le tissu conjonctif sous-cutané et le fascia superficiel dans la même étendue.

Diviser ensuite en entonnoir, soit sur la sonde soit plutôt à petits traits, l'aponévrose du grand oblique, le petit oblique, le transverse et le fascia transversalis sous

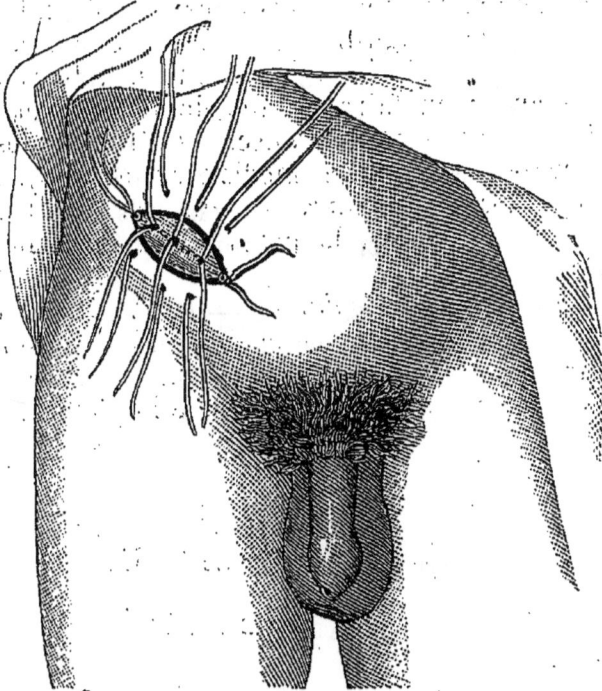

FIG. 410. — Anus contre nature.
Suture d'une anse intestinale dans la plaie abdominale.

séreux, de sorte que le fond de la plaie n'ait qu'une longueur de 4 centimètres.

Pincer le péritoine au milieu, l'ouvrir en dédolant, puis le diviser sur la sonde avec les précautions voulues dans toute l'étendue de la plaie.

2e temps. *Attraction d'une anse intestinale.* — Avec une petite pince à griffes qu'on tient de la main gauche, en s'aidant de l'index droit, attirer au dehors la première anse qui se présente.

3º temps. *Fixation de l'anse dans la plaie abdominale.* — Fixer d'abord l'anse à chaque extrémité de la plaie au moyen d'un fil de soie qui embrasse largement la paroi intestinale et la commissure correspondante de la plaie; nouer doublement et couper les chefs au ras du nœud. Au milieu de l'anse à égale distance des deux lèvres de la plaie, enfoncer l'aiguille et comprendre dans une anse de fil une moitié latérale de l'anse intestinale et la lèvre correspondante; en faire autant de l'autre côté. Puis, placer de même une série d'anses de fil entre les anses commissurales et les anses médianes (fig. 410). Nœuds doubles et chefs coupés au ras des nœuds. Les fils doivent toujours passer à travers la paroi de l'intestin, non dans sa cavité.

4º temps *Ouverture de l'anse.* — Ponctionner l'intestin au milieu, entre les fils avec la pointe du bistouri, puis l'agrandir en dehors et en dedans sur la sonde ou avec les ciseaux jusqu'aux commissures de la plaie.

COLOSTOMIE ILIAQUE

OU OPÉRATION DE LITTRE

L'opération de Littre consiste à établir un anus en fixant et ouvrant l'S iliaque dans une plaie de la paroi abdominale.

Elle est indiquée : 1. dans les cas d'atrésie congénitale inaccessible, de cancer inopérable du rectum ; 2. dans certains rétrécissements du rectum non cancéreux, qu'il est impossible de guérir directement ; 3. dans la compression du rectum par des tumeurs intrapelviennes inopérables.

Même appareil instrumental que pour l'opération de Nélaton, plus un thermo-cautère.

Procédé de Verneuil[1]. — Ce procédé a pour but d'empêcher complètement le passage et, par suite, l'accumulation si fâcheuse des matières fécales dans le bout rectal.

1er temps. *Ouverture de l'abdomen.* — La circulation artificielle étant établie, le cadavre étendu sur le dos, après s'être placé à gauche et après avoir tracé l'arcade crurale (de l'épine pubienne à l'épine iliaque antéro-supérieure), inciser la paroi abdominale couche par couche comme dans l'opération de Nélaton : puis, le péritoine une fois fendu, pour être sûr de le comprendre plus tard dans la suture pariéto-intestinale, saisir le contour de l'incision pratiquée sur lui avec six pinces hémostatiques, une à chaque extrémité, deux sur chaque bord.

2e temps. *Découverte et traction de l'intestin en dehors.* — L'ouverture péritonéale étant tenue béante par les pinces hémostatiques ou à la rigueur, par deux crochets mousses, chercher l'S iliaque et le reconnaître, ce qui est ordinairement très facile, à ses appendices épiploïques à ses bosselures, à ses bandelettes longitudinales, et à ses rapports avec le psoas et la fosse iliaque. Si, par hasard, une anse d'intestin grêle se présente, la refouler doucement en haut ; audessous d'elle, exactement dans le sinus formé par la fosse iliaque interne et la paroi abdominale, on trouve le gros intestin.

Après avoir saisi avec une pince le premier appendice graisseux qui se présente, attirer doucement l'intestin jusqu'à ce qu'il se forme au-dessus du plan de la peau une saillie du volume de la moitié d'un œuf de poule ; et, pour l'empêcher de rentrer dans l'abdomen, le transfixer à son insertion mésentérique avec deux longues aiguilles, lesquelles, abandonnées à elles-mêmes, reposent sur la paroi du ventre et retiennent l'intestin jusqu'à l'achèvement des sutures.

3e temps. *Fixation de l'intestin.* — Comme pour la

[1] *Semaine médicale,* 1er avril 1883, et Congrès français de chirurgie, 9 avril 1885.

gastrostomie (d'après la manière de faire de Verneuil),

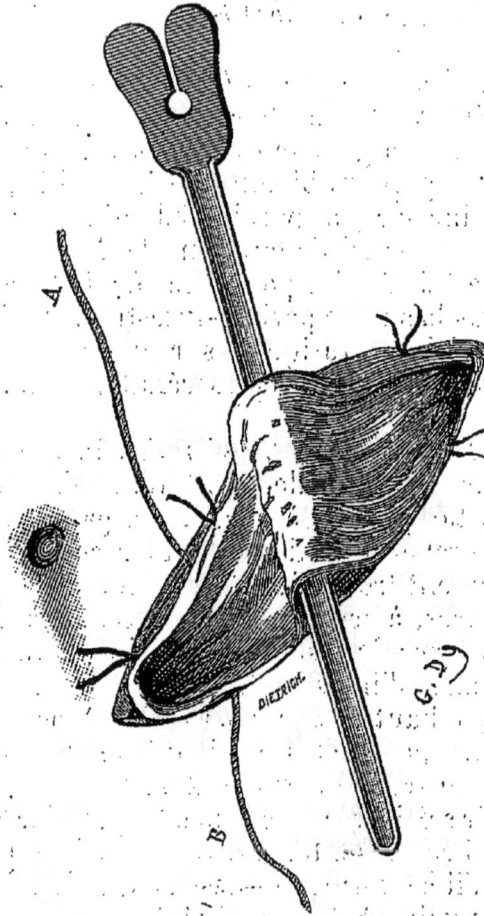

FIG. 411. — Colon excisé et déjà fixé par quelques points à la plaie abdominale.

Orifice du bout supérieur de l'intestin à l'angle gauche de la figure.
Orifice du bout inférieur de l'intestin à l'angle droit de la figure,
La sonde cannelée soulève l'éperon intermédiaire aux orifices, pour le mettre en évidence,
A et B, fils à ligatures de l'artère épigastrique coupée en deux tronçons.
Cicatrice ombilicale en haut et à droite de la figure, mais représentée beaucoup trop bas.

appliquer une série circulaire d'environ 15 sutures métalliques. On se sert du chasse-fil à aiguille concave, introduit indifféremment ou de la peau vers l'intestin ou de l'intestin vers la peau, pourvu qu'on évite autant que possible d'entrer dans la cavité de l'intestin.

Au fur et à mesure qu'on place les fils, retirer les pinces hémostatiques qui fixent le péritoine et les aiguilles qui fixent l'intestin.

Laver soigneusement la plaie circulaire, enfin fermer les sutures, soit en tordant les fils, soit en les fixant avec des boutons de nacre et des coulants de plomb.

Fils métalliques, aiguille chasse-fil et accessoires peuvent être remplacés par des fils de soie et des aiguilles ordinaires.

4e temps. *Ouverture de l'intestin.* — Avec le thermocautère, de préférence au bistouri et aux ciseaux, réséquer les trois quarts environ de la circonférence de l'S iliaque en se tenant de 3 à 4 millimètres en dehors de la ligne des sutures, de sorte que l'ouverture est bordée par une petite collerette de paroi intestinale.

Il se forme un éperon au dépens de la partie mésentérique restante, et les deux bouts b. stomacal et b. rectal, ont une tendance heureuse à se placer côte à côte comme les deux canons d'un fusil double (fig. 411).

Pour prévenir le rétrécissement qui survient d'ordinaire à l'anus artificiel de Littre, Kirmisson propose de faire sur la lèvre supérieure de l'incision horizontale un petit débridement vertical.

COLOSTOMIE LOMBAIRE

OU OPÉRATION DE CALLISEN-AMUSSAT

L'opération consiste à établir un anus en fixant et en ouvrant le côlon descendant, quelquefois le côlon ascendant, dans la région lombaire correspondante.

Ses indications sont les mêmes que pour l'opération de Littre. Le choix entre l'anus iliaque et l'anus lombaire est une simple question de préférence de la part

34.

du chirurgien, quelquefois de la part du malade lui-même. Cependant, sans vouloir même ébaucher un parallèle[1], je trouve, après beaucoup d'autres, que l'opération de Littre est bien plus facile ; et, avec la méthode antiseptique, l'ouverture du péritoine qu'elle nécessite n'est plus à craindre comme autrefois.

Même appareil instrumental.

Procédé. — *Préliminaires indispensables ou utiles:* Le cadavre étant couché sur le côté droit et un peu sur le ventre distendre le gros intestin (Trélat) en insufflant le rectum avec une canule et un soufflet. Tracer avec le crayon de fuchsine une ligne qui aille de l'épine iliaque antéro-supérieure à l'angle de rencontre de la douzième côte et de la masse sacro-lombaire ; marquer par un point sur la crète iliaque le milieu de l'espace compris entre les deux épines iliaques supérieures ; puis, à 2 centimètres en rarière de ce point, élever une ligne verticale. L'intersection des deux lignes indique le milieu de l'incision à faire c'est-à-dire la position ordinaire du côlon.

1er temps. *Incision de la paroi abdominale.* — Après s'être placé du côté à opérer, faire une incision cutanée de 8 à 10 centimètres sur et suivant le tracé de la ligne ilio-costale, de sorte que le milieu corresponde au susdit point d'intersection (fig. 412, AB).

Diviser successivement *dans la même étendue :* 1° le tissu conjonctif graisseux sous-cutané ; 2° le grand dorsal en haut, le grand oblique en bas de la plaie ; 3° l'aponévrose commune au petit oblique et au transverse ; 4° la partie correspondante du carré lombaire (bord externe) ; 5° un mince feuillet aponévrotique profond.

2e temps. *Recherche et attraction du colon.* — Avec la pince à dissection et le bec de la sonde cannelée, dans le même sens que la plaie, en usant de toutes précautions pour ne pas perforer le péritoine sur les côtés du colon,

---

[1] Voy. Réclus, Congrès français de chirurgie, 9 avril 1885.

dissocier le tissu graisseux jaune qui masque sa face postérieure.

Reconnaître le colon à sa teinte gris rose ou gris blanc (Trélat), à son aspect terne, à sa striation transversale,

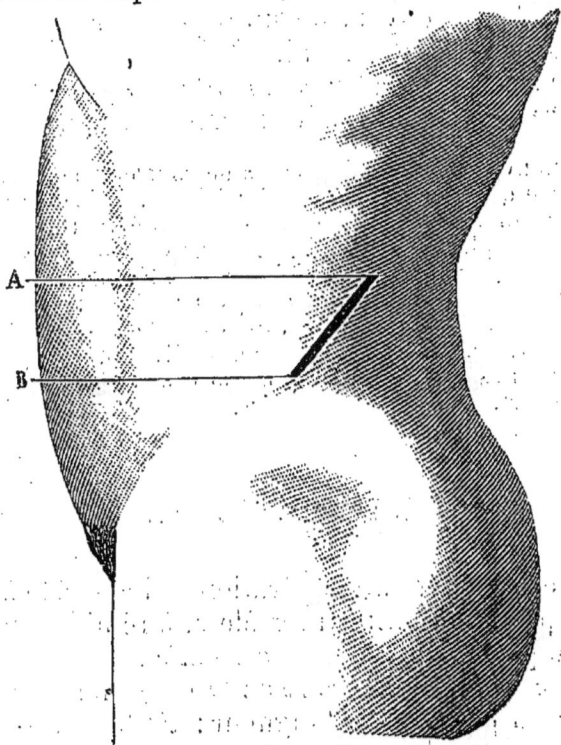

FIG. 412.

A·B, incision pour la colostomie lombaire.

à la sensation de tube à deux feuillets épais qu'il donne quand on le pince et fait glisser ses parois entre l'index et le pouce, à la présence des matières fécales, à sa sonorité, enfin et surtout à son gonflement quand on répète l'insufflation rectale.

En tenant compte de tous ces caractères et moyens nediagnostic, on ne peut prendre pour le colon ni une aponévrose, ni du muscle ni l'intestin grêle, ni le péritoine. La recherche d'une bandelette longitudinale est inutile, sinon dangereuse, pour le péritoine qui risquerait beaucoup d'être ouvert.

Attirer doucement le colon dans la plaie, en le saisissant avec une pince à griffes au milieu de sa face postérieure ou en le traversant avec un fort fil de soie.

3e temps. *Fixation du colon dans la plaie.* — Même mode et mêmes moyens de suture que dans l'opération de Nélaton et celle de Littre.

4e temps. *Ouverture du colon entre les points de suture.* — La faire à petits coups de thermo-cautère.

Chez le nouveau-né, le colon est situé contre le bord externe du rein, de sorte que le milieus de l'incision doit être un peu plus éloigné par rapport à la série des apophyses épineuses lombaires.

Souvent à la place du colon, on trouve un anse d'intestin grêle (Trélat), ce qui expose à faire une entérostomie, opération beaucoup plus grave, ainsi que cela est arrivé deux fois à Trélat lui-même (mort à la suite) ; et d'autres fois le colon flotte sur un méso complet, Dans un cas de ce genre (H. Morris), pendant les manœuvres faites pour éviter la blessure du péritoine, l'intestin grêle iut ouvert.

ENTÉRECTOMIE

L'entérectomie est une opération qui consiste à retrancher une partie de l'intestin grêle et à rétablir ensuite sa continuité par la suture (*enterorraphie*). Tantôt elle n'intéresse que le tiers, le quart de la circonférence de l'intestin sur un point de sa longueur ; tantôt elle supprime l'intestin sur une longueur plus ou moins considérable, sans ou avec la résection de la partie correspondante du mésentère.

Elle peut être indiquée : 1. dans les contusions et plaies contuses de l'intestin, notamment celles par armes à feu ; 2. dans la gangrène par étranglement herniaire externe; 3. dans l'invagination aiguë autrement irrémédiable ; 4. dans les rétrécissements cicatriciels, causes d'occlusion ; 5. dans la cure radicale de l'anus contre nature, d'après la méthode de Schede et de Dittel[1]; 6. dans les néoplasmes (sarcome, épithéliome, etc.),

---

[1] Voy. Bouilly et Assaky, in *Revue de Chirurgie*, 1883

lorsqu'ils déterminent les phéuomènes de l'occlusion intestinale et qu'ils sont encore opérables.

Appareil instrumental :

Un bistouri droit ;
Une pince à dissection ;
Une pince à griffes ;
Une série de pinces à forcipressure ;
Une sonde cannelée ;
Une paire de ciseaux droits mousses ;
Deux clamps ou compresseurs intestinaux à branches étroites et parallèles ;
Une série d'aiguilles droites, fines et rondes, armées de fil de soie fin, pour la suture intestinale, les autres de catgut, enfin des aiguilles bi-tranchantes près de leur pointe, courbes et demi-courbes, armées de fil plus fort (catgut, soie), pour la suture de la plaie abdominale.

Procédé. — Soit, comme type, la résection de 10 centimètres d'intestin grêle avec résection cunéiforme de la partie correspondante du mésentère (fig. 413).

1er temps. *Ouverture de l'abdomen.* — Le cadavre étant étendu sur le dos et la circulation artificielle établie, après s'être placé à droite, ouvrir l'abdomen sur la ligne blanche d'après les règles déjà indiquées pour la laparotomie.

2° temps. *Attraction et pincement d'une anse d'intestin grêle.* — Avec les doigts attirer doucement au dehors une anse intestinale jusqu'à ce que la partie moyenne correspondante du mésentère soit sortie de 6 centimètres par exemple.

Appliquer sur l'intestin deux clamps ou compresseurs à une distance réciproque de 10 centimètres.

3° temps. *Hémostase du pédicule mésentérique ; excision de l'intestin et du mésentère.* — Au sommet du triangle que représente le pédicule mésentérique, lier les vaisseaux en deux ou trois faisceaux, c'est-à-dire embrasser chaque faisceau dans une anse de catgut passée avec l'aiguille (*filopressure segmentée*). Couper les chefs au ras du nœud et abandonner les ligatures.

Avec les ciseaux, en dedans des clamps, réséquer l'intestin suivant deux lignes de section convergentes qui

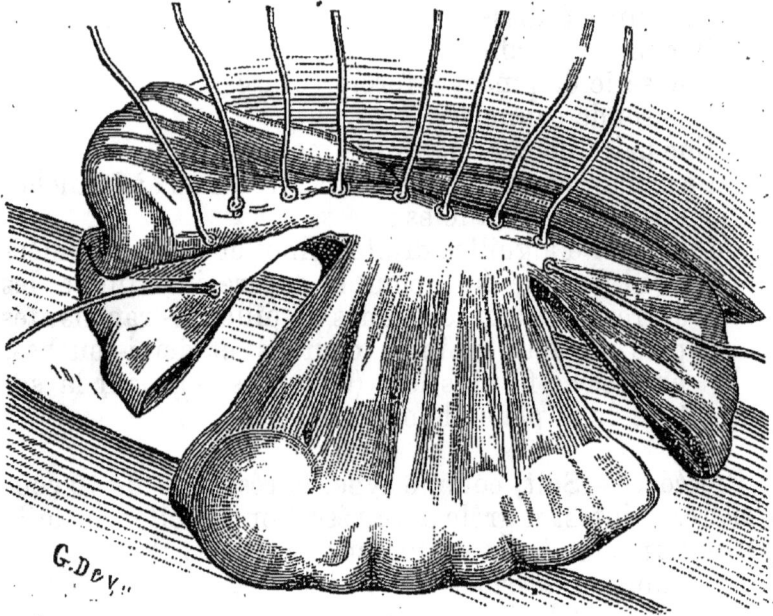

FIG. 413. — Portion d'intestin réséquée avec un coin de mésentère.

Les fils indiquent la distance réciproque à laquelle on place les anses à filopressure.

aboutissent au sommet du triangle ; puis diviser ce sommet transversalement à 1 centimètre en deçà des ligatures.

4ᵉ temps. *Évacuation et nettoyage* (désinfection antiseptique rigoureuse sur le vivant) *des deux bouts intestinaux ; suture de ces bouts et de la plaie mésentérique.*

Enlever un clamp, pendant que la plaie et le péritoine sont protégés par des éponges ; vider par pression et par injection d'eau le bout intestinal correspondant, puis le libérer, d'un coup de ciseaux, sur une hauteur de 2 centimètres au niveau de son insertion mésentérique.

En faire autant pour l'autre bout intestinal.

Réunir les deux bouts, toujours d'après le principe de l'adossement des séreuses au moyen de la suture entrecoupée double de Czerny ou de celle en 8 de chiffre de Gussenbauer (fig. 414 et 415). Le premier point est placé du côté du mésentère ; le deuxième sur le milieu de la face opposée ; puis les autres entre les précédents, à

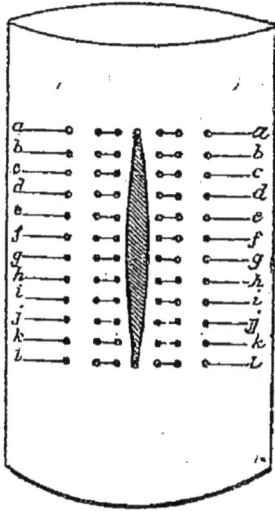

FIG. 414. — Suture en 8 de chiffre de Gussenbauer sur un segment de cylindre intestinal vu par sa surface externe ou séreuse.

Plaie longitudinale. — Placement des fils.

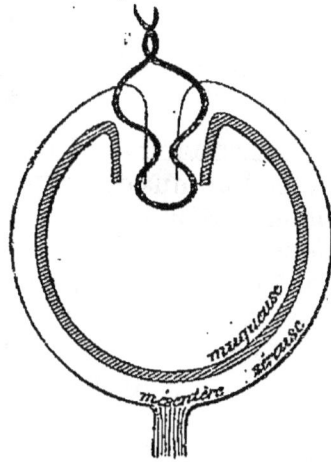

FIG. 415. — Suture de Gussenbauer sur une coupe transversale du précédent cylindre au niveau d'un point de suture pour montrer l'adossement du feuillet séreux par le 8 de chiffre.

droite et à gauche. Les points doivent être aussi rapprochés que possible. On noue et on coupe les chefs au ras au fur et à mesure du placement des fils.

Réunir ensuite la plaie mésentérique par deux ou trois points de catgut ; puis réduire les parties suturées et les abandonner dans le péritoine.

5° temps. *Fermeture de l'abdomen.* — Après s'être assuré que l'hémostase est parfaite et après avoir fait la toilette du champ opératoire, fermer l'abdomen par trois séries de suture entrecoupée : une profonde séro-séreuse au catgut ; une de détente et une de réunion, toutes deux à la soie. (Voy. *Sutures*.)

Il y a grand avantage à répéter souvent cette opération sur le cadavre et sur l'animal vivant, afin d'acquérir la dextérité si nécessaire pour la bonne application des sutures intestinales, afin aussi de suivre les résultats de l'opération sur l'animal.

Au lieu de réduire complètement, Bouilly donne le conseil, excellent à mon avis, de laisser l'intestin à vue dans la plaie abdominale et de ménager une ouverture de un centimètre à la partie moyenne de la ligne antérieure de réunion. Car, après la réduction complète, on a malheureusement la disjonction de la suture et la persistance des phénomènes de l'étranglement.

COLECTOMIE. — Je ne dirai rien de la *colectomie* ou résection du colon, qui a été pratiquée plusieurs fois depuis 1875 dans des cas de carcinome ; car on peut se demander, en dehors de toute question technique, s'il ne vaut pas mieux alors s'en tenir encore à l'établissement d'un anus soit dans le cœcum (opération de Pillore), soit dans les régions lombaires droite ou gauche, soit dans l'S iliaque, suivant le siège de l'obstacle.

RECTOTOMIE LINÉAIRE

La rectotomie linéaire est la simple section du rectum suivant sa longueur. On la fait en arrière sur la ligne médiane.

Elle est indiquée : 1° à titre d'opération soi-disant radicale, dans le rétrécissement cicatriciel ou syphilitique ; 2° à titre d'opération palliative dans le cancer inopérable. En ce dernier cas, la survie qu'elle donne est très grande, mais moins grande que celle qu'on obtient de la colostomie (Trélat).

Appareil instrumental :

Une grosse sonde cannelée ;
Un gorgeret de bois ;
Un thermo-cautère.

Procédé de Verneuil. — Après avoir lavé le gros intestin en y faisant passer de haut en bas un courant d'eau sous forte pression de façon que le rectum soit tout à fait vide et propre (sur le vivant, après avoir désinfecté ce dernier à l'aide d'injections antiseptiques), le cadavre étant placé à une extrémité de la table dans la position de la taille, introduire l'index gauche dans le rectum jusqu'à une profondeur de 5 centimètres par exemple, en ayant soin de tourner la face palmaire vers le coccyx.

Ponctionner les tissus de dehors en dedans, sur la ligne médiane, au-dessous de la pointe du coccyx, avec le couteau du thermo-cautère, en allant obliquement à la rencontre de l'extrémité de l'index.

S'arrêter dès que le doigt sent la chaleur, introduire alors dans le trajet une grosse sonde cannelée, achever avec elle de perforer le rectum et la ramener par l'anus. (Après avoir perforé le rectum, on pourrait avec autant d'avantage remplacer la sonde par un gorgeret de bois au moyen duquel on protégerait la paroi antérieure du rectum.)

Sectionner enfin les tissus (y compris le sphincter anal) avec le thermo-cautère maintenu au rouge-brun et dirigé dans la cannelure de la sonde. Une chaîne d'écraseur ou l'anse galvanique peut fort bien remplir le même office.

Le degré d'infirmité créé par la rectotomie, dit Verneuil [1], est beaucoup moindre qu'on ne le croirait d'après la section du sphincter anal. Il y a très peu d'incontinence, les matières dures ne tardent pas à être retenues et la diarrhée, qui est souvent provoquée par le rectite, diminue promptement par l'amélioration de l'inflammation rectale elle-même.

Lorsque la rectotomie, même avec la résection du coccyx, ne peut arriver au-dessus de la limite supérieure d'un cancer très étendu, il faut recourir à l'opération de Littre ou à celle de Callisen.

[1] Congrès de Copenhague, 1884, An. in. Revue de Chir., 1884.

EXTIRPATION DU RECTUM

L'extirpation du rectum est presque toujours partielle, limitée au tiers inférieur de sa longueur. Il n'y a guère qu'Esmarck et quelques autres chirurgiens allemands qui soient déterminés à pousser l'excision jusqu'à la totalité ou la presque totalité de l'organe (12 à 20 centimètres). En France, où l'extirpation du rectum excite peu d'enthousiasme, on opère rarement au-dessus de 6 à 7 centimètres, du moins du côté de la paroi antérieure, soit parce qu'on redoute l'ouverture et l'infection septique consécutive du péritoine, soit surtout parce que le cancer qui dépasse cette limite offre à l'intervention bien peu de chances de succès thérapeutique. Encore exige-t on comme justification qu'il n'y ait pas d'engorgement ganglionnaire et que le cancer n'ait pas encore envahi les organes voisins (urèthre, prostate, vésicules séminales, bas-fond de la vessie), du moins, autant que l'examen clinique permet de s'en assurer. Il n'y a d'exception à cette règle que chez la femme : l'extension du néoplasme à la paroi postérieure du vagin n'est pas une contre-indication.

L'extirpation est indiquée : 1º dans certains cas de stricture syphilitique, d'ulcère étendu à la muqueuse rectale (Hueter) ; 2º dans le cancer (épithéliome pavimenteux, épithéliome cylindrique, carcinome colloïde, carcinome squirrheux, etc.).

Appareil instrumental, dans son ensemble :

Un bistouri droit ;
Une pince anatomique ;
Une pince de Museux ;
Une série de pinces à forcipressure ;
De forts ciseaux mousses, les uns droits, les autres courbes sur le plat ;
Une sonde cannelée ;
Un gorgeret de bois ;

Un cathéter uréthral (pour homme) ;

Un thermo-cautère ;

Un trocart courbe de Chassaignac ;

Un écraseur linéaire droit ;

Une cisaille coudée de Liston, pour la résection du coccyx ;

Une série d'aiguilles courbes et demi-courbes, armées de fils de soie.

MANUEL OPÉRATOIRE

La plupart des chirurgiens, aujourd'hui, donnent la préférence, et avec raison, aux modes et moyens d'exérèse immédiate, qu'ils combinent ordinairement entre eux, de façon à avoir hémostase facile, ablation large du cancer et chances *minimum* de septicémie. Ces modes et moyens d'exérèse les plus importants sont : l'instrument tranchant, la dissection mousse, le thermo-cautère et l'écraseur linéaire. L'anse galvano-caustique a bien sa valeur ; mais elle a l'inconvénient de nécessiter un appareil spécial, coûteux, encombrant, peu portatif et difficile à entretenir.

Au point de vue technique, comme au point de vue clinique, on peut distinguer deux types d'excision du rectum : l'un où l'on retranche le conduit ano-rectal sur une hauteur de 3 à 4 centimètres seulement ; l'autre où l'on enlève les 6 à 7 derniers centimètres. Volkmann et Hueter établissent un autre type opératoire : dans celui-ci, le sphincter anal étant intact, on le conserve et on le suture au haut de la plaie après avoir excisé en tube la partie malade du rectum. Cette idée de chirurgie réparatrice est assurément ingénieuse ; mais il est permis de la considérer, sinon comme une subtilité opératoire, du moins comme une complication très sérieuse, et de plus inutile. Car on sait qu'au bout d'un certain temps les opérés qui ont perdu le sphincter anal peuvent retenir les matières fécales si elles sont dures, soit grâce au sphincter moyen de Nélaton ou au sphincter supérieur d'O'Beirne, soit par suite de la rétraction cicatricielle qui survient à la nouvelle extrémité du rectum.

Premier type. — Procédé. — 1. *Section de la paroi postérieure du rectum.* — La circulation artificielle étant établie et le cadavre placé dans la position de la taille, — pendant qu'on protège la paroi antérieure du rectum avec un gorgeret de bois engagé dans la profondeur de 5 à 6 centimètres, — plonger le bistouri de dehors en dedans au-dessous du coccyx, l'enfoncer jusqu'à la rencontre du gorgeret, puis diviser sur la ligne médiane d'emblée tous les tissus, y compris l'anus. — Hémostase, si c'est nécessaire, par la forcipressure.

Au lieu du bistouri, on peut employer le thermocautère; on peut aussi engager un trocart courbe de dehors en dedans au-dessous du coccyx, faire sortir sa pointe par l'anus, retirer la canule ou chaîne d'écraseur et faire avec elle la rectotomie linéaire.

2. *Section cutanée circulaire autour de l'anus.* — Pendant qu'on tend la moitié latérale gauche de l'anus en la pinçant au niveau de l'angle formé par la fente, faire avec le bistouri, à 3 centimètres en dehors de la marge anale, une incision cutanée semi-circulaire qui commence en avant sur le bulbe de l'urèthre et se termine en arrière sur la fente médiane.

En faire autant sur le côté droit de l'anus, de façon que la section totale représente un cercle interrompu en arrière par la fente.

3. *Dissection mousse de l'anus et du rectum.* — Avec le bistouri, détacher la peau et le tissu conjonctif sous-jacent au niveau du bulbe, et couper en travers le rhapé ano-bulbaire.

Saisir l'anus en avant entre le pouce et l'index gauches ou avec une pince de Museux; puis, soit au moyen du bec de la sonde ou du manche d'un scalpel, soit au moyen de l'index droit, déchirer les connexions de l'anus et du rectum : en avant, dans le triangle recto-uréthral; sur les côtés, dans le creux ischio-rectal (artères hémorrhoïdales externes); enfin en arrière. Continuer ainsi par étages successifs jusqu'à ce que le rectum soit isolé dans la hauteur voulue. — Hémostase, si nécessaire, par la forcipressure.

4. *Application des fils à suture rectale, et excision du rectum.* — Au haut de la partie isolée, passer de dedans en dehors, c'est-à-dire de la muqueuse vers la peau, une série de fils qui vont servir tout à l'heure à la constitution du nouvel anus.

Fendre la paroi antérieure libre du rectum avec le thermo-cautère dans toute son étendue.

Puis, au-dessous des fils, saisir successivement chaque moitié du rectum (qui est flanquée d'une artère hémorrhoïdale supérieure) dans la chaîne de l'écraseur et la diviser lentement.

5. *Suture recto-cutanée.* — L'excision achevée, suturer le rebord de la muqueuse rectale aux lèvres cutanées de la plaie. (Pansement ouvert.)

Second type. — Procédé. — 1. *Section de la paroi postérieure du rectum et résection du coccyx.* — Enlever le coccyx après avoir fait sur lui une incision en T, d'après le procédé indiqué à l'article *Résection.*

Diviser toute la partie postérieure du rectum depuis la surface de section du sacrum jusques y compris l'anus, en se servant du bistouri ou du thermo-cautère.

2. *Section cutanée circulaire autour de l'anus.* — Comme dans le premier type.

3. *Dissection mousse de l'anus et du rectum.* — Comme dans le premier type. Seulement, dès qu'on arrive à la partie postérieure de la prostate, introduire dans la vessie un cathéter ou une sonde que l'on confie à un aide en lui recommandant de déprimer le bas-fond de la vessie. On a aussi un guide précieux pour éviter la lésion de cet organe.

Ne pas oublier, en outre, que le cul-de-sac antérieur du péritoine est à 15 ou 20 millimètres en arrière de la prostate. Si par malheur on l'a ouvert et que l'ouverture soit petite ou grande, la fermer de suite avec une pince à forcipressure ou une éponge, comme on ferait sur le vivant.

4. *Application des fils à suture rectale, et excision du rectum*. — Comme dans le premier type.

5. *Suture recto-cutanée*. — De même.

Sur le vivant, si l'on a ouvert le péritoine, on le désinfecte par injection, puis on suture ses deux feuillets au catgut ou l'on tamponne la brèche. Avec les précautions antiseptiques, cet acci-dent a très rarement de mauvaises conséquences.

II

CHOLÉCYSTOTOMIE, CHOLÉCYSTOSTOMIE

ET CHOLÉCYSTECTOMIE

La *cholécystotomie*, improvisée par Bobbs en 1867, est l'incision de la vésicule biliaire, suivie de la suture distincte de la plaie vésiculaire et de la plaie abdominale. — La *cholécystostomie ou opération de Sims* est l'incision de la vésicule, suivie de la suture de la vésicule dans la plaie abdominale; on établit ainsi une fistule qui se ferme spontanément au bout de trois à quatre semaines. — La *cholécystectomie ou opération de Langenbeck* consiste à exciser la vésicule tout entière.

C'est depuis 1878, époque où Marion Sims a pratiqué la première opération intentionnelle et réglée; c'est aussi grâce à l'application de la méthode antiseptique que la chirurgie des voies biliaires tend à faire sa place au milieu des innovations ou des raretés qui ont surgi ou pris une grande extension dans ces dernières années. L'objectif principal est le traitement opératoire de la lithiase biliaire, calquée sur celui de la lithiase urinaire : on taille la vésicule, on enlève ou l'on broie les calculs que l'on trouve dans sa cavité ou que l'on peut atteindre dans un canal excréteur. Assurément la chirurgie ne saurait avoir la prétention ridicule de se substituer à la médecine; mais elle a le droit et le devoir d'intervenir et de l'aider dans les cas, du reste tout à fait exceptionnels, où celle-ci s'est montrée nettement impuissante *par tous les moyens, et où la vie du malade paraît en danger immédiat ou prochain.*

Les indications de l'intervention chirurgicale sont : 1° les coliques hépatiques extrêmement violentes et souvent répétées; 2° la cholécystile aiguë, *lorsqu'on a toutes les raisons de croire que coliques et cholécystite sont dues à la présence de calculs dans la vésicule* [1]; 3° l'hydropisie de la vésicule, consécutive ou non à l'obstruction du conduit excréteur par un calcul.

Des trois méthodes opératoires que j'ai définies tout à l'heure, la plus usitée à l'heure actuelle, et aussi la moins difficile, la moins grave, est la *cholécystostomie.* Aussi me bornerai-je à sa description. Cependant la première, la cholécystotomie, analogue à la taille stomacale, par exemple, est plus conforme au principe général contemporain de la chirurgie abdominale, qui est d'éviter autant que possible toute création de fistule et de fermer complètement l'abdomen. On redoute l'épanchement de la bile dans le péritoine. Mais ne pourrait-on pas obtenir la réunion immédiate de la plaie vésiculaire après en avoir renversé les tissus en dedans et après avoir suturé leurs faces externes adossées comme on fait pour les plaies gastro-intestinales ?

Appareil instrumental :

Un bistouri droit;
Une pince anatomique ;
Une pince à griffes;
Une sonde cannelée ;
Une série de pinces à forcipressure ;
Des ciseaux mousses courbes;

[1] Les calculs de la vésicule sont les plus communs de tous et de beaucoup : sur 8,600 autopsiés, Wehenkel (de Bruxelles) a relevé 118 cas de calculs de la vésicule et pas un seul cas de calcul intrahépatique.

Deux crochets mousses ;

Une série d'aiguilles courbes et demi-courbes, armées de fils de soie.

Procédé. — 1er temps. *Incision de la paroi abdominale.* — Le cadavre étant étendu sur le dos et la circulation artificielle établie; — après s'être placé à droite, — faire une incision cutanée de 8 centimètres qui commence à un travers de doigt au-dessous de l'appendice xyphoïde et à deux travers de doigt à gauche de la ligne blanche, si le thorax est large ; à deux travers de doigt de l'appendice xyphoïde et à un travers de doigt à gauche de la ligne blanche ou même sur la ligne blanche si le thorax est rétréci (femme), et qui se prolonge sous le rebord des fausses côtes gauches, en restant à un ou deux travers de doigt de ce rebord (fig. 416, A B).

Diviser dans la même étendue successivement : 1° le tissu cellulaire graisseux sous-cutané; 2° le feuillet antérieur de la gaîne du muscle grand droit et le muscle grand oblique; 3° le muscle grand droit (branche interne de l'artère mammaire interne) et le muscle petit oblique; 4° le feuillet postérieur de la gaîne du muscle grand droit et le muscle transverse; 5° le tissu cellulaire sous-séreux. Hémostase, au fur et à mesure, par la forcipressure.

Pincer le péritoine, l'ouvrir en dédolant et le fendre dans toute l'étendue de la plaie, en évitant toute blessure des organes sous-jacents.

2e temps. *Recherche et attraction de la vésicule.* — Pendant qu'un aide placé à gauche écarte les lèvres de la plaie, abaisser le colon transverse, se reporter vers l'angle interne de l'incision, reconnaître le bord antérieur et la face inférieure du foie, et sur ce rebord, sur cette face, reconnaître la vésicule à sa forme, à sa couleur blanc jaunâtre ou verdâtre (par imbibition cadavérique ; blanc rosé sur le vivant), et à ses rapports.

Si elle n'est pas ratatinée, saisir son fond avec une pince à griffes et l'attirer vers la plaie, au besoin, après avoir disséqué son pourtour de tissu conjonctif lâche avec le bec de la sonde dans la fossette cystique, en évitant d'ouvrir la vésicule et aussi de léser le foie (parce que ces plaies saignent beaucoup sur le vivant et peuvent être l'origine d'accidents consécutifs graves).

3e temps. *Fixation de la vésicule dans la plaie abdominale.* — Même manuel opératoire que pour la fixation par

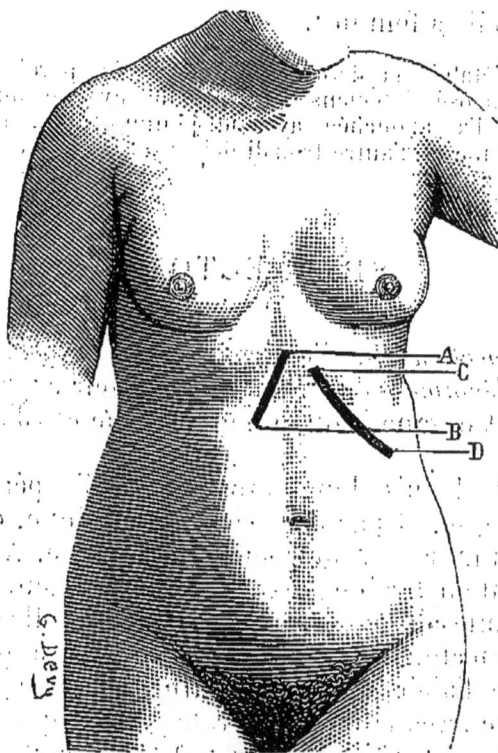

FIG. 416.

AB, incision pour la cholécystostomie; — C D, incision pour la splénectomie. L'incision A B a été représentée dans un sens trop vertical.

suture d'une anse intestinale ou du cœcum, dans le cas d'anus artificiel.

4e temps. *Ouverture de la vésicule.* — Suturer le reste de la plaie abdominale à droite et à gauche de la vésicule; et, quand toute la plaie est bien fermée, quand on n'a plus à craindre l'épanchement de la bile dans le péritoine, ouvrir la vésicule avec le bistouri dans l'intervalle des fils qui servent à la fixer.

5e temps. *Extraction ou broiement des calculs, lavage et désinfection de la vésicule.* — Ce temps ne peut être reproduit qu'incomplètement sur le cadavre, à moins qu'on ne soit tombé sur un calculeux, chance assez commune chez les vieilles femmes.

Au lieu d'établir la fistule du côté de la paroi abdominale, Gaston a proposé d'aboucher la vésicule avec le duodénium, et Wimwarter l'a abouchée avec le jéjunum, opérations qui me paraissent l'une et l'autre trop difficiles pour être substituées à la méthode de Sims.

SPLÉNECTOMIE

La *splénectomie* est l'extirpation de la rate, tandis que le mot *splénotomie* doit être réservé pour exprimer l'incision de cet organe, notamment dans le cas d'abcès ou de kyste.

On sait depuis longtemps et par l'expérimentation physiologique, et par l'observation clinique, que la rate n'est pas un organe indispensable à la vie. Aussi la chirurgie contemporaine a t-elle définitivement accepté la splénectomie comme un opération rationnelle et légitime.

La splénectomie est indiquée : 1, dans les plaies pénétrantes de l'abdomen, avec contusion, plaie contuse, ou procidence irréductible de la rate (statistique de v. Nussbaüm, 26 cas ; 16 guérisons); 2, peut-être, à l'avenir, dans les accidents péritonéaux consécutifs à la contusion de l'hypochondre gauche, et imputables à une rupture de la rate ; 3, dans l'hypertrophie de la rate, dite simple ou de cause inconnue ; 4, dans la rate kystique, quand la ponction s'est montrée inefficace ; 5, dans la rate flottante, hypertrophiée ou non ; et encore, pour se décider à opérer dans l'un quelconque de ces trois derniers cas, faut-il que le malade ne soit pas épuisé et que l'on observe des phénomènes graves (compression, péritonite, douleurs extrêmement vives, etc.) qui justifient l'intervention. En

somme les indications nettes de la splénectomie sont
tout à fait rares.

Quant à l'hypertrophie liée à l'impaludisme et à la
leucocythémie, on doit désormais la rayer définitivement
de la liste des indications malgré le récent succès de
Franzolini : sur 20 leucémiques, 19 sont morts pendant
l'opération ou peu après, la plupart d'hémorragie.

Appareil instrumental :

Un bistouri droit ;
Une pince anatomique ;
Une pince cannelée ;
Une pince à griffes ;
De forts ciseaux mousses ;
Une série de pinces à forcipressure ;
Deux écarteurs mousses ;
Plusieurs fils de soie et de catgut ;
Des aiguilles ;
Un thermo-cautère.

Procédé. — 1er temps. *Incision de la paroi abdominale.*
— Le cadavre étant étendu sur le dos et la circulation
artificielle étant établie, — après s'être placé à droite, —
faire la même incision que pour la gastrotomie et la gastrostomie, sous le rebord des fausses côtes gauches, seulement en la faisant longue de 12 à 14 centimètres et en
la commençant à 3 travers de doigts au-dessous de l'appendice xyphoïde (fig. 416 C D). Hémostase, au fur et à
mesure, par la forcipressure.

2e temps. *Recherche et attraction de la rate.*—Introduire
la main droite allongée dans la cavité abdominale et l'engager sous le diaphragme, en arrière et à gauche.

Reconnaître la rate à sa forme, à sa consistance, à sa
couleur, aux incisisures de son bord antérieur, et, s'il le
faut, déchirer avec précaution les adhérences qui peuvent fixer sa face externe au diaphragme ; puis l'attirer
peu à peu au dehors, de champ ou par son extrémité inférieure, suivant son volume.

3e temps. *Traitement du pédicule.* — A une certaine distance du hile, faufiler de bas en haut avec un fort fil de

soie le large pédicule constitué par l'épiploon gastro-splé-
nique, le ligament pancréatico-splénique et le ligament
phréno-splénique, de façon à diviser le pédicule en une
série de faisceaux qui ne dépassent pas chacun le volume
du petit doigt. Couper le fil en une série d'anses correspondantes, après avoir tiré suffisamment les chefs,
étreindre l'un après l'autre chaque faisceau du pédicule,
et couper les chefs au ras d'un double nœud, ou mieux
d'un nœud de chirurgien surmonté d'un nœud simple.

Il faut prendre garde, en passant l'aiguille, de piquer ou de
traverser de gros vaisseaux.

En deçà de cette série de ligatures, traverser le pédicule par un gros fil double, et l'étreindre encore en deux
moitiés, l'une supérieure, l'autre inférieure. Couper les
chefs au ras du nœud.

4e temps. *Excision de la rate.*—Avec le thermo-cautère,
le bistouri ou de forts ciseaux mousses, diviser peu à peu
le pédicule entre la première série des ligatures et la
face interne de la rate, jusqu'à ce que celle-ci soit entièrement détachée.

Cautériser au rouge brun la surface de section du pédicule et l'abandonner dans la cavité péritonéale (*traitement interne du pédicule ou pédicule perdu*).

5e temps. *Toilette du péritoine et fermeture de l'abdomen.*
Ce temps n'offre rien de spécial.

Sur le vivant, le siège et l'étendue de l'incision abdominale varient
naturellement suivant l'indication, suivant le cas particulier. Il est
clair qu'une tumeur qui occupe la moitié ou le tiers de la cavité
abdominale ne pourrait sortir par l'incision oblique sous-costale, à
moins qu'on ne l'agrandît vers la crête iliaque. Cette incision est
parfaitement convenable sur le vivant quand la rate est à sa place
ou qu'elle est encore assez petite et mobile pour qu'on puisse l'y
ramener Dans tous les autres cas on fait l'incision sur la ligne
médiane ou, d'après le conseil de Bryant, le long du bord externe
du muscle grand droit gauche.

Le traitement externe du pédicule, au moyen d'un clamp, d'une
anse de fil de fer ou d'une anse élastique et de broches en croix,
etc., me paraît moins recommandable que le traitement interne.

CHAPITRE X

OPÉRATIONS SUR L'APPAREIL URO-GÉNITAL

CHEZ L'HOMME

CATHÉTÉRISME DE L'URÈTRE

Le cathétérisme de l'urètre consiste à passer dans ce canal une sonde ou un cathéter ou une bougie de forme et de longueur appropriées.

La sonde (fig. 417, ABD), qu'on appelle encore quelquefois *algalie*, est un tube creux, arrondi[1], droit ou courbe, fermé à une extrémité dite *bec de la sonde*, ouverte à l'autre extrémité dite *pavillon*. Le pavillon, dans les sondes métalliques, est muni d'un ou de deux anneaux, qui servent de point de repère. Dans toutes les sondes, près du bec, sur les côtés ou en avant, se trouvent une ou deux ouvertures ovalaires, à bords mousses, qu'on appelle *yeux*. Les sondes sont les unes métalliques (argent, maillechort, étain), les autres en gomme élastique (fig. 418), en caoutchouc vulcanisé (fig. 419), etc. Les premières sont toujours rigides ; les secondes sont habituellement flexibles, mi-rigides ou tout à fait molles ;

---

[1] Hueter, au lieu de sondes rondes, emploie des sondes aplaties parce que, dit-il, cette forme est calquée sur celle que présente la coupe transversale du canal.

mais on peut au besoin transformer ces dernières ne sondes rigides par l'introduction d'un fil de fer dit *man-*

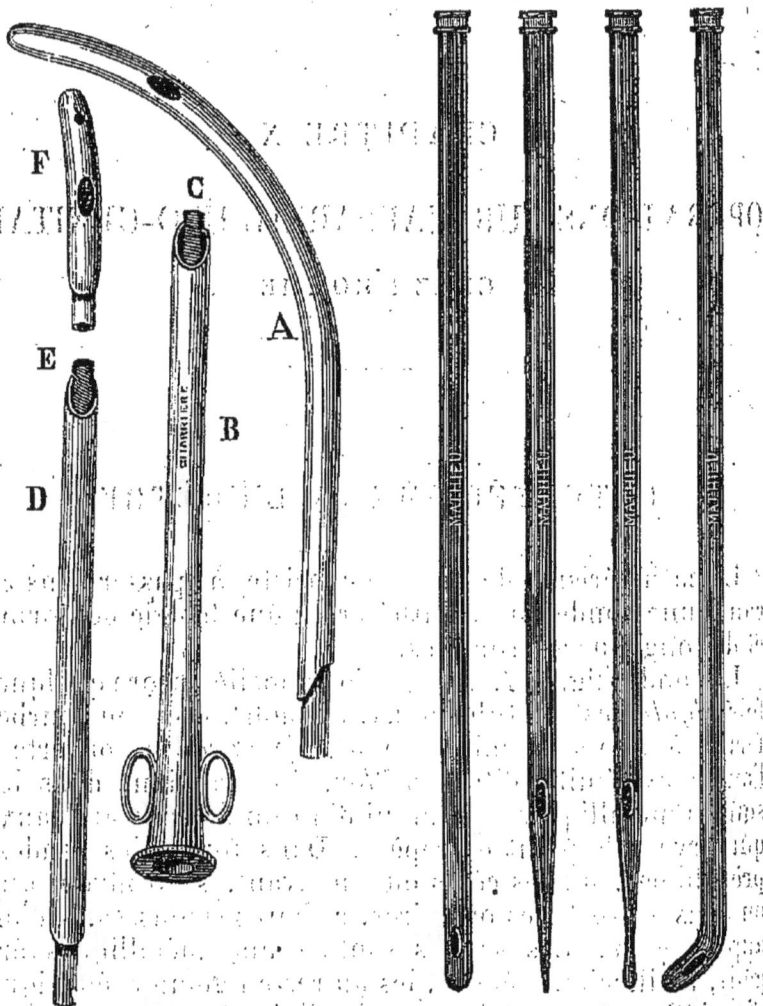

FIG. 417.

Sonde démontable, en argent, pouvant servir aux deux sexes.

A B D, pièces de la sonde d'homme ; *B F*, pièces de la sonde de femme.

FIG. 418.

drin que l'on incurve au degré voulu et qui d'un côté appuie contre le fond du bec, et de l'autre dépasse le pavil-

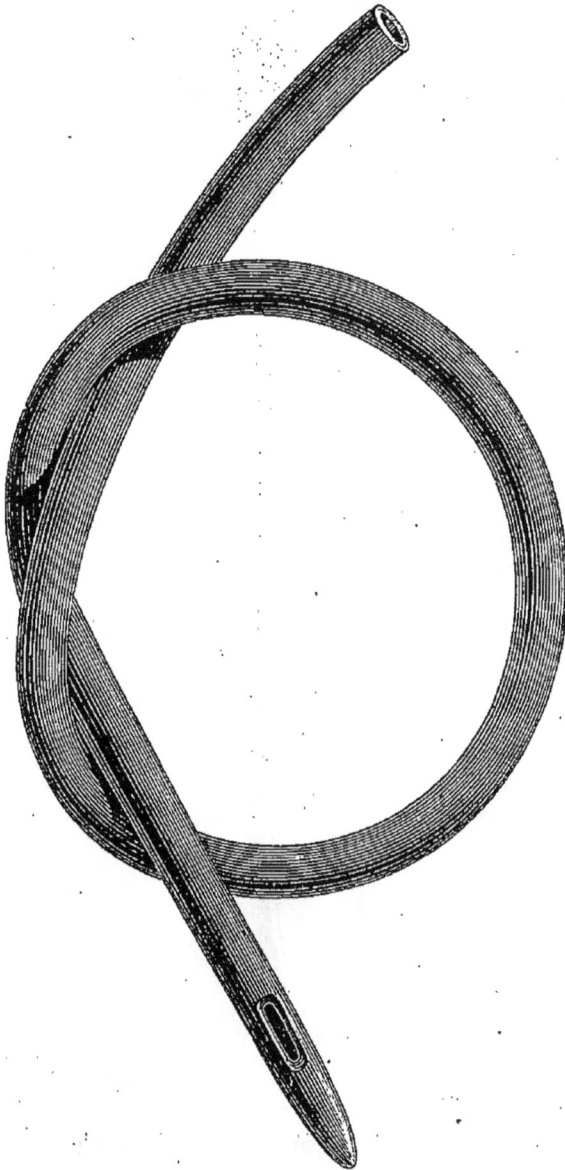

FIG. 419.

lon par un anneau ou par une plaque. Un des meilleurs

mandrins est celui à talon conique de Voillemier
(fig. 420).

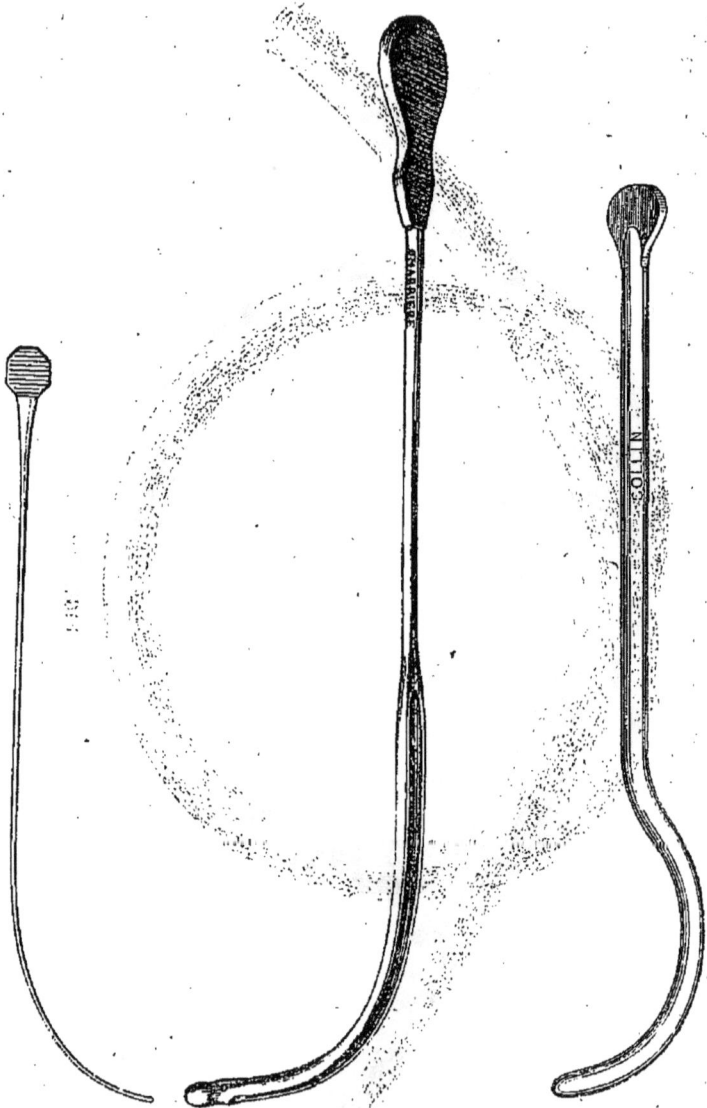

FIG. 420.   FIG. 421.   FIG. 422.

On réserve aujourd'hui le nom de *cathéters* (fig. 421)

à des sondes pleines cannelées de différents diamètres

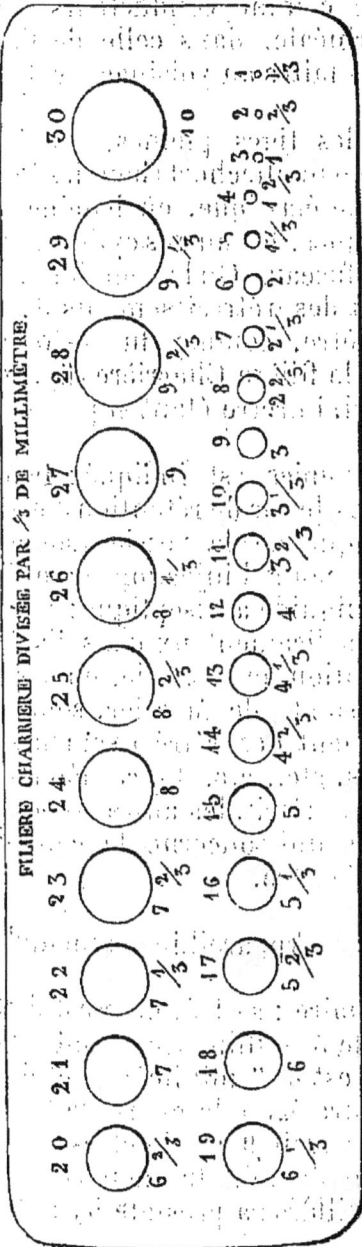

FILIÈRE CHARRIÈRE DIVISÉE PAR ⅓ DE MILLIMÈTRE.

FIG. 423.

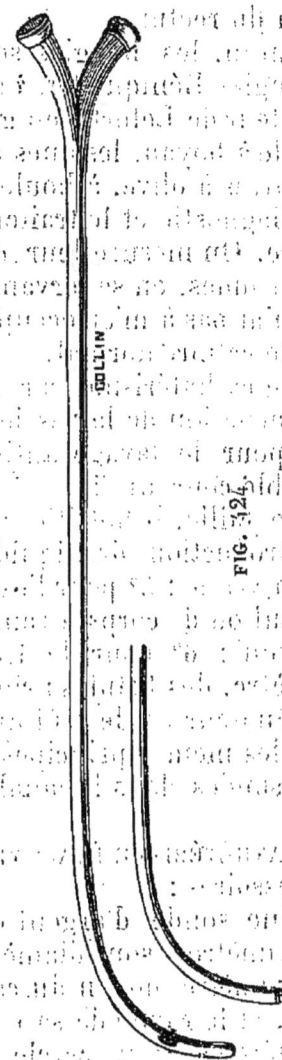

FIG. 424.

qui ont la courbure de la partie musculo-prostatique de l'urètre et que l'on utilise comme conducteurs dans l'opération de la taille périnéale, dans celle de l'urétrotomie externe, dans celles faites au voisinage (extirpation du rectum).

Enfin, les bougies sont des tiges pleines, en étain (bougies Béniqué fig. 422), en maillechort (bougies à conducteur de Lefort), en gomme élastique, en baleine, en corde à boyau, les unes coniques, les autres cylindriques, d'autres à olive, à boule, en fuseau. On les emploie pour le diagnostic et le traitement des rétrécissements de l'urètre. On mesure leur diamètre, comme du reste celui des sondes, en se servant de la filière Charrière (fig.423). Je n'ai pas à m'en occuper ici, l'urètre étant supposé sain et de calibre normal.

Le cathatérisme par les sondes est indiqué : 1° pour l'évacuation de la vessie, dans le cas de rétention d'urine; 2° pour le lavage antiseptique de la vessie (sonde à double courant fig. 424); 3° pour l'injection préopératoire (taille, lithotritie) d'un liquide antiseptique; 4° pour l'introduction de liquides médicamenteux dans l'urètre et la vessie ; 5° pour l'exploration de la vessie, en cas de calcul ou de corps étranger (sonde de Mercier, sonde de Guyon); 6° pour le traitement des rétrécissements de l'urètre, des fistules urinaires, etc., etc. Le cathéterisme évacuateur est le seul qui sera décrit, les autres reposant sur les mêmes principes en ce qui concerne la conduite des sondes dans le canal de l'urètre.

CATHÉTÉRISME ÉVACUATEUR.— Appareil instrumental et accessoires :

Une sonde d'argent ordinaire : sa longueur est de 30 centimètres, son diamètre de 5 millimètres (tandis que le diamètre moyen du canal est de 7 millimètres et demi à 8), et le rayon de sa courbure égale le quart de la circonférence d'un cercle qui aurait 9 centimètres de diamètre. Pour les enfants, la sonde doit être moins courbe, et beaucoup plus chez les vieillards à prostate hypertrophiée ;

Une ou deux sondes de Gély : le rayon de courbure est le tiers de la circonférence d'un cercle de 12 à 13 centimètres de diamètre.

Une sonde à béquille de Mercier, dont le bec est à 18 millimètres de la portion droite ;

Plusieurs sondes en gomme élastique, ayant de 4 à 5 millimètres de diamètre, cylindriques ou à bout olivaire ;

Quelques sondes en caoutchouc vulcanisé de Nélaton, avec un mandrin ;

Un flacon d'huile d'olive (phéniquée, chez le vivant[1]), et une petite seringue en verre à injection ;

Un morceau de flanelle ou d'étoffe de laine ;

Une palette ;

Du fil de coton pour assujettir la sonde, comme si l'on se proposait de la laisser à demeure, et un fausset.

MANUEL OPÉRATOIRE

Le manuel opératoire varie suivant que l'on se sert de sondes rigides ou de sondes tout à fait molles ; il varie encore suivant que les sondes rigides ou rendues telles par le mandrin sont courbes ou coudées. On ne se sert plus aujourd'hui de sondes rigides droites.

En tout cas, il ne faut pas oublier : 1° abstraction faite des anomalies plus rares, que le bec de la sonde peut être arrêté d'abord soit par la valvule de A. Guérin située sur la paroi supérieure du canal[2] à 2 ou 3 centimètres du méat urinaire, soit ensuite par une saillie de la paroi inférieure (ou par un spasme chez le vivant), au collet du bulbe et

[1] Le cathétérisme sur le vivant exige une désinfection rigoureuse ; car on sait aujourd'hui que le catarrhe vésical, la cystite aiguë, certaines néphrites, certaines fièvres dites urinaires, sont souvent dues à l'introduction de germes septiques par la sonde. Il ne suffit plus d'enduire la sonde avec de l'huile phéniquée, il faut surtout aseptiser son intérieur en la faisant bouillir pendant une demi-heure au moins dans une solution d'acide phénique à 5 0/0.

[2] 59 fois sur 70, d'après Jarjavay.

plus loin, au col de la vessie ; 2° que la patience, la douceur et l'analyse constante et minutieuse des sensations
perçues sont les qualités et conditions indispensables
non seulement pour le succès opératoire immédiat, mais
aussi pour l'inocuité de l'opération. Le cathétérisme, en
effet, malgré sa simplicité apparente, peut devenir, à la
suite de violences, une opération extrêmement grave,
mortelle même. On ne saurait trop s'exercer sur le
cadavre pour compléter son éducation sur le vivant avec
le moins de risques possible.

A. CATHÉTÉRISME AVEC LES SONDES RIGIDES COURBES. —
a. Sonde ordinaire.

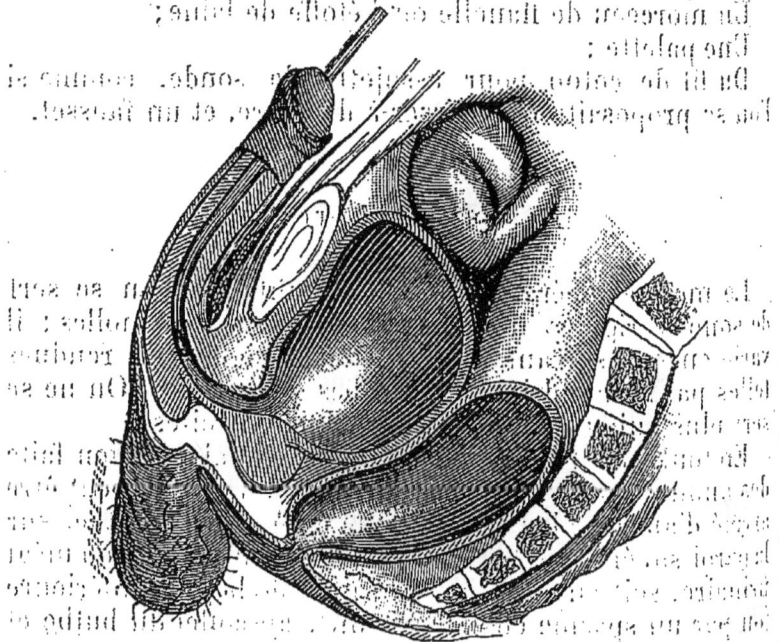

FIG. 425. — Cathétérisme de l'urètre. Bec de la sonde près de la
portion membraneuse.

Procédé *par dessus le ventre.* — Il convient aux sujets
dont le ventre est plat ou peu proéminent.
Le cadavre étant attiré sur le bord gauche de la table,
les cuisses étant tenues écartées et les jambes un peu
fléchies par un aide (*position du cathétérisme*), après

s'être placé à gauche, saisir la verge derrière le gland
entre le médius et l'annulaire gauches, main en demi-supi-
nation ; découvrir le méat en tirant le prépuce en arrière
avec le pouce et l'index gauches, puis relever la verge
sur le ventre de façon qu'elle devienne oblique à la ligne
blanche.

Pousser avec une petite seringue une injection d'huile
d'olive dans le canal de l'urètre, et comprimer le canal entre
le pouce et l'index gauches, après avoir retiré la seringue,
pendant qu'on maintient à découvert le méat urinaire.

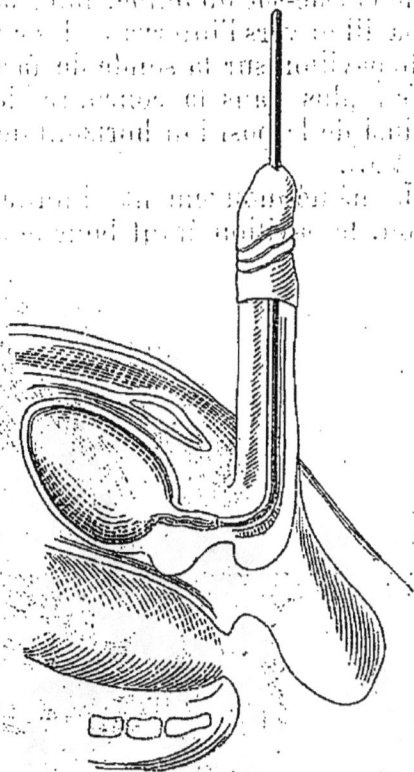

FIG. 426.
Bec de la sonde dans la portion membraneuse, sous la symphyse,
au moment de la bascule de la sonde.

Prendre la sonde préalablement échauffée par le frottement avec la flanelle et huilée, près du pavillon, la con-

cavité tournée en bas, le pouce croisant la face convexe, l'index et le médius étant appliqués sur la face concave; faire correspondre le grand axe de la sonde à la ligne blanche; introduire son bec dans le méat, et le faire cheminer d'abord sur la paroi inférieure pour éviter la valvule de Guérin, puis sur la paroi supérieure, en même temps qu'on élève et attire peu à peu et doucement la verge sur la sonde avec les doigts de la main gauche (fig. 425).

Dès qu'on a senti le bec s'engager sous l'arcade pubienne, dans le cul-de-sac du bulbe, faire basculer insensiblement le pavillon vers l'intervalle des cuisses, tout en pressant par le pavillon sur la sonde de façon que le bec glisse de plus en plus dans la courbure de l'urètre. La sonde passe ainsi de la position horizontale à la position verticale (fig. 426).

Continuer le même mouvement simultané de bascule et de propulsion, le pavillon étant bouché avec le pouce,

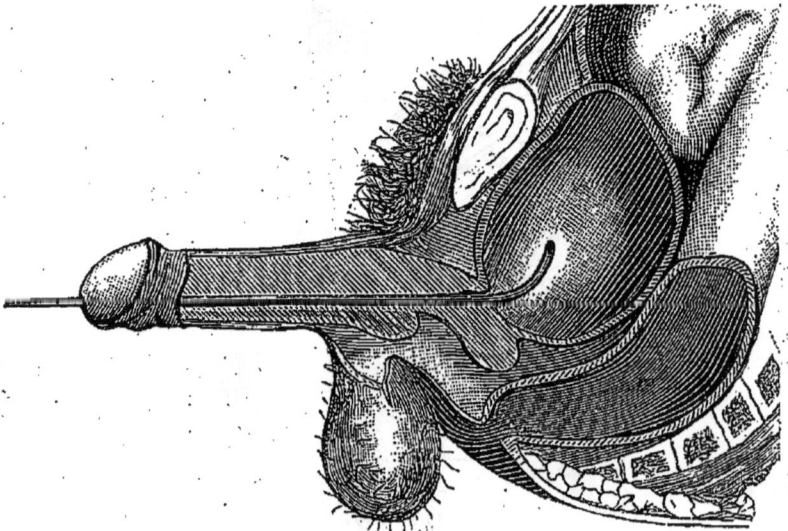

FIG. 427. — Extrémité de la sonde dans la vessie.

jusqu'à ce que le pavillon arrive entre les cuisses, contre le plan de la table (fig. 427). Le bec est alors dans la vessie, ce que l'on reconnaît à la sensation de résistance vaincue, à la mobilité du bec et à l'écoulement de l'urine.

Recevoir l'urine, s'il y en a, dans une palette placée entre les cuisses ; puis, toujours en bouchant le pavillon avec le pouce, retirer la sonde par un mouvement de demi-cercle inverse à celui de l'introduction.

Ce qu'il faut surtout acquérir, c'est la connaissance du point où du moment précis où l'on doit exécuter le mouvement de bascule pour engager la sonde dans la portion musculo-prestatiq te de l'urètre. Si on le fait trop tôt, le bec va buter contre le bo d antérieur de la symphyse.

Si l'on a fait fausse route dans le cul-de-sac du bulbe, dans la portion membraneuse, on retire la sonde, on l'introduit de nouveau en s'assurant autant que possible que le bec porte contre la paroi supérieure ; au besoin, on refoule le bec soit par le périnée soit par le rectum avec les doigts dn la main gauche.

Procédé *par dessus l'aîne droite ou gauche*. — Il est applicable à tous les sujets, mais il l'est spécialement à ceux dont le ventre est volumineux, chargé de graisse ou distendu par des gaz ou des liquides (ascite).

Saisir la verge comme il a été dit précédemment, l'attirer dans le pli de l'aîne, pousser une injection d'huile, et introduire la sonde dans cette position jusqu'à ce que le bec soit senti sous la symphyse pubienne.

Alors, ramener verge et sonde ensemble vers la ligne blanche, et exécuter le mouvement simultané de bascule et de propulsion comme dans le procédé précédent.

Ce procédé est plus facile et autrement physiologique que le fameux tour de maître, aujourd'hui condamné à l'oubli.

b. Sonde à grande courbure de Gély. — Procédé *par-dessus l'aîne*. — Saisir la verge dans la direction du pli de l'aîne, et introduire la sonde de côté, jusqu'à la partie la plus profonde de l'urètre. La ramener ensuite dans le plan vertical.

Pour pénétrer dans la portion membraneuse, et de là dans la vessie, pendant qu'on tiraille légèrement la verge, pousser doucement la sonde vers la vessie *par un mouvement circulaire*, en tout semblable à celui qu'on imprime à la lame d'un sabre courbe pour le replacer dans le fourreau. La sonde arrive ainsi facilement dans la vessie.

On ne fait plus ici l'abaissement par bascule comme avec la sonde ordinaire.

B. Cathétérisme avec les sondes rigides a béquille.— *Sonde de Mercier.* — Saisir la verge avec la main gauche et la placer dans la direction du pli de l'aîne ; introduire la sonde dans le canal en tournant le bec vers la paroi postérieure pour éviter la valvule de Guérin ; à une profon-

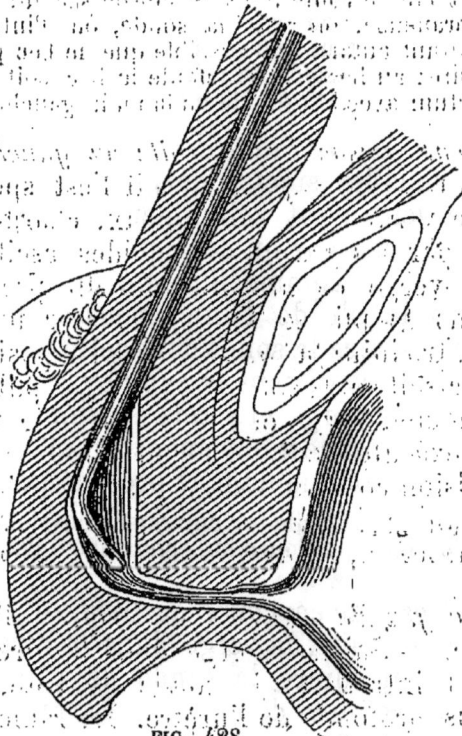

FIG. 428.

Bec de la sonde à béquille au moment de passer sous la symphyse dans la portion membraneuse.

deur de 3 centimètres environ, faire pivoter le bec vers la paroi antérieure, et continuer à engager la sonde en même temps qu'on attire la verge sur la sonde.

Dès que le bec est arrivé sous l'arcade, ramener verge et sonde ensemble vers la ligne médiane, et abaisser légèrement le pavillon de façon que le bec s'applique contre la paroi antérieure de la portion membraneuse et le talon contre le plancher du cul-de-sac bulbaire, le grand axe de la sonde restant oblique par rapport à l'axe de l'urètre (fig. 428).

Pousser doucement la sonde en continuant à abaisser peu à peu le pavillon, jusqu'à ce que ce dernier arrive entre les cuisses. La sonde, alors, pénètre dans la vessie.

Pour évacuer l'urine, relever un peu le pavillon et pousser le bec vers le bas-fond de la vessie.

C. CATHÉTÉRISME AVEC LES SONDES MI-RIGIDES. — *Sonde à bout olivaire.* — Après avoir un peu échauffé la sonde en la frottant avec un morceau de flanelle et l'avoir enduite d'huile d'olive, saisir la verge avec la main gauche et la tendre modérément dans le sens vertical, au-devant de la symphyse pubienne.

Pousser une injection d'huile, puis introduire le bec de la sonde dans le canal en le dirigeant d'abord vers la paroi postérieure, et continuer à le pousser doucement, peu à peu, jusqu'à ce qu'elle soit engagée de 16 à 18 centimètres, longueur ordinaire de l'urètre, et que l'urine s'écoule.

Si l'on éprouve en chemin quelque résistance, retirer la sonde un peu en arrière, puis l'engager de nouveau, en lui faisant, au besoin, décrire un léger mouvement de rotation; *mais ne jamais franchir l'obstacle de force.*

D. CATHÉTÉRISME AVEC LES SONDES MOLLES DE NÉLATON. — Le manuel opératoire est extrêmement simple : il consiste, après qu'on a huilé le canal et la sonde, à pousser celle-ci peu à peu, soit directement, soit par de légers mouvements de rotation, en la saisissant toujours près du méat, jusqu'à ce que l'écoulement de l'urine indique qu'on est parvenu dans la vessie.

Ces sondes peuvent être livrées aux malades avec une confiance absolue : elles n'éraillent jamais la muqueuse et ne font jamais fausse route. En outre elles sont excellentes comme sondes à demeure, c'est-à-dire qu'on peut les laisser longtemps en place, vu leur inaltérabilité, vu aussi la tolérance parfaite de la vessie et du canal pour ces sondes.

Si l'on veut en mettre une à demeure et qu'on rencontre quelque difficulté, notamment au collet du bulbe, on munit la sonde d'un mandrin; on l'introduit comme la sonde ordinaire, après s'être assuré que l'extrémité vésicale du mandrin appuie contre le bout de la sonde et non près d'un œil, et, quand la sonde est dans la vessie, on retire le mandrin. En toute autre circonstance, pour le simple cathétérisme, il vaut mieux employer une sonde rigide qu'une sonde à mandrin, parce qu'avec celle-ci les fausses routes sont plus faciles.

PONCTION HYPOGASTRIQUE DE LA VESSIE

La ponction hypogastrique de la vessie consiste à ouvrir cet organe avec un trocart, entre la symphyse pubienne et le cul-de-sac vésico-abdominal du péritoine. Le cul-de-sac est à 3 ou 4 centimètres de la symphyse, suivant le degré de plénitude de la vessie.

La ponction est indiquée : 1. dans la rétention d'urine, après l'échec ou devant l'impossibilité du cathétérisme de l'urètre; 2. dans l'urétrotomie externe, pour permettre l'installation d'un conducteur (Ranke); 3. dans les ruptures traumatiques de l'urètre et autres circonstances, où le cathétérisme rétrograde (Verguin, Brainard) peut trouver sa place; 4. dans le traitement de certaines fistules urinaires, pour mettre une canule à demeure et détourner ainsi le cours de l'urine.

Appareil instrumental :

Un bistouri ou scalpel droit;
Un trocart courbe de frère Côme. La flamme du trocart porte sur toute la longueur de sa convexité une cannelure qui laisse échapper l'urine aussitôt que le poinçon a pénétré dans la vessie;
L'aspirateur de Potain ou celui de Dieulafoy (fig. 429);

Plus, pour l'opération, sur le cadavre, une sonde à robinet (fig. 430), une seringue et un anneau de caoutchouc;

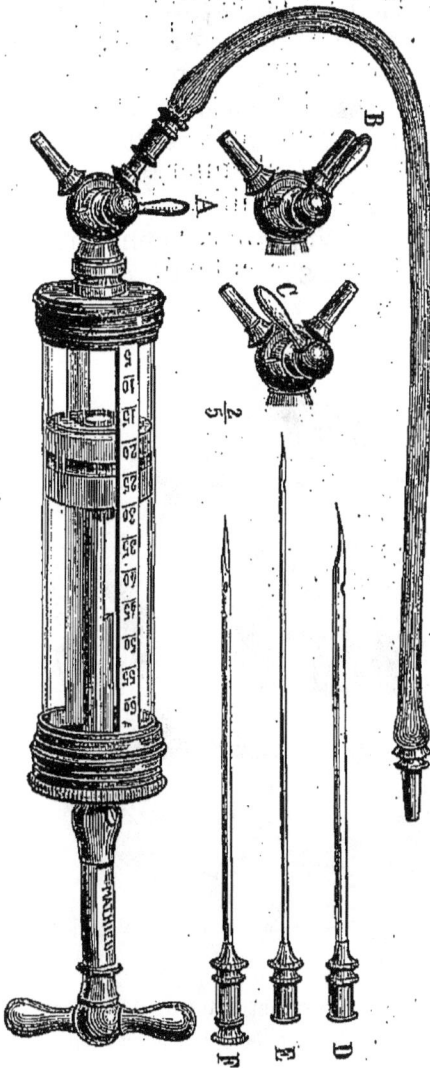

FIG. 429.

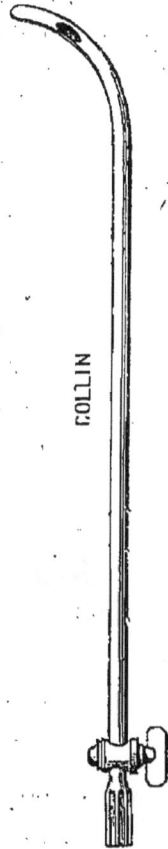

FIG. 430.

A. Procédé *avec le trocart de frère Côme; canule à demeure.* — Après avoir distendu la vessie au moyen

d'eau légèrement fuchsinée et serré ensuite la verge dans
l'anneau de caoutchouc (rétention artificielle), se placer
à droite, raser le mont de Vénus, puis déterminer le
le milieu du bord supérieur de la symphyse pubienne,
ce qui est facile sur le sujet maigre. Si le sujet est très
gras (ou œdématié), réunir par une ligne les deux épines
iliaques antéro-supérieures, et marquer un point situé
sur la ligne blanche à 6 ou 7 centimètres au-dessous du
milieu de la ligne déjà tracée (Voillemier).

Immédiatement au-dessus du milieu de la symphyse
pubienne ou sur le point de Voillemier, ponctionner avec
le bistouri la peau et le tissu sous-cutané.

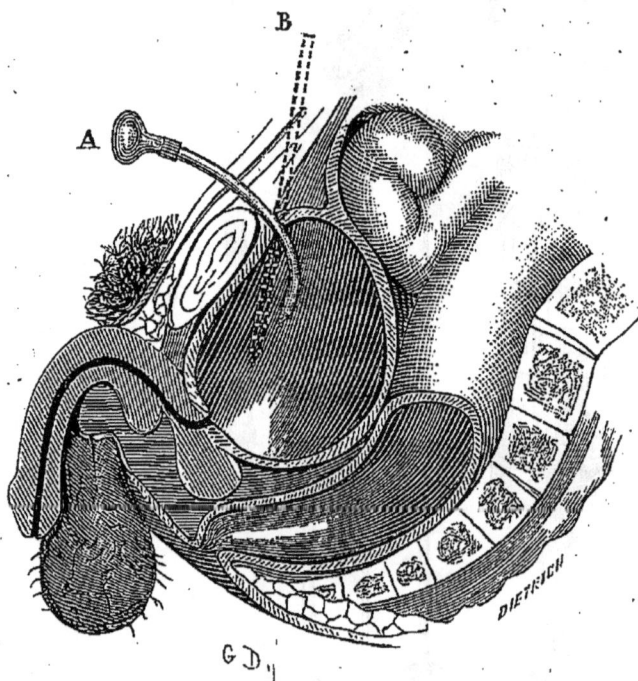

FIG. 431. — Ponction hypogastrique de la vessie.
A, avec le trocart courbe ; — B, avec le trocart droit.

Saisir le trocart, préalablement huilé, dans la paume
de la main, de façon que l'index se trouve allongé sur
sa convexité et arrêté à 3 centimètres environ du poinçon.

Introduire ce dernier dans la petite piqûre déjà faite, et le pousser par un mouvement lent et continu, jusques en arrière de la symphyse (fig. 431, A).

Dès que le liquide coloré s'écoule de la vessie par la rainure du trocart, enfoncer un peu plus le poinçon, puis retirer la flamme pendant qu'on retient en place la canule.

La vessie une fois vidée, fixer la canule au moyen de deux anses de fil qu'on passe autour du corps ou qu'on arrête simplement sur les côtés du bas ventre avec du diachylon ou du collodion.

La canule reste à demeure pendant un temps variable suivant le cas particulier. Toujours est-il qu'on peut la retirer dès le cinquième ou le sixième jour, sans crainte d'infiltration urineuse, le trajet étant déjà organisé et protégé par des bourgeons charnus.

Avant, pendant et après la ponction, l'antisepsie doit être parfaite. Je n'en puis ici donner les nombreux détails.

B. Procédé *avec le trocart capillaire aspirateur; ponction à répétition.* — Faire d'abord le vide dans le corps de pompe, si l'on se sert de l'aspirateur Dieulafoy, ponctionner la peau avec le bistouri, à 1 centimètre au-dessus du milieu de la symphyse pubienne; prendre l'aiguille n° 2 et la pousser lentement, — après avoir limité sa course à 4 ou 5 centimètres avec l'extrémité de l'index, — de haut en bas, comme pour aboutir derrière le tiers supérieur de la symphyse pubienne (fig. 431, B).

Retirer le poinçon et voir si l'urine s'écoule; sinon, introduire de nouveau le poinçon et l'engager un peu plus dans la même direction.

Une fois qu'on est parvenu dans la vessie, retirer le poinçon, enfoncer davantage la canule, puis l'ajouter à l'aspirateur et vider la vessie pendant que la canule est maintenue par un aide.

Le liquide évacué, retirer brusquement la canule et appliquer un peu de collodion sur la piqûre.

La ponction capillaire a cet avantage qu'elle peut être répétée sans danger aussi souvent que cela est nécessaire. Néanmoins si

36.

l'urine est épaisse, si la vessie doit être désinfectée largement, si le rétablissement de l'urètre demande du temps ou qu'il soit impossible, le procédé avec le trocart ordinaire est préférable ou même exclusivement indiqué.

BOUTONNIÈRE PÉRINÉALE

On désigne sous le nom de *boutonnière périnéale* une ouverture peu étendue que l'on fait ordinairement sur la portion membraneuse de l'urètre, entre le bulbe et la prostate.

Cette opération peut être indiquée : 1º dans le traitement de certaines fistules urétro-péniennes; 2º après l'urétroplastie, chez un épispade ou un hypospade ; 3º à titre palliatif, dans le rétrécissement infranchissable de la région bulbaire ; 4º pour l'exploration de la vessie et la destruction ou l'ablation de tumeurs intra-vésicales (H. Thompson). La lithotritie périnéale de Dolbeau, aujourd'hui remplacée par la nouvelle taille hypogastrique, commençait comme l'opération de la boutonnière.

Appareil instrumental :

Un bistouri droit;
Un cathéter cannelé;
Une forte sonde cannelée ordinaire.

Procédé. — Le cadavre étant attiré à une extrémité de la table, et placé dans la position de la taille (voy. *Tailles périnéales*), vider le rectum, raser le périnée, puis introduire le cathéter dans l'urètre et le confier à un troisième aide qui est placé à gauche. Cet aide relève les bourses de la main gauche et maintient le cathéter de la main droite, exactement sur la ligne médiane, tout en faisant bomber le périnée sur la convexité du cathéter.

Après s'être assis sur un tabouret entre les jambes du cadavre, tendre les téguments de la main gauche et faire sur le raphé périnéal une incision cutanée de 3 centimètres, qui s'arrête à 1 centimètre au-devant de l'anus.

Diviser le tissu sous-cutané, le fascia superficiel, puis en travers le raphé fibreux ano-bulbaire.

Isoler le bulbe en arrière et sur les côtés, avec la sonde cannelée.

Porter le bout de l'index gauche immédiatement en arrière du bulbe qu'on ramène en avant, l'ongle tourné vers le côté droit du chirurgien, et chercher à sentir avec lui la résistance et, par suite, la position du cathéter.

L'index restant en place, diviser les tissus sous-aponévrotiques couche par couche, dans la direction du cathéter.

Avec l'index, rechercher la cannelure de ce dernier, et, pendant qu'on fixe une lèvre de la cannelure entre la pulpe et l'ongle, ponctionner la portion membraneuse de l'urètre sur la cannelure, le dos du bistouri tourné contre la bulbe.

Retirer l'index gauche de la plaie, l'introduire dans le rectum, et placer la pulpe en avant, au-devant du sommet de la prostate.

Pendant que l'aide incline le cathéter comme pour l'engager dans la vessie, faire glisser le bistouri dans la cannelure et diviser la paroi inférieure de l'urètre, par bascule sur la pointe, sur une longueur de 1 à 2 centimètres, en évitant l'ouverture du rectum.

Quand l'incision urétrale respecte le bulbe, et qu'elle dépasse un centimètre, elle intéresse nécessairement le commencement de la portion prostatique, ce qui n'a, du reste, aucun inconvénient.

URÉTROTOMIE EXTERNE

L'urétrotomie externe est la section longitudinale de l'urètre pratiquée de dehors en dedans, au niveau du rétrécissement qui nécessite cette opération. On la fait sur ou sans conducteur, suivant que le rétrécissement est encore ou n'est plus franchissable.

Il ne peut être question sur le cadavre, comme opération ressemblante, que de l'urétrotomie sur conducteur, la plus simple et la plus facile des deux.

Appareil instrumental :

Un bistouri droit ;
Un cathéter, de préférence celui à épaulement de
Syme (fig. 432) ;
Un thermo-cauthère.

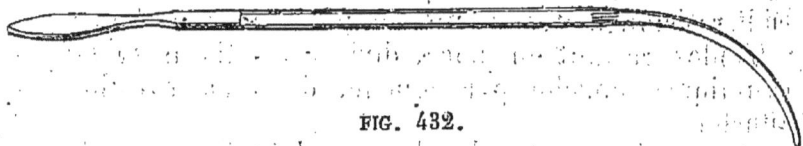

FIG. 432.

Procédé. — Soit un rétrécissement au niveau du cul-
de-sac bulbaire, lieu le plus habituel.

Le cadavre étant placé comme précédemment, introduire le cathéter et le confier à un aide, qui relève en
même temps les bourses.

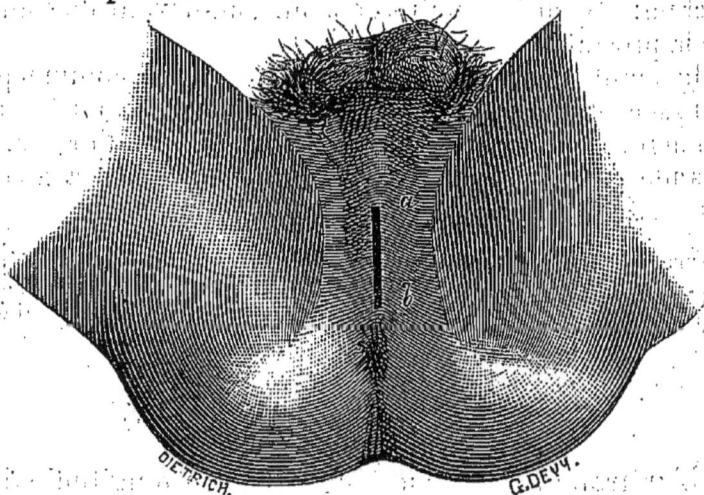

FIG. 433. — Urétrotomie externe.
ab, incision.

Après s'être assis entre les jambes, faire sur le raphé
scroto-périnéal une incision cutanée de 4 à 5 centimètres
qui s'arrête à **15** millimètres au-devant de l'anus
(fig. 433, a b).

Diviser toujours sur la ligne médiane et dans la même étendue le tissu sous-cutané, le fascia superficiel et l'aponévrose périnéale superficielle.

Pendant que l'aide fait saillir les parties sur la convexité du cathéter, rechercher avec l'index gauche la position du cathéter, la préciser latéralement en y maintenant l'ongle, et ponctionner la paroi inférieure de l'urètre de façon à tomber dans la cannelure.

Prendre soi-même le cathéter de la main gauche. Relever le manche du bistouri vers la verge, faire glisser la pointe dans la cannelure vers la vessie, et diviser la paroi de l'urètre, par un mouvement de bascule sur la pointe. Continuer ainsi, jusqu'à ce que la portion spongieuse, le bulbe et la portion membraneuse correspondante au bulbe soient divisés.

Enfin, comme pour faire l'hémostase et pour empêcher les accidents septiques, — promener le thermo-cautère, chauffé au rouge-brun, sur les coupes droite et gauche des corps spongieux de l'urètre.

LITHOTRITIE RAPIDE

OU LITHOLAPAXIE DE BIGELOW

La lithotritie rapide, jadis conçue et proposée par quelques chirurgiens français, notamment par le professeur Courty (de Montpellier), a acquis entre les mains de Bigelow le plus haut degré de perfectionnement et de valeur pratique, si bien que, à peine connue depuis quelques années sous la nouvelle forme et avec ses nouveaux moyens, elle a remplacé partout la méthode classique de lithotritie lente, à séances très courtes, très espacées, plus ou moins nombreuses, faites sans le bénéfice de l'anesthésie chloroformique et souvent suivies d'accidents plus ou moins fâcheux. Son principe est le suivant : *sous le chloroforme, en une seule séance, dût cette séance durer une heure ou plus, réduire toute la pierre en frag-*

*ments assez petits pour être enlevés tous séance tenante,
de façon que la vessie soit de suite libre.* Ajoutons, cependant que, dans la pratique, on ne peut pas toujours se conformer rigoureusement à tous les éléments de ce principe, par exemple à l'unicité de séance; seulement alors, on réduit le nombre et l'on prolonge la durée des séances, de là l'autre dénomination de *lithotritie à séances prolongées* que l'on a donné à la lithotritie rapide.

La lithotritie constitue la méthode la plus générale du traitement de la pierre, la méthode de choix. Ses contre-indications sont : 1. la trop grande dureté du calcul (oxalate de chaux); 2. le trop grand volume du calcul : quand celui-ci a plus de 4 centimètres de diamètre, malgré la puissance des nouveaux instruments, il est prudent de renoncer à la lithotritie pour la taille hypogastrique; 3. l'enchatonnement du calcul ; 4. le calcul formé autour d'un corps étranger que l'on sait ou que l'on soupçonne incassable ou irréductible ; 5. la multiplicité des calculs; 6. l'étroitesse encore trop grande de l'urètre (au-dessous de 15 ans [1]); 7. le rétrécissement invincible de l'urètre; 8. l'hypertrophie notable de la prostate; 9. l'intolérance et la rétraction de la vessie ; 10. la cystite chronique grave, la pyélonéphrite; 11. la susceptibilité spéciale du sujet pour le cathétérisme, susceptibilité telle qu'il est impossible d'habituer le canal au contact des instruments ou au passage d'instruments assez volumineux.

Appareil instrumental :

Un lithoclaste [2]. Les plus usités, tous à écrou brisé, sont :

---

1. Cette contre-indication n'est pas absolue ; car, depuis quelque temps, on fabrique, notamment à Londres, des lithotriteurs assez peu volumineux pour passer chez l'enfant et néanmoins très solides.

2. On dit encore lithotriteur, lithotribe, litholabe, brise-pierre.

Celui de Guyon (fig. 434), écrou brisé à bascule
Celui de Reliquet (fig. 435) en dehors de la poignée.

Celui de Thompson, écrou brisé à bouton mobile dans la poignée;

Celui de Bigelow, écrou brisé à virole dans la poignée;

Un marteau de fer ou d'acier (fig. 436);

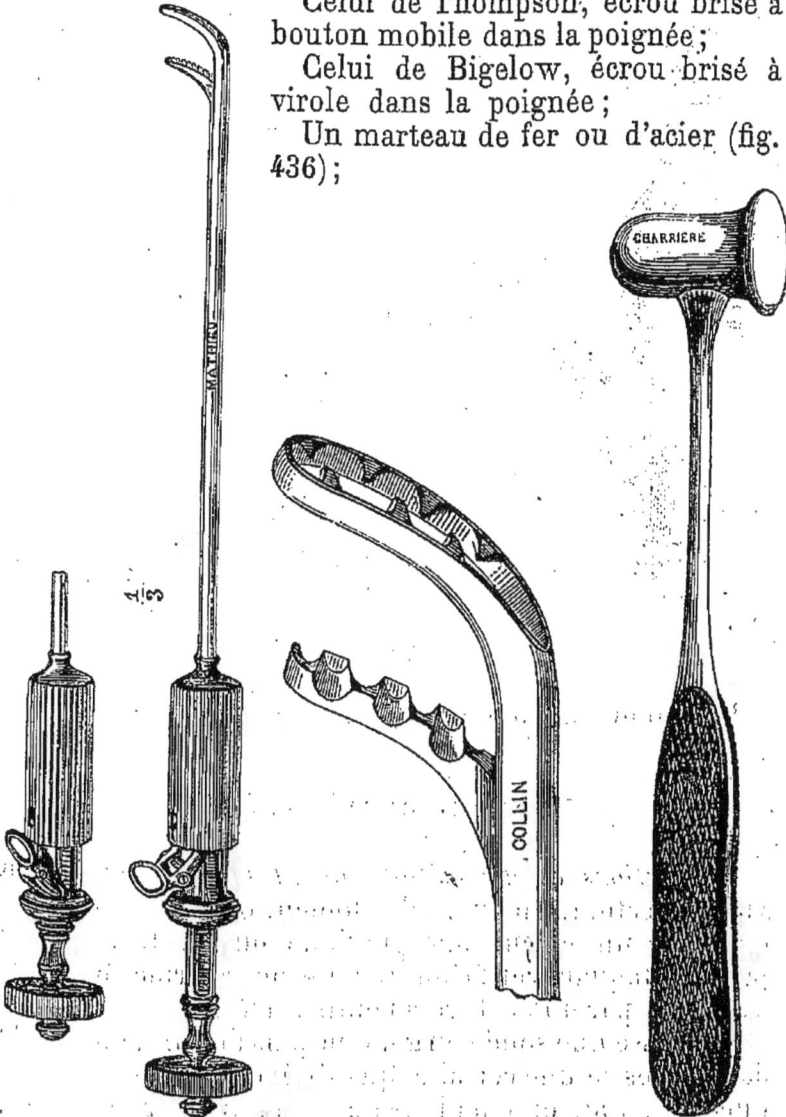

FIG. 434.   FIG. 435.   FIG. 436.

Un évacuateur-aspirateur, celui de Bigelow, dernier

modèle ou celui de Thompson modifié par Guyon (fig. 437);

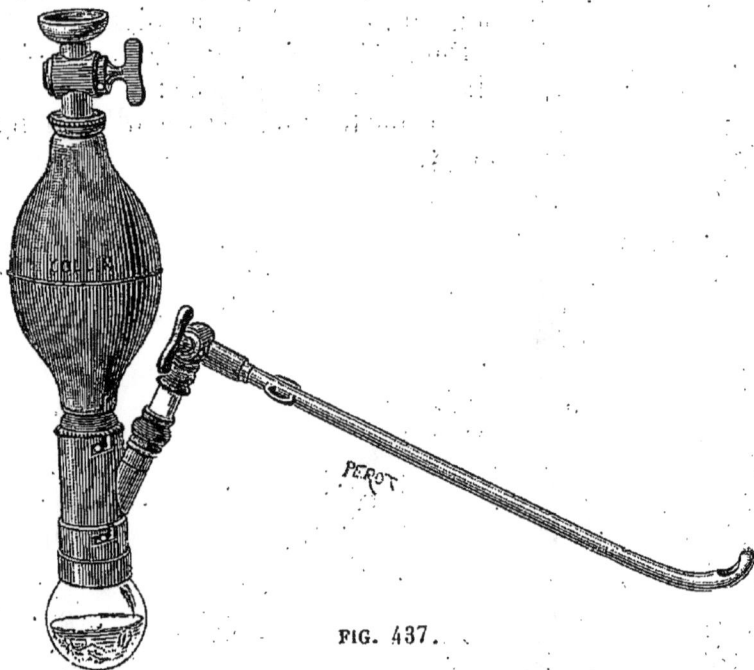

FIG. 437.

Une sonde en gomme et une seringue.

MANUEL OPÉRATOIRE

Précautions et dispositions avant l'opération. — On vide le rectum. On ouvre l'abdomen, on ouvre la vessie, on y met un calcul phosphatique ou un fragment de pierre attaquable et façonné, puis on referme la vessie avec soin par une suture à points serrés.

On passe une sonde en gomme dans l'urètre, on injecte dans la vessie une certaine quantité d'eau (tiède et boriquée 5 p. 100, ou phéniquée 2 1/2 p. 100 sur le vivant), après avoir évacué l'urine et lavé largement la vessie, puis on retire la sonde.

On met le cadavre couché sur le côté droit de la table,

dans la position du cathétérisme, c'est-à-dire les cuisses un peu écartées et fléchies, les jambes un peu fléchies sur les cuisses — le *bassin relevé*, de façon que le calcul se porte contre la paroi inféro-postérieure de la vessie.

Enfin, on se place soi-même debout à droite du cadavre, et, s'il le faut, avant d'introduire le lithoclaste, on débride le méat urinaire en haut avec le bistouri ou d'un coup de ciseaux.

Procédé. — 1er temps. *Introduction du lithoclaste, celui de Guyon par exemple.* — Après avoir vérifié la régularité de son jeu et poussé dans l'urètre une injection d'huile, introduire le lithoclaste suivant les règles ordinaires du cathétérisme fait avec les sondes à brusque courbure, c'est-à-dire par dessus l'aîne. Dès que le bec est arrivé sous l'arcade, ramener la verge vers la ligne médiane, puis abaisser lentement l'extrémité manuelle du lithoclaste, autant en le laissant agir par son propre poids qu'en lui imprimant une douce impulsion. Le lithoclaste entre ainsi dans la vessie.

2e temps. *Appréhension et broiement du calcul.* — Embrasser la poignée cylindrique du *tambour* du lithoclaste avec les derniers doigts de la main gauche et appliquer le pouce sur la bascule pour être prêt à ouvrir et à fermer l'écrou brisé en abaissant et relevant la bascule. La main droite reste encore libre.

Engager le lithoclaste, bec en haut, vers la paroi inféro-postérieure de la vessie pour reconnaître le calcul. Cela fait, ouvrir l'écrou, maintenir en arrière le mors de la branche femelle (branche fixe), laquelle fait corps avec le tambour, saisir avec les premiers doigts de la main droite le volant qui termine l'instrument et appartient à la branche mâle (branche mobile) tirer en avant cette branche jusqu'à ce qu'on sente son mors arrêté par le col vésical et déprimer le bas-fond de la vessie avec l'extrémité vésicale de la branche femelle qu'on relève par le tambour. Le calcul s'engage entre les mors.

Repousser en arrière la branche mâle jusqu'au contact de son mors avec le calcul (fig. 438); fixer cette branche à son tour en fermant l'écrou ; lire sur la petite échelle mé-

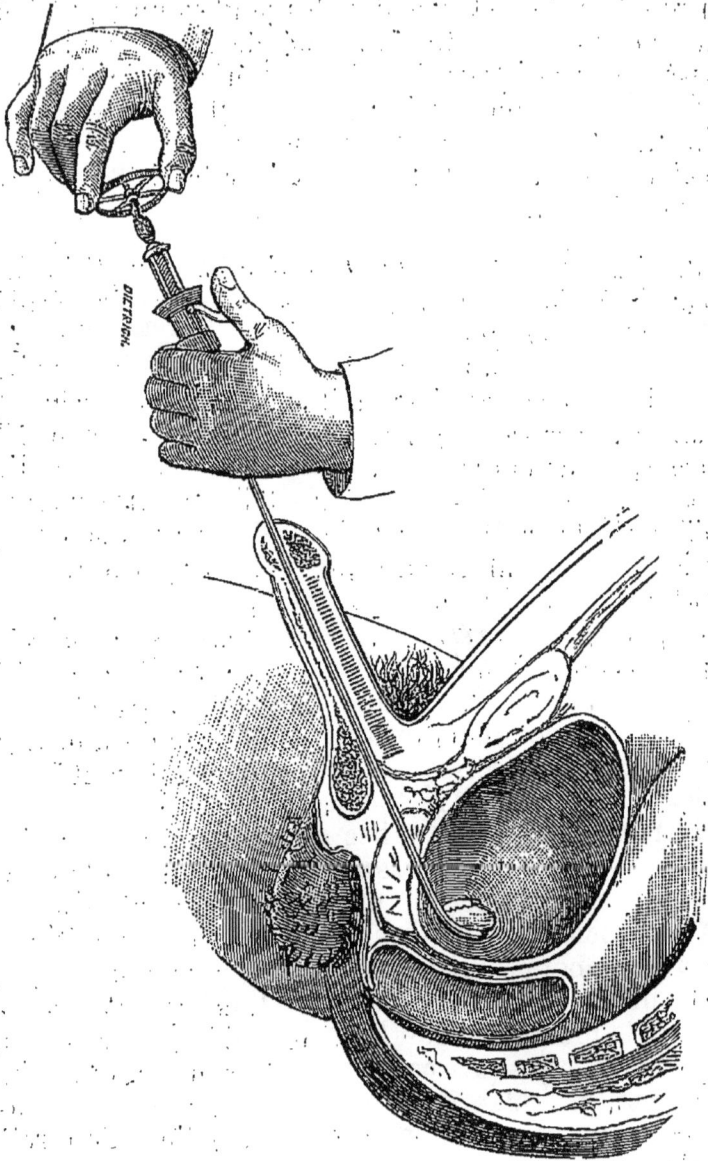

FIG. 438. — Lithotritie.
Calcul saisi entre les mors du lithotriteur et prêt à être cassé.

trique que porte la branche mâle le diamètre saisi entre les mors ; ramener les mors chargés au milieu de la vessie, s'assurer par des mouvements de va et vient que la muqueuse vésicale n'est pas pincée ; et tourner rapidement le volant et, par suite, la vis qui lui est annexée, pour faire éclater le calcul par un brusque rapprochement des mors ;

Si, par exception, le calcul résiste à plusieurs assauts, ouvrir l'écrou pour rendre la liberté à la branche mâle, et, pendant qu'on maintient fermement le tambour, donner sur l'extrémité de la branche mâle quelques petits coups de marteau ininterrompus qu'on termine par un coup sec et vigoureux.

Quand le calcul a éclaté d'une façon ou de l'autre, déprimer de nouveau le bas-fond de la vessie avec le talon du mors femelle qui doit rester immobile, tirer en avant le mors mâle, puis le rapprocher pour saisir le fragment engagé, fermer l'écrou, s'assurer que la muqueuse n'est pas pincée, et faire manœuvrer le volant pour diviser le fragment.

Reprendre et broyer ainsi le ou les fragments qui s'engagent chaque fois entre les mors, en ayant soin, toutefois, de rapprocher complètement les mors de temps à autre afin de prévenir leur encrassement.

Ne s'arrêter que lorsqu'on ne peut plus saisir et *fixer* de fragments entre les mors.

3º temps. *Retrait du lithoclaste* — Après avoir ramené le mors femelle au milieu de la vessie, bec en haut, rapprocher de lui le mors mâle, s'assurer encore que la muqueuse n'est pas pincée, s'assurer aussi que les mors sont bien emboîtés, fermer l'écrou, et retirer le lithoclaste comme on retire une sonde à brusque courbure.

4º temps. *Aspiration des fragments*. — Introduire la grosse sonde métallique d'un aspirateur, préalablement huilée.

Y ajouter l'aspirateur déjà rempli d'eau, et, pendant qu'un aide maintient la sonde, presser, puis lâcher brusquement la poire de caoutchouc. L'eau injectée produit dans la vessie une sorte de remous, revient par la sonde en entraînant les fragments, et tombe dans le réservoir de verre qui est annexé au-dessous de la poire de caoutchouc et qu'on détache par moments pour le vider.

Continuer les alternatives de pression et de relâchement jusqu'à ce que l'eau qui revient n'entraîne plus de fragments.

Enfin, retirer la sonde en laissant dans la vessie la petite quantité de liquide qui s'y trouve.

Le pronostic opératoire de la lithotritie rapide est bien meilleur que celui de l'ancienne lithotritie, et il sera meilleur encore si on lui associe l'application rigoureuse de la méthode antiseptique.

TAILLES PÉRINÉALES

ET TAILLE HYPOGASTRIQUE

La *taille*, appelée encore *lithotomie*, *cystotomie*, est une opération dans laquelle on ouvre la vessie par une incision afin d'en extraire le ou les calculs qui s'y trouvent. Cette incision se fait aujourd'hui en deux points seulement : 1° au niveau du col, à travers le périnée et la prostate (*tailles périnéo-prostatiques* ou simplement dites *périnéales*); 2° à la face antérieure la vessie, à travers la ligne blanche de l'abdomen (*taille sus-pubienne ou hypogastrique*).

La taille est indiquée dans le traitement de la pierre vésicale toutes les fois que la lithotritie rapide actuelle est impossible ou inapplicable. Or, la lithotritie étant la méthode la plus générale, on peut dire que la taille est la méthode d'exception. On a recours encore à la taille pour l'extraction de corps étrangers, qu'on ne peut enlever par la voie naturelle ; enfin depuis quelques années, par une heureuse extension, on la pratique pour la destruction ou l'ablation de tumeurs intra-vésicales, pour le traitement de certaines cystites rebelles.

A. — TAILLES PÉRINÉALES

La taille se fait depuis le périnée jusque dans la vessie d'après le principe des incisions parallèles ; soit sur la ligne médiane (*taille médiane raphéale*) ou à côté de la ligne médiane (*taille pararaphéale de Bouisson*) ; soit suivant un rayon oblique postérieur de la prostate, ordinairement le gauche (pour les droitiers), quelquefois le droit (pour les gauchers) c'est la *taille latérale*, dite parfois encore *latéralisée* ; soit, enfin, suivant les deux rayons obliques postérieurs de la prostate (*taille bilatérale de Dupuytren, taille prérectale de Nélaton*).

Les indications propres aux tailles périnéales sont : 1° l'extraction des calculs libres qui ne dépassent pas 4 centimètres en diamètre ou qui ont une consistance tout spéciale (calcul d'oxalate calcaire), chez les sujets qui ont moins de quarante ans ; 2° le traitement des vieux catarrhes de la vessie ; 3° le traitement de spasmes, cystite ou névralgie du col autrement incurables.

Appareil instrumental :

Un bistouri droit et un bistouri boutonné ;

Un cathéter à large cannelure ;

Une forte sonde cannelée ordinaire ;

Un lithotome simple de Fr. Côme (fig. 439) et un lithotome double de Dupuytren (fig. 440) ;

Une curette bouton à crête médiane (fig. 441);

Un gorgeret mousse (fig. 442);

Une tenette droite et une tenette courbe (fig. 443 et 444);

Une seringue dite à hydrocèle, une grosse sonde en caoutchouc et un vase plein d'eau phéniquée, 3 p. 100 sur le vivant.

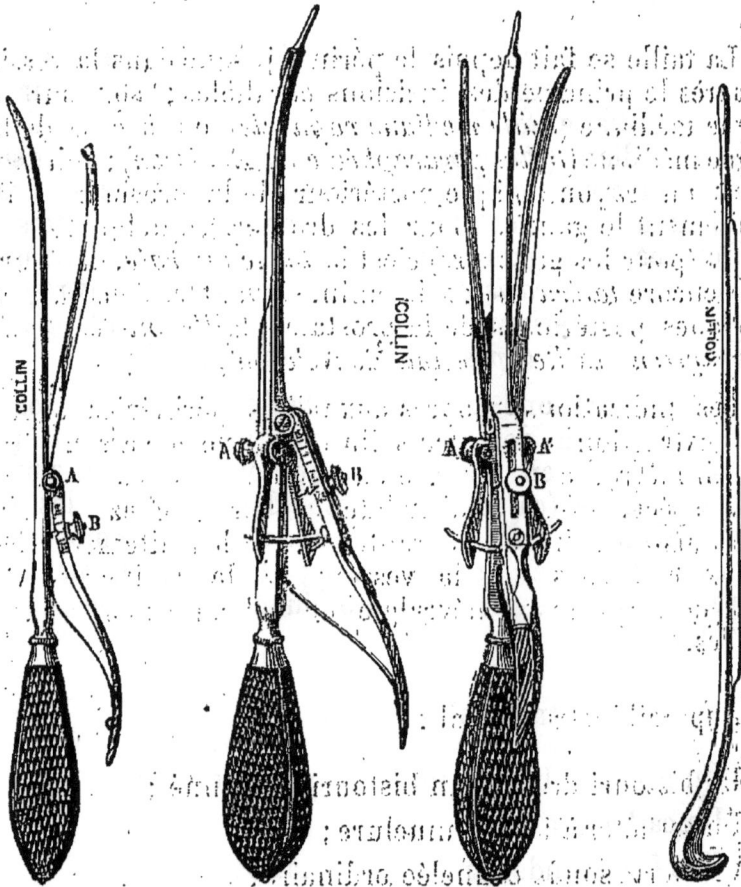

FIG. 439.   FIG. 440.   FIG. 441.

Une tenette casse-pierre de Dolbeau (fig. 445), ou celle de Collin (fig. 446);

Quelques pinces hémostatiques de Péan;

Un thermo-cautère ;

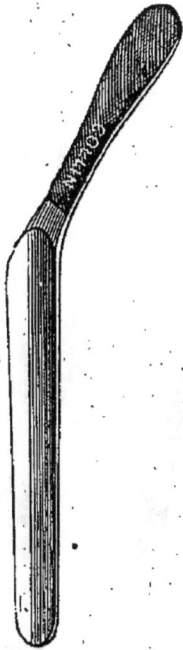

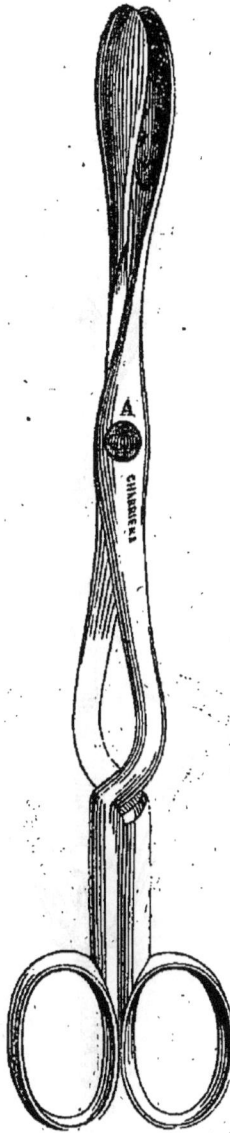

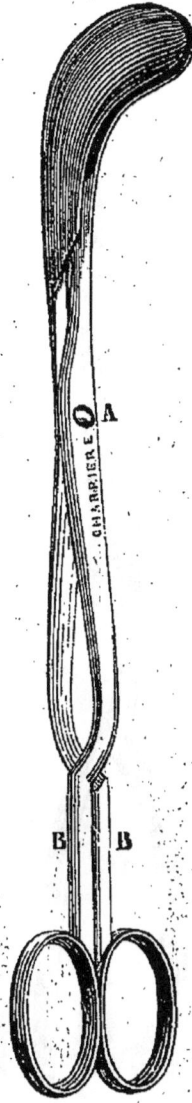

FIG. 442.   FIG. 443.   FIG. 444.

Une canule à ampoule élastique de Guyon (fig. 447);

pour faire l'hémostase, comme sur le vivant, si l'on établit la circulation artificielle.

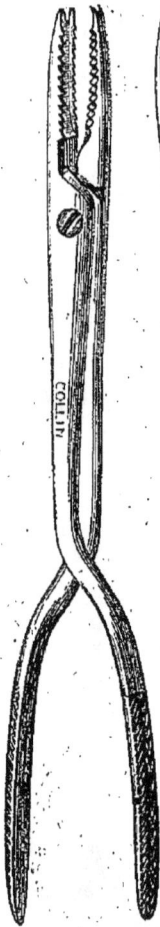
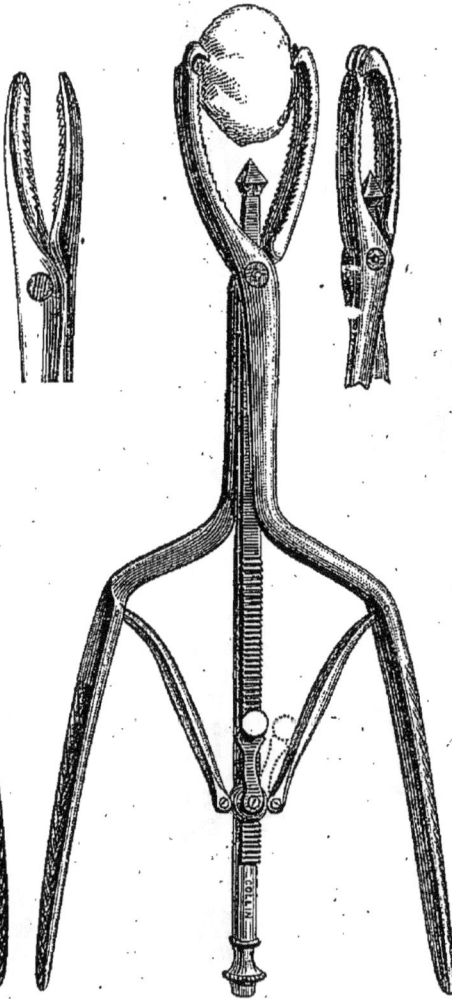
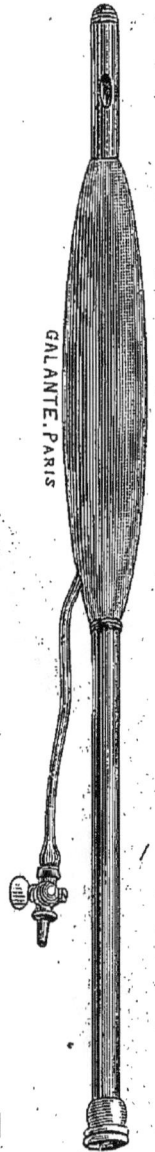

FIG. 445.   FIG. 446.   FIG. 447.

MANUEL OPÉRATOIRE

Précautions, exercices de diagnostic et dispositions avant toute variété de taille périnéale. — On vide le rectum. On rase le périnée. On ouvre l'abdomen en rabattant la paroi abdominale par une incision courbe concave en bas; on ouvre la vessie en haut et en avant, on y met un calcul phosphatique de tel ou tel diamètre ou un fragment de pierre d'Angoulême, par exemple, façonné comme un calcul ordinaire ; on referme exactement la vessie par une suture à points serrés et l'on y injecte avec une sonde ordinaire une centaine de grammes d'eau. Cela fait, avec la sonde exploratrice de Thompson ou celle de Guyon (fig. 448), on s'exerce au diagnostic de la pierre, on constate le choc spécial et on le fait constater par les assistants, comme on doit toujours le faire sur le vivant, de peur d'erreur[1], avant de prendre le bistouri ; puis au moyen d'un lithotriteur dont les mors s'écartent plus ou moins, suivant le diamètre du calcul et aussi suivant la prise, on apprécie les dimensions du calcul, et on les confronte avec celles que l'on connaît déjà avant l'introduction du calcul dans la vessie.

On place le cadavre dans la *position dite de la taille*, c'est-à-dire le bassin débordant un peu l'extrémité de la table, les membres inférieurs écartés et maintenus en flexion par deux aides qui, debout l'un à droite, l'autre à gauche,

---

[1] Cependant l'erreur est encore possible, soit inexpérience, soit excès de condescendance de la part des assistants. Si l'on n'a pas *soi-même* la certitude absolue de la présence d'un calcul, il vaut mieux de suite ajourner l'opération.

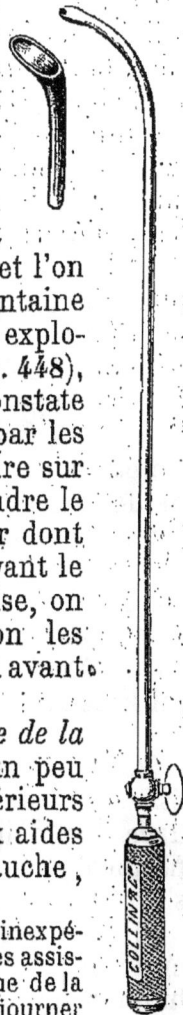

FIG. 448.

appliquent une main sur la face interne du genou et l'autre main sur le dos ou sous la plante du pied, suivant que ce dernier repose ou non sur le plan de la table ou un autre objet. Le périnée doit être exposé en plein jour et bien découvert.

On introduit dans l'urètre un cathéter cannelé que l'on confie à un troisième aide, le plus intelligent ou le plus exercé. Le cathéter doit être tantôt tenu exactement sur la ligne médiane (tailles médiane, paraphéale, et bilatérale), tantôt incliné obliquement à gauche ou à droite (taille latérale).

Enfin, on s'assied soi-même sur un siège assez élevé entre les jambes du cadavre, et l'on règle, au moyen du curseur à vis que porte tout lithotome, suivant l'âge, le degré d'écartement convenable de la lame ou des lames et de la gaîne. Pour cela, on tient compte des données que l'anatomie nous fournit sur la longueur des rayons de la prostate, au niveau de sa partie moyenne : le rayon médian postérieur mesure 17 millimètres chez l'adulte, d'après Sappey ; 2 à 5 millimètres de deux à quinze ans, d'après H. Bell ; le rayon oblique postérieur mesure 23 millimètres chez l'adulte, d'après Sappey ; 4 à 8 millimètres de deux à quinze ans d'après Bell. Ce sont les deux seuls rayons qui intéressent le praticien. Sur le vivant, l'écartement doit être un peu moindre que le rayon ; sur le cadavre, il doit être un peu supérieur, à cause du manque de résistance des tissus, notamment du col vésical. Ainsi, chez l'adulte, pour la taille médiane, 20 millimètres ; pour la taille latérale, 26 millimètres.

a. TAILLE MÉDIANE RAPHÉALE. Procédé. — 1er temps : *Mise à nu de l'urètre.* — Les téguments étant tendus avec les doigts de la main gauche, faire sur le raphé périnéal une incision cutanée de 3 à 4 centimètres qui s'arrête à 1 centimètre au-devant de l'anus (fig. 449, a b).

Diviser le tissu sous-cutané, le fascia superficiel, puis en travers le raphé fibreux ano-bulbaire, et isoler le bulbe comme dans l'opération de la boutonnière périnéale. On se dispense de cet isolement chez l'enfant ;

car le bulbe est peu développé et sa lésion sans
danger;

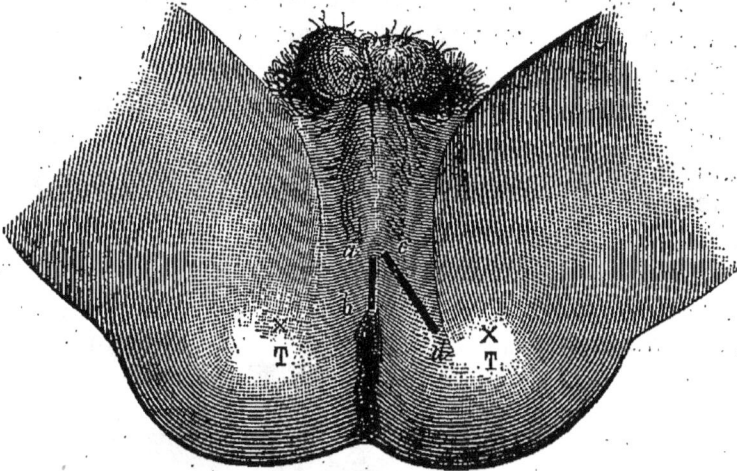

FIG. 449.

ab, incision pour la taille médiane raphéale; — *cd*, incision pour la taille
latérale; — XT, XT, tubérosités ischiatiques droite et gauche.

2ᵉ temps. *Ponction et incision de l'urètre.* — Pendant
que l'aide exagère la saillie du cathéter, repousser le
bulbe et marquer le bord de la cannelure avec l'ongle
de l'index gauche, puis ponctionner la portion membraneuse de l'urètre avec le bistouri, dos en haut, et faire
une incision de 1 centimètre environ.

Déposer le bistouri, mais laisser en place et le cathéter
et l'index.

3ᵉ temps. *Introduction du lithotome dans la vessie.*
— Introduire le bec du lithotome simple dans la cannelure du cathéter, contre l'ongle de l'index gauche, la
concavité du lithotome étant dirigée en haut; vérifier le
contact du bec du lithotome dans la cannelure, et retirer
l'index.

Prendre le pavillon du cathéter avec la main gauche,
relever la concavité du cathéter vers l'arcade pubienne
et, en même temps, faire basculer le pavillon en bas et
en avant, pendant qu'on accompagne avec le bec du litho-

tome, toujours maintenu fermement à contact, le double mouvement d'élévation et de bascule du cathéter. Continuer à engager le lithotome vers la vessie jusqu'à ce que son bec se trouve arrêté par le cul-de-sac terminal de la cannelure.

Dégager son bec de ce cul de sac en tournant légèrement le lithotome dans un sens et le cathéter dans l'autre, s'assurer qu'on est bien dans la vessie par le choc du calcul et par la liberté de mouvement de l'extrémité du lithotome, et alors retirer le cathéter.

4ª temps. *Section de la prostate et de la partie profonde du périnée.* — Se lever, prendre le lithotome à deux mains ; placer sa tige dans le sens horizontal ;

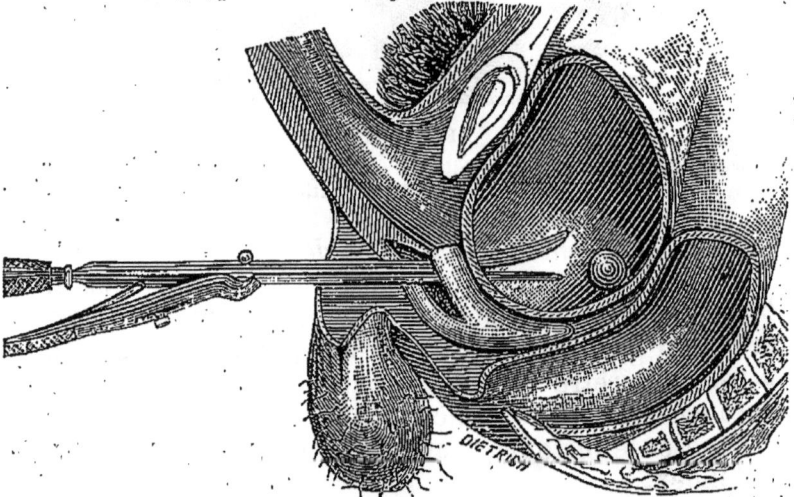

FIG. 450. — Lithotome dégaîné pour la section de la prostate et de la partie profonde du périnée.

presser sur le levier pour faire saillir la lame au degré voulu (fig. 450) ; tirer le lithotome à soi, tout en maintenant l'écartement de la lame ; puis lâcher le levier dès que le défaut de résistance indique que la prostate et la partie profonde du périnée sont sectionnées (fig. 451). A ce moment l'urine ou le liquide injecté s'écoule.

5ª temps. *Extraction de la pierre.*—Introduire l'index gauche dans la plaie, conduire sur ce doigt une curette-

bouton à crête médiane, retirer le doigt, placer la curette
dans l'angle inférieur de la plaie, crête en haut ; sur
cette crête faire glisser de champ, jusque dans la vessie,
le mors d'une tenette droite, et alors retirer la curette.
Le gorgeret remplit le même office que cette dernière.

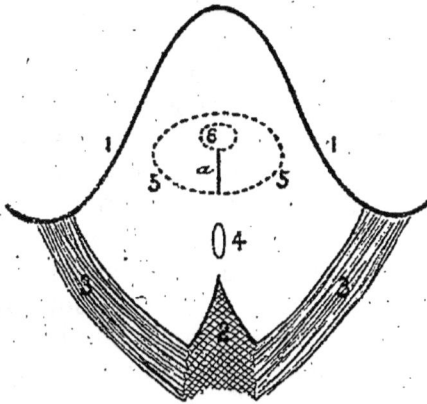

FIG. 451. — Schéma pour montrer le rayon de la prostate sectionné.

1, 1, branches ischio-pubiennes ; — 2, coccyx ; — 3, 3, ligaments sacro-
sciatiques ; — 4, anus ; — 5 5, coupe transversale de la prostate ; — 6, coupe
de l'urètre ; — a, rayon médian postérieur sectionné.

Déprimer le bas-fond de la vessie avec les mors de la
tenette ; les retourner sur leurs faces (anneaux verticaux
des branches) ; les ouvrir pendant que le mors inférieur
continuer à déprimer le bas-fond de la vessie, puis les
rapprocher quand le calcul s'est placé dans leur intervalle, et les remettre de champ (anneaux horizon-
taux).

S'assurer de la solidité de la prise, s'assurer aussi que
la vessie n'est pas pincée avec le calcul, entraîner celui-
ci dans la plaie et le faire passer par une traction *lente*,
modérée et *continue* avec de légers mouvements de dégagement à droite, à gauche, en avant, en arrière.

Si le calcul est saisi par son grand axe, le lâcher, et le
charger de nouveau dans le bas-fond de la vessie, comme
il a été dit.

Si la prostate est hypertrophiée et le bas-fond très dé-

primé, employer une tenette courbe : l'introduire comme
une sonde, mors de champ, concavité en haut ; une fois
qu'elle est dans la vessie, tourner sa concavité en bas,
écarter ses mors latéralement, les rapprocher quand le
calcul s'est placé dans leur intervalle, puis retourner la
tenette chargée, concavité en haut, et entraîner la pierre,
comme on fait pour retirer une sonde.

Si l'ouverture est manifestement trop petite et que
l'extraction risque d'entraîner une contusion forte, des
déchirures sérieuses, faire le débridement multiple et
profond du col vésical avec un bistouri boutonné.

Enfin, si l'on a mis à dessein un calcul trop gros pour
passer, le fragmenter avec la tenette casse-pierre de
Dolbeau ou celle de Collin et extraire les fragments avec
les tenettes ordinaires et la curette-bouton.

L'opération terminée, laver la vessie à grande eau au
moyen d'une grosse sonde et d'une seringue.

b. TAILLE PARARAPHÉALE (Bouisson). — Procédé. —
1ᵉʳ temps. Faire, un peu à gauche du raphé périnéal et

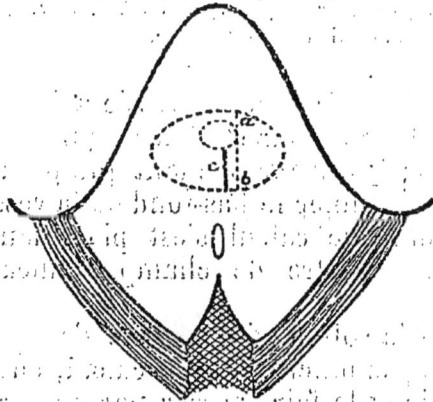

FIG. 452. — Schéma.

ab, incision du périnée dans la taille pararaphéale ; — *c*, (trait plein) section
paramédiane de la prostate dans la même taille.

parallèlement à lui, une incision cutanée de 3 à 4 centimètres qui s'arrête à 1 centimètre au-devant de l'anus.
(fig. 452, ligne pointillée *ab*).

Diviser le tissu sous-cutané, le fascia superficiel, l'aponévrose périnéale superficielle et la partie correspondante du muscle transverse superficiel du périnée.

Couper l'insertion postérieure du bulbo-caverneux, et isoler la partie correspondante du bulbe avec le bec de la sonde cannelée.

Les autres temps s'exécutent comme dans la taille raphéale, si ce n'est que la section de la prostate doit porter, non sur le verumontanum, mais à gauche (fig. 452, ligne pleine c).

c. TAILLE LATÉRALE. — Procédé. — 1er temps. Après avoir marqué un point situé sur le raphé périnéal, à 3 centimètres au-devant de l'anus, et après avoir tracé une ligne allant de l'anus au sommet de la tubérosité ischiatique, faire une incision cutanée qui commence au point marqué et qui aboutisse au milieu de la ligne ano-ischiatique (fig. 449, cd et fig. 453, ligne pointillée ab). Cette

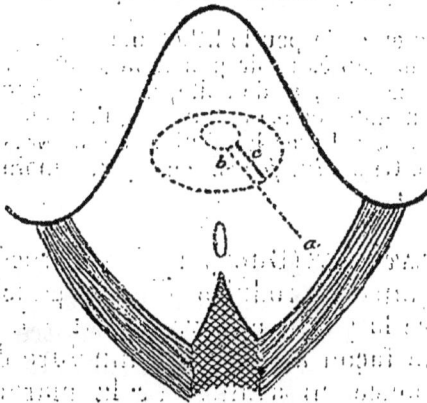

FIG. 453. — Schéma.

ab, incision du périnée dans la taille latérale ; — c, section du rayon oblique de la prostate dans la même taille.

incision se trouve ordinairement en dedans de l'artère transverse du périnée, laquelle chemine dans un sens à peu près parallèle.

Diviser le tissu sous-cutané, le fascia superficiel, l'aponévrose périnéale et le muscle transverse superficiel du périnée.

Arrivé dans le triangle ischio-bulbaire, décoller le bord correspondant du bulbe d'avec l'ischio-caverneux et l'isoler à l'aide de la sonde cannelée.

2ᵉ temps. Pendant que l'aide, qui tient le cathéter incliné vers la branche ischio-pubienne gauche, exagère la saillie des parties profondes de la plaie, reconnaître et marquer le bord de la cannelure avec le bout de l'index gauche, la pulpe de ce dernier protégeant le bulbe, puis ponctionner avec le bistouri et inciser dans une petite étendue.

3ᵉ temps. Comme dans la taille raphéale.

4ᵉ temps. Diviser la prostate et les parties profondes du périnée, suivant le rayon oblique postérieur, en tenant le lithotome dans le sens horizontal (fig. 453, ligne pleine c).

5ᵉ temps. Comme dans la taille raphéale.

A l'étranger, on emploie peu le lithotome de Fr. Côme. En Allemagne, notamment, après avoir ponctionné l'urètre avec un bistouri à lame très convexe, et de suite, avec le même bistouri, on divise la portion membraneuse et tout ce qu'on peut de la portion prostatique, quitte à achever la section de la prostate avec un bistouri boutonné. Ce *modus faciendi* me paraît moins sûr et moins précis que le nôtre.

d. TAILLE BILATÉRALE (Dupuytren). — Procédé de Nélaton. — 1ᵉʳ temps. Introduire l'index gauche dans le rectum; mettre la pulpe en avant contre le sommet de la prostate, de façon à sentir la cannelure du cathéter; appliquer le pouce en avant, sur la marge de l'anus, qu'on pince, et tendre ainsi les téguments du périnée.

Faire une incision cutanée transversale de 3 centimètres, dont le milieu passe à 1 centimètre au-devant de l'anus, et ajouter à chaque extrémité une incision de 2 centimètres, qui se dirige en dehors et en arrière et se termine à 2 centimètres en dehors de l'anus (fig. 454 et fig. 455, ligne moitié pointillée, a b).

Attirer en arrière la lèvre inférieure de l'incision, couper le sphincter couche par couche, et disséquer avec la sonde cannelée le pourtour du rectum jusqu'au sommet de la prostate.

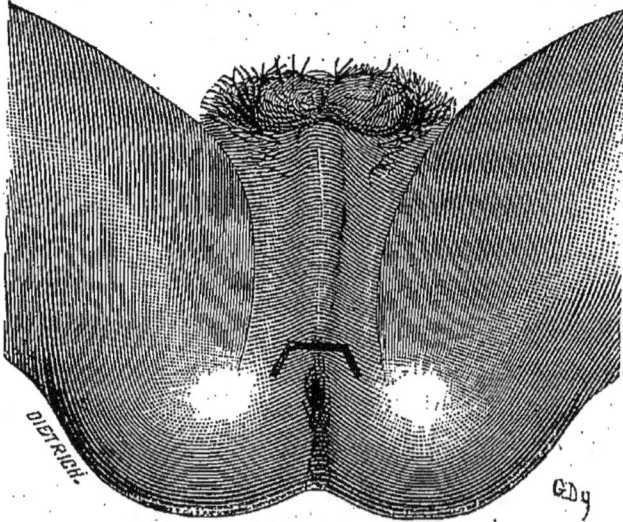

FIG. 454.—Incision du périnée pour la taille pérectale de Nélaton

2ᵉ temps. Porter la pointe du bistouri contre le som-

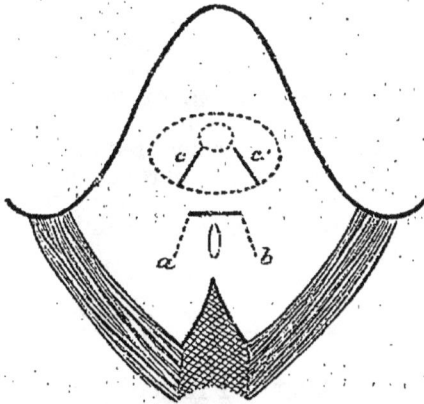

FIG. 455. — Schéma.

ab, incision du périnée pour la taille de Nélaton ; — cc' section des deux rayons obliques de la prostate dans la même taille.

met de la prostate, dos en arrière, au niveau de la cannelure du cathéter, et ponctionner l'urètre.

Pendant qu'on porte le manche légèrement en arrière, presser avec la pulpe de l'index gauche sur le dos du bistouri, pour ouvrir la portion membraneuse de l'urètre sur une étendue convenable.

3ᵉ temps. Introduire le lithotome double de Dupuytren, concavité en haut, comme on fait pour le lithotome simple dans la taille raphéale.

4ᵉ temps. — Retourner le lithotome, concavité en bas; le prendre avec les deux mains ; presser sur le levier pour faire saillir les lames ; le tirer à soi en l'abaissant peu à peu pour mieux respecter le rectum, et lâcher le levier dès que le défaut de résistance indique la section complète de la prostate (fig. 455, les deux lignes obliques *cc'* pleines indiquent la double section de la prostate).

5ᵉ temps. Comme dans la taille raphéale.

La comparaison des avantages et inconvénients des diverses tailles périnéales n'amène à aucune conclusion nette et définitivement acceptée ou acceptable. Beaucoup de chirurgiens continuent à pratiquer la taille raphéale ou la taille paraphéale dans la plupart des cas qui se présentent à eux ; un bien plus grand nombre considèrent la taille latérale comme la seule ayant une réelle valeur pratique ; enfin, d'autres restent fidèles à la taille de Dupuytren heureusement modifiée par Nélaton, laquelle donne beaucoup d'espace et permet d'éviter le bulbe ainsi que les principales artères du périnée. Au reste, le cadre des indications pour les diverses tailles périnéales, du moins en ce qui concerne l'extraction de la pierre, s'est singulièrement réduit depuis les perfectionnements récents et les résultats remarquables de la taille hypogastrique. Quelques chirurgiens vont même jusqu'à vouloir ériger cette dernière en méthode d'extraction unique.

B. — TAILLE HYPOGASTRIQUE

Improvisée par Pierre Franco (1860), chez un enfant de deux ans, auquel il ne pouvait enlever la pierre par la plaie périnéale, la taille hypogastrique consiste à inciser la vessie entre la symphyse pubienne et le cul-de-sac prévésical du péritoine, après avoir divisé la paroi abdominale sur la ligne blanche.

Jusqu'à ces dernières années, elle était restée une

opération exceptionnelle, applicable seulement aux cas
où le calcul atteint un gros volume (4 centimètres de
diamètre et au-delà). Sa mortalité considérable, due soit
à la lésion du péritoine et à la péritonite, soit surtout à
l'infiltration d'urine et aux accidents septiques, effrayait
les chirurgiens; en outre, l'opération était souvent difficile à cause de la profondeur où il fallait agir sur la
vessie. Aujourd'hui, grâce encore à l'application si salutaire de la méthode antiseptique, grâce aux progrès de
la technique opératoire, la taille hypogastrique a pris le
premier rang et se présente comme la méthode d'extraction la plus générale et aussi la plus avantageuse. Peut-
être même remplacera-t-elle bientôt complètement toutes
les variétés de la taille périnéale, héritant en quelque sorte
à elle seule de tout le *caput mortuum* de la lithotritie
nouvelle.

En tout cas, ses indications propres, incontestables,
ou qui me semblent telles, sont : le calcul trop volumineux; le calcul enchâtonné; le calcul compliqué d'une
hypertrophie notable de la prostate; le calcul compliqué
d'hémorrhoïdes (Petersen); le cathétérisme rétrograde,
dans certaines ruptures traumatiques ou sténoses infran-
chissables de l'urètre.

Appareil instrumental et accessoires :

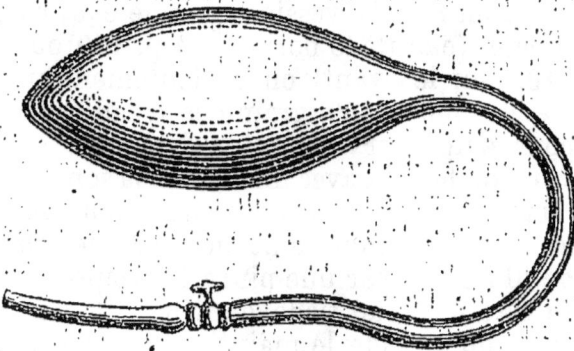

FIG. 456.

Un bistouri droit et un bistouri boutonné;

Une forte sonde cannelée;

Une pince anatomique;

Quelques pinces à forcipressure;

Deux larges écarteurs fenêtrés mousses;

Une tenette droite et une tenette courbe;

Une sonde métallique à robinet, ou une sonde en gomme;

Un petit tube de caoutchouc pour serrer la verge sur la sonde;

Un ballon intra-rectal de Petersen (fig. 456);

Une seringue en caoutchouc durci;

Deux drains de fort calibre, en caoutchouc rouge;

Un vase plein d'eau (antiseptique, sur le vivant),

MANUEL OPÉRATOIRE

Précautions et dispositions avant l'opération. — On vide le rectum. On rase le mont de Vénus. (On lave l'hypogastre à l'eau phéniquée 5 p. 100.)

On introduit dans le rectum le ballon de Petersen, après l'avoir enduit de vaseline, et l'on s'assure qu'il ne s'est pas replié pendant l'introduction.

On passe dans l'urètre la sonde à robinet ou la sonde en gomme; on lave la vessie à grande eau, comme pour la désinfecter (eau tiède boriquée 4 p. 100 ou phéniquée 2 1/2 p. 100, sur le vivant); on fait lentement une injection définitive de 300 à 400 grammes d'eau (antiseptique); puis, pour empêcher le liquide de sortir, on ferme le robinet ou l'on bouche avec un fausset la sonde en gomme, et l'on serre la verge sur la sonde avec deux ou trois tours de tube élastique, tube dont on arrête les chefs par un nœud de fil fort ou par une pince à forcipressure.

On injecte de l'eau tiède dans le ballon de Petersen, — pendant qu'un aide le maintient en place, — jusqu'à ce qu'on voie s'accentuer à l'hypogastre un bombement spécial dû à l'ascension et à la projection de la vessie distendue.

Enfin, le cadavre est couché sur la table, le bassin un peu soulevé, les membres inférieurs étendus. Le chirurgien se place à droite; un aide lui fait face à gauche; un deuxième aide doit lui présenter les instruments.

Procédé. — 1ᵉʳ temps. *Mise à nu de la vessie.* — Faire exactement sur la ligne médiane une incision cutanée de 7 à 8 centimètres, dont l'extrémité inférieure dépasse en queue le bord antérieur de la symphyse pubienne.

Diviser dans la même étendue le tissu sous-cutané et le fascia superficiel. Forcipresser, tordre ou lier les petits vaisseaux qui donnent, si la circulation artificielle est établie.

Diviser la ligne blanche sur la sonde, de bas en haut, en évitant de perforer le péritoine avec le bec de la sonde ou de le fendre avec le bistouri quand le bec arrive à 2 ou 3 centimètres au-dessus de la symphyse pubienne.

Reconnaître à sa teinte jaunâtre, ce qui est facile, le tissu cellulo-graisseux prévésical.

Reconnaître aussi par le toucher et par la vue la vessie et le cul-de-sac du péritoine; avec l'extrémité de l'index gauche, décoller ce cul-de-sac, le refouler vers l'ombilic, puis le confier à l'index droit de l'aide situé en face.

2ᵉ temps. *Incision de la vessie.* — Ponctionner la vessie le plus haut possible avec le bistouri droit, le dos tourné vers le cul-de-sac du péritoine; introduire une sonde cannelée, et sur la sonde diviser le milieu de la paroi antérieure de la vessie dans l'étendue de 3 à 4 centimètres; en tout cas, ne jamais trop descendre vers le col où cheminent des veines volumineuses.

Dès que la vessie est ponctionnée, on voit le liquide injecté s'écouler à flots dans le champ opératoire. (Or, ce liquide étant aseptique, il n'y a plus aucun danger d'infection.)

La vessie, en se vidant, ne s'enfonce pas de nouveau dans l'excavation pelvienne, mais reste soulevée à la portée du chirugien par le ballon rectal.

3ᵉ temps. *Extraction de la pierre.* Sur le vivant, pendant qu'on écarte la lèvre droite de l'incision et que l'aide écarte la lèvre gauche, introduire de champ les mors de la tenette droite ou de la tenette courbe, charger la pierre en mettant son petit axe en rapport avec la plaie vésicale, et l'extraire doucement par quelques mouvements de bascule de haut en bas.

L'opération terminée, laver largement la vessie avec une solution phéniquée, 2 1/2 p. 100 ; promener sur les bords de la plaie un pinceau trempé dans une solution phéniquée 5 p. 100 ; puis, à l'exemple de Guyon, mettre dans la vessie et conduire jusqu'au fond, pendant qu'on vide le ballon rectal, deux longs tubes en caoutchouc rouge, du volume du petit doigt, l'un à côté de l'autre, et qu'on fixe tous deux par un point d'argent à la lèvre correspondante de l'incision. Ces tubes, par l'autre extrémité, plongent dans un urinoir placé entre les jambes du malade. Pas de sonde à demeure par l'urètre. Réunir la partie supérieure de la plaie abdominale par deux plans de suture, sans toucher à la plaie vésicale qu'on abandonne à elle-même. Retirer le ballon rectal, et appliquer sur la plaie un pansement antiseptique.)

Les jours suivants, deux ou trois fois par jour, on fait un lavage antiseptique par l'un des tubes ; on retire ceux-ci du huitième au dixième jour, s'ils ne sont déjà tombés ; puis on place à demeure par l'urètre une sonde molle de Nélaton, et l'on fait chaque jour un ou deux lavages antiseptiques. Il faut en moyenne quarante jours pour la guérison parfaite.

La question de la suture vésicale, faite à la Lembert avec les fils de soie phéniquée, n'est pas encore tranchée. Ce qu'il y a de certain, c'est qu'elle échoue souvent et qu'elle est difficile à exécuter. Mieux vaut encore, jusqu'à nouvel ordre, s'en abstenir dans la pratique ordinaire, et imiter la conduite de Guyon, conduite aussi simple que pleine de prudence.

AMPUTATION DE LA VERGE

L'amputation de la verge est partielle ou totale, suivant l'étendue de l'affection qui la nécessite (épithéliome, le plus souvent).

On la fait, au choix, par diérèse sanglante, par diérèse

hémostatique (thermo-cautère, écraseur linéaire), ou par combinaison des deux.

AMPUTATION PARTIELLE. — Soit l'amputation de la verge à la partie moyenne.

Appareil instrumental :

Un bistouri droit ;
Des ciseaux droits mousses ;
Un stylet mousse ;
Une ou deux pinces hémostatiques ordinaires de
  Péan ;
Un ténaculum ;
Une ou deux petites aiguilles courbes armées de fils
  de catgut.

Procédé. — La circulation artificielle étant établie, — après avoir attiré le bassin à une extrémité de la table, au grand jour, et après s'être placé entre les jambes, — pendant qu'un aide, placé à droite du cadavre, rétracte vers le pubis le fourreau de la verge, — tracer à l'iode le cercle de section ; prendre le gland entre les premiers doigts de la main gauche et tirer la verge en avant.

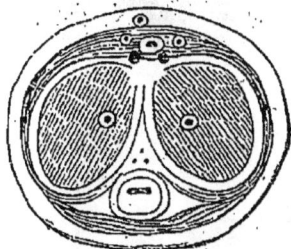

FIG. 457. — Schéma de la coupe de la verge.

Corps caverneux avec les artères caverneuses près de la cloison. Au-dessus et au milieu, dans l'axe de la cloison, la veine dorsale profonde. A côté de celle-ci les artères dorsales (points clairs) et les nerfs dorsaux (points pleins). Au-dessus de la veine dorsale profonde, un peu à droite sous la peau, la veine dorsale superficielle.

Au niveau du tracé, avec le bistouri, diviser le fourreau en deux traits demi-circulaires. L'aide cesse la rétraction, mais comprime la racine de la verge avec le médius droit contre l'arcade pubienne.

Diviser les corps caverneux et l'urètre, d'un coup, de haut en bas, au ras de la section du fourreau.

Faire l'hémostase. Quatre artères, les deux dorsales et les deux caverneuses, celles-ci placées au milieu du tissu caverneux, plus ou moins près de la cloison. Lier au catgut les deux premières ; lier de même les deux autres ou les forcipresser, après avoir tiré en avant à l'aide d'un ténaculum artères et tissu ambiant, qu'on dégage, s'il le faut, en les circonscrivant avec la pointe du bistouri (fig. 457).

Rechercher la coupe de l'urètre qu'il est *toujours* facile de reconnaître, en s'aidant, au besoin, d'un stylet mousse ou du bec d'une sonde cannelée.

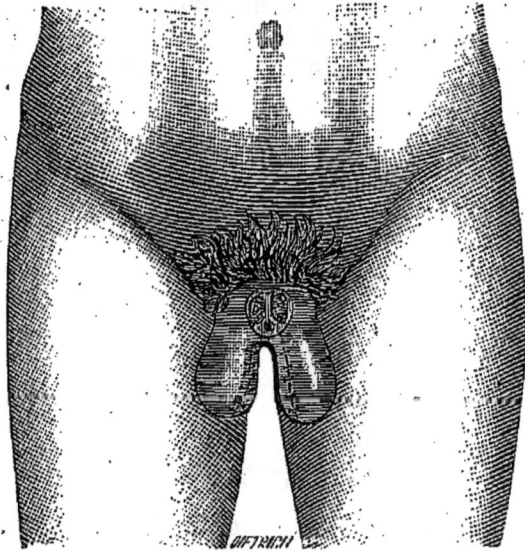

FIG. 458.
Amputation de la verge par le procédé de Delpech et de Bouisson.
Bourses séparées et suturées isolément.

Introduire dans l'urètre une des branches de ciseaux droits, diviser sa paroi inférieure et la peau sous-jacente dans l'étendue de 1 centimètre à 1 centim. et demi, puis réunir par des points de suture entrecoupés (au catgut) la peau et la muqueuse sur chaque lèvre de cette petite incision. Cet hypospadias artificiel a pour but, sur le vivant, de prévenir le rétrécissement ultérieur de la coupe de l'urètre.

Après avoir divisé la peau avec le bistouri, on pourrait sectionner les corps caverneux soit avec l'écraseur linéaire, soit avec le thermo-cautère. Malheureusement, ce dernier instrument ne donne pas toujours une hémostase sûre.

B. Amputation totale. — Procédé de Delpech et de Bouisson. — Ce procédé consiste à séparer les bourses en deux moitiés, avant d'amputer la verge à sa racine, et à suturer ensemble, après l'amputation, les lèvres antérieure et postérieure de chaque moitié scrotale (fig. 458).

CASTRATION

La castration est l'ablation du testicule, ainsi que d'une partie plus ou moins longue du cordon spermatique.

Elle est indiquée : 1. le plus souvent dans les néoplasmes cancéreux (sarcome, carcinome, etc.), bien qu'il n'existe peut-être pas encore un seul fait de guérison radicale; 2. dans la tuberculose, quand les injections interstitielles microbicides ont échoué, quand l'ignipuncture paraît ou s'est montrée impuissante; 3. dans les fongus dits bénins, autrement incurables; 4. dans la maladie kystique ; 5. dans certaines ectopies (douleurs vives, orchites à répétition, pseudo-étranglement herniaire).

Appareil instrumental :

Un bistouri droit ;
Une sonde cannelée ;
Des ciseaux droits ou courbes mousses ;
Une pince anatomique ;
Quelques pinces hémostatiques ;
Des aiguilles à suture ;
Plusieurs fils (soie, catgut).
Un long drain en caoutchouc rouge.

Procédé. — 1ᵉʳ temps. *Section de la peau.* — Le bassin étant attiré à une extrémité de la table, la circulation artificielle établie, et le scrotum rasé du côté à opérer, — après s'être assis ou placé debout entre les jambes, — faire un pli cutané transversal à la partie antérieure et moyenne de la bourse ; diviser ce pli par transfixion avec le bistouri, puis agrandir cette incision avec les ciseaux ; en haut, jusqu'à l'orifice inguinal externe ; en bas, jusqu'au point le plus déclive de la bourse (fig. 459).

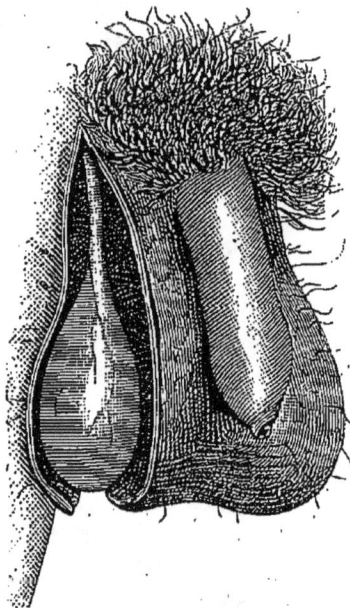

Fig. 459. — Testicule et cordon spermatique mis à nu pour la castration. (D'après Le Fort.)

Hémostase : les artères honteuses externes.

Sur le vivant, lorsque les téguments ont une tension suffisante ou qu'on peut la leur donner, il est préférable de faire l'incision tout entière avec le bistouri.

2ᵉ temps. *Enucléation du testicule et du cordon, sans ouverture de la cavité vaginale.* — Comprimer la bourse en arrière avec la main gauche, de manière à luxer le testicule vers la plaie.

Déchirer avec l'index droit, autour du testicule, la tunique cellulo-vasculaire si lâche qui existe entre le dartos et la tunique fibro-crémastérine.

Le testicule une fois énucléé, isoler le cordon encore avec le doigt, jusqu'à l'anneau inguinal externe.

Sur le vivant, avant de passer à l'énucléation. il faut ouvrir la cavité vaginale toutes les fois qu'il y a doute sur la nature de la tumeur. On pourra ainsi quelquefois éviter de castrer pour une hématocèle, pour une vieille hydrocèle, etc.

3e temps. *Section du cordon et ligature isolée de ses artères.* — Pour empêcher le cordon de se rétracter dans le trajet inguinal, passer une anse de fort fil de soie à travers son épaisseur, après avoir fait la voie avec le bec d'une sonde cannelée, et confier les chefs de l'anse à un aide.

Diviser peu à peu le cordon en travers, à un doigt au-dessous de l'anse, et lier tout vaisseau qui donne. Les artères du cordon sont au nombre de trois : la *déférentielle*, toute petite, contre le canal déférent ; la *funiculaire* ou *crémastérine*, un peu plus grande, sans position fixe ; et la *spermatique*, la plus importante (1 millim. et demi à 2 millimètres), située à côté et en dedans du canal déférent. A l'état pathologique, notamment dans le cas de cancer encéphaloïde, le calibre de ces vaisseaux peut être doublé.

Ne jamais faire de ligature en masse, bien que, à vrai dire, on ait beaucoup exagéré les dangers (hémorragie secondaire, irradiations douloureuses, tétanos), dangers que L. Le Fort attribue à une striction insuffisante.

La section du cordon et l'hémostase une fois terminées, fixer l'anse du fil à l'abdomen (pour retenir le cordon, en cas d'hémorragie secondaire), placer un drain dont les extrémités sortent aux deux angles de la plaie et suturer celle-ci par une série de points entrecoupés, (*pansement antiseptique*).

Le procédé en coquille de Jobert et celui à deux lambeaux de Rima sont séduisants au premier abord ; mais ils méritent d'être complètement abandonnés, parce qu'ils sont une pure complication opératoire sans avantage et qu'ils ne permettent pas de suivre le cordon assez haut et de juger son état.

L'hémorragie post-opératoire ne vient pas toujours du cordon ; je l'ai vue venir une fois et très abondante de l'artère de la cloison.

NÉPHRECTOMIE

La *néphrectomie* est l'extirpation du rein, tandis que la *néphrotomie* est son incision. On les fait l'une et l'autre tantôt par la voie lombaire, tantôt par la voie abdominale, antérieure ou latérale.

Il ne peut être question ici que de la néphrectomie, la néphrotomie supposant la présence d'une cavité formée ou dilatée par un calcul (lithotomie ou lithotritie rénale) par du pus, par de l'urine plus ou moins dégénérée, par du tubercule, etc. C'est Simon (de Heidelberg) qui a fait, en 1869, la première extirpation intentionnelle et méthodique du rein.

La néphrectomie peut être indiquée : 1° dans la hernie traumatique, dans l'attrition intra-abdominale du rein ; 2° dans les fistules du rein et de l'uretère autrement incurables : fistules néphro-cutanée, urétéro-cutanée, urétéro-utérine (Zweifel), urétéro-vaginale (Czerny) ; 3° dans la pyélite et la pyélonéphrite suppurées, calculeuses ou non ; 4° dans l'hydronéphrose et les kystes hydatiques ou séreux ; 5° dans la tuberculose ; 6° exceptionnellement dans le rein flottant et le cancer du rein.

Appareil instrumental :

Un bistouri droit et un bistouri boutonné ;

Une pince anatomique ;

Une sonde cannelée ;

Quelques pinces hémostatiques de Péan ;

Un pince à griffes de Museux ;

Deux larges écarteurs fenêtrés mousses ;

Des ciseaux mousses, droits et courbes ;

Une aiguille de Deschamps ;

Des fils de soie de toutes grosseurs ;

Des tubes porte-ligatures de Gooch, avec tube de caoutchouc (fig. 460) ;

Par précaution :

Une pince courbe de Liston.

A. — NEPHRECTOMIE LOMBAIRE

La voie lombaire convient spécialement aux cas où le rein a conservé son siège normal et n'a pas atteint un grand volume.

Procédé de Linser. — Soit à extirper le rein gauche.

1er temps. *Incision de la paroi lombaire.* — Après avoir couché le cadavre sur le flanc gauche et un peu sur le ventre en interposant un billot pour faire saillir la région lombaire droite, — la circulation artificielle étant établie, — se placer à droite ; marquer le sillon latéral des lombes, à 8 centimètres en dehors de la ligne des apophyses épineuses ; marquer également en bas le rebord de la

FIG. 460.

crête iliaque et en haut le bord inférieur de la onzième côte (fig. 461), sur le prolongement du sillon latéral des lombes. S'assurer que cette côte *est bien la onzième* et non la dixième, ce qui exposerait à ouvrir la plèvre (fait

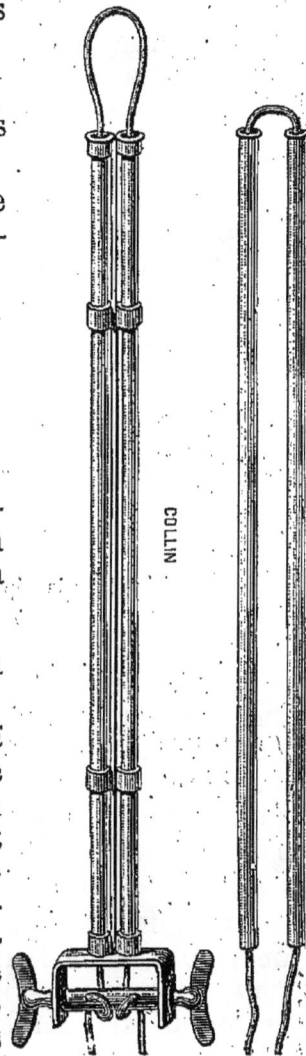

38.

de Dumreicher); quelquefois, en effet, la douzième côte manque ou est tout à fait rudimentaire.

Faire une incision cutanée verticale qui unisse les trois points marqués. Diviser dans la même étendue le tissu sous-cutané, et le fascia superficialis (fig. 461).

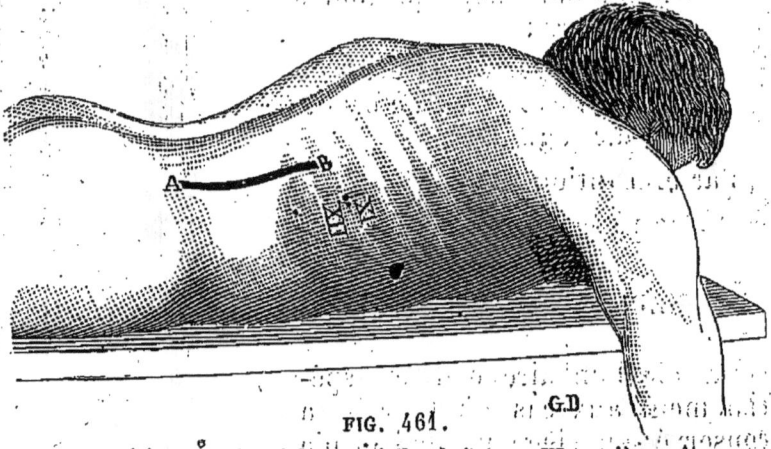

FIG. 461.

AB, incision pour la néphrectomie lombaire ; — XI, onzième côte ; — XII, douzième côte.

Diviser, depuis la douzième côte jusqu'à la crête iliaque, le feuillet aponévrotique qui recouvre la masse commune des muscles vertébraux. Arrivé au bord externe du muscle sacro-lombaire, le séparer des parties voisines à petits coups de bistouri et le rejeter en dedans avec un écarteur. On tombe sur le feuillet postérieur de l'aponévrose du muscle transverse.

Au milieu de l'incision faire à ce feuillet une petite ouverture, et le diviser avec un bistouri boutonné dans toute l'étendue de l'incision costo-iliaque. On tombe sur le muscle carré lombaire.

Détacher avec le manche du bistouri le bord externe de ce muscle et le rejeter en dedans en même temps que le sacro-lombaire. On tombe sur le feuillet de l'aponévrotique qui passe au-devant du carré lombaire.

Faire une petite ouverture à ce feuillet, et le fendre sur l'index gauche avec le bistouri boutonné. On sent alors facilement, à travers la capsule adipeuse, la moitié inférieure du rein.

2ᵉ temps. *Ligature et section du pédicule.* — Porter l'extrémité de l'index droit le long du bord interne de l'organe jusqu'au hile, et là, au milieu d'un tissu conjonctif lâche, chercher à sentir un cordon dur qui est le faisceau des vaisseaux rénaux.

Introduire une grosse aiguille de Deschamps armée d'un fort fil de soie, la passer devant le faisceau vasculaire, attirer le fil avec une pince, retirer l'aiguille, et serrer le fil par un double nœud avec les deux index enfoncés dans la plaie.

Sectionner les vaisseaux juste au niveau du hile avec le bistouri boutonné.

3ᵉ temps. *Ablation du rein par énucléation.* — Saisir avec une pince de Museux l'extrémité inférieure du rein, l'isoler complètement en le détachant avec le doigt de sa capsule adipeuse et de la capsule surrénale, enfin sectionner l'uretère sans autre forme.

Si la dissection n'est pas possible en haut, à cause de la situation trop élevée du rein, réséquer la douzième côte avec une pince de Liston.

Au lieu de procéder comme Linser, je trouve qu'il est plus commode et aussi plus sûr au point de vue de l'hémostase : 1. d'intervertir les deux derniers temps, c'est-à-dire d'énucléer d'abord le rein, puis de lier et sectionner le pédicule vasculaire ; 2. de remplacer la ligature fixe par une ligature élastique passée au moyen des tubesporte-ligatures de Gooch.

B. — NÉPHRECTOMIE ABDOMINALE

La néphrectomie abdominale diffère de la néphrectomie lombaire par le siège de l'incision de la paroi, ainsi que par l'ouverture de la cavité péritonéale, lorsque l'incision porte sur la ligne blanche ou sur le bord externe du muscle grand droit (Langenbuch).

Les autres temps sont les mêmes.

Elle est préférable à la néphrectomie lombaire dans les cas de rein flottant et de tumeur volumineuse (cancer, hydronéphrose, kyste hydatique).

CHAPITRE XI

OPÉRATIONS SUR L'APPAREIL URO-GÉNITAL

CHEZ LA FEMME

CATHÉTÉRISME DE L'URÈTRE

La sonde dont on se sert habituellement à l'état normal (fig. 462) est un tube en argent, long de 15 centimètres, large de 5 millimètres, un peu courbé à son extrémité vésicale, et portant sur les côtés de la partie courbe deux yeux ovalaires, dont l'un est plus près du

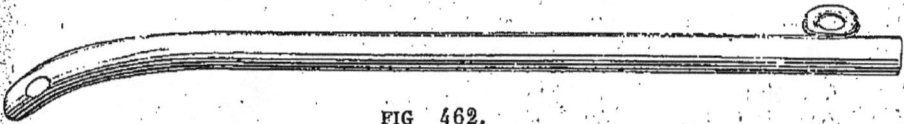

FIG. 462.

bec de la sonde. Suivant les besoins, on a encore recours à une sonde métallique comme celle de l'homme, à une sonde mi-rigide ou à une sonde molle en caoutchouc vulcanisé. — Les cathéters sont des instruments pleins, de formes très variées, que l'on introduit dans la vessie comme la sonde.

Les usages du cathétérisme sont les mêmes que chez l'homme *mutatis mutandis* (évacuation de l'urine ; exploration et lavage de la vessie ; combinaison du cathété-

risme vésical avec le toucher vaginal ou le palper abdominal ; redressement de l'antéflexion utérine ; guide
dans l'opération de la fistule vésico-vaginale ou vésico-
utérine, dans la colpocystotomie, dans l'amputation du
col utérin, dans l'hystérectomie totale, etc.). Il ne sera
question que du cathétérisme évacuateur avec la sonde
ordinaire, opération, du reste, très simple et très facile,
en raison même de la brièveté (25 à 30 millimètres) et
de la direction presque rectiligne de l'urètre (fig. 463).

Coupe verticale du bassin.

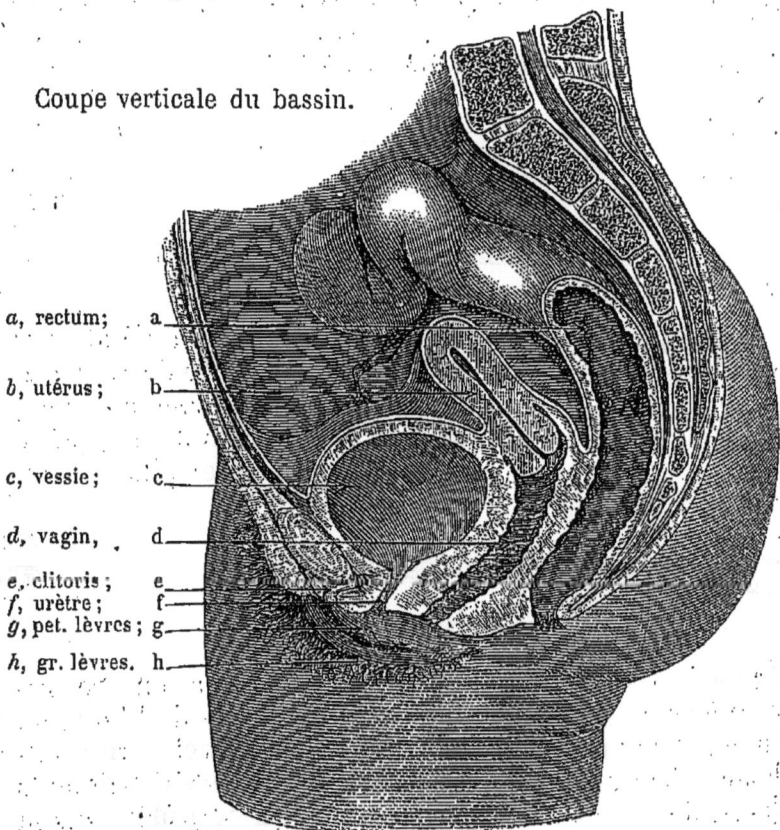

a, rectum ;
b, utérus ;
c, vessie ;
d, vagin,
e, clitoris ;
f, urètre ;
g, pet. lèvres ;
h, gr. lèvres.

FIG. 463. (De Sinéty).

Les deux culs-de-sac tubulés que Skene, (de New-York)

a récemment décrits à l'entrée du canal, ne peuvent nullement arrêter la sonde.

A. CATHÉTÉRISME A DÉCOUVERT. — Procédé. — Même position sacro-dorsale que pour l'homme, le bassin étant un peu relevé. Après s'être placé à droite, prendre de la

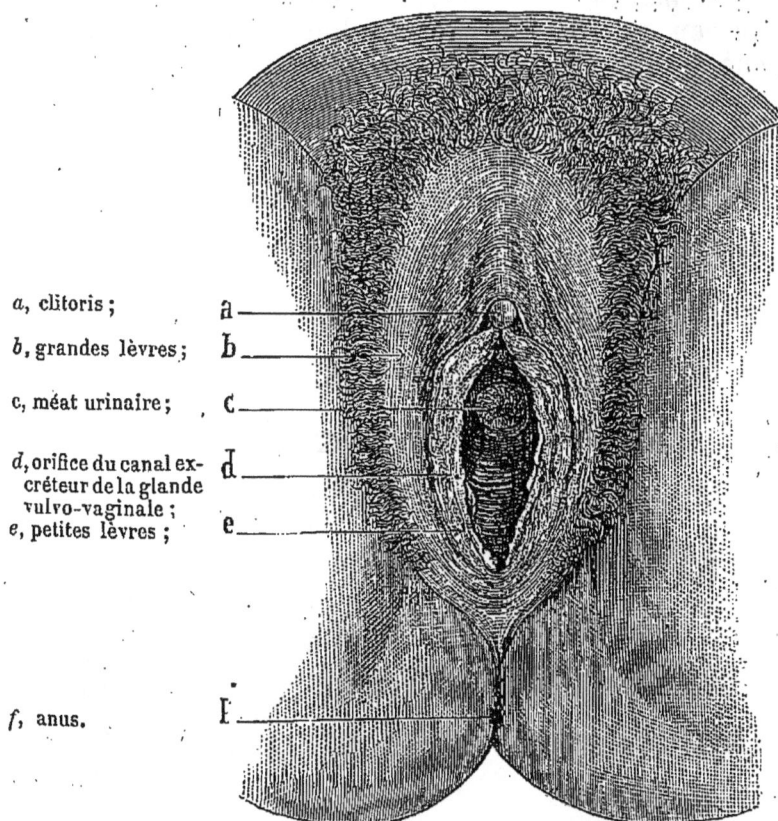

a, clitoris ;

b, grandes lèvres ;

c, méat urinaire ;

d, orifice du canal ex-
créteur de la glande
vulvo-vaginale ;
e, petites lèvres ;

f, anus.

FIG. 464. (De Sinéty.)

main droite, comme une plume à écrire, la sonde préalablement huilée.

Découvrir le vestibule de la vulve en écartant les petites lèvres avec le pouce et l'index gauches, et reconnaître le méat urinaire (fig. 464). Le méat a tantôt la

forme d'une fente verticale, tantôt celle d'un orifice ovalaire ou arrondi ; il siège sur la ligne médiane immédiatement au-dessus ou à quelques millimètres au-dessus du
tubercule ou de l'extrémité vulvaire de la colonne antérieure du vagin, *point de repère constant*, quelles que soient
les déviations du canal urétral.

Introduire le bec de la sonde dans le méat, l'engager
un peu, puis abaisser le pavillon tout en continuant à
engager le bec et boucher rapidement un instant le pavillon avec la pulpe du pouce pour empêcher l'urine
de s'écouler ailleurs que dans un vase *ad hoc*. Le bec
arrive de suite dans la vessie.

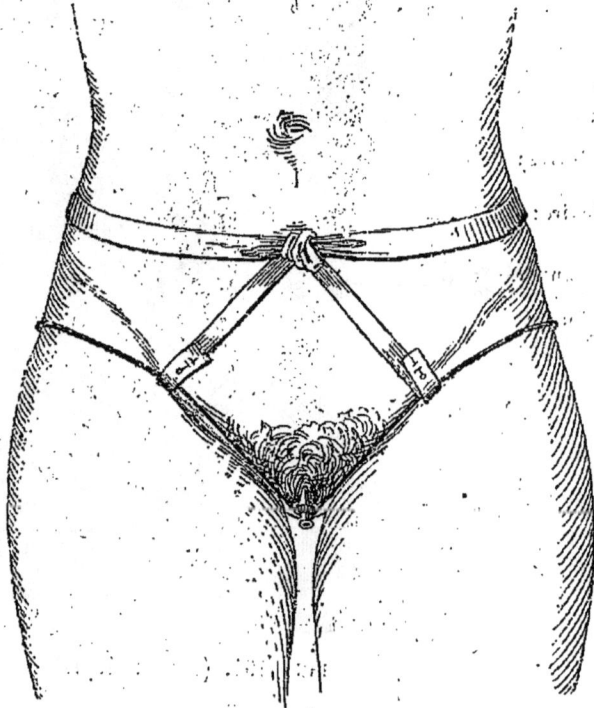

FIG. 465. — Mode de fixation de la sonde.

Si l'on veut, à titre d'exercice, comme s'il s'agissait de
fixer une sonde à demeure, appliquer l'appareil contentif
fort simple du professeur Bouisson (fig. 465).

B. CATHÉTÉRISME A COUVERT. — Procédé. — Même position du cadavre. Après s'être placé à gauche, introduire l'index gauche dans le vagin, face palmaire en avant, le retirer jusqu'à ce que la pulpe arrive sur le tubercule ou sur l'extrémité vulvaire de la colonne antérieure du vagin, et là maintenir l'index

Prendre la sonde de la main droite, concavité en avant, faire glisser sa convexité sur la pulpe de l'index, de façon que le bec soit un peu relevé ; pousser ce dernier sur la ligne médiane au contact des parties molles ; puis, dès qu'on le sent s'engager, abaisser un peu le pavillon, retirer l'index, et boucher rapidement le pavillon jusqu'à ce qu'on l'ait incliné dans un vase.

Le cathétérisme, même à découvert, présente quelquefois des difficultés, soit qu'on ne trouve pas sans quelques tâtonnements le méat urinaire, soit que la sonde s'arrête en chemin. Dans le premier cas, le méat peut être masqué normalement en bas par une saillie recourbée qui surmonte le tubercule de la colonne vaginale, ou par des sortes d'excroissances ; ou bien le bec de la sonde glisse dans l'une ou l'autre des fossettes qui existent quelquefois de chaque côté du méat. — Dans le second cas, le canal est tantôt fortement incurvé en avant (grossesse) ou dévié en arrière (cystocèle, urétrocèle).

Il est, je pense, inutile de répéter ici que les instruments qu'on introduit dans la vessie doivent toujours être désinfectés avant leur usage, autant que possible dans une solution bouillante d'acide phénique 5 0/0 ; et que les mains du chirurgien, que les organes génitaux externes, surtout le méat, doivent être également désinfectés d'avance. Sans cette triple précaution, on porte dans l'urètre, dans la vessie, des microorganismes qui décomposent l'urine et peuvent tout au moins amener une urétro-cystite.

DILATATION IMMÉDIATE PROGRESSIVE
DE L'URÈTRE

La dilatation immédiate progressive, justement préférée à la dilatation lente (éponge préparée, laminaire, racine de gentiane, tupelo), consiste à augmenter le calibre normal de l'urètre, dans une seule et même séance, en allant par degrés successifs, sans toutefois dépasser les limites de sa dilatabilité et de son élasticité (sous peine d'une incontinence qui peut être permanente, et même de mort).

La dilatabilité de l'urètre, abstraction faite du méat, est très considérable. Son diamètre qui est à l'état normal de 7 millimètres en moyenne, peut être porté sans danger, d'après Simon (de Heidelberg), chez les adultes, de 1 centim. 9, à 2 centimètres ; chez les jeunes femmes (de quinze à vingt ans), de 1 cent. 8, à 2 centimètres ; chez les filles (de onze à quinze ans), de 1 centim. 5, à 1 cent. 8. Reliquet prétend même qu'avec l'anesthésie chloroformique, l'incontinence n'est pas à craindre après une dilatation de 2 centim. et demi à 3 centimètres. Il me paraît prudent de rester au-dessous de cette limite, et de ne guère

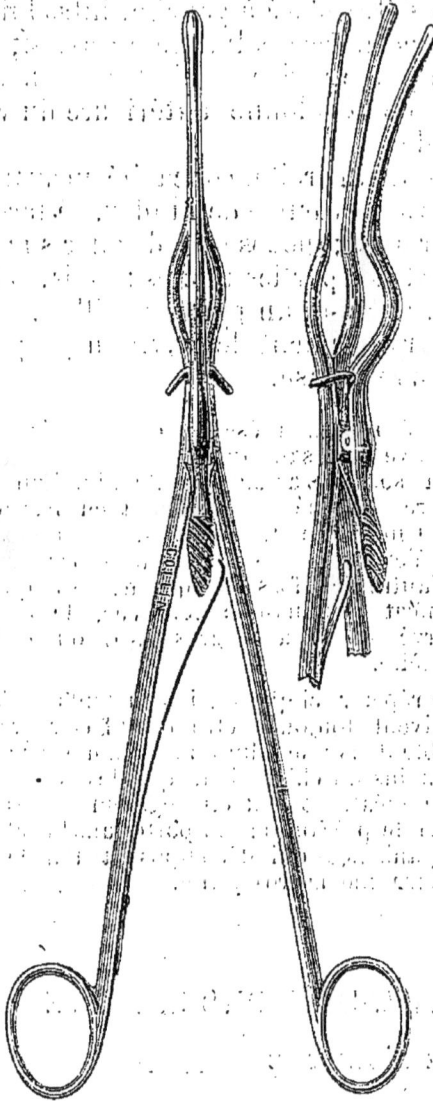

FIG. 466.

dépasser, à partir de vingt ans, 2 centimètres (diamètre de l'index), ce qui est, du reste, suffisant pour le but à atteindre. Quant au méat, lequel est peu dilatable, on le débride avec les ciseaux ou le bistouri sur un ou plusieurs points, ordinairement en haut, sur le milieu; en bas, à droite et à gauche.

La dilatation est indiquée : pour l'exploration par la vue et le toucher de la cavité vésicale ; pour l'exploration par le toucher des organes voisins (utérus, par exemple, en cas de myome antérieur, en cas d'inversion ou d'absence); pour l'examen, le cathétérisme et le pincement diagnostique des uretères; pour l'extraction de calculs, avec ou sans lithotritie préalable; pour l'extraction de certains corps étrangers ; pour l'ablation ou la destruction des

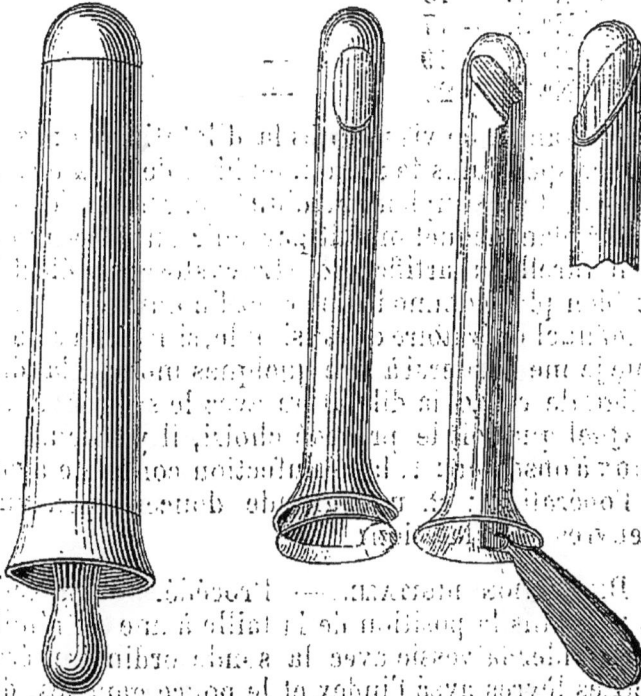

FIG. 467. — FIG. 468.

néoplasmes intra-vésicaux ou intra-urétraux ; pour le badigeonnage de la muqueuse vésicale au nitrate d'argent (Heath et Simon); pour le traitement mécanique de la cystite du col; enfin, pour l'introduction d'un doigt qui serve de guide pendant les opérations faites sur la cloison vésico-vaginale ou sur le col de l'utérus.

On la fait soit avec les doigts, soit avec des pinces dilatatrices, le dilatateur trivalve de Huguier, par exemple (fig. 466) soit avec une série de bougies ou avec les spéculums en caoutchouc durci de Simon. Ces spéculums, qui ont tous la même forme (fig. 467) sont au nombre de sept :

N° 1. — 9 millimètres de diamètre ;
N° 2. — 11 —
N° 3. — 13 —
N° 4. — 15 —
N° 5. — 17 —
N° 6. — 19 —
N° 7. — 20 —

Pour l'examen de visu, après la dilatation, on se sert encore des spéculums de Simon, ou bien de ceux de Skene (fig. 468) ou tout simplement d'un Fergusson (diamètre approprié) dans lequel on fait parvenir un faisceau de lumière naturelle ou artificielle. La cystoscopie électrique est ici bien plus commode que chez l'homme.

Le manuel opératoire est si simple, si facile à comprendre que je me bornerai à dire quelques mots de la dilatation digitale et de la dilatation avec le spéculum de Simon. Quel que soit le procédé choisi, il y a deux points capitaux à observer : 1. la désinfection complète avant et après l'opération ; 2. une grande douceur pendant les manœuvres de dilatation.

A. DILATATION DIGITALE. — Procédé. — Le cadavre étant mis dans la position de la taille à une extrémité de la table, vider la vessie avec la sonde ordinaire, écarter les petites lèvres avec l'index et le pouce gauches, débrider le méat par trois petites incisions, chacune de 3 millimètres environ, introduire dans le méat le petit doigt de la main droite préalablement huilé, et l'engager peu à peu jusque dans la vessie par des mouvements combinés de propulsion et de rotation. Si l'on veut avoir une dilatation plus grande, engager l'index dès qu'on a retiré le petit doigt, et agir de la même manière.

Enfin, si l'on veut s'exercer à l'exploration par le toucher et par la vue, promener l'index dans la cavité vésicale, combiner ce toucher avec le toucher vaginal, avec le palper abdominal, puis introduire un spéculum qu'on éclaire et à travers lequel on regarde les divers points de la cavité vésicale. Les résultats qu'on obtient de l'examen visuel sont toutefois assez médiocres.

B. DILATATION AVEC LE SPÉCULUM DE SIMON. — Procédé. — Même position. Après évacuation de la vessie et débridement du méat urinaire, pendant qu'on écarte les petites lèvres avec l'index et le pouce gauches, introduire dans le méat le n° 1 muni de son embout et préalablement huilé, l'engager peu à peu par propulsion et rotation simultanées ; puis, dès qu'il a pénétré à une profondeur de 3 centim. et demi à 4 centimètres, retirer l'embout, laisser le spéculum en place quelques instants, et enfin le retirer à son tour.

Le remplacer par le n° 2, et ainsi de suite, jusqu'à ce qu'on arrive au diamètre voulu.

CATHÉTÉRISME DES URETÈRES

Le cathétérisme des uretères, malgré son utilité incontestable, est une opération encore peu goûtée, du moins en France, ce qui tient évidemment à ses grandes difficultés d'exécution. C'est pour cela que des exercices répétés sur le cadavre me paraissent désormais nécessaires.

Le cathétérisme peut être indiqué : 1. pour reconnaître et marquer la position des uretères, avant de faire sur le col utérin, sur la paroi antérieure du vagin, dans les ligaments larges, une opération où l'on risque d'intéresser ces conduits ; 2. pour assurer l'écoulement de l'urine dans le traitement direct des fistules uretérales ; 3. pour faire l'examen isolé de l'urine de chaque rein, et pour déterminer, au moyen de certaines substances qu'on fait d'abord passer dans le sang, et qu'on reconnaît dans l'urine, s'il y a un ou deux reins, quel est celui qui ne fonctionne plus, etc.

Peut-être évitera-t-on ainsi de renouveler le fait si malheureux de Polk, qui a enlevé sans s'en douter un rein unique ; l'opérée est morte le onzième jour après avoir présenté les phénomènes de l'urémie. Il est vrai aussi, d'autre part, que l'existence de deux orifices distincts aux deux angles du trigone vésical ne prouve pas absolument la duplicité des reins ou du moins leur indépendance (rein en fer à cheval).

On peut se servir pour le cathétérisme des uretères d'une bougie semi-rigide à bout olivaire, large de 1/2 millimètre à 1 millimètre, longue de 15 centimètres environ, et un peu courbe à son extrémité uretérale.

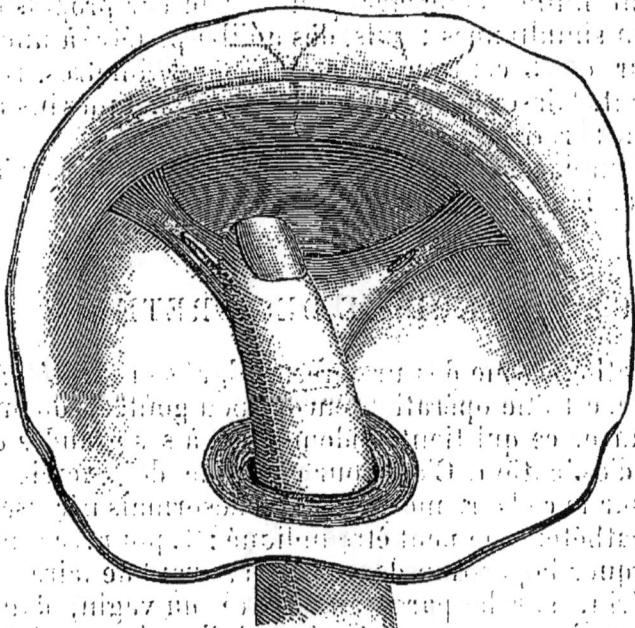

FIG. 469 (d'après Winckel). — Trigone vésical avec les orifices des uretères.

A. CATHÉTÉRISME SUR LE DOIGT. — Procédé. — Position de la taille. Après avoir évacué la vessie, faire la dilatation digitale de l'urètre comme il a été dit précédemment.

Avec la pulpe de l'index gauche (pour l'orifice gauche), ou de l'index droit (pour l'orifice droit), après avoir reconnu le léger relief formé par le ligament interurétéral, chercher *à 3 centimètres en arrière du col vésical et à 1 centim. et demi environ en dehors de la ligne médiane*, la petite saillie que représente l'angle postérieur correspondant du trigone vésical. C'est là qu'est l'orifice en bec de flûte de l'uretère, orifice dirigé en arrière et un peu en dehors.

Conduire la sonde le long du bord correspondant de l'index, et l'engager dans l'uretère (fig 469, bougie en pointillé le long du doigt), ce qui nécessite beaucoup de tâtonnements, même quand on a déjà fait plusieurs exercices de ce genre.

B. CATHÉTÉRISME AVEC L'AIDE DU SPÉCULUM. — Procédé. — Tamponner d'abord le fond du vagin pour soulever le bas-fond de la vessie.

Dilater l'urètre, introduire un spéculum de Skene ou de Fergusson, en diriger l'extrémité interne vers l'orifice d'un uretère ; puis, pendant qu'on éclaire le spéculum, reconnaître le bourrelet postérieur du trigone, le suivre vers son extrémité externe, et là, tâtonner avec le bec de la sonde dans le sens de l'uretère, jusqu'à réussite.

Pawlik prétend qu'on peut sentir le bourrelet postérieur du trigone, — déjà si peu accusé chez la femme, — à travers la paroi vaginale, et se guider ainsi pour passer la sonde dans l'uretère sans dilatation préalable de l'urètre. Je ne crois pas que ce procédé rallie beaucoup de suffrages.

TAILLE HYPOGASTRIQUE

ET TAILLE VÉSICO-VAGINALE OU COLPOCYSTOTOMIE

La dilatation de l'urètre, accompagnée ou non de la lithotritie suivant le volume du calcul, a complètement remplacé aujourd'hui la *taille dite urétrale*, opération dangereuse à cause de l'ouverture de nombreux vaisseaux veineux, à cause de l'infection facile de la plaie et aussi de l'impossibilité où l'on était de faire une antisepsie sérieuse, sans compter l'incontinence d'urine, qui était la règle. Il ne reste plus en présence que la *taille hypogastrique* et la *taille vésico-vaginale ou colpocystotomie*, pour les cas, du reste assez rares, où la pierre ne peut être enlevée ou détruite par la voie naturelle.

Chacune d'elles a ses indications. La taille hypogastrique doit être réservée aux femmes vierges, à celles qui ont une atrésie congénitale ou acquise du vagin, et à celles qui portent un calcul trop considérable pour être enlevé par le périnée, éventualité tout à fait exceptionnelle. Dans tous les autres cas, c'est à la taille vésico-vaginale qu'il faut donner la préférence. La plupart des calculs sont formés autour de corps étrangers.

La taille vésico-vaginale est encore employée : 1° quelquefois pour l'extraction de corps étrangers et pour la cure radicale de la cystocèle vaginale ; 2° très souvent, depuis une quinzaine d'années, surtout dans les pays de langue anglaise, pour le traitement du catarrhe rebelle de la vessie, de la vieille cystite du col, ainsi que de la vessie dite *irritable* qu'on n'a pu guérir d'aucune autre manière.

A. — TAILLE HYPOGASTRIQUE

Le manuel opératoire n'offre rien de particulier chez la femme. On n'a qu'à se conformer aux règles et au procédé que j'ai déjà fait connaître.

Le cul-de-sac antérieur du péritoine descend un peu moins, il est vrai, chez la femme que chez l'homme, et on risque moins de l'ouvrir, mais on a autant à craindre l'infiltration de l'urine dans le tissu conjonctif périvésical, si l'on ne prend pas les mesures antiseptiques indiquées.

B. — TAILLE VÉSICO-VAGINALE.

Il y a deux règles à observer : la première consiste à respecter le col vésical, sans quoi on peut avoir à se reprocher une incontinence d'urine très difficile à guérir ; la seconde est de faire l'incision exactement sur la ligne médiane de la cloison, afin d'éviter la lésion d'un uretère.

Appareil instrumental :

Un cathéter cannelé, comme celui que l'on emploie chez l'homme ;

Une valve ou le spéculum double de Sims (fig. 470) ;

Un bistouri droit et de forts ciseaux droits ;

Des ténettes droites et courbes.

Soit l'opération à faire comme pour l'extraction d'un calcul.

Procédé. — **1er** temps. *Incision de la cloison.* — Le cadavre étant mis dans la position de la taille à une extrémité de la table, bassin débordant, — après s'être placé entre les jambes, — introduire le cathéter dans la vessie, de façon que son bec arrive près du col utérin, ce dont on s'assure par le toucher, et le confier à un aide placé à droite et qui doit le maintenir sur la ligne médiane, sans oscillation aucune.

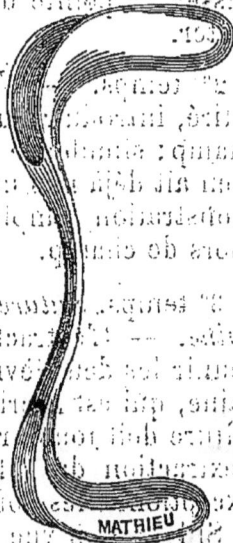

MATHIEU

FIG. 470.

Introduire la longue valve du spéculum de Sims dans le vagin, l'appliquer sur la cloison recto-vaginale, et la confier à un aide placé à gauche et qui doit déprimer le périnée le plus possible, en le portant en arrière.

Marquer par un trait transversal, avec le crayon de

39.

fuchsine, le point de la muqueuse vaginale qui correspond au col de la vessie (à 3 centimètres du méat). Reconnaître avec la pulpe de l'index gauche, à travers la cloison vésico-vaginale, le bec du cathéter; puis marquer par un trait postéro-antérieur, avec le crayon de fuchsine, tout le long de la cannelure du cathéter, la place et la longueur (2 centim. et demi à 3 centimètres) de l'incision de la cloison vésico-vaginale, en arrêtant le trait en arrière du trait transversal, c'est-à-dire du col.

Introduire dans le vagin le bistouri droit, comme une plume à écrire, tranchant en arrière et en bas, ponctionner la cloison à l'extrémité postérieure du trait longitudinal, puis la diviser sur ce trait d'avant en arrière, par une série de mouvements de bascule, en faisant glisser la pointe du bistouri dans la cannelure du cathéter.

2ᵉ temps. — *Extraction du calcul.* — Le cathéter retiré, introduire une tenette à travers la plaie, mors de champ; simuler le chargement du calcul, à moins qu'on n'en ait déjà mis un par le ventre pour avoir une démonstration complète; enfin, retirer la tenette, toujours mors de champ.

3ᵉ temps. *Suture de la cloison par la méthode américaine.* — L'extraction du calcul faite, ou censée faite, réunir les deux lèvres de la plaie par la méthode américaine, qui est décrite à l'article suivant. Sur le vivant la suture doit toujours être pratiquée immédiatement après l'extraction du calcul, à moins qu'on n'ait des raisons exceptionnelles pour l'ajourner.

Si l'on a en vue l'établissement d'une fistule, comme dans le cas de catarrhe vésical, tout se borne au 1ᵉʳ temps de la précédente opération (incision avec le bistouri, les ciseaux ou mieux le thermo-cautère). La plaie est maintenue béante par divers moyens.

OPÉRATION DE LA FISTULE VÉSICO-VAGINALE

PAR LA MÉTHODE AMÉRICAINE

Cette méthode, créée par Marion Sims, dès 1849, a été reconnue si efficace qu'elle a détrôné toutes les autres méthodes de traitement proposées avant son apparition et qu'elle est aujourd'hui la plus usitée dans tous les pays. *Elle consiste à aviver largement le pourtour de la fistule et à affronter par la suture les surfaces cruentées, sans toucher à la muqueuse vésicale* (fig. 471). Tel est son

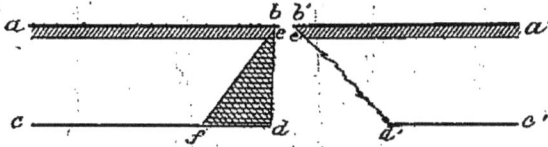

FIG. 471. (Schéma.)

aa', muqueuse vésicale; — *bb'*, orifice vésical de la fistule; — *cc'*, muqueuse vaginale; — *edf*, segment à enlever pour l'avivement d'une lèvre; — *e'd'*, lèvre déjà avivée.

caractère fondamental. Quant aux modes et moyens d'exécution, ils ont varié à l'infini d'une nation à l'autre et même d'un chirurgien à un autre chirurgien de la même nation.

APPAREIL INSTRUMENTAL

1° Pour l'avivement.

Une sonde ordinaire de femme;
Un spéculum double de Sims ou les valves de Sims, modèle Courty[1].
Une pince-érigne divergente (fig. 472);
Une érigne simple;
Deux pinces à coulant, une droite, l'autre courbe (fig. 473);

[1] Courty, *Trousse gynécologique*, Paris, 1878.

1° Pour l'avivement.
(Suite)

Une série de bistouris à long manche et à lame courte, pointus ou mousses, droits, coudé sur le plat ou sur le tranchant (fig. 474) ;

Trois paires de longs ciseaux : ciseaux droits, demi-courbes et courbes (fig. 475 et 476) ;

Plusieurs porte-éponges (fig. 477) ;

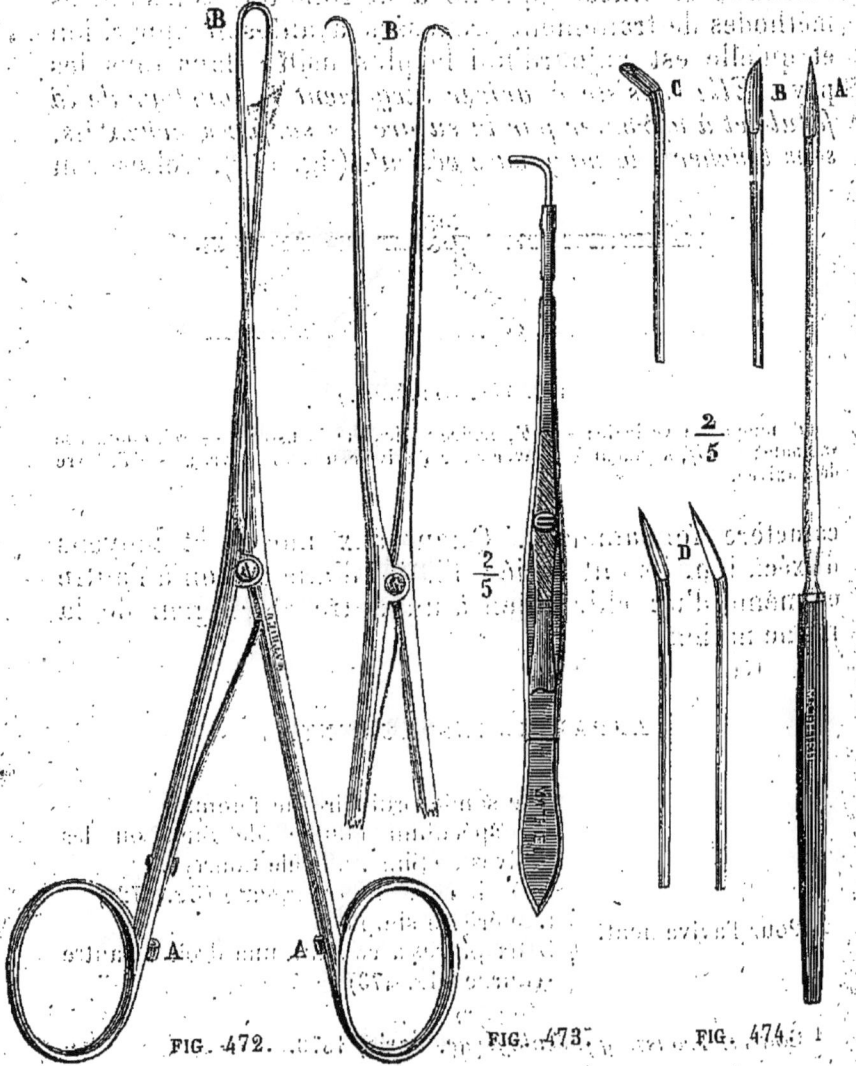

FIG. 472.　　　　FIG. 473.　　　　FIG. 474.

Les petites aiguilles et le porte-aiguilles de Sims (fig. 478) ;

2° Pour le placement des fils à suture.

Ou les aiguilles tubulées de Startin, chasse-fil de Mathieu droites, courbées sur l'axe ou coudées ;

Ou la nouvelle aiguille chasse-fil de Mathieu avec le jeu complet d'aiguilles (fig. 479).

Fils à suture : fil d'argent ou de crin de Florence macéré pendant six semaines dans une solution faible d'acide phénique 2 1/2 p. 100 (Guermonprez) ;

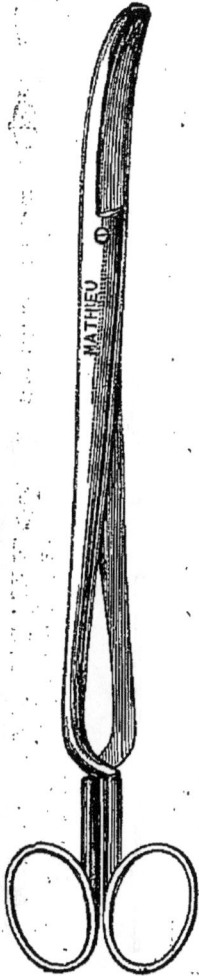

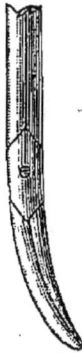

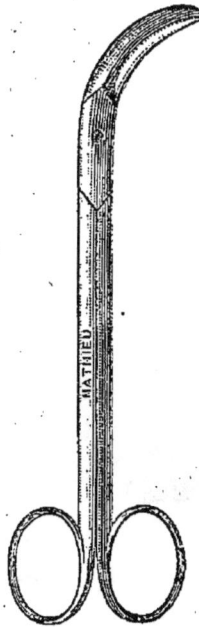

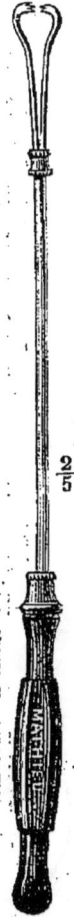

FIG. 475. FIG. 476. FIG. 477.

3° Pour l'ajustement | Un fulcrun de Sims (fig. 480);
dés surfaces. | Un ou deux crochets mousses (fig. 481).

4° Pour la striction | *a.* Crin | 2 pinces à verrou, ou
et l'arrêt des fils. | de Florence. | deux pinces à pansement
| | utérin;

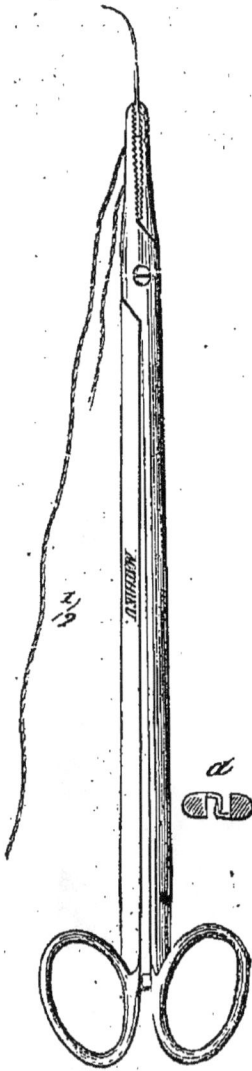

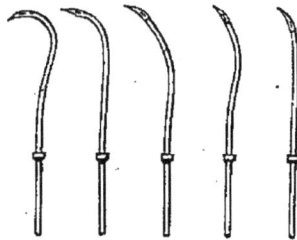

MATHIEU

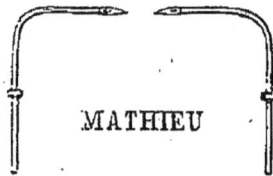

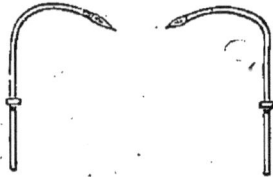

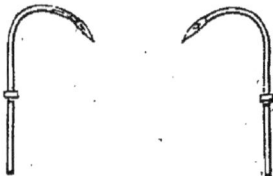

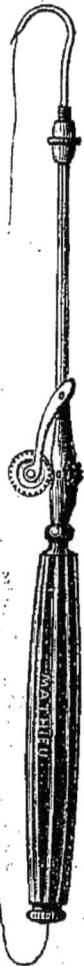

FIG. 478.   FIG. 479.

4° Pour la striction
et l'arrêt des fils.
(Suite.)

b. Fil
d'argent.

Tord-fil de Denonvilliers-
(fig. 482) ou de Coghill,
Ou plaque de plomb épaisse
de 2 millim. (fig. 483).
Grains de plomb ou tubes
de Galli, et une forte pince
pour les écraser.

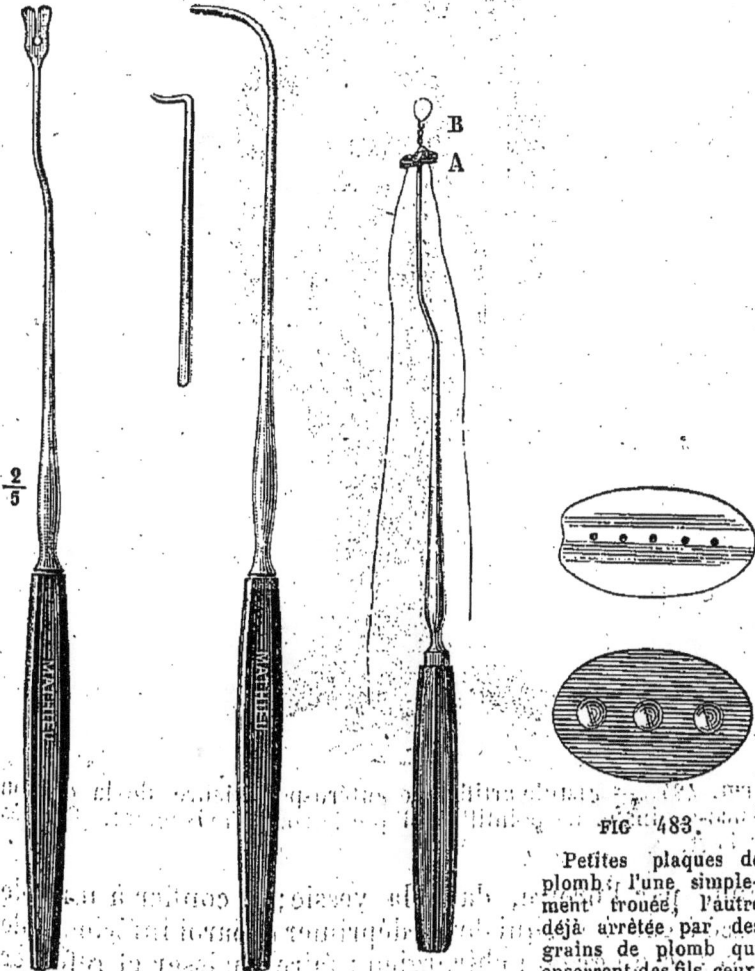

FIG. 480   FIG. 481   FIG. 482

FIG. 483

Petites plaques de
plomb, l'une simple-
ment trouée, l'autre
déjà arrêtée par des
grains de plomb qui
enserrent des fils, ceux-
ci coupés au ras.

Procédé. — Soit à suturer la plaie faite pour la taille
vésico-vaginale. Le manuel opératoire est le même que
s'il s'agissait de fermer une fistule.

1er temps. *Avivement des lèvres de la plaie.* — Le
cadavre étant dans la position de la taille, introduire une

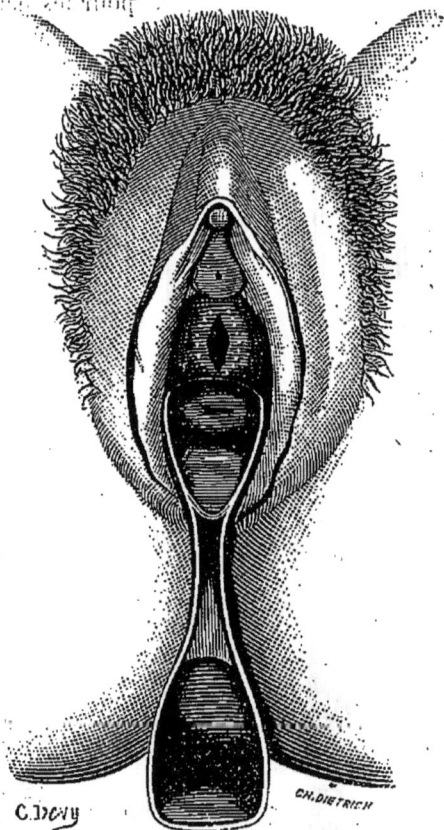

FIG. 484. — Fistule artificielle antéro-postérieure de la cloison
vésico-vaginale. Le pointillé indique la zone d'avivement. (D'après
Le Fort.)

sonde par l'urètre, dans la vessie ; là confier à un aide
placé à gauche et qui devra déprimer la paroi inférieure de
la vessie au gré du chirurgien ; faire abaisser et refouler
en arrière la paroi postérieure du vagin avec une valve
de Sims par un aide placé à droite.

Pendant qu'on pince successivement le pourtour de la plaie au moyen d'une érigne simple ou d'une longue pince à dents de souris, circonscrire la zone d'avivement avec la pointe d'un bistouri. Cette zone doit être large de 10 à 12 millimètres (fig. 484); la ligne pointillée indique la limite de l'avivement dans une fistule de même direction que la plaie de la taille.

Diviser d'arrière en avant la muqueuse et la couche musculaire de cette zone qui répondent aux angles de la plaie; puis, soit avec l'érigne et le bistouri, soit avec la pince et les ciseaux, enlever successivement *en bandelette* chaque moitié droite et gauche de la zone, sans jamais intéresser la muqueuse vésicale. Il en résulte une surface cruentée en entonnoir dont le fond est représenté par les lèvres vésicales de la plaie primitive.

2e temps. *Placement des fils à suture.* — Les fils doivent être placés à 5 millimètres les uns des autres; un au milieu, un à chaque angle et les autres dans l'intervalle des précédents. Si la plaie est de 3 centimètres, il faut sept fils. On les place l'un après l'autre de la manière suivante :

La plaie étant antéro-postérieure, se servir d'une petite aiguille de Sims que l'on fixe à angle droit sur un côté de la pince porte-aiguille, ou bien employer une aiguille

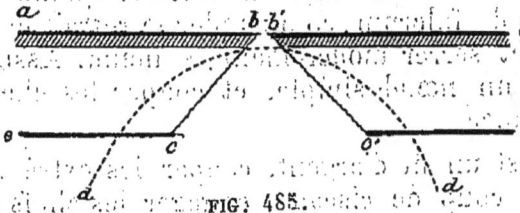

FIG. 485.

dd, placement du fil à travers la paroi vésico-vaginale sous la muqueuse vésicale.

coudée de Startin ou de Mathieu. Enfoncer l'aiguille à 5 millimètres en dehors de la zone d'avivement, la diriger à travers les tissus vers la plaie primitive et la faire sortir *au-dessous de la muqueuse vésicale*, puis l'introduire *au-dessous de la muqueuse vésicale* de l'autre lèvre, la diriger à travers les tissus vers la surface du vagin et la faire sortir à 5 millimètres de la zone d'avivement (fig. 485).

Si l'on a employé une aiguille tubulée, chasser le fil en tournant la mollette avec la pulpe du pouce, saisir l'extrémité du fil avec une pince, et le retenir pendant qu'on retire l'aiguille par le trajet parcouru.

Prendre les deux chefs du fil, nouer leur extrémité et les fixer momentanément à un petit râtelier ou dans une des rainures d'une plaquette de bois que tient un aide. Cette précaution a pour but d'empêcher l'emmêlement des fils.

3e temps. *Striction et arrêt des fils.* — Reprendre le fil du milieu avec la main gauche; tirer sur les chefs pendant qu'avec un crochet mousse, tenu de la main droite, on refoule les lèvres de l'entonnoir vers la vessie pour favoriser la coaptation des surfaces cruentées; remplacer le crochet par un fulcrum dans la rainure duquel on engage les deux chefs du fil; faire glisser le fulcrum jusqu'à la ligne de réunion, et le confier à un aide qui doit le maintenir en place.

Maintenant, a' si le fil est un crin de Florence, faire le nœud du chirurgien, tirer sur les deux chefs avec les doigts ou avec deux pinces à verrou; quand le nœud arrive près du fulcrum, commander le retrait de cet instrument, et serrer modérément le nœud. Assujettir ce nœud par un nœud simple, et couper les chefs à une petite distance.

b. Si c'est un fil d'argent, couper les extrémités des chefs d'un coup de ciseaux; engager les chefs dans les yeux d'un tord-fil, et pendant qu'on les maintient contre la tige avec les doigts de la main gauche, faire tourner l'instrument sur son axe avec la main droite : le fil se tord de plus en plus. Arrêter le mouvement de rotation, dès que la torsion arrive près de la ligne de réunion; couper la petite torsade à quelque distance avec les ciseaux, et en tourner l'extrémité piquante avec une pince dans la

direction du vagin. Répéter les mêmes manœuvres pour
le fil le plus reculé, puis pour les autres, d'arrière en
avant, jusqu'à ce que la réunion soit achevée (fig. 486).

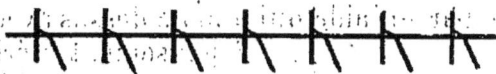

FIG. 486.

c. Si l'on veut pratiquer la suture de Bozeman, laquelle
est préférée aujourd'hui par un grand nombre de chirurgiens, tailler une plaque de plomb ovalaire, y faire autant
de trous qu'on a de fils (ici sept) en les espaçant de 5 millimètres, ployer la plaque un peu en gouttière longitudi-

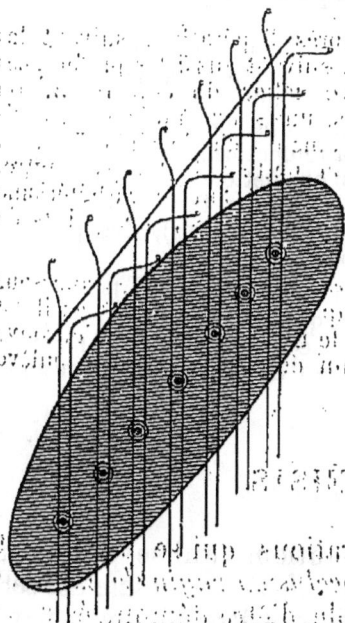

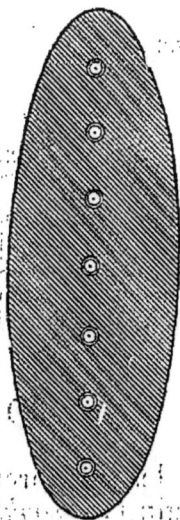

FIG. 487.   FIG. 488.

nale, introduire successivement les chefs de chaque fil
dans chaque trou, tirer sur les chefs de la main gauche,
pendant qu'avec un crochet mousse on favorise l'affron-

tement des surfaces vives, et refouler peu à peu la plaque jusqu'au contact de la ligne de réunion.

S'assurer que la fistule est bien fermée en poussant une injection dans la vessie ; puis, — la plaque étant maintenue par un aide qui appuie dessus avec une pince à pansement utérin entr'ouverte, — passer les chefs de chaque fil dans un grain ou un tube de plomb, faire glisser le grain ou le tube jusqu'au contact de la plaque, l'écraser sur le fil avec une forte pince et couper le fil au ras avec les ciseaux (fig. 487 et 488).

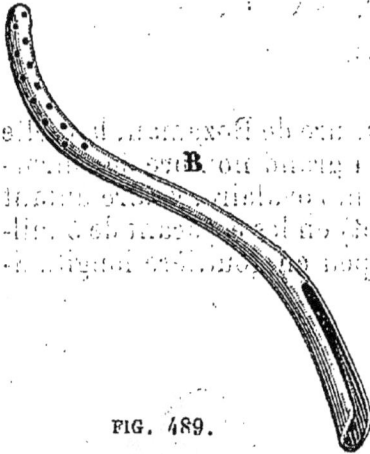

FIG. 489.

Après l'opération, suivant les cas, suivant aussi les préférences personnelles du chirurgien, on laisse une sonde à demeure. ordinairement celle de Sims (fig. 489), qu'on nettoie de temps à autre, ou bien on fait le cathétérisme fréquent (toutes les deux, toutes les trois heures), Les points de suture sont enlevés du 8e au 10° jour.

Le crin de Florence, spécialement recommandé par le professeur Poncet (de Lyon), est moins irritant que la soie phéniquée ; il est aussi bien toléré et plus souple que le fil d'argent. On n'éprouve aucune peine et l'on ne produit aucun désordre lorsqu'on enlève les points formés avec lui.

COLPOKLÉISIS

Parmi les nombreuses opérations qui se pratiquent sur le vagin, la *colpokleisis* ou *occlusion vaginale* est celle qui me paraît le plus susceptible d'être démontrée avec ressemblance sur tous les cadavres.

La colpokleisis, conçue et exécutée pour la première fois par Simon qui lui a donné son nom, consiste à fermer complètement le vagin immédiatement au-dessous d'une fistule urinaire autrement incurable. Elle se pratique, par conséquent, suivant le siège de la fistule, soit au fond du vagin, soit au niveau du bas-fond de la vessie, soit au niveau de l'urètre, soit même, par exception, au niveau du méat; et, en ce dernier cas, la zone d'avivement s'étend plus ou moins sur la vulve. Il est rare qu'elle réussisse entièrement du premier coup. C'est pour cela que plusieurs chirurgiens ont songé à dériver l'urine dans le rectum par l'établissement d'une fistule recto-vaginale [1].

L'urine, après l'occlusion, s'accumule dans le vagin et est évacuée à certains moments soit en totalité, soit en partie seulement. Quand le col de la vessie est détruit, un obturateur est indispensable. On conçoit aussi que, chez les femmes qui sont encore réglées malgré la fistule ou chez qui les règles ont reparu après l'opération, le sang menstruel s'écoule avec l'urine par l'urètre ou par le reste d'urètre. La stérilité est absolue, à moins de pertuis au fond du nouveau vagin, à moins encore, si la colpokleisis est tout à fait basse, que le méat ne se dilate avec le temps à la suite du coït et ne permette ainsi la projection du sperme dans le cloaque vésico-vaginal. En tout cas, si la femme est jeune, si elle n'est pas veuve, il faut avoir l'assentiment formel et de la femme et du mari, après leur avoir expliqué les conséquences ordinaires de l'opération et après leur avoir dit que le seul but de l'opération est la guérison de l'incontinence d'urine.

Quelquefois, au bout d'un temps variable, on voit se former dans le vagin, derrière la barrière faite, un ou plusieurs calculs de volume plus ou moins grand (Simon, Wernher, Nicaise, A. Dubrueil, etc.).

Appareil instrumental:

Une sonde de forme ordinaire;

Les valves de Sims (modèle Courty);

Deux pinces à dents;

[1] Voy. Cazin, *Arch. gén. méd.*, mars 1881.

Un ou deux ténaculums ;

Des ciseaux mousses courbes ;

Un bistouri droit ;

Une pince porte-aiguille de Collin ;

Des aiguilles courbes armées de crin de Florence ou de soie phéniquée ;

Une aiguille de Reverdin ;

Un crochet mousse ;

Une pince à verrou ;

Quelques grains ou tubes de plomb ;

Procédé. — Soit à fermer le vagin à 1 centimètre au-dessus du col vésical.

1er temps. *Avivement des parois vaginales.* — Le cadavre étant dans la position de la taille, — après avoir vidé le rectum, — pendant qu'un aide, placé à gauche du cadavre, relève la paroi antérieure du vagin avec une valve de Sims, — saisir et soulever un pli transversal de la muqueuse au milieu de la paroi postérieure du vagin, en se servant d'une pince à dents de souris, puis inciser en avant seulement la base du pli ; soulever un pli semblable à gauche par exemple du précédent, inciser de même sa base en joignant les deux incisions, et ainsi de suite, à gauche, puis à droite, jusqu'à ce qu'on ait marqué la limite antérieure de l'avivement sur la paroi postérieure et sur les parties latérales du vagin.

Retourner la valve de Sims sur la paroi postérieure, et, pendant qu'un aide, placé à gauche de l'opérateur, abaisse cette paroi, marquer la limite de l'avivement sur la paroi antérieure, de façon qu'on ait un cercle complet.

Replacer la valve de Sims sur la paroi antérieure, la confier à l'aide placé à droite du cadavre, soulever avec la pince la lèvre postérieure de l'incision sur la paroi postérieure, confier la pince à l'aide placé à gauche de l'opérateur, introduire l'index droit comme guide dans le rectum, faire l'avivement d'avant en arrière pendant que l'aide chargé de la pince suit la marche du bistouri. L'avivement doit être fait sur une hauteur de 1 centimètre et demi à 2 centimètres.

La paroi postérieure et les parties latérales du vagin étant préparées, aviver de même la paroi antérieure, une sonde qu'on a introduite dans la vessie servant de guide.

Exciser l'anneau de muqueuse ainsi détaché et égaliser la plaie avec les ciseaux.

2e temps. *Placement des fils.* — Ceux-ci doivent embrasser tout le fond de la zone avivée, à 3, 4 millimètres les uns des autres, sans entrer ni dans la vessie ni dans le rectum.

Les placer successivement avec l'aiguille de Reverdin, (que je trouve fort commode), en commençant par celui du milieu, et en terminant par les angles, lesquels exigent une attention spéciale.

3e temps. *Striction et arrêt des fils.* — Attirer les chefs du fil du milieu : s'assurer avec le crochet mousse que l'affrontement est exact, puis nouer les chefs ou les arrêter avec un grain de plomb qu'on écrase sur le fil.

Répéter la même manœuvre du côté des angles, et enfin pour les fils intermédiaires.

Après l'opération, on fait une irrigation antiseptique de la plaie et du cloaque, on met à demeure une sonde de Sims et on couche le malade sur le dos, ou bien on se sert d'une sonde molle de Nélaton et l'on couche la malade sur la ventre. Les fils sont enlevés du 8e au 10e jour.

II

CATHÉTÉRISME UTÉRIN

Le cathétérisme utérin est une petite opération souvent utile et même indispensable pour le diagnostic ou le traitement de certaines maladies de l'utérus. Mais il exige une asepsie rigoureuse, une certaine habileté manuelle et du discernement pour ne pas exposer à des dangers plus ou moins graves. Ici je n'ai à m'occuper que de la partie purement technique du cathétérisme;

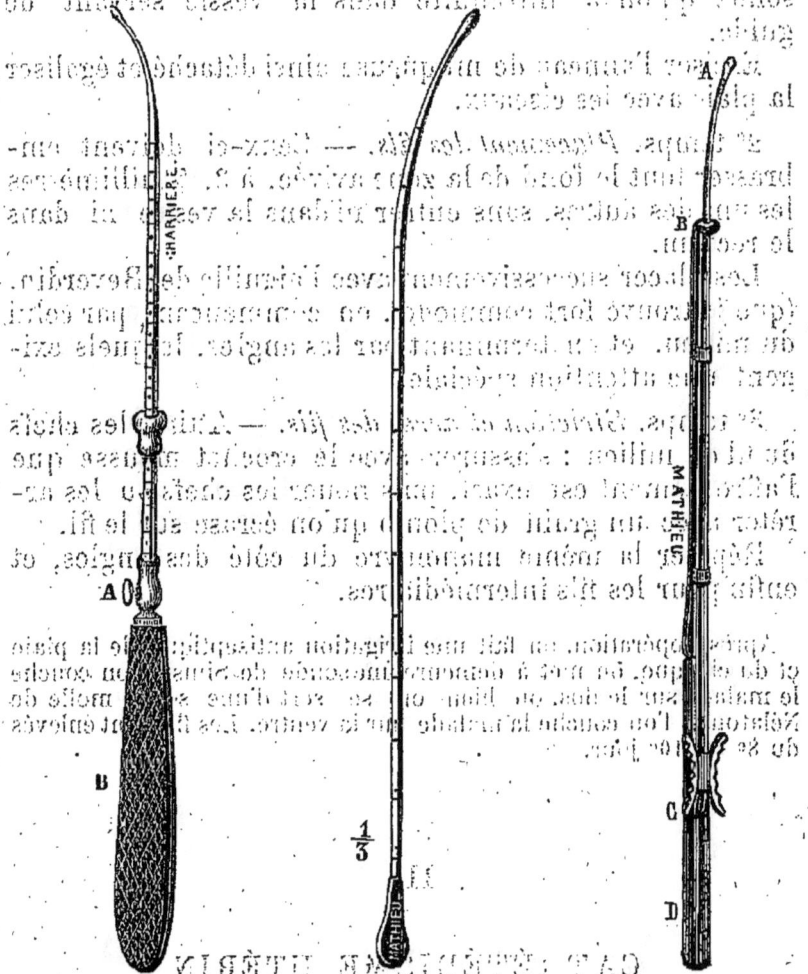

$\frac{1}{3}$

FIG. 490.   FIG. 491.   FIG. 492.

c'est la seule qu'on puisse apprendre sur le cadavre, et cet apprentissage a la plus grande importance, qu'on se destine ou non spécialement à la gynécologie.

Le cathétérisme permet d'apprécier : 1° *la longueur de l'utérus*, qui est à l'état normal, de 60 millimètres chez les nullipares et de 65 millimètres chez les multipares ; 2° *la direction du canal cervico-utérin* ; 3° *la capacité du corps de l'utérus* ; 4° *l'épaisseur de la paroi utérine* ; 5° *la mobilité de l'utérus* ; 6° *l'état de la muqueuse utérine*, etc., sans compter une foule d'autres applications faites en vue du diagnostic ou du traitement, et qu'il m'est impossible d'énumérer.

On se sert de sondes dites *utérines* ou *hystéromètres*. Les plus usitées en France sont celle de Valleix (fig. 490) et celle de Marion Sims (fig. 491). La sonde en baleine de Créquy (fig. 492) est très précieuse dans le cas de déviation du canal cervico-utérin, à cause de la flexibilité qu'elle présente pendant son introduction.

La sonde de Valleix se compose : 1° d'une tige métallique longue de 15 à 18 centimètres graduée en centimètres et munie d'un curseur libre ; 2° d'un manche, dans lequel la tige peut être rentrée ; l'instrument est ainsi plus portatif. La tige est légèrement renflée à son extrémité utérine et courbée dans ses 4 derniers centimètres suivant un rayon de 10 centimètres.

La sonde de Sims longue de 25 à 28 centimètres et également graduée en centimètres se distingue de la précédente qui est absolument rigide et fixe en ce que, dans ses 8 à 10 derniers centimètres formés d'argent recuit, elle peut être courbée en tous sens au gré du chirurgien.

Le cathétérisme utérin se fait et doit être expérimenté sans et avec le spéculum. Supposons qu'on ait choisi la sonde de Valleix.

A. CATHÉTÉRISME SANS LE SPÉCULUM. — Procédé. — Le cadavre étant dans la position de la taille, introduire dans le vagin l'index gauche préalablement huilé, le porter au fond du vagin et reconnaître la position du corps de l'utérus et la direction de l'axe cervico-utérin : *règle invariable pour tout cathétérisme.*

Si la direction est normale (légère antécourbure), déterminer l'orifice utérin externe ; placer l'extrémité de l'index, pulpe en avant, contre le rebord de la lèvre inférieure du col, immédiatement au-dessous de l'orifice, prendre de la main droite le manche de la sonde préalablement huilée (et chauffée sur le vivant), et faire glisser son bec sur l'index, concavité en avant, jusqu'à ce qu'il arrive à l'entrée du col.

Pousser doucement le bec dans le canal cervical. D'ordinaire (à moins de métrite parenchymateuse chronique), le bec se trouve arrêté à 2 centimètres un quart ou 2 centimètres et demi, c'est-à-dire au niveau de l'orifice interne du col qui est la partie la plus étroite et, par suite, le plus dangereux écueil du cathétérisme. Cet arrêt cependant est souvent assez léger pour ne pas gêner la progression de la sonde.

En tout cas, ne jamais forcer, reculer plutôt, varier en divers sens la direction du bec, répéter les tentatives et dès qu'on sent la résistance vaincue, abaisser doucement le manche en arrière, tout en continuant à pousser le bec. Celui-ci est, à un moment, arrêté par le plan résistant qui forme le fond de l'utérus.

Avec l'index gauche ou avec une pince faire glisser le curseur jusqu'à l'orifice externe du col ; le tenir fixe sur la tige et retirer la sonde, si l'on n'a voulu que mesurer la longueur de l'utérus.

Une fois l'instrument retiré, vérifier la longueur obtenue.

Chez le vivant, au niveau de l'orifice interne, se produit quelquefois un serrement spasmodique dont on triomphe sans violence par la pression continue du bec de la sonde.

Quand le bec arrive au fond de l'utérus, la patiente accuse généralement une sensation de souffrance spéciale, bien connue depuis Valleix, et qui est pour nous un précieux indice.

B. CATHÉTÉRISME AVEC LE SPÉCULUM. — Procédé. — Après avoir déterminé par le toucher la position du col de l'utérus, celle du corps et, par suite la direction de l'axe cervico-utérin, placer une valve de Sims en arrière et, au besoin, une autre en avant, les confier à un aide, et conduire l'index gauche contre le col de l'utérus, comme dans le procédé précédent.

Prendre la sonde de la main droite, introduire le bec dans le canal cervical, faire retirer les valves : puis, pendant qu'on maintient l'index contre la lèvre postérieure du col, manœuvrer la sonde comme précédemment.

Souvent on trouve grand avantage à fixer l'utérus en pinçant la lèvre postérieure du col avec la pince érigne de Courty, par exemple.

DILATATION IMMÉDIATE PROGRESSIVE
DU COL UTÉRIN

La dilatation immédiate progressive est préférée aujourd'hui par un certain nombre de gynécologues à la dilatation lente que l'on obtient au moyen de substances qui augmentent de volume par imbibition, telles que la racine de guimauve, celle de gentiane, la laminaire, le tupelo, l'éponge préparée. Cependant, à mon avis, chacune de ces méthodes de dilatation a ses indications propres ; et les méfaits qu'on pouvait imputer à la méthode lente (adéno-phlegmon des ligaments larges, cellulite pelvienne, péritonite pelvienne, septicémie), sont aujourd'hui tout à fait exceptionnels si l'on se conforme aux règles de l'asepsie.

La méthode lente n'étant pas susceptible d'exercices à l'amphithéâtre, je n'indiquerai que le manuel opératoire de la méthode rapide.

Celle-ci peut être indiquée tantôt par le diagnostic des maladies du corps de l'utérus (spéculum intra-utérin, toucher, cathétérisme), tantôt pour le traitement de ces maladies et de celles du col, à titre d'opération préliminaire ou d'opération curative. Elle est préliminaire lorsqu'on a en vue le raclage de la muqueuse, de ses fongosités, de débris placentaires, le badigeonnage de la cavité utérine (nitrate d'argent, perchlorure de fer, teinture d'iode, chlorure de zinc, etc.); les injections ou irrigations intra-utérines, l'énucléation de myomes interstitiels, l'extraction de polypes intra-utérins. Elle est cura-

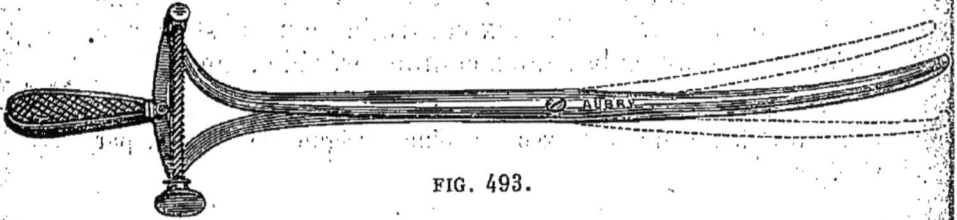

FIG. 493.

tive lorsqu'on l'emploie pour l'endo-cervicite rebelle, pour l'antéflexion et la rétroflexion, pour la sténose de l'orifice interne du col, pour celle du canal ou de l'orifice externe, avec dysménorrhée et souvent aussi avec stérilité. En ces derniers cas, on l'associe avec la discision préalable de l'orifice externe.

La dilatation immédiate progressive se fait soit avec les doigts (auriculaire, index), après incision bilatérale du col, *procédé de C. Schröder*; soit avec un instrument à valves ou à branches divergentes, tel que le dilatateur de Huguier, celui de Schultze, celui de Pajot (fig. 493), soit avec des bougies à volume graduellement croissant, bougies toniques de Lawson Tait (4 numéros) vissés sur un long manche; bougies cylindriques de Fritsch et bougies cylindro-coniques de Hégar

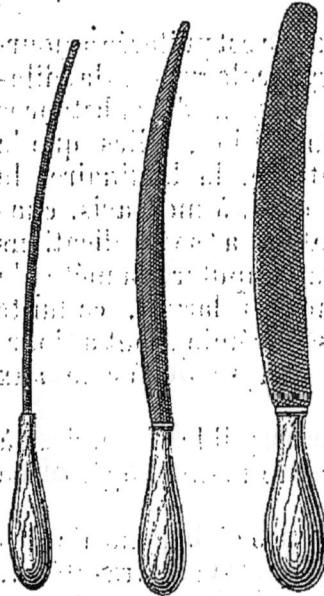

FIG. 494.

(fig. 494), les unes et les autres en caoutchouc durci.

Les bougies de Hégar, très nombreuses, ont entre elles une différence de 1 millimètre ou d'un demi-millimètre de diamètre; la plus fine mesure = 2 millim., et la plus grosse, pour la pratique gynécologique, = 26 millim. de diamètre. Naturellement, on s'arrête à tel ou tel numéro, suivant le but qu'on se propose.

Je ne décrirai que le procédé de dilatation avec les bougies ; mais on fera bien de s'exercer aussi aux autres procédés de dilatation.

Procédé. — Le cadavre étant dans la position de la taille, introduire l'index gauche dans le vagin, reconnaître la position du col et celle du corps de l'utérus, placer deux valves de Sims, l'une en avant, l'autre en arrière, et les confier à un aide.

Saisir la lèvre postérieure du col avec une pince de Museux, abaisser un peu l'utérus dans la direction du vagin, et le tenir immobile.

Pousser une injection d'huile (phéniquée sur le vivant), dans le canal cervical.

Prendre de la main droite une bougie préalablement huilée, le n° 1 ou le n° 2 de Hégar ; la pousser lentement dans le canal cervical avec de petits mouvements de rotation ; quand elle est arrivée à une profondeur de 4 centimètres à 4 centimètres et demi, la laisser en place une demi-minute, par exemple, puis la retirer.

La remplacer par le numéro suivant, la manœuvrer de même, et ainsi de suite, jusqu'à ce qu'on ait le degré de dilatation voulu.

La méthode antiseptique doit être appliquée avant, pendant et après la dilatation cervicale. Mais il ne faudrait pas croire, répéterais-je avec Fritsch, que le danger d'infection septique soit le seul danger de la dilatation immédiate.

EXTIRPATION DE L'UTÉRUS

PAR LE VAGIN

L'extirpation de l'utérus par le vagin ou *colpohystérectomie totale* pourrait être appelée encore *opération de Récamier*, puisque c'est lui qui, le premier, dès 1829 a

40.

réglé le manuel opératoire dans ses parties essentielles, notamment en ce qui concerne la ligature massive des artères utérines, artères les plus importantes de toutes. On la préfère aujourd'hui à l'extirpation de l'utérus par la voie abdominale, *laparohystérectomie totale* ou *opération de Freund*, dont la mortalité est beaucoup plus élevée : 72 p. 100 contre 26 p. 100, d'après William A. Duncau (janvier 1885). Le procédé de Fritsch[1] (extirpation par le vagin) compte même une mortalité de 10,5 p. 100 seulement.

C'est le cancer (épithéliome, carcinome, sarcome) qui fournit presque toujours l'indication de l'extirpation. Néanmoins, il ne faudrait pas croire que tout cancer, même limité ou paraissant limité, nous oblige à enlever l'utérus. L'épithéliome végétant du museau de tanche, par exemple, peut être traité, avec des résultats définitifs au moins aussi bons, par l'amputation sus-vaginale (procédé de Marion Sims ou de C. Schröder), opération moins dangereuse que l'extirpation. Celle-ci n'est indiquée, à mon avis, que dans le cancer du canal cervical et dans celui du corps de l'utérus, si, toutefois on juge opérable le cas particulier. La *mobilité de l'utérus* est une des premières conditions opératoires. Les autres indications sont certains myomes sous-muqueux à hémorragies incoercibles (Demons), et l'inversion utérine irréductible. Quant au prolapsus, je ne pense pas que l'extirpation soit justifiée vu les autres ressources de la chirurgie (colporrhaphies diverses et celles des appareils de contention.

Appareil instrumental :

Une sonde de femme ;
Deux valves de Sims ;
Une érigne divergente et convergente de Courty, ou une pince de Museux ou celle de Demons ;
Un ténaculum simple ;
Un bistouri droit et un bistouri boutonné ;

---

[1] Bokelmann (*Arch. für Gyn.*, Bd. XXV, Heft. 1.)

Des ciseaux droits mousses;
Une pince ordinaire;
Quelques pinces hémostatiques;
Une aiguille de Cooper à pointe;
Quelques aiguilles à suture, courbes, demi-courbes,
du fil de soie et du catgut (divers numéros);
Des pinces porte-éponges;
Un ou deux drains en caoutchouc rouge.

Procédé. — 1er temps. *Prolapsus artificiel de l'utérus et incision du cul-de-sac antérieur du vagin.* — Le cadavre étant placé dans la position de la taille et la circulation artificielle établie, vider la vessie, placer une valve de Sims en arrière, saisir la lèvre antérieure du col avec une pince érigne, retirer la valve à moitié seulement, et abaisser peu à peu l'utérus, jusqu'à ce que le col soit à portée, assez près de la vulve.

Pendant qu'un aide déprime le périnée et la paroi postérieure du vagin avec la valve, passer un fort fil d'avant en arrière, à travers les deux lèvres du col, en confier les chefs au même aide, et retirer la pince érigne, qui eût été encombrante.

Placer une sonde dans la vessie, prendre un bistouri droit dans la main droite, et diviser par une incision demi-circulaire le cul-de-sac antérieur du vagin à 1 centimètre du col, d'un côté à l'autre, pendant qu'on promène le bec de la sonde au niveau de l'incision pour ne pas risquer l'ouverture de la vessie.

2e temps. *Décollement de la vessie.* — Avec l'extrémité de l'index plutôt qu'avec le bec d'une sonde cannelée ou une spatule, déchirer peu à peu, et de bas en haut d'un côté à l'autre, le tissu conjonctif qui unit la paroi postérieure de la vessie à la face antérieure de l'utérus.

S'arrêter lorsqu'on arrive sur le feuillet séreux qui constitue le cul-de-sac vésico-utérin.

3e temps. *Incision du cul-de-sac postérieur du vagin et ouverture de l'espace de Douglas.* — Pendant que l'aide relève le col au moyen du fil, diviser le cul-de-sac postérieur du vagin par une incision qui joigne les extrémités de la première incision demi-circulaire.

Ouvrir l'espace de Douglas dans toute son étendue transversale.

4e temps. *Ouverture du cul-de-sac antérieur du péritoine et renversement de l'utérus.* — Avec le bistouri boutonné faire une petite ouverture au cul-de-sac séreux vésico-utérin, et l'agrandir avec l'extrémité de l'index gauche à droite et à gauche.

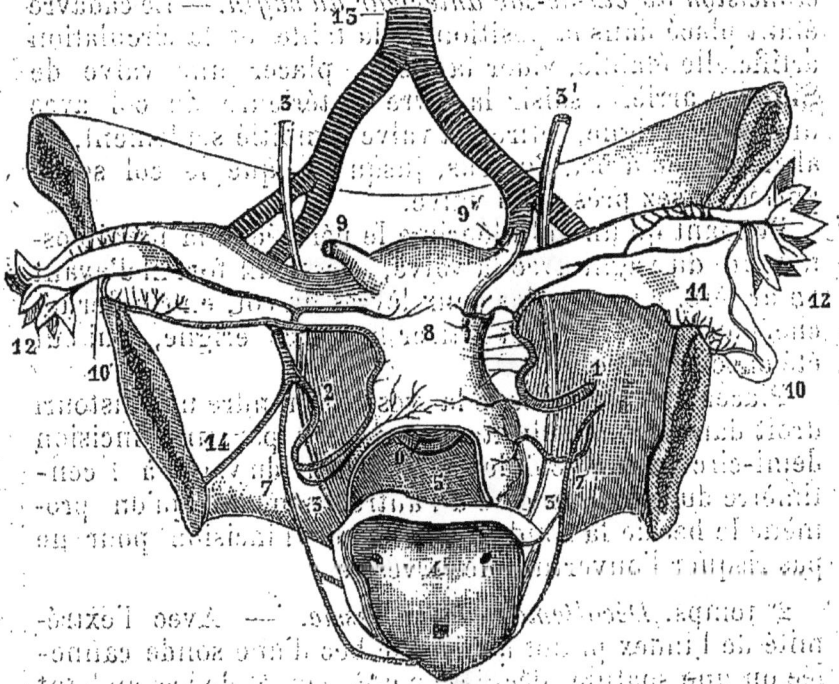

Fig. 495. — D'après une de mes préparations anatomiques, pour montrer les rapports des artères utérines avec les uretères, les culs-de-sac latéraux du vagin, le col de l'utérus et son corps.

1. anse de l'artère utérine gauche. Son tronc disséqué est à distance du flanc de l'utérus (rapport artificiel) ; — 2, artère utérine droite, non disséquée contre le flanc de l'utérus (rapport naturel) ; — 3 3', uretères droit et gauche ; — 4, trigone vésical ; — 5, paroi postérieure du vagin, ouvert en avant du col 0, qui est ainsi visible ; — 7 7', artères vaginales ; — 8, corps de l'utérus ; — 9 9', trompes utérines ; — 10 10, artères tubo-ovariennes ; — 11, ligament large ; — 12 12, pavillons des trompes ; — 13, aorte ; — 14, artère obturatrice.

Faire glisser un ténaculum à plat sous la face palmaire de l'index le long de la face antérieure de l'utérus, retourner sa pointe vers l'utérus, l'implanter dans le fond de cet organe et renverser peu à peu ce dernier en s'aidant du doigt. Si l'on ne peut réussir, tenter la même manœuvre en arrière par l'espace de Douglas.

5e temps. *Section des ligaments larges.*

L'utérus n'a plus maintenant d'autres attaches que les ligaments larges. Or, c'est par ceux-ci qu'arrivent et que s'en vont les vaisseaux : artères, veines et vaisseaux lymphatiques. L'artère la plus importante, de chaque côté, est l'utérine ; elle aborde, en formant une anse, le cul-de-sac latéral du vagin, et s'applique de suite entourée de grosses et nombreuses veines qui la masquent en grande partie, contre le flanc de la portion sus-vaginale du col, de sorte qu'une ligature verticale embrassant le cul-de-sac, remontant à 1 cent. et placée à 5 ou 10 mill. du col, comprendra sûrement l'anse de l'artère utérine. Le calibre de cette anse qui est renflée, mesure de 2 mil. 1/2 à 3 millim. La distance entre le col et l'uretère, espace disponible pour la ligature, est de 10 à 12 *mill. seulement*; il ne faut donc pas trop s'éloigner du col, sous peine de couper ou de lier l'uretère. Les deux autres artères sont la tubo-ovarienne, calibre : 1 millim. 1/2 à 2 millim., et la funiculaire ou artère du ligament rond, calibre = un demi-millimètre à 1 millim., négligeable dans l'état de vacuité de l'utérus. Quant aux données de Kocks relatives à l'éloignement du tronc de l'utérine par rapport à l'utérus, *elles sont fausses et préjudiciables au point de vue pratique opératoire* : le chirurgien ne doit pas oublier que le *tronc arteriel avec ses flexuosités nombreuses en avant et en arrière, est maintenu contre le flanc de l'utérus par une gangue de tissu conjonctif et qu'il ne doit pas porter l'instrument tranchant sur côté de l'utérus même en cherchant à le raser pour rester en dedans des flexuosites du tronc artériel.* L'éloignement n'existe qu'après dissection, sur les préparations anatomiques (fig. 495 et fig. 496).

L'utérus une fois renversé, prendre un long fil de soie qu'on passe dans deux aiguilles demi-courbes; espacer ces dernières; introduire l'une à l'union du tiers supérieur et du tiers moyen du ligament large gauche, l'autre à l'union du tiers moyen et du tiers inférieur du même ligament, toujours le plus loin possible de l'utérus, et couper les chefs près du chas de chaque aiguille. On a ainsi trois anses. Pour les placer, on peut aussi se servir de l'aiguille modifiée de Cooper.

Serrer fortement chacune d'elles sur la portion du ligament qu'elle embrasse, couper l'un des chefs au ras du nœud, et ramener l'autre dans le vagin.

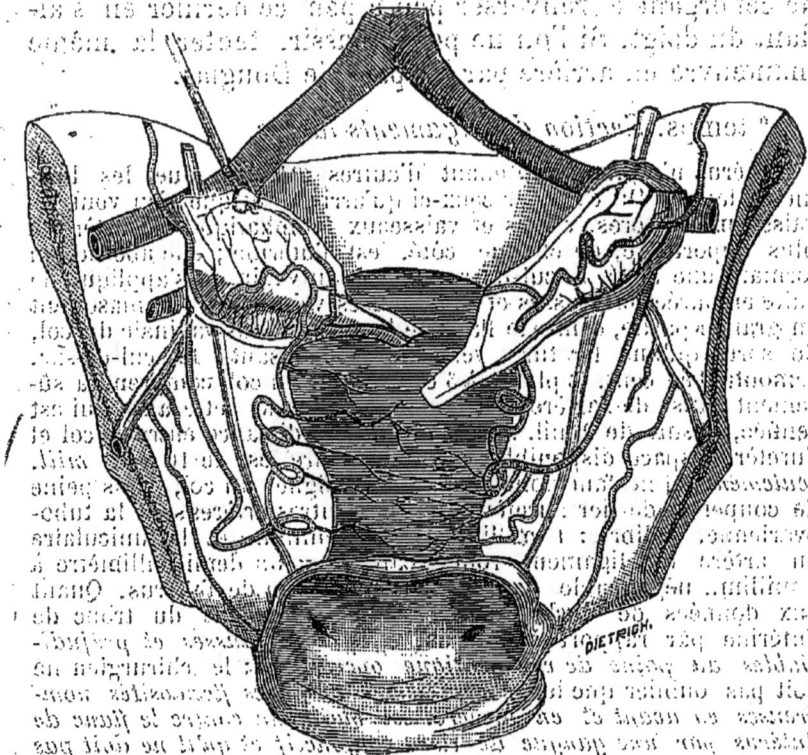

FIG. 496. — D'après une autre de mes préparations anatomiques.

A gauche, artère utérine non disséquée contre l'isthme et le corps de l'utérus (rapport naturel). — A droite, artère utérine disséquée et distante (rapport artificiel). — Le trigone vésical se voit au-devant du col utérin dont le museau, ici, est caché.

Lier de même le ligament large droit, ce qui est plus facile, et, avec le bistouri boutonné ou les ciseaux, diviser les ligaments entre l'utérus et les ligatures, assez loin de celles-ci pour qu'elles ne risquent pas de glisser. L'utérus est ainsi complètement détaché.

Après l'opération sur le vivant, les uns se contentent de tamponner le vagin avec de la gaze iodoformée ou autre substance antiseptique, les autres mettent en outre un ou deux drains, sans suturer la plaie; d'autres drainent et suturent. Tous ont obtenu des résultats également bons ou à peu près.

Pour mieux assurer l'hémostase et pour se faciliter la ligature des ligaments, on pourrait, à l'exemple de Müller et de Bottini, après avoir abaissé l'utérus, le diviser au milieu, puis lier isolément le pédicule de chaque moitié.

CASTRATION

La castration, dite encore *ovariotomie normale*, *oophorectomie*, est une opération qui consiste à extirper soit un ovaire seulement (*castration simple ou unilatérale*), soit les deux ovaires (*castration double ou bilatérale*), par la voie vaginale (*opération de Battey*), ou par la voie abdominale (*opération de Hégar*). En thèse générale, la castration double est préférable à la castration simple, parce qu'elle assure mieux le résultat thérapeutique.

Spiegelberg, en 1881, a nettement établi les indications principales : 1° l'ablation des deux ovaires peut et doit être pratiquée quand les deux organes sont malades et quand leur présence est le point de départ de troubles graves qui ne peuvent disparaître ou diminuer d'une autre manière; 2° les deux ovaires doivent être enlevés quand la guérison d'une maladie existante dans l'appareil génital ne peut s'obtenir que par la suppression des fonctions génitales. Parmi les indications spéciales, je signalerai *la dysménorrhée intolérable d'origine ovarienne*, *les hémorragies incoercibles, suite de fibromes utérins*, qu'on ne peut ou ne veut pas enlever; *l'hystéro-épilepsie, les convulsions et la folie imminente*, dépendant d'une irritation ovarique ou de la présence d'ovaires sans utérus; *le prolapsus extrêmement douloureux de l'ovaire*, *la hernie de l'ovaire* à phénomènes d'étranglement ou en dégénérescence maligne.

On a beaucoup abusé de la castration à l'étranger, mais ce n'est pas une raison pour continuer à la prescrire ou, du moins, à n'en pas tirer parti : il s'agit de n'opérer que devant des indications précises. C'est, du reste, dans ce sens que quelques éminents chirurgiens de la capitale ont récemment pris l'initiative.

A. — CASTRATION PAR LE VAGIN

L'opération de Battey est celle qui est le plus généralement adoptée en Amérique et en Angleterre. Elle est moins grave que l'opération de Hégar, mais n'est pas applicable à tous les cas, notamment aux myomes utérins, les ovaires siégeant trop haut pour être atteints.

Appareil instrumental :
> Deux valves de Sims:
> Une pince de Museux ou une pince-érigne de Courty;
> Un bistouri droit;
> Des ciseaux courbes mousses;
> Une pince à polypes;
> Quelques pinces hémostatiques ;
> Un écraseur linéaire;
> Un fort fil de soie.

Procédé. — 1er temps. *Incision du cul-de-sac postérieur du vagin et ouverture de l'espace de Douglas*. Le cadavre étant mis dans la position de la taille (les chirurgiens américains préfèrent le décubitus latéral gauche). — pendant qu'un aide abaisse le périnée avec une valve de Sims et qu'un autre aide relève la paroi antérieure du vagin avec l'autre valve de Sims, — saisir le col de l'utérus au moyen de la pince de Museux, par exemple, l'attirer en bas sous l'arcade du pubis, confier la pince à l'aide qui maintenait la valve antérieure et qui l'a retirée, puis inciser : 1° la paroi postérieure du vagin, sur la ligne médiane, dans une étendue de 3 centim. et demi à 4 centimètres, à partir de l'insertion du vagin; 2° le péritoine qui ferme l'espace de Douglas immédiatement derrière le vagin. (Hémostase, au besoin, avec les pinces à forcipressure.)

2e temps. *Recherche des ovaires et leur attraction dans le vagin.* — Pendant que l'aide qui maintient le prolapsus de l'utérus avec la pince de Museux comprime convenablement de haut en bas la région hypogastrique, — introduire l'index gauche dans l'espace de Douglas, rechercher l'ovaire sur le côté gauche de l'utérus, le reconnaître à sa forme et à sa consistance, l'amener le plus bas possible vers la boutonnière vaginale ; puis, au moyen de la pince à polypes, conduite sur l'index gauche, saisir l'ovaire, et, après avoir retiré le doigt, attirer la glande à travers la boutonnière dans le vagin. Jeter un fil de soie sur le pédicule pour le retenir.

Répéter les mêmes manœuvres pour l'ovaire droit, seulement en le saisissant avec l'index droit.

3e temps. *Section des pédicules.* — Les deux ovaires une fois attirés dans le vagin, passer une chaîne d'écraseur autour de leurs pédicules à la fois et diviser ces derniers d'après les règles ordinaires.

L'opération est terminée. Aucune suture. Toilette et pansement antiseptiques.

B. — CASTRATION PAR L'ABDOMEN

Appareil instrumental :

> Les mêmes que pour la laparotomie (voy. *Laparotomie*) ;
> Plus une pince à polype ou celle de Hégar ;
> Une aiguille de Deschamps et du fil de soie (ou mieux du catgut chromique) ;
> Un cautère Paquelin.

Procédé. — 1er temps. *Incision de la paroi abdominale.* — Le cadavre étant couché sur le dos, membres inférieurs étendus, bassin relevé, — après s'être placé à droite, — faire sur la ligne blanche l'incision décrite déjà pour la laparotomie médiane sous-ombilicale, en lui donnant une longueur de 6 à 8 centimètres, et en terminant à 2 ou 3 centimètres de la symphyse pubienne (fig. 497, AB).

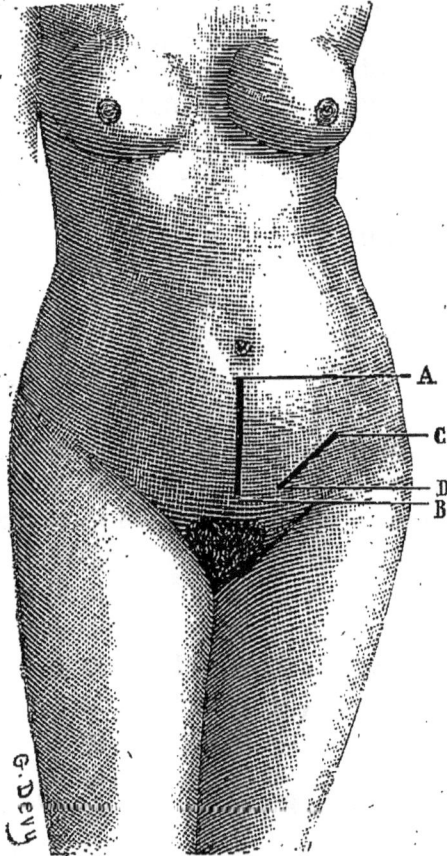

FIG. 497.

A B, incision médiane pour la castration bilatérale ou unilatérale ; — C D, incision adoptée par quelques chirurgiens pour la castration unilatérale.

Fixer provisoirement le péritoine aux lèvres de la plaie abdominale par six sutures : une à chaque angle, et deux de chaque côté (Hégar).

2ᵉ temps. *Recherche d'un ovaire et son attraction au dehors.* — Pendant qu'on déprime d'une main la paro abdominale, introduire l'index et le médius de l'autre main dans l'abdomen, au bas de la plaie ; refouler en haut le grand épiploon et la masse intestinale, aller à la recherche du fond de l'utérus ; puis, en se guidant sur le ligament large, rechercher en dehors et en arrière de l'utérus l'ovaire droit par exemple.

Dès qu'on l'a trouvé et bien reconnu, le faire passer entre les deux doigts, l'attirer peu à peu vers la plaie abdominale, le saisir alors avec une pince à polypes, et confier la pince à un aide.

3° temps. *Section du pédicule.* — Avec un fil de soie suffisamment long qu'on passe au moyen d'une aiguille, partager le pédicule de l'ovaire, *le plus loin possible du hile*, en deux ou trois faisceaux, en y comprenant, au besoin, une partie plus ou moins étendue de la trompe.

L'excision de la trompe serait même indispensable d'après Lawson Tait, lequel a modifié l'opération en conséquence.

Serrer chaque anse, après s'être assuré qu'on n'a pincé avec le fil ni l'épiploon ni l'intestin ; faire un double nœud et couper les chefs au ras du nœud (ligatures perdues).

Avec le bistouri ou les ciseaux, sectionner le pédicule à 1 centimètre au moins des ligatures, et cautériser la surface de section avec le Paquelin ou une solution de chlorure de zinc 10 p. 100.

4° temps. *Recherche et attraction de l'ovaire gauche.*

5° temps. *Section de son pédicule.* — Il n'est pas toujours facile d'attirer l'ovaire ou, du moins, de l'attirer assez près de la plaie abdominale, soit adhérences périovariennes, soit développement de l'abdomen ; on est obligé alors de faire la ligature (avec l'aiguille de Deschamps) et la section du pédicule dans l'abdomen. Parfois même l'un des ovaires ou tous les deux sont absolument immobilisables, et il faut renoncer à l'opération.

6° temps. *Suture de la plaie abdominale.* — Enlever les points de suture qui ont fixé le péritoine jusqu'à présent, et réunir la plaie comme il a été dit à propos de la laparotomie.

III

AMPUTATION DU SEIN

L'amputation du sein consiste à enlever cette glande en totalité (*amputation totale*) ou en partie (*amputation partielle*), avec ou sans les téguments correspondants, selon leur état d'altération ou d'intégrité. Lorsque les téguments sont conservés, du moins assez pour le rapprochement des lèvres de la plaie, la réunion immédiate avec drainage doit être la règle ; si, au contraire, on est obligé de les sacrifier totalement ou en très grande partie, la réunion secondaire (pansement à plat) est la seule possible.

L'amputation partielle est indiquée : 1° dans l'hypertrophie simple colossale du sein ; 2° dans les néoplasmes bénins, tels que les adénomes, le fibrome et le lipome, et alors, il s'agit bien plutôt d'une énucléation que d'une amputation proprement dite. L'amputation totale est réservée aux néoplasmes malins (sarcome, épithéliome, carcinome) ; cependant, si l'on a, par exemple, affaire à un épithéliome du mamelon et de l'aréole pris de bonne heure, sans engorgement des ganglions situés sur le bord inférieur du grand pectoral et dans l'aisselle, l'amputation partielle, mais large, donne d'aussi bons résultats thérapeutiques que l'amputation totale. Celle-ci doit toujours être précédée ou suivie, séance tenante, *de l'évidement ou toilette du creux axillaire* lorsqu'il s'agit d'un carcinome, *même avec intégrité apparente des ganglions*, parce que c'est dans les ganglions et par eux qu'a lieu le plus souvent la récidive du carcinome[1]. L'évidement sous-

---

[1] Quelquefois la propagation se fait par les ganglions intercostaux sous-jacents à la mamelle. Nous n'avons malheureusement aucun moyen de diagnostiquer, et, par suite, de reconnaître alors une contre-indication à l'opération.

pectoro-axillaire est naturellement aussi une obligation dans l'épithéliome ou le sarcome, quand il y a un engorgement ganglionnaire appréciable. Enfin, dans les cas douteux, on fait encore l'évidement.

Appareil instrumental :

Un bistouri droit ou un scalpel droit ;
Une pince anatomique ;
Une sonde cannelée ;
Des ciseaux courbes mousses ;
Une série de pinces hémostatiques de Péan ;
Une pince à torsion de Tillaux,
Un ténaculum ;
Une pince à griffes de Museux ;
Un cautère Paquelin ;
Des aiguilles à suture ;
Catgut, soie, drains.

Soit, comme type, l'amputation totale du sein avec évidement sous-pectoro-axillaire et avec conservation de deux lambeaux cutanés aptes à la réunion immédiate.

Procédé. — 1er temps. *Incision semi-elliptique inférieure des téguments, et dénudation de la partie inférieure de la glande jusqu'à sa circonférence.* — Le cadavre étant étendu sur le dos, le côté droit, par exemple rapproché du bord de la table, le bras écarté du tronc à angle droit et la circulation artificielle étant établie, — après s'être placé à droite, — faire une incision cutanée courbe (fig. 498, A B) dont la corde soit dirigée dans le sens d'une ligne qui irait du creux axillaire à la base de l'appendice xyphoïde (*ligne axillo-xyphoïdienne*). L'incision doit commencer et se terminer à un ou deux travers de doigts au-dessus et au-dessous de la circonférence de la glande.

Diviser à grands traits la couche graisseuse sous-cutanée dans la même étendue que la peau ; puis, soit avec le manche du scalpel ou mieux encore avec l'index droit — pendant qu'on soulève et renverse de la main gauche la lèvre inférieure de l'incision, — dénuder la partie correspondante de la glande jusqu'à la circonférence.

Hémostase, particulièrement en dehors : branches et rameaux de l'artère scapulaire inférieure et la mammaire externe.

2º temps. *Incision semi-elliptique supérieure des téguments, et dénudation de la partie supérieure de la glande jusqu'à sa circonférence.* — Faire une autre incision cutanée (fig. 498, c D), dont la concavité regarde la concavité de la première incision.

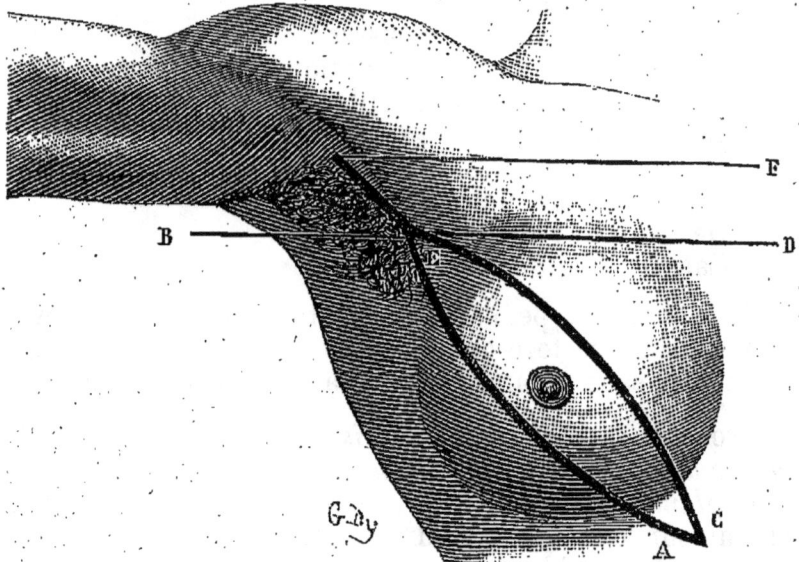

FIG. 498. — Incision élliptique pour l'amputation totale du sein. Avec incision sous-putero-axillaire EF, pour l'évidement ganglionnaire de l'aisselle.

Diviser le tissu graisseux sous-cutané, et dénuder, toujours par la diérèse mousse, la partie supérieure de la glande jusqu'à sa circonférence.

Hémostase, particulièrement en haut : rameaux de l'acromio-thoracique et des thoraciques antérieures.

3º temps. *Ablation de la glande.* — Saisir la glande près de sa demi-circonférence supérieure avec une pince de Museux, bientôt après avec les doigts de la main gauche, et la détacher de la surface du grand pectoral au moyen de l'index droit ou du manche du scalpel, en allant par traits de haut en bas et de dehors en dedans, suivant la direction des fibres du grand pectoral. S'il le faut, se servir du scalpel ou des ciseaux. (Sur le vivant, le sacrifice d'une partie du muscle grand pectoral et la rugination des côtes sont quelquefois nécessaires.)

Hémostase : rameaux perforants des artères intercostales.

4ᵃ temps. *Incision sous-pectoro-axillaire et évidement ganglionnaire de l'aisselle.* — La glande une fois extirpée, faire une incision (E F) qui commence au point de conjonction des deux incisions semi-elliptiques, côtoie le bord inférieur du grand pectoral, arrive au fond du creux axillaire et se prolonge suffisamment soit en dehors, dans la direction du bras, soit en arrière vers le grand dorsal, pour qu'on ait un jour convenable.

Diviser l'aponévrose axillaire, soulever le bord inférieur du grand pectoral, rechercher le ou les deux ganglions lymphatiques sous-pectoraux (qui sont souvent les premiers infectés), et les énucléer avec le doigt.

Remonter vers le haut du creux de l'aisselle, et énucléer de même les ganglions axillaires en prenant le plus grand soin d'éviter l'ouverture de la veine axillaire. Si cet accident arrive, jeter une ligature latérale de catgut (ouverture petite) ou une double ligature (ouverture grande), et couper les chefs au ras du nœud, comme on ferait sur le vivant.

5ᵉ temps. *Suture et drainage.* — Après révision complète, faire la suture entrecoupée de la plaie mammaire : suture simple ou double, suivant la laxité ou la tension des lambeaux tégumentaires, et installer un gros drain fenêtré qui sorte aux deux angles de la ligne de réunion.

Suturer à part la plaie axillaire et placer un autre drain fenêtré qui sorte en avant et arrive par son extrémité profonde au fond de la cavité traumatique.

Pansement antiseptique et bandage compressif.

TABLE DES MATIERES

Préface   i

PRÉLIMINAIRES

Cadavres. Leur préparation.   1
   Injection conservatrice.   *Ib.*
   Injection solidifiable.   4
   Circulation artificielle.   *Ib.*
   Désinfiltration.   6

Animaux vivants. Leur utilité.   6
Aménagement de la salle d'o-
   pérations.   7
Service et conservation des
   instruments de chirurgie.   9

I

CHIRURGIE GÉNÉRALE

Des éléments opératoires.   11

CHAPITRE I

OPÉRATIONS SUR LA PEAU   13

ARTICLE Ier. INCISIONS.   *Ib.*

A. Incisions par le scalpel ou
   le bistouri.   13
    Incision sur place.   15
    Incision sur pli.   20
B. Incisions par les ciseaux.   21

C. Incisions par le thermo-
   cautère.   22
    Incision sur place.   26
    Incision sur pli.   27

ARTICLE II. SUTURES.   27

Manuel opératoire.   31
   Suture entrecoupée :   *Ib.*
    A. Suture simple.   *Ib.*
    B. Suture double.   33

Suture enchevillée.   35
Suture entortillée :   37
   A. Suture simple.   *Ib*
   B. Suture double.   38

CHAPITRE II

OPÉRATIONS SUR LES VAISSEAUX 39

ARTICLE Ier. LIGATURE DES ARTÈRES DANS LA CONTINUITÉ.

Manuel opératoire en général. 40
Mesures et conditions prélimi-
  naires. *Ib.*
Procédé. 41
Ligatures en particulier. 48
  Arcade palmaire superfi-
    cielle. *Ib.*
  Artère cubitale. 50
  Artère radiale. 51
  Artère humérale. 53
  Artère axillaire. 55
  Artère sous-clavière. 58
  Tronc brachio-céphalique. 60
  Artères vertébrale et thyroï-
    dienne inférieure. *Ib.*
  Artère carotide primitive. 61
  Artères carotides externe et
    interne. 63
  Artère linguale. 65
  Artère faciale. 67
  Artère occipitale. *Ib.*
  Artère temporale superfi-
    cielle. 68
  Artère mammaire interne. *Ib.*
  Artères iliaque primitive, in-
    terne et externe. 69
  Artère épigastrique. 73
  Artère spermatique. 74
  Artère fessière. 75
  Artères ischiatique et hon-
    teuse interne. 77
  Artère fémorale. 78
  Artère poplitée. 82
  Artère péronière. 83
  Artère tibiale antérieure. 84
  Artère pédieuse. 87
  Artère tibiale postérieure. 88

ARTICLE II. TRANSFUSION DU SANG ET INJECTION INTRA-VEINEUSE
DE SÉRUM ARTIFICIEL 89

a. Transfusion immédiate :
  1º de sang humain. (Trans-
    fusion veinoso-veineuse). 90
  2º de sang animal. (Trans-
    fusion artério-veineuse). 95
b. Transfusion médiate de
    sang humain. 96
c. Injection intra-veineuse de
    sérum artificiel. 98

CHAPITRE III

OPÉRATIONS SUR LES TENDONS, LES MUSCLES, LES APO-
NÉVROSES ET LES SYNOVIALES TENDINEUSES. 99

ARTICLE Ier. TÉNOTOMIE, MYOTOMIE ET APONÉVROTOMIE. *Ib.*

Manuel opératoire en général. 101
  Section sous-cutanée. *Ib.*
  Section à ciel ouvert. 102
Opérations en particulier. 103
  Masséter. 103
  Sterno-cléido mastoïdien. *Ib.*
  Biceps brachial. 105
  Triceps brachial. *Ib.*

Fléchisseurs communs des doigts.   106
Biceps fémoral.   Ib.
Muscles de la patte d'oie.   107
Tendon d'Achille.   Ib.
Jambier antérieur.   109
Jambier postérieur et long

fléchisseur commun des orteils.   109
Court péronier latéral.   Ib.
Long péronier latéral.   110
Aponévrose plantaire et court fléchisseur commun des orteils.   111

ARTICLE II. SYNOVIOTOMIE TENDINEUSE.   Ib.

Synoviot. palmaire interne. 112   Synoviot. palmaire externe. 113

ARTICLE III. TÉNECTOMIE.   114

Manuel opératoire.   Ib.

ARTICLE IV. TÉNORRAPHIE ET MYORRAPHIE   115

Manuel opératoire.
A. Ténorraphie.   Ib.
Suture à affrontement.   117

Suture à chevauchement. 118
B. Myorraphie.   Ib.

ARTICLE V. GREFFE TENDINEUSE.   119

Manuel opératoire.   120
Greffe bout à bout.   Ib.

Greffe latérale.   120
Greffe à boutonnière.   121

ARTICLE VI. TÉNOPLASTIE.   Ib.

Autoplastie à un lambeau : procédé.   122

CHAPITRE IV

OPÉRATIONS SUR LES NERFS   123

ARTICLE Ier. NEUROTOMIE, NEURECTOMIE, NEUROREXIS, NEUROTRIPSIE, NEUROTÉNIE.

Manuel opératoire en général. 125
Procédés propres à chaque nerf ou groupe de nerfs.   127
A. Tête et cou.   Ib.

Nerf frontal.   Ib.
Nerf nasal externe.   128
Nerf nasal interne.   129
Nerf sous-orbitaire.   Ib.
Nerf maxillaire supérieur et ganglion de Meckel.   130

Nerf dentaire inférieur.   132
Nerf lingual.   134
Nerf auriculo-temporal.   135
Nerf buccal.   Ib.
Nerf facial.   136
Branche externe du nerf spinal.   137
Branches superficielles du plexus cervical.   Ib.
Nerf occipital d'Arnold.   138
Plexus brachial.   Ib.

B. *Membre supérieur.*

Nerf médian. · 139
Nerf cubital. 140
Nerf radial. 141
Nerf axillaire. 142
Nerf musculo-cutané et nerf
  brachial cutané interne. 143
Branches palmaires collatér.
  des quatre derniers doigts. 143
Branches palmaires du pouce. *Ib.*

C. *Tronc.*

Nerfs intercostaux. 144

D. *Membre inférieur.*

Nerf fémoro-cutané. 144
Nerf crural. 145
Nerf saphène interne. *Ib.*
Nerf grand sciatique. 146
Nerf sciatique poplité interne. 147
Nerf saphène externe. *Ib.*
Nerf tibial postérieur. 148
Nerf sciatique poplité ex-
  terne. *Ib.*
Nerf tibial antérieur et nerf
  musculo-cutané. *Ib.*

ART. II. NEURORRAPHIE.   149

Manuel opératoire. 150
  Suture directe. *Ib.*
Suture périneurotique. 151
Suture paraneurotique. *Ib.*

ART. III. GREFFE NERVEUSE.   153

Manuel opératoire. 153
  Greffe bout à bout. *Ib.*
Greffe latérale. 153

ART. IV. NEUROPLASTIE.   155

Manuel opératoire. 155
  Autoplastie à deux lambeaux. *Ib.*
  Autoplastie à un seul lamb. *Ib.*
Transplantation d'un seg-
  ment nerveux. 156

CHAPITRE V

OPÉRATIONS SUR LES OS, SUR LES CARTILAGES ET LES ARTICULATIONS.   158

ART. 1er. PONCTION DES OS ET DES CARTILAGES.   *Ib.*

A. Ponction intra-osseuse. 160
  Ignipuncture. *Ib.*
B. Ponction perforante des
cavités osseuses. 161
C. Ponction perforante des os
  et des cartilages. 162

ART. II. TÉRÉBRATION DES OS ET DES CARTILAGES.   162

A. Térébration intra-osseuse. 164
B. Térébration perforante des
  cavités osseuses. 165
a. Sinus frontal. 165
b. Cellules mastoïdiennes :
  procédé. 166

c. Sinus maxillaire : proc. 166
d. Canal médullaire des os
　　longs. 167

C. Térébration perforante
　　des os et des carti-
　　lages. 167

Art. III. Ostéotomie, Chondrotomie. 168

I

De l'ostéotomie en général 168

Appareil instrumental. 169
　Manuel opératoire. 175
　　A. Ostéotomie linéaire à
　　　ciel ouvert. 178
　　　　a. Ostéotomie totale. Ib.
　　　　b. Ost. complétée par
　　　　　l'ostéoclasie ma-
　　　　　nuelle. 181
　　B. Ostéotomie linéaire
　　　sous-cutanée. Ib.
　　　　a. Ost. totale. Ib.
　　　　b. Ost. complétée. 182
　　C. Ost. segmentaire. 183
　Indication respective de la
　　scie et du ciseau. 185
　Vérification du résultat
　　opératoire. 186

II

Des ostéotomies en particulier Ib.

　　A. — Face. Ib.

Ost. du col de la mâchoire. 187
Ost. prémassétérine ou ope-
　ration d'Esmarck. 188
Ost. symphysienne ou opé-
　ration prél. de Sédillot. 189
Ost. prél. du nez Ib.
Ostéotomie uni-latérale. 189
Ost. bilatérale à volets. 190
Ost. bilatérale en masse. Ib.
　a. Proc. de E. Bœckel. Ib.
　b. Proc. nasal d'Ollier. 191
　c. Grand procédé naso-
　　maxillaire d'Ollier. 192

B. — Membre supérieur. 193

Clavicule. Ost. linéaire sous-cu-
　tanée de la partie moyenne. Ib.
Humérus. Ost. linéaire sous-
　cutanée au-dessous du col
　chirurgical. Ib.
　Ost. cunéiforme au même
　niveau. 194
　Ost. linéaire sous-cutanée
　à la partie moyenne de la
　diaphyse. Ib.
　Ost. cunéiforme au même
　niveau. Ib.
　Ost. linéaire sous-cutanée
　sus-condylienne. 195
Cubitus et radius. Ost. linéaire
　sous-cutanée de l'olé-
　crâne. Ib.
　Ost. linéaire sous-cutanée
　de la diaphyse du cubitus. Ib.
　Ost. linéaire sous-cutanée
　de la diaphyse du radius. 196
　Chondrotomie juxta-épiphy-
　saire ou opér. d'Ollier à
　l'extrémité inférieure :
　　a. du radius. Ib.
　　b. du cubitus. 197

C. — Membre inférieur. Ib.

Fémur. Ost. linéaire sous-
　cutanée du col ou opération
　de W. Adams. Ib.
Ostéotomies intertrochanté-
　riennes. Ib.
　a. Ost. linéaire à ciel ouv.,
　1re opér. de Rhéa-Barton. Ib.
　b. Ost. cunéiforme. Ib.

c. Ost. énarthrodiale ou
2e opér. de Volkmann.   199
Ost. sous-trochantériennes.. Ib.
  a. Ost. linéaire sous-cutanée ou opér. de Gant.   Ib.
  b. Ost. cunéiforme ou 1re
opér. de Volkmann.   200
Ost. linéaire sous-cutanée et
  ost. cunéiforme à la partie
  moyenne de la diaphyse. Ib.
Ost. cunéiforme de la partie
  infér. de la diaphyse ou
  2e opér. de Rhéa-Bar-
  ton.   Ib.
Ost. supra-condylienne de
  Macewen pour genu val-
  gum.   201
Ost. supra-condylienne pour
  genu varum.   202
Condylotomies linéaires internes: a. proc. d'Ogston. Ib.
          b. proc. de Reeves. Ib.
Condylotomies linéaires externes.   203
Tibia et péroné. Ost. linéaire
  complétée du tibia ou opér.
  de Billroth.   Ib.
Ost. lin. totale du tibia avec
  ostéotomie ou ostéoclasie

du péroné à la partie in-
  férieure de la jambe.   203
Ost. cunéiforme à la partie
  inférieure de la jambe.   204
Chondrotomie juxta-épiphysaire ou opér. d'Ollier à
  la partie inférieure de la
  jambe.   Ib.
Tarse :   206
Tarsotomies postérieures.
  a. Extirpation totale de
  l'astragale seul ou opér.
  de Lund.   206
  b. Extirp. totale de l'astragale et de la grosse
  apophyse du calcanéum
  ou opér. de Hahn.   207
  c. Extirpation de la tête
  de l'astragale ou opér.
  de Hueter.   208
  d. Extirpation de la tête
  de l'astragale et de la
  grosse apophyse du
  calcanéum.   Ib.
Tarsotomies antérieures.   209
  a. Extirp. du cuboïde ou
  opér. de Rich. Davy.   Ib.
  b. Tarsot. cunéiforme ou
  opér. de Davies-Colley   210

ART. IV. OSTÉOCLASIE.   211

Modes et moyens d'ostéoclasie. 212
  a. Mode de l'arc.   Ib.
  b Mode de l'étau.   214
Manuel opératoire.   216
  A. Ostéoclasie manuelle.   Ib.
1o Fracture diaphysaire.   217
2o Fract. dia-épiphysaire.   218
B. Ostéocl. instrumentale.   219
1o Fracture diaphysaire.   219
2o Fract. dia-épiphysaire.   220

ART. V. RÉSECTION DES OS ET DES CARTILAGES.   224

De la résection en général.   224
  Appareil instrumental.   Ib.
  Manuel opératoire.   230
  A. Des résections défini-
    ives.   Ib.
Règles générales.   230
Disposit. préliminaires.   231
Position de la partie à
  opérer.   Ib.
Opération.   Ib.

Manœuvres après l'opé-
ration. 236
B. Des résect! temporaires
ou ostéoplastiques. Ib.
Des résections en particulier. 237

A. *Tête.* Ib.

Voûte du crâne :
Résection définitive. Ib.
Résection temporaire. 239
Os du nez :
Résection définitive. 240
Résection temporaire. Ib.
Cloison et parois externes des
fosses nasales. 241
Os malaire :
Résection définitive. Ib.
Résection temporaire. 242
Maxillaire supérieur. Ib.
Résection définitive : 244
R. totale unilatérale. Ib.
Modifications du procédé
indiqué. 249
R. totale bilatérale. 251
Résections partielles :
a. sous-orbitaire d'un
maxillaire. 253
b. sous-orbitaire des
deux maxillaires. 254
c. sus-palatine d'un
maxillaire. 255
d. sus-palatine des deux
maxillaires. Ib
e. alvéolaire d'un maxil-
laire. Ib.
f. alvéolaire des deux
maxillaires. 256
g. de toute la voûte
palatine. Ib.
h. palatine de Nélaton. 257
i. pariéto - maxillaire
antérieure. 258
Résections temporaires. 259
Résection totale unilatérale. Ib.

R. à trappe unique de toute
la voûte palatine. 259
R. à double trappe de toute
la voûte palatine. 261
Maxillaire inférieur. Ib.
Résection définitive. 262
Résections partielles :
a. du condyle. Ib.
b. de l'apophyse coro-
noïde. Ib.
c. de la partie moyenne
du corps. 263
d. de tout le corps. 264
e. d'une moitié du
corps. Ib.
f. d'une moitié du ma-
xillaire. 265
Résection totale ou énucléation du maxillaire. 266
R. temporaire : procédés
de Billroth et d'Albert. Ib.

B. *Membre supérieur.* 268

Résections articulaires. Ib.
Articul. sterno-claviculaire. Ib.
Art. acromio-claviculaire. 269
Art. de l'épaule. 270
Art. du coude. 273
Art. du poignet. 276
Art. métacarpo-phalan-
giennes. 278
Art. interphalangiennes. 280
Résections partielles non arti-
laires. Ib.
R. diaphysaire de la clavi-
cule. Ib.
R. partielles de l'omoplate. 281
R. diaphysaire de l'humérus 285
— du cubitus. Ib.
— du radius. 286
— d'un métacarpien Ib.
Enucléations :
E. de la clavicule. 288
E. de l'omoplate. Ib.

Enucléation de l'humérus. 289
E. du cubitus. 290
E. du radius. Ib.
E. du carpe. Ib.
E. d'un métacarpien. 295
E. d'une phalange. 297
E. d'une phalange et du
métac. corr. Ib.
E. d'une phalangette. Ib.
E. des deux phalanges ou
exossation du pouce. 296

C. Tronc. 298

Résection du sternum. Ib.
— des côtes. 299
opér. d'Eslantder. 301
— des cartilages cos-
taux. 302
—. du rachis. 303
Énucléation du coccyx. Ib.
Résection de l'os iliaque. 305

D. Membre inférieur. 309
Résections articulaires : Ib.
Art. de la hanche. Ib.
Art. du genou. 312
Art. du cou-de-pied. 315
Art. métatarso - phalan -
gienne du gros orteil. 316
R. part. non articulaires : 317
R. diaphysaire du fémur. Ib.
— du tibia. 318
— du péroné. Ib.
— d'un méta-
tarsien. Ib.
Enucléations : Ib.
E. de la rotule. Ib.
E. du péroné. 319
E. du calcanéum. 320
E. du calcanéum et de
l'astragale. 322
E. d'un métatarsien. Ib.

ART. VI. TRÉPANATION. 324

Manuel opératoire, 325
A. Trépanation intra-osseuse. Ib.
B. Trépanation perforante des
cavités osseuses, y compris
le canal médullaire des os
longs. 326

a. crâne. 327
b. sinus frontal. 331
c. rachis. 332
C. Trépanation perforante
des os. 333

ART. VII. ABRASION OU EXFOLIATION, RÉSECTION LONGITUDINALE. 333

Manuel opératoire. 335

Abrasion d'un os à tissu compacte épais. Ib.

Abrasion d'un à os à tissu
compacte très mince. 337
Résection longitudinale ou
résection en surface. Ib.

ART. VIII. EVIDEMENT. 33

Manuel opératoire en général. 339

ART. IX. OSTÉO-SYNTHÈSE. 340

Manuel opératoire. 341
A. Suture. Ib.
B. Enclouage. 342

C. Embrochage. 344
D. Ligature sur chevilles. 345

CHAPITRE VI

OPÉRATIONS MUTILANTES.

AMPUTATIONS ET DÉSARTICULATIONS DES MEMBRES. 348

I

AMPUTATIONS ET DÉSARTICULATIONS EN GÉNÉRAL. *Ib.*

Appareil instrumental avec ses accessoires. 349

Conditions requises pour un bon moignon. 351

Règles et manœuvres de l'opération en général. 353

Hémostase préalable. *Ib.*

Mensuration de l'étoffe du moignon. *Ib.*

Position du cadavre, des aides, de l'opérateur. 354

Diérèse des parties molles : méthodes et procédés opératoires. 355

A. Méthode circulaire perpendiculaire. 356

a. procédés en entonnoir : proc. ordinaire. *Ib.*

procédé sous-périostique de Marc Sée. 359

b. proc. à manchette : proc. ordinaire. 360

proc. sous-périost. 361

c. procédés à fente. 363

Méthode circulaire à inclinaison. *Ib.*

B. Méthode ovalaire : *Ib.*

Procédé avec incision en croupière de Farabeuf. *Ib.*

C. Méthode elliptique 365

a. procédé à lambeau cutané. *Ib.*

b. procédé à lambeau cutanéo-musculaire ou charnu. 366

D. Méthode à lambeaux. *Ib.*

a. proc. à un seul lamb. 366

1º à lambeau cutané. *Ib.*

2º à lambeau charnu : procédé ordinaire. 368

proc. sous-périost. *Ib.*

b. proc. à deux lambeaux :

1º à lambeaux cutanés 369

2º à lambeaux charnus :

1º égaux :

Proc. ordinaire. *Ib.*

Proc. de Sédillot. 370

2º inégaux :

Procédé de Teale, modifié par John Ashurst. *Ib.*

Diérèse des parties dures : soit dans la continuité, soit dans la contiguité, soit dans l'une et dans l'autre. 37.

A. amputations :

a. segments de membre à un seul os. 372

b. segments de membre à deux os. 373

c. segments de membre à quatre ou cinq os 374

B. Désarticulations. *Ib.*

C. Amputations mixtes. 376

Hémostase définitive :

1º Pendant l'opération. *Ib.*

2º Après l'opération. 377

Toilette de la surface traumatique. 380

Synthèse des parties dures 381

Synthèse des parties molles et drainage. 382

II

AMPUTATIONS ET DÉSARTICULATIONS EN PARTICULIER. 384

A. *Membre supérieur.* *Ib.*

1º MAIN. 384

a. Doigts. — Amputation d'un doigt au niveau d'une phalange quelconque. *Ib.*
Proc. circ. à fente dorsale. *Ib*
Proc. à lambeau palmaire. 365
Désarticulations interphangiennes. *Ib*
Désarticulation métacarpophalangienne d'un doigt quelconque. 366
Proc. circ. à fente dorsale. *Ib.*
Proc. à lambeau externe pour le pouce. 367
Désarticulation de deux doigts voisins à la fois. *Ib.*
Proc circ. à fente dorsale. *Ib.*
Désarticulation de trois doigts voisins à la fois. 388
Désarticulation des quatre derniers doigts à la fois. *Ib.*
Proc. circ. à inclinaison. *Ib.*
b. Métacarpe. — Amputation d'un métacarpien quelconque. 389
Proc. à fente dorsale. *Ib.*
Amputation de deux métacarpiens voisins à la fois. 390
Amputation de trois métacarpiens voisins à la fois. *Ib.*
Amputation des quatre derniers métacarpiens à la fois. 391
Proc. circ. à inclinaison. *Ib.*
Proc. ellipsoïde à lambeau charnu palmaire. *Ib.*

Proc. ellipsoïde à lambeau cutané palmaire. 391
Désarticulation du premier métacarpien avec le pouce 392
Proc. circ. à fente dorsale. *Ib.*
Proc. à lambeau charnu externe. 393
Désarticulation du 5e métacarpien avec le petit doigt. *Ib.*
Désarticulation du 2e métacarpien avec l'index. 394
Désarticulation de deux ou trois métacarpiens à la fois, avec les doigts correspondants. 395
Désarticulation des quatre derniers métacarpiens à la fois. *Ib.*
Proc. ellipsoïde à lambeau charnu palmaire. *Ib.*
Désarticulation carpo-métacarpienne. 397
Proc. ellipt. à lambeau charnu palmaire. *Ib.*
Proc. à deux lambeaux inégaux. *Ib.*
c. Carpe. Désarticulation radio-carpienne ou du poignet. *Ib.*
Proc. circ. à manchette. *Ib.*
Proc. ellips. à lambeau charnu palmaire. 399
Proc. à lambeau externe de A. Dubrueil. 400

2º AVANT-BRAS. *Ib.*

Amputation au tiers inférieur. *Ib.*
Proc. circ. à manchette. *Ib.*

Proc. à deux lambeaux cutanés, le plus grand en avant. 401
Proc de Teale. Ib.
Amputation aux deux tiers supérieurs. Ib.
Désarticulation huméro-cubitale ou du coude. 403
Proc. circ. à manchette. Ib.
Proc. à deux lambeaux latéraux peu charnus, le plus grand en dehors. Ib.

3º BRAS. 404

Amputation aux deux tiers inférieurs. Ib.
Proc. circ. en entonnoir. Ib.
Proc. à un seul lambeau peu charnu et antéro-ext. 405

Proc. à deux lambeaux peu charnus, l'un ant.-ext., l'autre postéro-interne. 405
Amputation au tiers supérieur ou amputation intradeltoïdienne : proc. circ. à fente externe. 407
proc. à lambeau charnu externe. Ib.
Désarticulation scapulo-humérale ou de l'épaule. 408
Proc. circ. à fente externe. Ib.
Proc. circ. à fente antérieure. 409
Proc. à lambeau charnu externe. 410
Ablation totale du membre supérieur avec l'omoplate 411
Proc. ovalaire. 412

B. *Membre inférieur.* 416

1º PIED. 416

a. *Orteils.* — Amputation du gros orteil au niveau de la 2e phalange. Ib.
Proc. à lambeau plantaire. Ib.
Désarticulation interphalagienne du gros orteil. 417
Désarticulation métatarsophalangienne du gros orteil. Ib.
Proc. circ. incliné à fente dorsale. Ib.
Proc. à grand lambeau int. et à petit lamb. ext. Ib.
Désarticulation d'un autre orteil quelconque, de deux ou trois orteils du milieu à la fois. 418
Désarticulation des quatre derniers orteils à la fois. 419
Proc. circ. à inclinaison. Ib.

Désarticulation de tous les orteils à la fois. 419
b. *Métatarse.* — Amputation d'un métatarsien quelconque, de deux ou de trois métatarsiens voisins à la fois. Ib.
Amputation des cinq métatarsiens. Ib.
Désarticulation tarso-métatarsienne ou désarticulation de Lisfranc. 420
Proc. à deux lambeaux inégaux. 421
Proc. analogue de Marcellin-Duval. 423
Amputations mixtes tarso-métatarsiennes. 424
Désarticulation du premier métatarsien avec le gros orteil. 425
Proc. circ. à fente en L. Ib.

Désart. du cinquième métatarsien avec le dernier orteil. 425
Proc. circ. à fente en _L_. _Ib._
Désart. des deux derniers
métatarsiens avec les or-
teils correspondants. 426
Désarticulation du 3e ou du
4e métatarsien. _Ib_
c: Tarse : tarse antérieur. _Ib._
Amputation transcunéo-cu-
boïdienne. _Ib._
Amputation oblique. _Ib._
Amputation transversale, 427
Amputation mixte anté-sca-
phoïdo-cuboïdienne , ou
amputation de Bona. 428.
Désarticulation anté-sca-
phoïdo-cuboïdienne ou
désarticulation de Jobert. _Ib._
Désarticulation anté-sca-
phoïdo-calcanéenne ou
désarticulation de Laborie. 429
Désarticulation médio-tarsienne ou désarticulation
de Chopart. 430
Proc. circ. à inclinaison. _Ib._
Proc. à deux lambeaux :
grand lambeau plantaire. 431
Désarticulations longitudinales internes. 433
Désarticulations longitudinales moyennes. 434
Désarticulation longitudinale externe ou cuboïdo-
métatarsienne. _Ib._
Tarse postérieur.
Amputation astragalo-cal-
canéenne, ou amputation
de P. Roux. 435
Amputation mixte calcanéo-
sous-astragalienne ou dé-
sarticulation de Tripier
(de Lyon). 436

Désarticulation sous-astragalienne ou désarticula-
tion de Malgaigne. 439
Proc. ovalaire à raquette
de Maurice Perrin. _Ib._
Proc. à deux lambeaux :
l'un talonnier (E. Gurlt). 444
Désarticulation tibio-tarsienne ou désarticulation
totale du pied. 442
Proc. à lambeau talon-
nier : opérat. de Syme. _Ib._
Proc. ovalaire de J. Roux. 444
Proc. de Chauvel. _Ib._
Amputation ostéoplastique
de Pirogoff. 454
Proc. de Le Fort. 446
Amputation-résection os-
téoplastique de Wladi-
miroff (1872), ou de Mic-
kulicz (1881). 448

2o JAMBE. 449

Amputation. _Ib._
Amputations dans le tiers
inférieur de la jambe. 451
1o Amput. intra-malléo-
laire ou transmalléol. _Ib._
2o Amputation sus-mal-
léolaire. _Ib._
Proc. ellipt. de F. Guyon. 452
Proc. circ. incliné en entonnoir avec fente de
Paulet. 453
Proc. à deux lambeaux
inégaux, le plus grand
en arrière. 454
Amputation dans le tiers
moyen de la jambe. _Ib._
Proc. à deux lambeaux
inégaux, le plus grand
en avant. 455
Amputation dans le tiers
supérieur de la jambe. _Ib._

Procédé circul. à man-
chette. 455
Proc. mixte à lambeaux
latéraux et à manchette. 456
Proc. à-lambeau musculo-
externe de Farabeuf. 456
Désarticulation fémoro-tibiale ou du genou. 458
Proc. circ. à manchette
avec fente postérieure. 459
Proc. de Stephen Smith. 461

3º Cuisse. *Ib.*

Amputations dans le tiers
inférieur de la cuisse. 462
1º amput. intra ou trans-
condylienne de Carden. *Ib.*
2º amput. sus-condylienne
ostéoplas. de Gritti. 464
3º amput. à l'union du
tiers inférieur avec le
tiers moyen de la cuisse. 466
Proc. circ. en entonnoir. *Ib.*
Proc. circ. sous-périostique de Marc Sée. *Ib.*
Proc. à deux lambeaux
charnus le plus grand
en avant. 467
Amputation dans le tiers
moyen de la cuisse. 468
Proc. mixte à deux lam-
beaux peu charnus, le

plus grand en avant et
un peu en dehors. 468
Amputation dans le tiers
supérieur de la cuisse ou
amput. sous-trochanti-
nienne. *Ib.*
Proc. à deux lambeaux
peu charnus ou sim-
plement cutanés, le plus
grand en avant et en
dehors. 470
Désarticulation coxo-fémorale ou de la cuisse ou de
la hanche. *Ib.*
Considérations préliminaires, en particulier sur
l'hémostase. 470
Manuel opératoire. 474
Memento anatomique. *Ib.*
Détermination de l'inter-
ligne articulaire. *Ib.*
Position du cadavre et
circulation artificielle. 474
Mensuration de la cir-
conférence du membre. *Ib.*
Mensur. de la longueur
de l'étoffe du moignon. 474
Opération : procédé cir-
culaire à fente antér. *Ib.*
Procédé mixte à deux
lambeaux cutanés
latéraux. 478

II

CHIRURGIE SPÉCIALE

CHAPITRE VII

OPÉRATIONS SUR L'APPAREIL VISUEL ET SUR L'APPAREIL AUDITIF.

I

Extirpation de la glande lacrymale. 481

Cathétérisme des conduits lacrymaux. 483
Dilatation des points et des
conduits lacrymaux. 485

Cathétérisme et dilatation du canal nasal après section d'un conduit lacrymal. 485
  Procédé de Bowman. 486
  Procédé de Weber. 487
Dacryocystocentèse. *Ib.*
Dacryocystot. combinée avec l'ignipuncture et le râclage. 488
Canthoplastie. 490
  Procédé de Cusco. *Ib.*
  Procédé de l'auteur. 491
Strabotomie. 492
  A. Strabot. simple ou avec reculement du tendon. *Ib.*
  B. Strabotomie avec avancement du tendon antagoniste. 496
Névrotomie optico-ciliaire.
  Procédé. 497
Elongation du nerf optique.
  Procédé de de Wecker. 499
Enucléation du bulbe.
  Procédé de Tillaux. 500
Amputation du segment antérieur de l'œil. 502
  Procédé de Gillet de Grandmont. 503

Exentération de l'œil.
  Procédé. 504
Evidement de l'orbite.
  Procédé. 505
Paracentèse de la chambre antérieure. 507
  Procédé. *Ib.*
Sclérotomie. 510
  A. Procédé par ponction. *Ib.*
  B. Procédé par incision (de Wecker). 511
Iritomie. Procédé. 512
Iridectomie. 514
  A. Iridect. antiphlogistique et antiglaucomateuse. 515
  B. Iridect. optique. 516
Extraction du cristallin. 519
  a. Procédé de de Wecker. 522
  b. Procédé d'Abadie. 524
Discision de la capsule cristallinienne. Procédé. 525

II

Myringotomie et myringodectomie. 526
Cathétérisme de la trompe d'Eustache. 528
  Proc. de Duplay. 530

CHAPITRE VIII

OPÉRATIONS SUR L'APPAREIL RESPIRATOIRE, LE CORPS THYROÏDE ET LE PÉRICARDE

Thyrotomie. 532
  Procédé. 533
Laryngotomie inter-crico-thyroïdienne. 535
  A. Proc. au bistouri. 536
  B. Proc. au thermo-cautère. 537
Crico-trachéotomie. 538
  Procédé. 539
Trachéotomie supérieure. 540
  A. Proc. au bistouri. *Ib.*

  B. Proc. au thermo-cautère et au bistouri. 541
Extirpation du larynx. *Ib.*
  Procédé. 542
Thyroïdectomie. 545
  A. Thyroïdect. en deux moitiés. 546
  B. Thyroïdect. en bloc. 548
Pleurotomie. *Ib.*
  Procédé. 549
Péricardotomie. 551

CHAPITRE IX

OPÉRATIONS SUR L'APPAREIL DIGESTIF ET SES ANNEXES

I

Extraction des dents. 554
  A. Extr. avec les daviers. 556
  B. Extr. avec la clef de Ga-
    rengeot. 558
  C. Evulsion avec la langue
    de carpe. 560
Extirpation de la glande sous-
  maxillaire. 561
  Proc. de Verneuil. *Ib.*
Amputation de la langue. 563
  A. Amput. de la moitié an-
    térieure de la langue. 566
    a. Section transversale
      avec l'instrument tran-
      chant. 566
    b. Section transversale
      avec l'écraseur linéaire. *Ib.*
    c. Section en ∧ (Boyer). 567
  B. Amputation d'une moi-
    tié latérale de la langue. *Ib.*
    a. Voie buccale. Instrum.
      tranchant. Procédé de
      Hueter. *Ib.*
    b. Voie sus-hyoïdienne.
      Moyens de diérèse com-
      binés. Proc. de Verneuil. 568
  C. Amp. totale de la langue
    seule ou de la langue et
    du plancher buccal: 569
    a. Voie buccale. Instr.
      tranchant. Procédé de
      Billroth. *Ib.*
    b. Voie sus-hyoïdienne.
      Moyens de diérèse com-
      binés. Proc. de Verneuil. 570
    c. Voie maxillaire. Sec-
      tion symphysienne de
      Sédillot. *Ib.*

  D. Amp. de la langue et du
    plancher avec résection
    de la partie moyenne de
    la mâchoire inférieure. 570
    Procédé. *Ib.*
Pharyngotomie sous-hyoï-
  dienne. 571
  Procédé. 572
Extirpation du pharynx. *Ib.*
Cathétérisme de l'œsophage.
  Gavage et lavage de l'esto-
  mac.
  Cathét. par la bouche :
    1° avec la sonde œsopha-
      gienne. 573
    2° avec le tube de Debove. 579
  Cathét. par le nez :
    1° bouche fermée. 580
    2° bouche ouverte. *Ib.*
Œsophagotomie externe et
  œsophagostomie. 581
  Procédé. 582
Résection de l'œsophage. 584
Laparotomie. 585
  Procédé. 586
Gastrotomie et gastrostomie. 589
  Manuel opératoire. 590
  Procédé. *Ib.*
Pylorectomie. Gastrectomie. 594
Gastro-entérostomie ou opér.
  de Wölfler. 595
  Procédé. 596
Entérotomie et entérostomie. 598
  Manuel opératoire.
  Opér. de Nelaton. Procédé. 600
Côlostomie iliaque ou opér.
  de Littre. 602
  Procédé de Verneuil. 603
Côlostomie lombaire ou opér.
  de Callisen-Amussat. 605

Procédé. 606
Entérectomie. 608
Procédé. 609
Colectomie. 612
Rectotomie linéaire. Ib.
Procédé de Verneuil. 613
Extirpation du rectum. 614
Manuel opératoire. 615
Premier type. Procédé. 616

Second type. Procédé. 617

II

Cholécystotomie. Cholécys-
tostomie et cholécystec-
tomie. 618
Cholécystostomie. Procédé. 620
Splénectomie. 622
Procédé. 623

CHAPITRE X

OPÉRATIONS SUR L'APPAREIL URO-GÉNITAL CHEZ L'HOMME

Cathétérisme de l'urètre. 625
Cathétérisme évacuateur. 630
Manuel opératoire. 631
A. Cath. avec les sondes
rigides courbes :
a. sonde ordinaire. 632
Proc. par dessus le ventre. Ib.
Proc. par dessus l'aine. 655
b. sonde à grande cour-
bure de Gély. 635
B. Cath. avec les sondes
rigides à béquille : sonde
de Mercier. 636
C. cath. avec les sondes
mi-rigides : sonde à bout
olivaire. 637
D. cath. avec les sondes
molles de Nélaton. Ib.
Ponction hypogastrique de la
vessie. 638
A. Proc. avec le trocart de
frère Côme ; canule à
demeure. 639
B. Proc. avec le trocart capillaire aspirateur; ponction à répétition. 641
Boutonnière périnéale. 642
Procédé. Ib.
Urétrotomie externe. Pro-
cédé. 643

Lithotritie rapide ou lithola-
paxie de Bigelow. 645
Manuel opératoire. 648
Procédé. 649
Tailles périnéales et taille hy-
pogastrique. 652
A. Tailles périnéales. 653
Manuel opératoire. 657
Procédés :
a. taille médiane ra-
phéale. 658
b. taille pararaphéale
(Bouisson). 662
c. taille latérale. 663
d. taille bilatérale (Du-
puytren).
Proc. de Nélaton. 664
B. Taille hypogastrique. 666
Manuel opératoire. 668
Procédé. 669
Amputation de la verge 670
A. Amput. partielle. 671
B. Amput. totale. Proc. de
Delpech et Bouisson. 673
Castration. Ib.
Proc. 674
Néphrectomie. 676
A. Néphrectomie lombaire.
Proc. de Linser. 677
B. Néphrectomie abdomin. 679

CHAPITRE XI

OPÉRATIONS SUR L'APPAREIL URO-GÉNITAL CHEZ LA FEMME

I

Cathétérisme de l'urètre. 681
Dilatation immédiate pro-
gressive de l'urètre. 685
  A. Dilat. digitale 688
  B. Dilat. avec les spéculum
  de Simon. 689
Cathétérisme de l'uretère. *Ib.*
  A. Cath. sur le doigt. 690
  B. Cath. à l'aide du spé-
  culum. 691
Taille hypogastrique et taille
vésico-vaginale ou colpo-
cystotomie. 691
  A. Taille hypogastrique. 692
  B. Taille vésico-vaginale. 693
Opération de la fistule vé-
sico-vaginale par la mé-
thode américaine. 695

Colpokléisis. 704

II

Cathétérisme utérin. 707
  A. Cath. sans le spéculum. 709
  B. Cath. avec le spéculum. 710
Dilatation immédiate pro-
gressive du col utérin. 711
  Dilat. avec les bougies de
  Hegar. 712
Extirpation de l'utérus par le
vagin. 713
Castration. 719
  A. Castr. par le vagin. 720
  B. Castr. par l'abdomen. 721

III

Amputation du sein. 724
Amputation totale. Pro-
cédé. 725

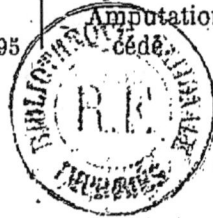

OCTAVE DOIN

ÉDITEUR

8, PLACE DE L'ODÉON, PARIS

EXTRAIT DU CATALOGUE GÉNÉRAL

AVRIL 1887

> TOUS LES OUVRAGES PORTÉS SUR CE CATALOGUE SERONT EXPÉDIÉS FRANCS DE
> PORT EN N'IMPORTE QUEL PAYS, AUX PRIX MARQUÉS, A TOUTE PERSONNE QUI EN
> FERA LA DEMANDE. — LES DEMANDES DEVRONT TOUJOURS ÊTRE ACCOMPAGNÉES
> D'UN MANDAT POSTAL OU D'UNE VALEUR A VUE SUR PARIS.

DICTIONNAIRES

DICTIONNAIRE ABRÉGÉ DE MÉDECINE, de chirurgie, de pharmacie et des sciences physiques, chimiques et naturelles, par Ch. ROBIN, membre de l'Institut et de l'Académie de médecine. Professeur à la Faculté de médecine de Paris. 1 vol gr. in-8 jésus de 1,050 pages imprimées à deux colonnes:

Broché, 16 fr. — Relié en maroquin, plats toile, 20 fr.

DICTIONNAIRE DE THÉRAPEUTIQUE, de matière médicale, de pharmacologie, de toxicologie et des eaux minérales, par DUJARDIN-BEAUMETZ, membre de l'Académie de médecine et du Conseil d'hygiène et de salubrité de la Seine, médecin de l'hôpital Cochin, paraissant par fascicules de 180 pages petit in-4 à deux colonnes, avec de nombreuses figures dans le texte.

SONT EN VENTE

Tome Ier (fascicule 1 à 5), 25 fr. — Tome II (fascicule 6 à 10), 25 fr. Tome III (fascicule 11 à 15), 25 fr.

L'ouvrage sera complet en quatre volumes. Le tome IV paraîtra comme les trois premiers en 5 fascicules. Il paraît quatre fascicules par an.

Tous les fascicules se vendent séparément............ 5 fr.

DICTIONNAIRE DES SCIENCES ANTHROPOLOGIQUES, *Anatomie, Craniologie, Archéologie préhistorique, Ethnographie (Mœurs, Lois, Arts, Industrie), Démographie, Langues, Religions.* Publié sous la direction de MM. A. Bertillon, Coudereau, A. Hovelacque, Issaurat, André Lefèvre, Ch. Letourneau, de Mortillet, Thulié et E. Véron.

Avec la collaboration de MM. BELLUCI, J. BERTILLON, BORDIER, L. BUCHNER, A. DE LA CALLE, CARTHAILLAC, CHANTRE, CHERVIN, CHUDZINSKI, COLLINEAU, Mathias DUVAL, KELLER, KUHFF, LABORDE, J.-L. DE LANESSAN, MANOUVRIER, P. MANTEGAZZA, MONDIÈRE, PICOT, POZZI, GIRARD DE RIALLE, Mme Clémence ROYER, DE QUATREFAGES, SALMON, SCHAAFHAUSEN, TOPINARD, VARAMBEY, Julien VINSON, Carl VOGT, ZABOROWOSKI, etc., etc.

Première partie (A-H) *livraisons* 1 à 12. — 1 beau vol. petit in-4° de 560 pages imprimé à deux colonnes, avec de nombreuses figures dans le texte 15 fr.

Les livraisons 13 à 19 (H-P). — commençant la 2e partie, sont parues. Prix de chaque livraison 1 fr. 25

L'ouvrage sera complet en 24 livraisons.

ANATOMIE, PHYSIOLOGIE, EMBRYOLOGIE

ATLAS D'ANATOMIE TOPOGRAPHIQUE DU CERVEAU ET DES LOCALISATIONS CÉRÉBRALES, par E. Gavoy, médecin principal à l'hôpital militaire de Versailles. 1 magnifique volume in-4° en carton contenant 18 planches chromolithographiques (8 couleurs), exécutées d'après nature, représentant de grandeur naturelle toutes les coupes du cerveau, avec 200 pages de texte.

En carton, 36 fr. — Relié sur onglets en maroquin rouge tête dorée, 42 fr.

AUFFRET (Ch.), professeur d'anatomie et de physiologie à l'école de médecine navale de Brest, ancien chef des travaux anatomiques. — **Manuel de dissection des régions et des nerfs**. 1 vol. in-18, cart. diamant, de 471 pages, avec 60 figures originales dans le texte exécutées, pour la plupart d'après les préparations de l'auteur. 7 fr.

BALBIANI, professeur au Collège de France. — **Cours d'embryogénie comparée du Collège de France**. *De la génération des vertébrés*. Recueilli et publié par F. Henneguy, préparateur du cours. Revu par le professeur. 1 beau vol. grand in-8 avec 150 figures dans le texte et 6 planches chromolithographiques hors texte. 15 fr.

BRIEGER, professeur assistant à l'Université de Berlin, **Microbes, Ptomaïnes et Maladies**, trad. par MM. Roussy et Winter avec une préface de M. le prof. Hayem. 1 vol in-18 de 250 pages. 3 fr. 50

CADIAT (O.), professeur agrégé à la Faculté de médecine de Paris. **Cours de Physiologie professé à la Faculté.** 1882-1883. Petit in-4° de 250 pages. Avec des dessins autographiés . . 9 fr.

CARNOY (le chanoine J.-B.), docteur ès sciences naturelles, professeur à l'Université de Louvain. — **La Biologie cellulaire**, étude comparée de la cellule dans les deux règnes, 1er fasicule. 1 vol. de 300 pages avec 141 figures dans le texte . . . . . 12 fr.

L'ouvrage sera publié en trois fascicules, payables séparément. — *On peut dès maintenant souscrire à l'ouvrage complet pour 25 fr.*

DEBIERRE, professeur agrégé à la Faculté de médecine de Lyon. — **Manuel d'Embryologie humaine et comparée**. 1 vol. in-18, cartonné diamant, de 800 pages, avec 321 figures dans le texte et 8 planches en couleur hors texte . . . . 8 fr.

DUVAL (Mathias), membre de l'Académie de médecine, professeur à la Faculté de Paris, professeur à l'Ecole des Beaux-Arts. — **Leçons sur la Physiologie du Système nerveux (Sensibilité)**, recueillies par P. Dassy, revues par le professeur. In-8 de 130 pages, avec 30 figures dans le texte . . . . 3 fr.

FOSTER et LANGLEY. — **Cours élémentaire et pratique de physiologie générale**. Traduit sur la 5e édition anglaise par F. Prieur. 1 vol. in-18 jésus de 450 pages avec 115 figures. 5 fr.

JULIEN (Alexis), répétiteur d'anatomie. — **Aide-mémoire d'anatomie** (muscles, ligaments, vaisseaux, nerfs), avec figures, cartonnage toile . . . . 3 fr. 50.

KLEIN (E.), professeur adjoint d'Anatomie générale et de physiologie à l'Ecole médicale de Saint-Bartholomew's Hospital, Londres. — **Nouveaux éléments d'histologie**, traduits sur la 2e édition anglaise, et annotés par G. Variot, préparateur des travaux pratiques d'Histologie à la Faculté de médecine de Paris, chef de clinique à l'hôpital des Enfants-Malades, et précédés d'une préface de M. le professeur Ch. Robin. 1 vol. in-18 jésus cartonné diamant de 540 pages avec 185 figures dans le texte . . . . 8 fr.

LEE ET HENNEGUY. — Traité des méthodes techniques de l'anatomie microscopique, avec une préface de M. le professeur Ranvier, 1 vol. in-8, de 500 pages ....   12 fr.

PATHOLOGIE INTERNE, HYGIÈNE ET MATIÈRE MÉDICALE

BARDET et EGASSE. — Formulaire annuel des nouveaux remèdes, 1887. 1 vol in-18, cartonné de 350 pages..   4 fr.

BLONDEL (R.), préparateur à la Faculté de médecine de Paris. — Le Droguier de la Faculté de médecine de Paris. — Histoire naturelle. — Diagnose. — Matière médicale. — Action physiologique et emploi thérapeutique des substances qui le composent. 1 vol. in-18, cartonné diamant, de 900 pages avec 300 figures dans le texte. (Sous presse)

CAMPARDON (Ch.). — Guide de thérapeutique aux eaux minérales et aux bains de mer, avec une préface du docteur Dujardin-Beaumetz, membre de l'Académie de médecine, etc. 1 vol. in-18, cartonné diamant..................   5 fr.

CANDELLÉ (Dr Henri), ancien interne des hôpitaux de Paris, membre de la Société d'hydrologie médicale. — Manuel pratique de médecine thermale, 1 vol. in-18 jésus de 450 pages, cartonné diamant.... ....   6 fr.

DANION(L.)docteur.—Traitement des affections articulaires par l'électricité, leur pathogénie, 1 volume grand in-8 de 240 pages ....   5 fr.

DELMAS (Paul). — Manuel d'hydrothérapie. 1 vol. in-18, cartonné diamant de 600 pages, avec 39 figures dans le texte, 9 tableaux graphiques et 60 tracés sphygmographiques hors texte...   6 fr.

DUCHESNE (L.), ancien interne des hôpitaux de Paris, membre de la Société de thérapeutique, de la Société de médecine pratique de Paris, etc., etc. — Aide-mémoire et formulaire du médecin-praticien. 1 vol. petit in-18, cartonné de 380 pages..   3 fr. 50

DUCHESNE (L.) et Éd. MICHEL. — Traité élémentaire d'hygiène à l'usage des lycées, collèges, écoles normales primaires, etc., 3e édition. 1 vol. in-18 de 225 pages, cartonné toile.....   3 fr.

DUJARDIN-BEAUMETZ, membre de l'Académie de médecine, médecin de l'hôpital Cochin, membre du Conseil d'hygiène et de salubrité de la Seine. — Leçons de clinique thérapeutique contenant le traitement des maladies du cœur et de l'aorte, de l'estomac et de l'intestin, du foie et des reins, du poumon et de la plèvre, du larynx et du pharynx, des maladies du système nerveux, le traitement des fièvres et des maladies générales. 3 vol. grand in-8, de 800 pages chacun, avec figures dans le texte et planches chromolithographiques hors texte, 4e édition entièrement remaniée.   48 fr.

DUJARDIN-BEAUMETZ. — Conférences thérapeutiques de l'hôpital Cochin, 1884-1885. Les nouvelles médications. 1 vol. in-8, de 216 pages avec figures, 2e édition, broché..........   6 fr.
cart. ....   7 fr.

DUJARDIN-BEAUMETZ. — Conférences thérapeutiques de l'hôpital Cochin, 1885-1886. L'Hygiène alimentaire, 1 vol. de 240 pages avec figures, et une planche en chromo hors texte, br. 6 fr.
cart.........................   7 fr.

DUJARDIN-BEAUMETZ. — (Voyez Dictionnaire de thérapeutique)

LAVERAN (A.), médecin principal, professeur à l'École de médecine militaire du Val-de-Grâce. — Traité des fièvres palustres avec la description des microbes du paludisme, un beau vol. in-8, de 558 pages avec figures dans le texte.................   10 fr.

LEWIS (Richard). — **Les microphytes du sang** et leurs relations avec les maladies. 1 vol. in-18, avec 29 figures dans le texte. 1 f. 50

MONIN (E.), secrétaire de la Société d'hygiène. — **L'hygiène de la Beauté. Formulaire cosmétique.** 3ᵉ mille. 1 vol. in-18, cartonné diamant, de 250 pages. . . . . 3 fr. 50

PAULIER (A.-B.), ancien interne des hôpitaux de Paris. — **Manuel de thérapeutique et de matière médicale.** 2ᵉ *édition*, revue, très corrigée et augmentée. 1 beau vol. in-18, de 1300 pages, avec 150 figures intercalées dans le texte. . . . . 12 fr.

PAULIER (A.-B.). — **Manuel d'hygiène publique privée et ses applications thérapeutiques.** 1 fort vol. in-18, de 800 pages. . . . . 8 fr.

PAULIER (A.-B.) et F. HÉTET, professeur de chimie légale à l'École navale de Brest, pharmacien en chef de la Marine. — **Traité élémentaire de médecine légale, de toxicologie et de chimie légale.** 2 vol. in-18, formant 1,350 pages, avec 150 figures dans le texte et 24 planches en couleur hors texte. . . . . . . 18 fr.

RÉGIS (E.), ancien chef de clinique des maladies mentales à la Faculté de médecine de Paris. — **Manuel pratique de médecine mentale**, avec une préface de M. BALL, professeur de clinique des maladies mentales de la Faculté de médecine de Paris. 1 vol. in-18 jésus, cartonné diamant, de 640 pages. . . . . 7 fr. 50

RITTI (Ant.), médecin de la maison nationale de Charenton. — **Traité clinique de la Folie à double forme (Folie circulaire, délire à formes alternes).** Ouvrage couronné par l'Académie de médecine. 1 vol. in-8, de 400 pages. . . . . 8 fr.

VULPIAN (A.), ancien doyen de la Faculté de médecine, membre de l'Institut et de l'Académie de médecine, médecin de l'hôpital de la Charité, etc. — **Maladies du système nerveux.** Leçons professées à la Faculté de médecine de Paris. Recueillies par le Dʳ BOURCERET, ancien interne des hôpitaux. Revues par le professeur, *Maladies de la Moelle.* 1 grand in-8. . . . . 16 fr.

VULPIAN (A.). — **Maladies du système nerveux.** Leçons professées à la Faculté de médecine de Paris. Deuxième volume : *Maladies de la Moelle* (fin), 1 vol. grand in-8, de 800 pages. . . . . : . . . . 16 fr.

VULPIAN. — **Leçons sur l'action physiologique des substances toxiques et médicamenteuses**, 1 vol. in-8 de 700 pages. . . . . 13 f.

VULPIAN (A.). — **Clinique médicale de l'hôpital de la Charité.** Considérations cliniques et observations, par le Dʳ F. RAYMOND médecin des hôpitaux. Revues par le professeur. — RHUMATISME, MALADIES CUTANÉES, SCROFULES, MALADIES DU CŒUR, DE L'AORTE E DES ARTÈRES, DE L'APPAREIL DIGESTIF, DU FOIE, DE L'APPAREIL GÉNITO URINAIRE, DE L'APPAREIL RESPIRATOIRE, MALADIES GÉNÉRALES, EMPOISONNEMENTS CHRONIQUES, SYPHILIS, MALADIES DU SYSTÈME NERVEUX, fort vol. in-8. de 958 pages. . . . . 14 fr.

PATHOLOGIE DES PAYS CHAUDS

ARCHIVES DE MÉDECINE NAVALE. — Recueil fondé par le Cᵗᵉ DE CHASSELOUP-LAUBAT, ministre de la marine et des colonies, publié sous la surveillance de l'inspection générale du service de santé. Directeur de la rédaction : M. TREILLE, médecin en chef. Les *Archives de médecine navale* paraissent le 15 de chaque mois par cahier de 80 pages, avec figures dans le texte et planches hors texte.

France et Algérie...... 14 fr, | Etranger....... 17 fr.
Les abonnements partent du 1er janvier de chaque année et ne sont reçus que pour un an.

BÉRENGER-FÉRAUD (L.-J.-B.), directeur du service de santé de la Marine, membre correspondant de l'Académie de médecine. — **Traité théorique et clinique de la Dysenterie**, Diarrhée et Dysenterie aiguës et chroniques, 1 fort vol. in-8, de 800 p... 12 fr.

BÉRENGER-FÉRAUD (L.-J.-B.). — **Traité clinique des maladies des Européens aux Antilles** (Martinique), 2 vol. in-8, de 1193 pages .... 16 fr.

BERTRAND (L.-E.), professeur d'hygiène à l'école de Brest, et J. FONTAN, professeur d'anatomie à l'Ecole de Toulon. — **De l'entérocolite endémique des pays chauds**, diarrhée de Cochinchine, diarrhée chronique des pays chauds, etc., etc., 1 volume in-8 de 450 pages avec figures dans le texte et planches en couleurs hors texte.................................... 9 fr.

BUROT (P), médecin de 1re classe de la Marine. — **De la Fièvre dite bilieuse inflammatoire à la Guyane.** Application des découvertes de M. Pasteur à la pathologie des pays chauds, 1 vol. in-8, de 535 pages, avec 5 planches hors texte, dont une coloriée.................................. 10 fr.

CORRE (A.) médecin de 1re classe de la marine, professeur agrégé à l'Ecole de médecine navale de Brest. — **Traité des Fièvres bilieuses et typhiques des pays chauds**, 1 beau vol. in-8, de près de 600 pages, avec 35 tracés de température dans le texte 10 fr.

CORRE (A.). — **De l'étiologie et de la prophylaxie de la fièvre jaune**, in-8, avec une planche en couleur...... 3 fr. 50

CORRE (A.) et LEJANNE. — **Résumé de la matière médicale et toxicologique coloniale.** 1 vol. in-18, de 200 pages avec figures dans le texte.......................... 3 fr. 50

JOUSSET (A.), ancien médecin de la marine. — **Traité de l'acclimatement et de l'acclimatation**, 1 beau vol. in-8, de 450 pages avec 16 planches hors texte............. 10 fr.

MAUREL (E.), médecin de 1re classe de la Marine. Contribution à la pathologie des pays chauds. **Traité des maladies paludéennes à la Guyane.** In-8, 212 pages......... 6 fr.

MOURSOU (J.), médecin de 1re classe de la Marine. — **De la fièvre typhoïde dans la Marine et dans les Pays chauds**, 1 vol. in-8, de 310 pages......................... 6 fr.

ORGEAS, médecin de la Marine. — **Pathologie des races humaines et le problème de la colonisation.** Etudes anthropologiques et économiques, 1 vol. in-8, de 420 pages. 9 fr

PATHOLOGIE EXTERNE ET MÉDECINE OPÉRATOIRE

A. BRISSAY (de Rio-de-Janeiro), docteur. — **Fragments de chirurgie et de Gynécologie opératoire contemporaines**, complétés par des notes recueillies au cours d'une mission scientifiques du Gouvernement Français en Autriche et en Allemagne, précédés d'une introduction par J.-A. Doléris, accoucheur des hôpitaux de Paris, 1 vol. gr. in-8 de 210 pages avec 43 figures dans le texte.................................. 7 fr. 50

CHALOT, professeur à la Faculté de médecine de Montpellier. — **Nouveaux éléments de chirurgie opératoire.** 1 vol. in-18 cartonné diamant de 750 pages avec 498 figures dans le texte. 8 fr.

CHAVASSE, professeur agrégé au Val-de-Grâce. — **Nouveaux éléments de petite chirurgie.** *Pansements, Bandages* et *Appareils.* 1 vol. in-18 cartonné diamant de 900 pages avec 525 figures.. 9 fr.

POULET (A.), médecin major, professeur agrégé au Val-de-Grâce, lauréat de l'Académie de médecine, membre correspondant de la Société de chirurgie, et H. BOUSQUET, médecin-major, professeur agrégé au Val-de-Grâce, lauréat de la Société de chirurgie. — **Traité de pathologie externe.** 3 vol. grand in-8 formant 3,114 pages avec 716 figures intercalées dans le texte.
Prix broché, 50 fr. » — Relié en maroquin, 57 fr. 50

POULET (A.) — **Traité des corps étrangers en chirurgie.** *Voies naturelles : tube digestif, voies respiratoires, organes génito-urinaires de l'homme et de la femme, conduit auditif, fosses nasales, canaux glandulaires.* 1 vol. in-8 de 800 pages, avec 200 gravures intercalées dans le texte........................... 14 fr.

SCHREIBER (J.), ancien professeur libre à l'Université de Vienne, etc. — **Traité pratique de massage et de gymnastique médicale.** 1 vol. in-18 cartonné diamant de 360 pages, avec 117 figures dans le texte............................... 7 fr.

VAILLARD (L.), professeur agrégé au Val-de-Grâce. — **Manuel pratique de vaccination animale.** Technique. Procédés de conservation du vaccin. 1 vol. in-18 cartonné toile, avec figures dans le texte et 2 pl. en couleur hors texte.......... 2 fr. 50

VOIES URINAIRES, MALADIES VÉNÉRIENNES ET DE LA PEAU

Atlas des maladies des voies urinaires, par F. GUYON, professeur de pathologie externe à la Faculté de médecine de Paris, membre de l'Académie de médecine, chirurgien de l'hôpital Necker, et P. BAZY chirurgien des hôpitaux de Paris, membre de la Société anatomique et de la Société clinique. 2 vol. in-4 contenant 700 pages de texte et 100 planches chromolithographiques dessinées *d'après nature* et représentant les différentes affections des voies urinaires, la plupart de *grandeur naturelle* .

L'ouvrage paraît par livraison de 10 planches avec le texte correspondant. — Il sera complet en 10 livraisons.
Prix de chaque livraison.............. 12 fr. 50

Le Tome 1er (livraisons 1 à 5) est en vente. Un magnifique volume de 400 pages avec 50 planches et table des matières.
En carton, 62 fr. 50. Relié sur onglets en maroquin rouge, tête dorée 70 fr.

BERLIOZ (F.), professeur à l'école de médecine de Grenoble. — **Manuel pratique des maladies de la peau,** 1 vol. in-18, cartonné de 470 pages................................ 6 fr.

DELFAU (Gérard), ancien interne des hôpitaux de Paris, — **Manuel complet des maladies des voies urinaires et des organes génitaux.** 1 fort vol. in-18 de 1000 pages, avec 150 figures dans le texte................................. 11 fr.

HILLAIRET (J.-B.), médecin honoraire de l'hôpital Saint-Louis, membre de l'Académie de médecine, du Conseil d'hygiène et de salubrité de la Seine, etc., et GAUCHER (E.), médecin des hôpitaux de Paris, ancien interne de l'hôpital Saint-Louis. — **Traité théorique et pratique des maladies de la peau.**
Tome Ier : *Anatomie et physiologie de la peau ; Pathologie générale ; Dermatoses inflammatoires communes,* 1 beau vol. gr. in-8

de 670 pages, avec figures dans le texte et 8 planches chromolithographiques hors texte exécutées d'après nature.....   17 fr.
*L'ouvrage sera complet en deux volumes : le tome II qui contiendra
12 planches hors texte, est actuellement sous presse.*

LANGLEBERT, ancien interne des hôpitaux de Paris. — **Traité pratique des maladies des organes sexuels.** 1 vol. in-18 jésus,
cartonné diamant de 600 pages avec figures dans le texte.   7 fr.

RIZAT (A.). — **Manuel pratique et complet des maladies
vénériennes.** 1 vol. in-18, cartonné de 600 pages, avec 24 planches
en couleur, dessinées et coloriées d'après nature, représentant les
différentes affections syphilitiques chez l'homme et chez la
femme ....   11 fr.

YVON (P.), ancien interne des hôpitaux de Paris. — **Manuel clinique de l'analyse des urines.** 2e *édition*, revue et augmentée. 1 vol. in-18, cartonné diamant, de 320 pages, avec figures dans
le texte et 4 planches hors texte.................   6 fr.

ACCOUCHEMENTS, MALADIES DES FEMMES ET DES ENFANTS

BOURGEOIS (A.), médecin de la garde républicaine. — **Manuel
d'hygiène et d'éducation de la première enfance.** 1 vol.
In-18 de 180 pages...........................   2 fr.

BUDIN (P.), professeur agrégé à la Faculté de médecine de Paris. —
Obstétrique et gynécologie. Recherches expérimentales et
cliniques. 1 beau vol. gr. in-8 de 720 p. avec 101 fig. dans le
texte et 13 planches lithographiques et en couleur hors texte. 15 fr.

BUDIN (P.). — **Mécanisme de l'accouchement normal et
pathologique** et recherches sur l'insertion vicieuse du placenta,
les déchirures du périnée, etc., par J. Mattews DUNCAN, président
de la Société obstétricale d'Edimbourg. Traduit de l'anglais. In-8 de
520 pages, avec figures intercalées dans le texte.
Broché, 12 fr. — Cartonné, 13 fr.

CADET DE GASSICOURT, médecin de l'hôpital Sainte-Eugénie. —
Traité clinique des maladies de l'Enfance : Leçons professées à l'hôpital Sainte-Eugénie. 2e *édition*, revue et corrigée,
3 vol. grand in-8 formant 1800 pages avec 220 figures....   36 fr.

CORRE (A.). — **Manuel d'accouchement et de pathologie
puerpérale.** 1 vol. in-18 de 650 pages, avec 80 figures dans le
texte et 4 planches en couleur hors texte.
Broché, 5 fr. — Cartonnage diamant, tranches rouges, 6 fr.

ELLIS (Edward), médecin en chef honoraire de l'hôpital Victoria pour
les enfants malades, de l'hôpital de la Samaritaine pour les femmes
et les enfants, ancien assistant de la chaire d'obstétrique au collège
de l'Université de Londres. — **Manuel pratique des maladies de l'enfance,** suivi d'un formulaire complet de thérapeutique infantile. Traduit de la quatrième édition anglaise par le
Dr WAQUET, et précédé d'une préface de M. le Dr CADET DE GASSI-
COURT, médecin de l'hôpital Sainte-Eugénie. 1 fort vol. in-18 de
600 pages ....   5 fr.
Cartonné diamant, tranches rouges................   6 fr.

GODLESKI (A.). — **La Santé de l'enfant.** Guide pratique de la
mère de famille. 1 joli vol. in-12 de 210 pages........   2 fr. 50

LAWSON TAIT, président de la Société de gynécologie de Londres,
chirurgien de l'hôpital des femmes de Birmingham —**Traité des**

maladies des ovaires suivi d'une étude sur quelques progrès récents de la chirurgie abdominale et pelvienne, (enlèvement des annexes de l'utérus. Cholécystotomie, hépatotomie, etc.) Traduit de l'anglais avec l'autorisation de l'auteur, par le Dr Adolphe OLIVIER, ancien interne des hôpitaux de la Maternité de Paris, membre de la Société obstétricale et gynécologique de Paris, etc. Précédé d'une préface de M. O. TERRILLON, professeur agrégé à la Faculté de médecine de Paris, chirurgien des hôpitaux. 1 beau vol. grand in-8 de 500 pages, avec 58 figures dans le texte............ 12 fr.

PLAYFAIR (W.-S.), professeur d'obstétrique et de gynécologie à King's College, président de la Société obstétricale de Londres. — **Traité théorique et pratique de l'Art des Accouchements**, traduit de l'anglais et annoté par le Dr VERMEIL. 1 beau vol. grand in-8 de 900 pages, avec 208 figures dans le texte....... 15 fr.

RODRIGUES DOS SANTOS, directeur de la Maternité de Rio-Janeiro. — Clinique obstétricale, précédée d'une préface de M. A. PINARD, professeur agrégé à la Faculté de médecine de Paris. Tome I. Un vol. in-8° de 400 pages avec 57 figures. .... 10 fr.

SCHULTZE (B.-S.), professeur de gynécologie à l'Université d'Iéna. — Traité des déviations utérines, traduit de l'allemand et annoté par le Dr F.-J. HERRGOTT, professeur de clinique obstétricale à la Faculté de médecine de Nancy. 1 beau vol. in-8° de 470 pages, avec 120 figures dans le texte.............. 10 fr.

SINÉTY (L. de). — **Traité pratique de gynécologie et des maladies des femmes**, 2e *édition*, revue corrigée et augmentée de près de 200 pages. 1 beau vol. in-8° de 1,000 pages, avec 181 figures dans le texte.............. 15 fr.

TRIPIER (A.). — **Leçons cliniques sur les maladies des femmes.** Thérapeutique générale et applications de l'électricité à ces maladies. 1 vol. in-8° de 600 pages avec figures dans le texte.............. 10 fr.

TOUSSAINT (E.), docteur, inspecteur du service de protection des enfants du premier âge, etc., etc. — **Hygiène de l'enfant en nourrice et au sevrage**, guide pratique de la femme qui nourrit. 1 vol. in-18 jésus de 150 page.............. 1 fr. 50

MALADIES DES YEUX, DES OREILLES, DU LARYNX, DU NEZ ET DES DENTS

ABADIE (Ch.), ancien interne des Hôpitaux, professeur libre d'Ophtalmologie. **Traité des maladies des yeux.** 2e *édition*, revue et augmentée. 2 vol. in-8° de 500 pages chacun, avec 150 fig. 20 fr.

ABADIE (Ch.). — **Leçons de clinique ophtalmologique**, recueillies par le Dr PARENTEAU, revues par l'auteur, contenant les découvertes récentes. 1 vol. in-8° de 280 pages......... 7 fr.

ANDRIEU (E.), docteur en médecine de la Faculté de Paris, président de l'Institut odontotechnique de France; président honoraire de la Société odontologique ; Professeur de clinique à l'Ecole dentaire de France ; dentiste de l'hospice des Enfants assistés et de la Maternité. —**Traité de prothèse buccale et de mécanique dentaire.** 1 vol. grand in-8 de 600 pages avec 358 figures intercalées dans le texte..................... 18 fr.

ANDRIEU (E.), **Leçons sur les maladies des dents.** — 1 vol. grand in-8° .... 7 fr.

ATLAS D'ANATOMIE PATHOLOGIQUE DE L'ŒIL par les professeurs H. PAGENSTECHER et G. GENTH, traduit de l'allemand par le Dr PARENT, chef de clinique du Dr GALEZOWSKI, avec une préface de M. GALEZOWSKI. 1 fort vol. grand in-4°, contenant 34 planches sur cuivre d'une splendide exécution, représentant en 267 dessins tous les différents cas d'anatomie pathologique des affections de l'œil.

En regard de chaque planche se trouve le texte explicatif des dessins représentés.

En cart., 90 fr.—Relié sur onglets en maroq. rouge, tête dorée, 100 f.

CHARPENTIER (Aug.), professeur à la Faculté de médecine de Nancy. — **L'examen de la vision au point de vue de la médecine générale.** In-8° de 137 pages, avec 15 figures dans le texte . . . . 2 fr.

GAILLARD (Dr Georges), Lauréat de la Faculté de médecine de Paris, membre de la Société d'anthropologie, secrétaire de la Société odontologique, etc. etc. — **Des déviations des arcades dentaires et de leur traitement rationnel.** 1 vol. in-8° de 200 pages, avec 80 figures dans le texte, dessinées d'après nature . . . 8 fr.

GUERDER (P.). — **Manuel pratique des maladies de l'oreille.** 1 joli vol. cartonné diamant de 300 pages . . . . 5 fr.

LANDOLT, directeur adjoint au laboratoire d'ophtalmologie à la Sorbonne. — **Manuel d'ophtalmoscopie.** 1 vol. in-18, cartonné diamant avec figures dans le texte . . . . 3 fr. 50

MASSELON (J.), premier chef de clinique du professeur de Wecker. — **Examen fonctionnel de l'œil,** comprenant : *La Réfraction. Le Choix des Lunettes. La Perception des couleurs. Le Champ visuel et le Mouvement des Yeux.* 1 joli vol. in-18 cartonné avec figures dans le texte et 15 planches en couleur et hors texte. 8 fr.

MASSELON (J.). — **Mémoires d'ophtalmoscopie.**
  I. CHORIO-RÉTINITE SPÉCIFIQUE. — Grand in-8° avec 12 dessins photographiques d'après nature . . . . 4 fr.
  II. INFILTRATION VITREUSE DE LA RÉTINE ET DE LA PAPILLE, avec 12 dessins photographiques . . . . 4 fr.
  III. DES PROLONGEMENTS ANORMAUX DE LA LAME CRIBLÉE, avec 12 dessins photographiques . . . . 4 fr.

MORELL-MACKENSIE, médecin à l'hôpital des maladies de la gorge et de la poitrine à Londres, etc. etc. — **Traité pratique des maladies du larynx, du pharynx, et de la trachée,** traduit de l'anglais et annoté par MM. les Drs E.-J. MOURE et F. BERTHIER. 1 fort vol. in-8° de 800 pages, avec 150 figures . . . 13 fr.

MOURE (E.-J.). — **Manuel pratique des maladies des fosses nasales.** 1 vol. cartonné diamant de 300 pages avec 50 figures et 4 planches hors texte . . . . 5 fr.

POLITZER (A.), professeur d'otologie à l'Université de Vienne. — **Traité des maladies de l'oreille,** traduit par le Dr JOLY (de Lyon). 1 beau vol. grand in-8° de 800 pages, avec 258 fig. 20 fr.

POYET (G.), ancien interne des hôpitaux de Paris. — **Manuel clinique de laryngoscopie et de Laryngologie.** 1 vol. in-18 cartonné diamant de 400 pages, avec 50 figures dans le texte et 24 dessins chromolithographiques hors texte . . . . 7 fr. 50

Société française d'ophtalmologie (*Bulletins et Mémoires*). publiés par MM. ABADIE, ARMAIGNAC, CHIBRET, COPPEZ, GAYET, MEYER, PAÑAS, et PONCET.

3e année. — 1885. Un beau vol. grand in-8° de 380 pages, avec figures et 8 planches en chromo et en héliogravure hors texte.   10 fr.

4ᵉ année. — 1886. Un beau volume grand in-8° de 420 pages avec
5 planches en couleur......................................   10 fr.

SOUS (G.), de Bordeaux. — **Hygiène de la vue.** 1 joli vol in-18
cartonné diamant de 360 pages avec 67 figures intercalées dans le
texte..   6 fr.

SOUS (G.). — **Traité d'optique,** considérée dans ses rapports avec
l'examen de l'œil. 1 vol. in-8° de 400 pages, avec 90 figures dans
le texte. 2ᵉ *édition*......................................   10 fr.

TOMES, professeur à l'hôpital dentaire, membre de l'Institut royal
de Londres. — **Traité d'anatomie dentaire humaine et
comparée,** traduit de l'anglais et annoté par le Dʳ CRUET, ancien
interne en chirurgie des hôpitaux de Paris. 1 vol. in-8° de 450
pages, avec 175 figures dans le texte.................   10 fr.

WECKER (L. de). — **Thérapeutique oculaire.** Leçons cliniques
recueillies et rédigées par le Dʳ MASSELON. Revues par le professeur.
1 vol. in-8° de 800 pages, avec figures dans le texte....   13 fr.

WECKER (L. de). — **Chirurgie oculaire.** Leçons cliniques recueillies et rédigées par le Dʳ MASSELON. Revues par le professeur. 1 vol.
in-8° de 420 pages, avec 88 figures dans le texte   8 fr.

WECKER (L. de) et J. MASSELON. — **Echelle métrique pour
mesurer l'acuité visuelle le sens chromatique et le sens
lumineux.** 2ᵉ *édition* augmentée de planches en couleur. 1 vol.
in-8° et atlas séparé, contenant les planches murales. Le tout cartonné à l'anglaise..   8 fr.

WECKER (L. de) et J. MASSELON. — **Ophtalmoscopie clinique.**
Beau vol in-18 cartonné de 280 pages, avec 40 photographies hors
texte représentant, d'après nature, les différentes modifications
pathologiques de l'œil......................................   11 fr.

WECKER (L. de) et J. MASSELON. — **Oftalmoscopia clinica.**
Traducedo por REAL gefe de clinica, en el gabeneto oftalmico del
professor DE WECKER, 40 *fotographias fuero de texto.*   13 fr.

HISTOIRE DE LA MÉDECINE ET OUVRAGES ADMINISTRATIFS

Annuaire de l'Administration des forêts. Tableau complet
au 1ᵉʳ février 1887 du personnel de l'Administration des forêts de
France et d'Algérie, 1 vol. grand in-8 de 165 pages...   3 fr. 50

AUDET, médecin major à l'Ecole spéciale militaire de Saint-Cyr. —
Manuel pratique de Médecine militaire. 1 joli vol. in-18,
cartonné diamant avec planches hors texte.............   5 fr.

BARNIER médecin de 1ʳᵉ classe de la marine. — **Aide-Mémoire du
Médecin de la Marine.** In-8 de...............   2 fr. 50

GUARDIA (J.-M.). — **Histoire de la médecine** d'Hippocrate à
Broussais et ses successeurs. 1 vol. in-18 de 600 pages cartonné
diamant..   7 fr.

PETIT (A.), médecin-major de l'armée. — **Guide du Médecin et
du Pharmacien auxiliaires de l'armee,** programme de
l'examen d'aptitude prescrit par le dernier règlement ministériel en
date du 25 mai 1886, pour les docteurs en médecine, les pharma-
ciens, les officiers de santé et les étudiants à douze inscriptions
(deuxième édition, revue et corrigée), 1 vol. in-18 de 200 pages
avec figures...   3 fr. 50

ROBERT (A.), médecin principal, professeur agrégé au Val-de-Grâce, membre correspondant de la Société de chirurgie. — **Traité des manœuvres d'ambulance et des connaissances militaires pratiques**, à l'usage des médecins de l'armée active, de la réserve et de l'armée territoriale. 1 beau vol. grand in-8° de 640 pages avec 253 figures dans le texte............... 13 fr.

BOTANIQUE

Atlas des champignons comestibles et vénéneux de la France et des pays circonvoisins, contenant 72 planches en couleur où sont représentées les figures de 210 types des principales espèces de champignons recherchés pour l'alimentation et des espèces similaires suspectes ou dangereuses avec lesquelles elles peuvent être confondues, dessinées d'après nature avec leurs organes reproducteurs amplifiés par Charles RICHON, docteur en médecine, membre de la Société botanique de France. Accompagné d'une monographie de ces 210 espèces et d'une histoire générale des champignons comestibles et vénéneux, par Ernest ROZÉ, lauréat de l'Institut, membre de la Société botanique de France, etc. Texte illustré de 45 photogravures des dessins primitifs des anciens auteurs, d'après des reproductions exécutées par Charles ROLLET. *L'ouvrage sera publié en 9 fascicules in-4. Chaque fascicule contient 8 planches et 32 pages de texte.* Prix de chaque fascicule.. 10 fr.

Les six premiers fascicules sont parus. — Le septième paraîtra le 15 juin 1887 et les suivants de deux en deux mois.

On peut souscrire dès maintenant à l'ouvrage complet au prix de 75 fr. — Les souscriptions à ce prix de 75 francs ne seront plus acceptées à partir de l'apparition du 7ᵉ fascicule. L'ouvrage, dont nous avons *tout le manuscrit et les planches* entre les mains, sera terminé avant la fin de la présente année.

BAILLON (H.), professeur d'histoire naturelle médicale à la Faculté de médecine.—**Le jardin botanique de la Faculté de médecine de Paris**. — Guide des élèves en médecine et des personnes qui étudient la botanique élémentaire et les familles naturelles des plantes. Contenant un résumé de leurs affinités et de leurs propriétés. 1 vol. in-18, cartonné diamant avec un plan du jardin collé sur toile.. 5 fr.

BAILLON (H.). — **Iconographie de la Flore Française**, paraissant par séries de 10 planches chromolithographiées (10 couleurs), d'après les aquarelles faites d'après nature sous les yeux de l'auteur. — Le texte explicatif, très complet, est imprimé au verso même des planches. Chaque planche porte un numéro qui n'indique que l'ordre de publication. Un index méthodique et des clefs dichotomiques établissant les séries naturelles suivant lesquelles les espèces doivent être disposées, seront publiées ultérieurement. Le nom des plantes qui appartiennent à la Flore parisienne est accompagné d'un signe particulier (*). Les principales localités des environs de Paris sont indiquées à la fin du paragraphe relatif à l'habitat.

Prix de chaque série de 10 planches avec couverture. 1 fr. 25

L'ouvrage sera publié en 40 ou 50 séries. Les 16 premières séries sont en vente (mars 1887). Il paraît en moyenne une série par mois.

BAILLON (H.). — **Guide élémentaire d'herborisations et de botanique pratique**, petit volume avec figures dans le texte... 1 fr.

CRIÉ (Louis), professeur à la Faculté des sciences de Rennes, D^r és sciences, pharmacien de 1re classe. — **Nouveaux éléments de botanique**, pour les candidats au baccalauréat ès sciences, et les élèves en médecine et en pharmacie, contenant l'organographie, la morphologie, la physiologie, la botanique rurale et des notions de géographie botanique et de botanique fossile. 1 gros vol. in-18, de 1160 pages avec 1332 figures dans le texte............. 10 fr.

CRIÉ (L.) — **Cours de Botanique** (organographie, familles naturelles), pour la classe de quatrième, et à l'usage des Écoles d'agriculture et forestières et des Écoles normales primaires. 3e *édition*. 1 beau vol. in-18, cartonné, de 500 p., avec 863 fig. dans le texte. 4 f. 50

CRIÉ (L.). — **Anatomie et Physiologie végétales** (cours rédigé conformément aux nouveaux programmes), pour la classe de philosophie et les candidats au baccalauréat ès lettres. 2e *édition*. 1 vol. in-18, cart., de 250 p., avec 230 fig. dans le texte... 3 fr.

CRIÉ (L.). — **Premières notions de Botanique**, pour la classe de huitième et les écoles primaires, 1 vol. in-18, cartonné, de 150 pages avec 132 figures.................................. 2 fr.

CRIÉ (L.). — **Essai sur la Flore primordiale**: ORGANISATION. — DÉVELOPPEMENT. — AFFINITÉS. — DISTRIBUTION GÉOLOGIQUE ET GÉOGRAPHIQUE. Grand in-8°, avec nombreuses figures dans le texte. 3 fr.

FLUCKIGER, professeur à l'Université de Strasbourg, et HANBURY, membre des Sociétés royale et linnéenne de Londres. — **Histoire des drogues d'origine végétale**, traduite de l'anglais, augmentée de très nombreuses notes par le Dr J.-L. DE LANESSAN, professeur agrégé d'histoire naturelle à la Faculté de médecine de Paris. 2 vol. in-8° d'environ 700 pages chacun, avec 350 figures dessinées pour cette traduction.............................. 25 fr.

FORQUIGNON (L.), professeur à la Faculté des sciences de Dijon. — **Les Champignons supérieurs**. PHYSIOLOGIE. — ORGANOGRAPHIE. — CLASSIFICATION. — Avec un vocabulaire des termes techniques. 1 vol. in-18, cartonné diamant, avec 100 figures.. 5 fr.

GÉRARD (R.), professeur agrégé à l'école supérieure de pharmacie de Paris. — **Traité pratique de micrographie** appliquée à l'étude de la Botanique, de la Zoologie, des Recherches cliniques et des Falsifications. 1 vol. gr. in-8°, cartonné en toile, de 500 pages de texte, avec 300 figures dans le texte et 40 planches sur cuivre hors texte, contenant plus de 1200 dessins, 1 vol. grand in-8°, cartonné toile.. 18 fr.

LANESSAN J.-L. de), professeur agrégé d'histoire naturelle à la Faculté de médecine de Paris. — **Manuel d'histoire naturelle médicale** (botanique, zoologie). 2e *édition*. Corrigée et augmentée. 2 forts volumes in-18 formant 2,200 pages avec 2,050 figures dans le texte, 20 fr. — Cartonné en toile........ 22 fr.

LANESSAN (J.-L. de). — **Flore de Paris** (phanérogames et cryptogames), contenant la description de toutes les espèces utiles ou nuisibles, avec l'indication de leurs propriétés médicales, industrielles et économiques, et des tableaux dichotomiques très détaillés, permettant d'arriver facilement à la détermination des familles des tribus, des genres et des espèces de toutes les phanérogames et cryptogames de la région parisienne, augmentée d'un tableau donnant les synonymes latins, les noms vulgaires, l'époque de floraison, l'habitat et les localités de toutes les espèces, d'un vocabulaire des termes techniques et d'un memento des principales herborisations. 1 beau vol. in-18 jés. de 950 pag. avec 702 fig. dans le texte

Prix broché, 8 fr. — Cartonné diamant, 9 fr.

LANESSAN (J.-L. de). — **Histoire des Drogues simples d'origine végétale**. 2 vol. in-8°. (Voir *Fluckiger et Hanbury*).   25 fr,

LANESSAN (J.-L. de). — **Flore générale des Champignons**. (Voir *Wunsche*.)

LORENTZ et PARADE. — **Cours élémentaire de Culture des Bois**. 6e *édition* publiée par MM. A. LORENTZ, directeur des forêts au ministère de l'Agriculture, et L. TASSY. 1 beau vol. in-8°. de 750 pages, avec une planche hors texte..................   9 fr.

MARCHAND (Léon), professeur à l'école supérieure de pharmacie de Paris. **Botanique Cryptogamique pharmaceutico-médicale**, 2 vol. gr. in-8° de 500 pages avec de nombreuses figures dans le texte et des planches hors texte dessinées par FAGUET.

Le tome 1, qui comprend la 1re et la 2e partie est en vente. Il forme 1 vol. de 500 pages, avec 130 figures dans le texte et une planche en taille-douce, hors texte, prix....,...... ...   12 fr.

PORTES (L.), chimiste expert de l'Entrepôt, pharmacien en chef de Lourcine, et F. RUYSSEN. — **Traité de la Vigne et de ses produits**, précédé d'une préface de M. A. CHATIN, membre de l'Institut, directeur de l'École supérieure de pharmacie de Paris 2 forts volumes de plus de 700 pages chacun, avec de nombreuses figures dans le texte. Prix de l'ouvrage complet........   24 fr.

Le Tome Ier et le 1er fascicule du tome II sont en vente, la fin de l'ouvrage, qui se paye d'avance, sera remise aux souscripteurs en 1887.

POULSEN (V.-A.) **Microchimie végétale**, guide pour les recherches phytohistologiques à l'usage des étudiants, traduit d'après le texte allemand par J. Paul LACHMANN, licencié ès sciences naturelles. 1 vol. in-18 ....   2 fr.

QUELET (Lucien). — **Enchiridion Fungorum in Europa Media** et præsertim in Gallia vigentium. 1 vol. in-18, cartonnage percaline verte, toile rouge......................... ...   10 fr.

Exemplaire interfolié de papier blanc quadrillé.......;   14 fr.

TASSY (L.), conservateur des forêts. — **Aménagement des forêts**. 1 vol. in-8° de 700 pages. 3e *édition* très augmentée, 1887.   8 fr.

TASSY (L.). — **État des Forêts en France**, travaux à faire et mesures à prendre pour les rétablir dans les conditions normales. Une brochure de 120 pages.......................   2 fr.

Ce travail est extrait de la 3e édition de « l'Aménagement des Forêts ».

WUNSCHE (Otto), professeur au Gymnasium de Zwickau. — **Flore générale des Champignons**. Organisation, propriétés et caractères des familles, des genres et des espèces, traduit de l'allemand et annoté par J.-L. de LANESSAN, professeur agrégé à la Faculté de médecine de Paris. 1 vol. in-18 de plus de 550 pages.   8 fr.

Cartonné diamant..................................   9 fr.

ZOOLOGIE ET ANTHROPOLOGIE

BÉRENGER-FÉRAUD (L.-J.-B.), médecin en chef de la marine. — **La Race provençale**. Caractères anthropologiques, mœurs, coutumes, aptitudes, etc. et ses peuplades d'origine. 1 vol. in-8°, de 400 pages .... 8 fr.

CORRE (A.), professeur agrégé à l'École de Brest. — **La Mère et l'Enfant dans les Races humaines**. In-18, de 300 pages, avec figures dans le texte .... 3 fr. 50

DICTIONNAIRE DES SCIENCES ANTHROPOLOGIQUES. (Voir aux *Dictionnaires*.)

HOVELACQUE (Abel).—**Les débuts de l'humanité. L'homme primitif contemporain**. In-18 de 336 pages, avec 40 figures dans le texte .... 3 fr. 50

HUXLEY (Th.), secrétaire de la Société royale de Londres et MARTIN (H.-N.). — **Cours élémentaire et pratique de Biologie**, traduit de l'anglais par F. PRIEUR. 1 vol. in-18 de 400 pages. 4 fr.

LANESSAN (J.-L. de), professeur agrégé d'histoire naturelle à la Faculté de médecine de Paris. — **Traité de Zoologie. Protozoaires**. 1 beau vol. gr. in-8° de 350 pages, avec une table alphabétique, et 300 figures dans le texte .... 10 fr.

> Le traité de zoologie paraît par volumes ou parties à 300 ou 400 pages, ornés de très nombreuses figures, contenant chacune l'histoire complète d'un ou plusieurs groupe d'animaux, et terminés par une table analytique.
>
> 1re partie. — *Les Protozoaires* (parue).
> 2e partie. — *Les Œufs et les Spermatozoïdes des Métazoaires. Les Cælentérés* (sous presse).
> 3e, 4e et 5e partie. — *Les Vers et les Mollusques*.
> 6e et 7e partie. — *Les Arthropodes*.
> 8e 9e 10e partie. — *Les Proto-Vertébrés et les Vertébrés*.

LANESSAN (J.-L. de). — **Manuel de Zootomie**, guide pratique pour la dissection des animaux vertébrés et invertébrés à l'usage des étudiants en médecine, des écoles vétérinaires et des élèves qui préparent la licence ès sciences naturelles, par AUGUST MOJSISOVICS-ELDEN VON MOSJVAR, privat-docent de zoologie et d'anatomie comparée à l'Université de Gratz. Traduit de l'allemand et annoté par J.-L. DE LANESSAN. 1 vol. in-8° d'environ 400 pages avec 128 figures dans le texte .... 9 fr.

LANESSAN (J.-L. de). — **Le Transformisme. Évolution de la matière et des êtres vivants**. 1 fort vol. in-18, de 600 pages, avec figures dans le texte .... 6 fr.

PHILIPPON (Gustave), Ex-professeur d'Histoire naturelle au Lycée Henri IV. — **Cours de zoologie, l'homme et les animaux**, rédigé suivant les nouveaux program., pour les Lycées et Collèges, et à l'usage des Écoles normales primaires. Un joli vol. in-18 cart. toile, de 500 pages, avec 300 figures dans le texte .... 4 fr. 50

RAY-LANKESTER (E.), professeur de zoologie et d'anatomie comparée à l' « University college » de Londres. — **De l'embryologie et de la classification des animaux**. 1 vol. in-18 de 107 pages, avec 37 figures hors texte .... 1 fr. 50

VÉRON (Eugène). — **Histoire naturelle des Religions**. — Animisme. — Religions mères. — Religions secondaires. — Christianisme. — 2 vol. in-18 formant 700 pages .... 7 fr.

WAGNER (Moritz). — **De la Formation des espèces par la ségrégation**. traduit de l'allemand. 1 vol. in-18 ..... 1 fr. 50

MINÉRALOGIE ET PALÉONTOLOGIE

JAGNAUX (R.), membre de la Société Minéralogique de France et de la Société des Ingénieurs. — **Traité de Minéralogie appliquée** aux arts, à l'industrie, au commerce et à l'agriculture, comprenant les principes de cette science, la description des minéraux, des roches utiles et celle des procédés industriels et métallurgiques auxquels ils donnent naissance, à l'usage des candidats à la licence, des ingénieurs, des chimistes, des métallurgistes, des industriels, etc., etc. Un très fort volume gr. in-8 de 900 pages, avec 468 figures dans le texte...................... 20 fr.

PORTES (L.), pharmacien en chef de l'hôpital de Lourcine. — **Manuel de minéralogie.** 1 vol. in-18 jésus. cartonné diamant, de 366 pages, avec 66 figures intercalées dans le texte..... 5 fr.

ZITTEL (Karl), professeur à l'Université de Munich, et SCHIMPER (Ch.), professeur à l'Université de Strasbourg. — **Traité de Paléontologie.** Traduit de l'allemand par Ch. BARROIS, maître de conférences à la Faculté des sciences de Lille, 3 vol. grand in-8 de 700 à 800 pages chacun, avec 1800 figures dans le texte.

   Le tome I — *Paléozoologie.* 1 vol. in-8 de 770 pages, avec 563 figures dans le texte, est en vente................ 37 fr. 50

   Le Tome II — *Paléozoologie* (fin). — Comprenant les mollusques et les articulés, 900 pages, avec 1.109 fig. dans le texte. 45 fr.

   Le Tome III — *Paléobotanique.* (Sous presse).

CHIMIE, ÉLECTRICITÉ ET MAGNÉTISME

BARDET (G.). — **Traité élémentaire et pratique d'électricité médicale** avec une préface de M. le prof. C. M. GARIEL, 1 beau vol. in-8 de 640 pages, avec 250 figures dans le texte. 10 fr.

BARÉTY (A.), ancien interne des hôpitaux de Paris. — **Le Magnétisme animal,** étudié sous le nom de force neurique rayonnante et circulante, dans ses propriétés physiques, physiologiques et thérapeutiques. Un vol. gr. in-8 de 640 pages avec 82 figures......................... 14 fr.

BERNHEIM, professeur à la Faculté de médecine de Nancy. — **De la suggestion et de ses applications à la thérapeutique.** 1 vol. in-18 cartonné diamant de 450 pages avec figures dans le texte.......................... 6 fr.

BOUDET DE PARIS, ancien interne des hôpitaux de Paris. — **Électricité médicale.** Études électrophysiologiques et cliniques. 1 vol. gr. in-8 de 600 pages, avec de nombreuses figures dans le texte. Cet ouvrage paraîtra en 3 fascicules. Le 1er fascicule est en vente, il forme 100 pages...................... 3 fr.

   Le 2e et le 3e *fascicule paraîtront en* 1887.

BOUDET DE PARIS: **La Photographie sans appareils** pour la reproduction des dessins, gravures, photographies et objets plans quelconque, in-8 avec 10 planches hors texte en héliogravure...................... 3 fr. 50

DUTER (E.), agrégé de l'Université, docteur ès sciences physiques, professeur de physique au lycée Louis-le-Grand. — **Cours d'é-**

lectricité rédigé conformément aux nouveaux programmes. 1 vol. in-18, cartonné toile, de 280 pages, avec 200 figures dans le texte... 3 fr. 50

GARIEL (C.-M.), professeur à la Faculté de médecine de Paris, membre de l'Académie de médecine, ingénieur en chef des Ponts et chaussées. — **Traité pratique d'électricité**, comprenant les les applications aux *Sciences* et à l'*Industrie* et notamment à la *Télégraphie*, à l'*Éclairage électrique*, à la *Galvanoplastie*, à la *Physiologie*, à la *Médecine*, à la *Météorologie*, etc., etc. Deux beaux volumes grand in-8 formant 1000 pages avec 600 figures dans le texte. Ouvrage complet.......................... 24 fr.

GIBIER (P.). — **Le Spiritisme** (Fakirisme occidental), un vol. in-18 de 400 pages avec figures................................. 4 fr.

GRAHAM (professeur). — **La chimie de la panification**, traduit de l'anglais, 1 vol. in-18................................... 2 fr.

HÉTET, pharmacien en chef de la marine, professeur de chimie à l'École de médecine navale de Brest. — **Manuel de chimie organique** avec ses applications à la médecine, à l'hygiène et à la toxicologie. 1 vol. in-18, de 880 pages, avec 50 figures dans le texte. Broché, 8 fr. — Cartonné.......................... 9 fr.

JAGNAUX (R.), professeur de chimie à l'Association philotechnique, membre de la Société Minéralogique de France, et de la Société des ingénieurs civils, etc. — **Traité de chimie générale analytique et appliquée**, 4 vol. grand in-8 formant 2200 pages avec 800 figures dans le texte, et deux planches en couleur, hors texte... 48 fr.

JAGNAUX (R.). — **Traité pratique d'analyses chimiques et d'essais industriels**, méthodes nouvelles pour le dosage des substances minérales, minerais, métaux, alliages et produits d'art, à l'usage des ingénieurs, des chimistes des métallurgistes, etc. 1 vol. in-18 de 500 pages avec figures.................. 6 fr.

OCHOROWICZ (J.), ancien professeur agrégé à l'Université de Lemberg. **La Suggestion mentale.** 1 vol. in-18 jésus, de 500 pages... 5 fr.

VIJNG (Émile), Privat-Docent à l'Université de Genève. — **Le Sommeil normal et le Sommeil pathologique**, magnétisme animal, hypnotisme névrose hystérique, 1 vol. in-18....... 2 fr. 50

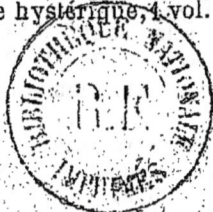